T0133324

MANUSCRIPTS IN MINIATURE

Medicina Antiqua

Manuscripts in Miniature No. 4

Medicina Antiqua

Codex Vindobonensis 93
Vienna, Österreichische Nationalbibliothek

Introduction by
Peter Murray Jones

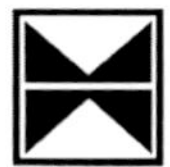

HARVEY MILLER PUBLISHERS

HARVEY MILLER PUBLISHERS
K101, Tower Bridge Business Complex
100 Clements Road, London SE16 4DG

An Imprint of G+B Arts International

British Library Cataloguing-in-Publication Data
A catalogue record of this book is available
from the British Library

ISBN 1872501206

Manuscript facsimile published by
Akademische Druck und Verlagsanstalt, Graz, 1996
in the series `Glanzlichter der Buchkunst', No. 6

First English edition in the series Manuscripts in Miniature,
Harvey Miller Publishers 1999

Codicological Analysis and Commentary by
Franz Unterkircher, adapted from the Commentary
volume of the original facsimile edition published
by ADEVA in 1972,
translated from the German by Reinhild Weiss

Printed by Print & Art, Graz, Austria

CONTENTS

The Manuscript: Cod. Vind. 93

Introduction *page 3*

Codicological Analysis and Commentary *page 29*

Text and Textual Corrections *page 29*

Contents of the Manuscript *page 31*

Bibliography *page 62*

THE MANUSCRIPT

Note on Foliation

As a result of the multiple foliation of the manuscript, published literature frequently reveals errors of citation. The description in the *Tabulae codicum* suffers from this. The leaves which were recently reinstated in their correct location, and thus also the contents of these folios, were previously catalogued in the wrong order. As a result of this error, the ink foliation of the sixteenth(?) century, which erroniously jumps from fol. 89 to fol. 100, subsequently counts ten additional folios. The foliation of the *Tabulae* must therefore be corrected from fol. 100 accordingly. The *Tabulae* do not include the opening blank page, which is fol. 1 in the current foliation.

In the descriptions of the contents of the manuscript, the folio numbers in brackets refer to the unnumbered pages in the current sequence.

KAISERLICHE KÖNIGLICHE HOFBIBLIOTHEK
87.
XXV
Philosophi
Medici

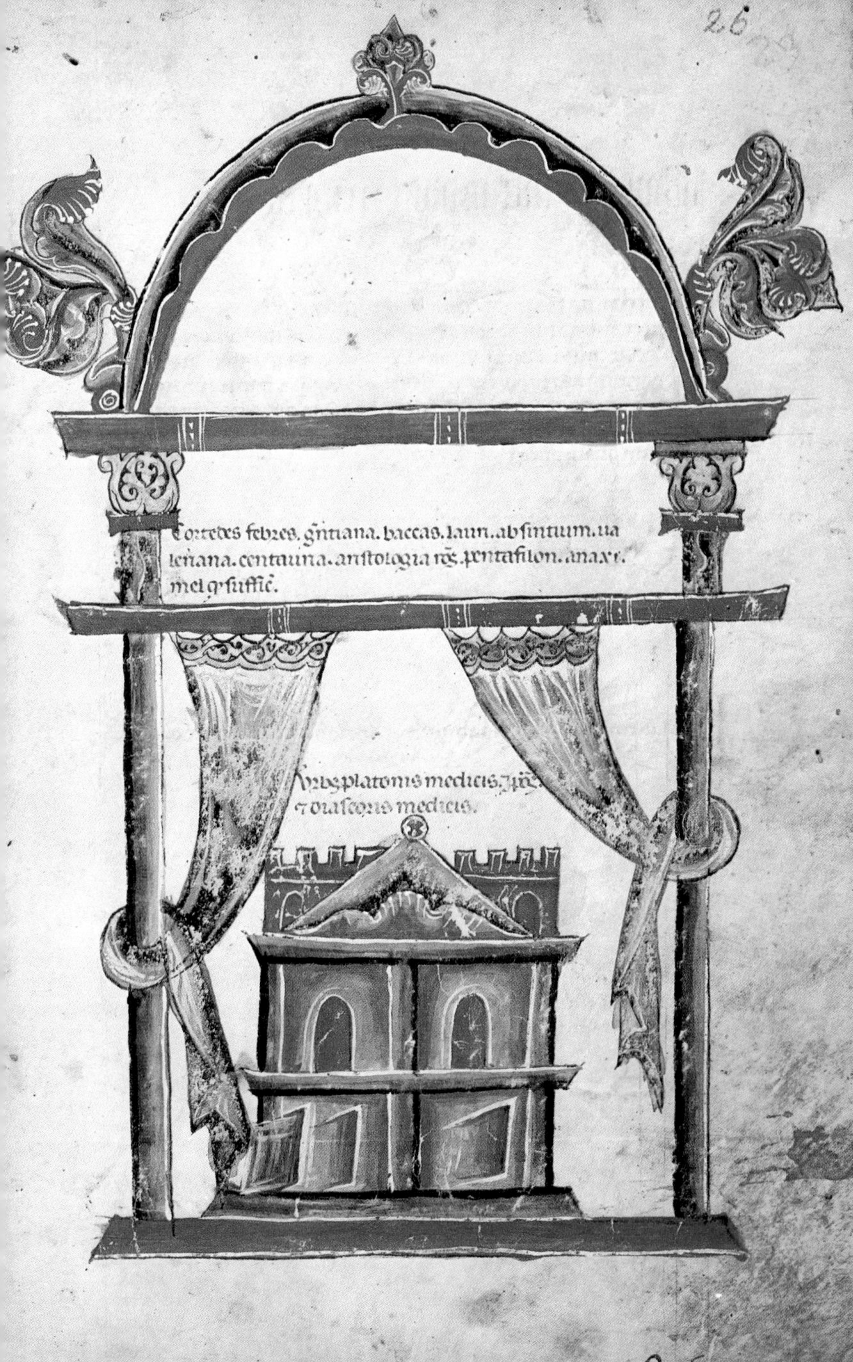
26
Cortedes febres. gntiana. baccas. lauri. absintium. ua
leriana. centauria. aristologia rot. pentafilon. ana x r.
mel q sufficit.
Herbe platonis medicis. apulei
et diascoris medicis.
25

In hoc continetur libri .IIII. medicine.

Inest ypocratis platonis apoliensis urbis de diuersis herbis. sexti papi placiti ex animalib; & ex diuersis auib; . id est ex libris dioscoridis. ex herbis feminis. Ut quis uoluerit, p si qua fuerit querere cura pro inbecillitates hominum que paginas reuoluent p .iiii. quadrangula. temporum recurrat p canonum numerum congenere ut dum p singulas herbas curas requesierint p numerum qui subiectus est reuoluens unum quemque librum sine mora reperiet curam quam querit. & dia[sc]or

Herba uettonica scolapius ad inuenit. In primo libro sunt herbe discripte.

Quas apoliensis plato descripsit cum uirtutib; medicine earum quippe numerus erunt. Centum. xxxi. qui p singulas herbas quantas uirtutes habeant. sunt descripte.

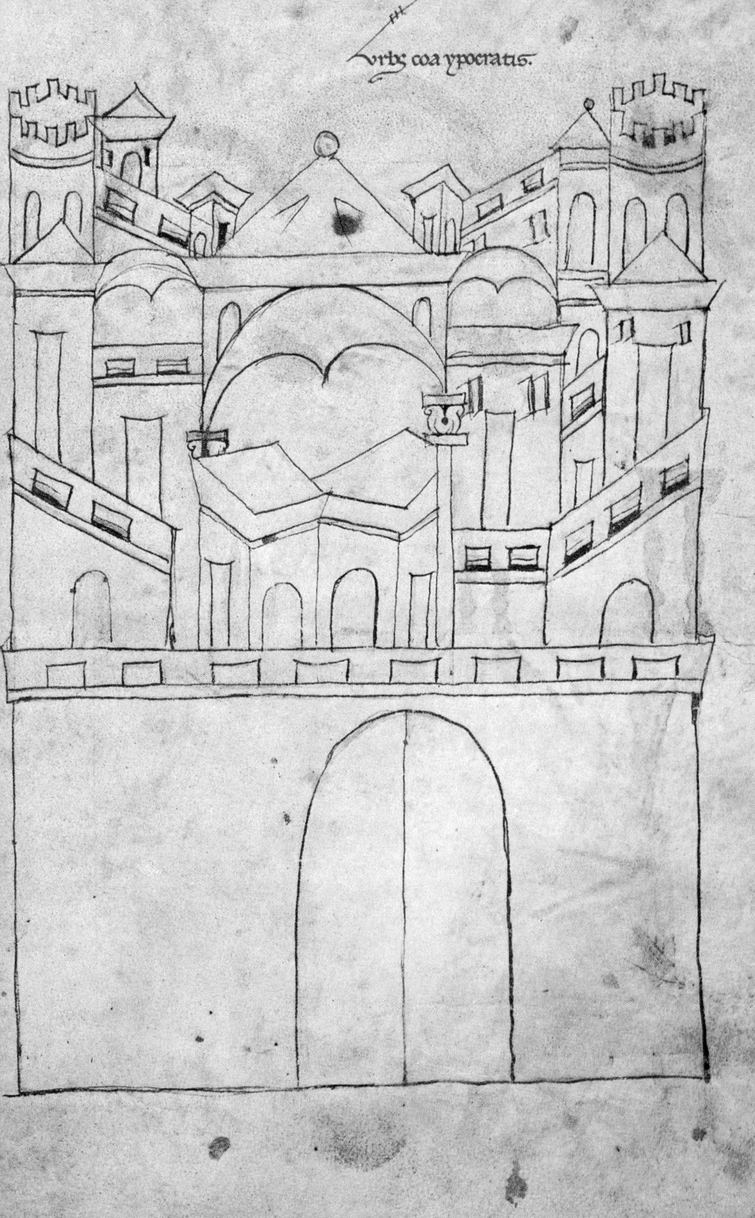
Vrbs coa ypocratis.

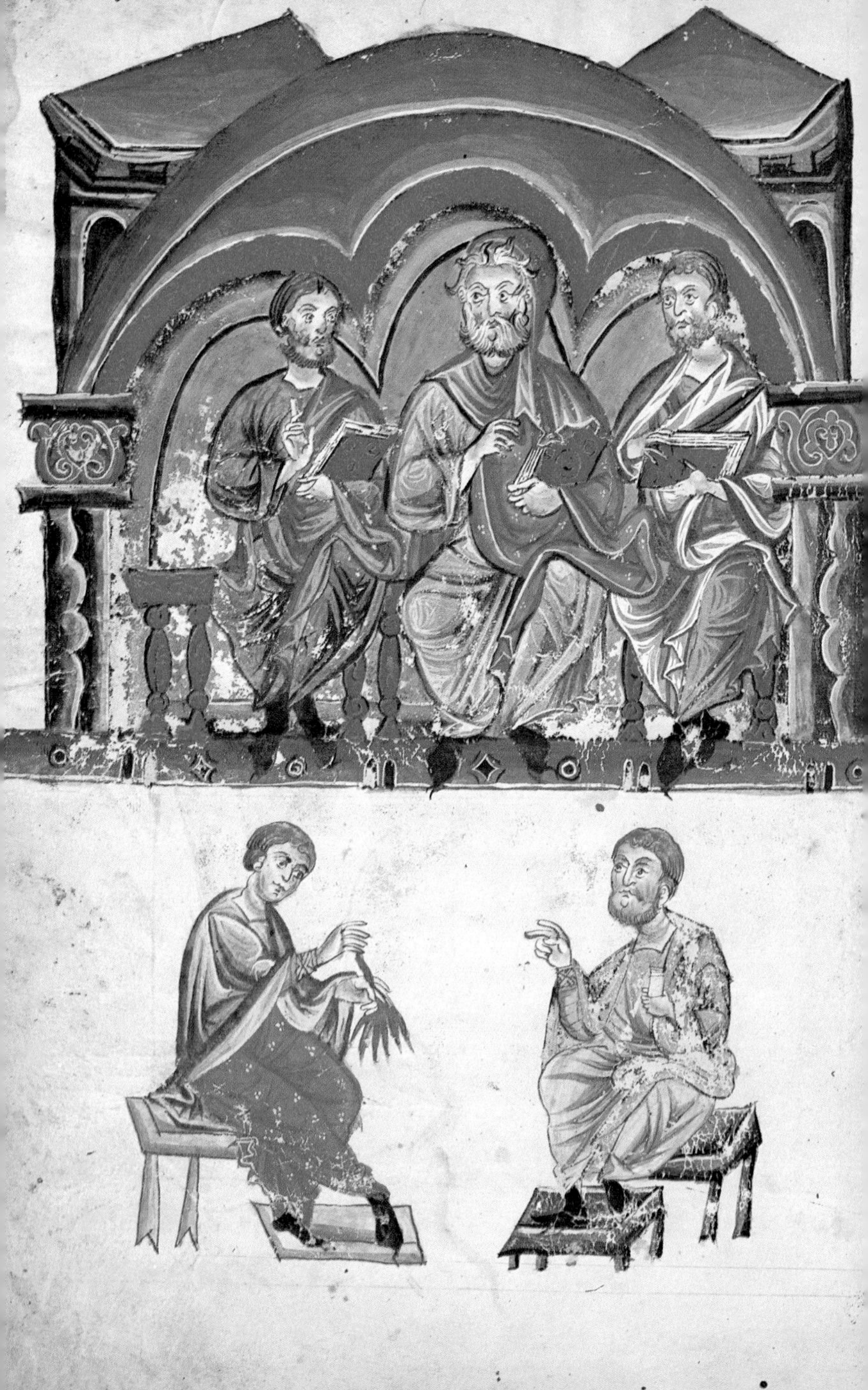

Omnia temp(us) ut cum tempore cūcta trahunt. qui nescit temp(us) discat habere rotam;-

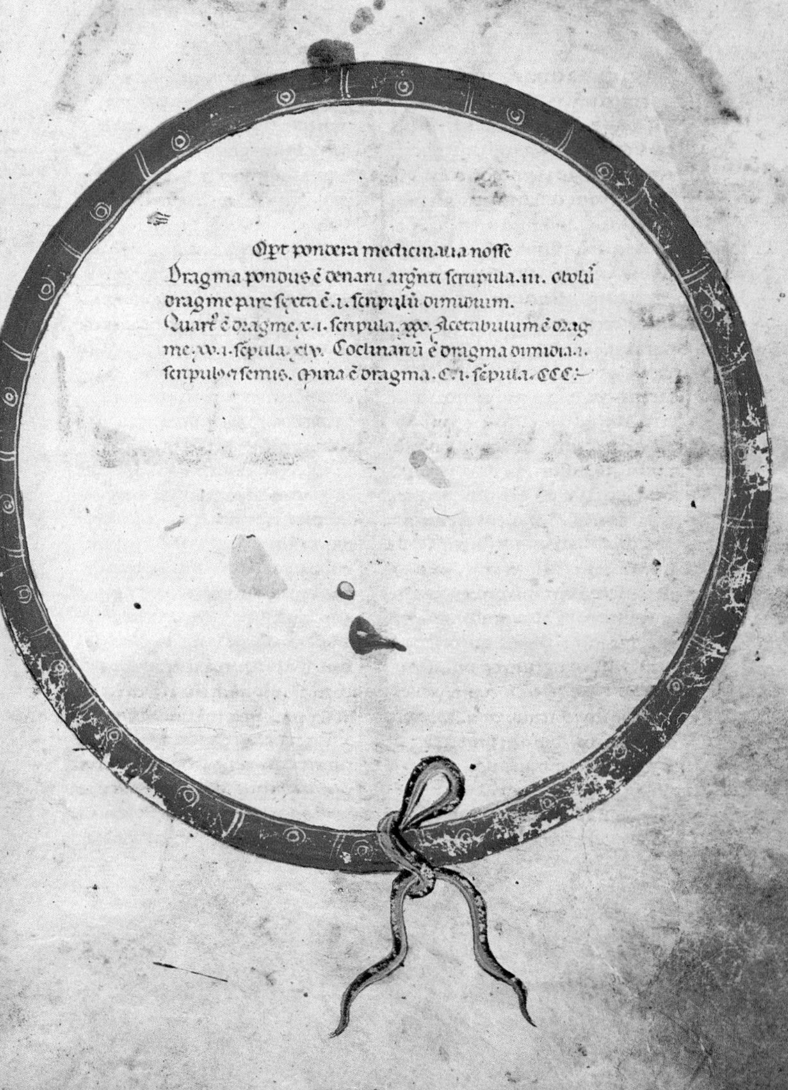

Herba uettonica quam scolapius inuenit. curas
xlvi. Inc canon eiusdem herbe.

Prima cura e. ad capitis
fracturā. ii. ad oclorum uitia
uel dolores. iii. cura ad aurium ui
tia et dolores. iiii. c. ad caligine
oclorum. v. c. ad lacrimosos. oclos. vi.
ad sanguinē de narib; nimiū pflu
entē. vii. c. ad dentiū uitia. viii. c.
ad uomitū et suspiriosos et toracis
dolorē. viiii. c. ad tyssicos. ul' eu pu
rulentum reiciunt. x. c. ad stomā
chi dolorem. xi. c. ad iocinerū dolo
rem. xii. c. ad lineosos. i. spleneticō.
xiii. c. ad renū dolorem. xiiii. c. ad
lateris dolorē. xv. ad lumborum dolo
rem. xvi. ad uentris dolorē. xvij. ad
albeum oscitandum. xviij. ad collū.
xviiii. ad tussim. xx. ad cotidianā.
xxi. c. ad tertianas. xxii. ad quartanā.
xxiii. ad uessice dolorem. xxiiii. ad
calculosos. xxv. c. ad mlīres q si apa
stu laborant et febricitant. xxvi. ad
paralisen. xxvii. ad horrores. xxviii.
ad mulieres locosas quib; loca afri
gore mouunt. xxviiii. ad eos sang
nem qui pos reiciunt et pululētū
excreant. xxx. ne ebus fiant. xxxi. c.
ad heusos de uehiculo. xxxii. ad isten
cos. i. morbo regio qui sunt aurigio
si. xxxiii. c. ad cābunculos. xxxiiii.
ad eos qui p fricatonib; laborant. xx
xv. c. lassis de uia. xxxvi. eibis fasti
diosis et egretidinē. xxxvii. ... et

...it. xxxviii. c. ad eos
qui cibos otinere nō possunt.
et reiciunt. xxxviiii. ad uerettri do
tumorē ul' dolorem. xl. ad uenenū
si quis sumpserit. xli. ad serpentium
mors. xlii. Itē ad serpentiū morsus
xliii. ad canis rabidi morsū. xliiii.
ad fistulas. xlv. ad lumborum et coxar
dolorem. xlvi. ad podagram. xlvii.
ad dentium dolorē. xlviii. ad stoma
chi dolorē.

Herba plantaginis uirtutes hāt. xxiiii. p cura ei ad capitis
dolorem. ii. c. ad uentris dolorem. iii.
ad dolorem intiorem. iiii. c. ad di
sintericos. v. ad eos qui pululentū
excreant c sanguine. vi. ad uulnera
omnia. vii. c. ad uentre stringndum
viii. ad morsū serpentis. viiii. ad
scorpionū pcussus. x. c. ad lumb
cos. xi. si qua duritia in corpe fuit.
xii. ad quartanas. xiii. ad podagrm
et ad omnium neruorum dolore l' tumorē.
xiiii. ad tertianas. xv. ad secudanum
dolorem. xvi. ad uulnera recentia.
xvii. si ab itinere pedes tumuerit.
xviii. si cuiquam uuln secus oclos
ul' sec nasum natū fuit. xviiii. ad
dissintericos et torminosos. xx. ad
parotidas. xxi. c. ad uulcera oris.
xxii. ad fistulas sanandas. xxiii. c.
ad morsum canis rabiosi. xxiiii. c.
ad uessice dolorem difficultates.

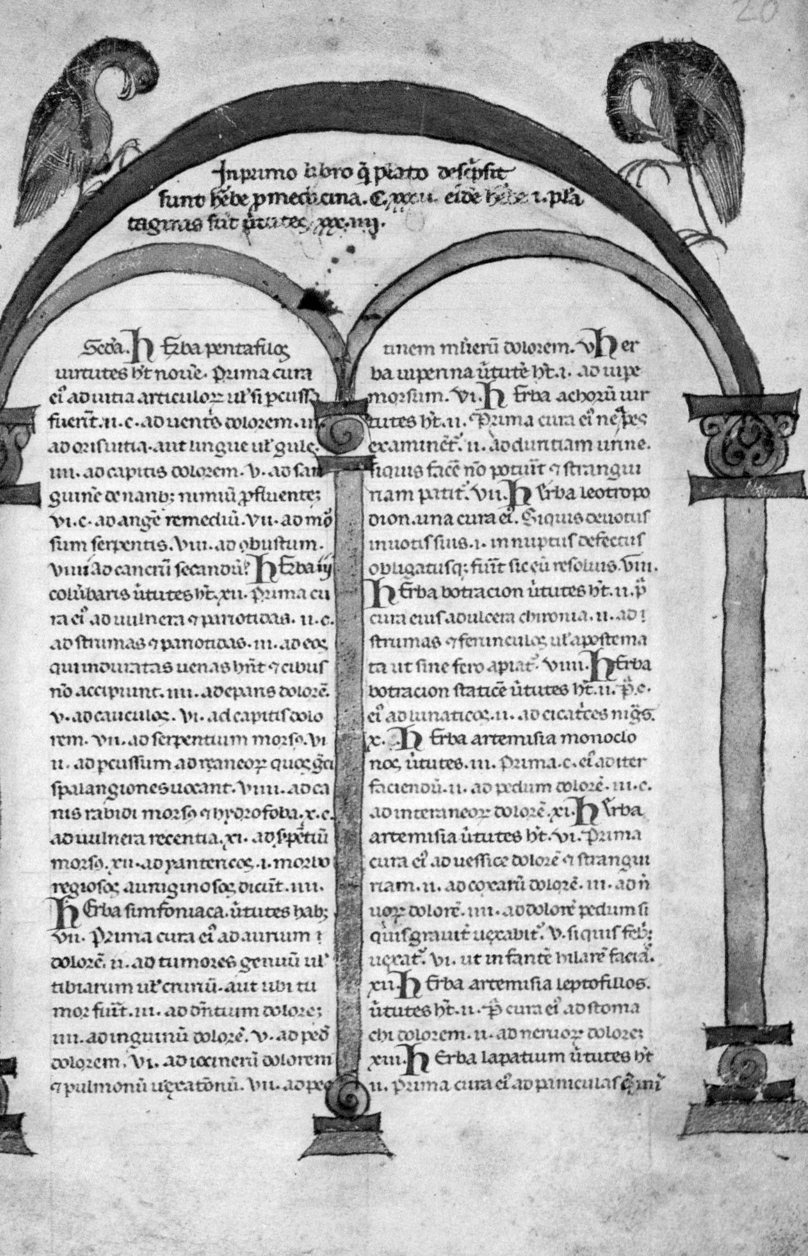

In primo libro quem plato descripsit sunt herbe pro medicina. C.xxxii. eidem herbe i. plantaginis sunt uirtutes xxxiiii.

Secda. Herba pentafilos uirtutes habet nouem. Prima cura ei ad uitia articulorum uel si percussi fuerint. ii. c. ad uentris dolorem. iii. ad orisuitia aut lingue uel gule. iiii. ad capitis dolorem. v. ad sanguinem de naribus nimium profluentem. vi. c. ad angē remedium. vii. ad morsum serpentis. viii. ad combustum. viiii. ad cancrum secandum. Herba iy colubaris uirtutes habet. xii. Prima cura ei ad uulnera et parotidas. ii. c. ad strumas et parotidas. iii. ad eos qui induratas uenas habent et cibus non accipiunt. iiii. ad epatis dolorem. v. ad calculos. vi. ad capitis dolorem. vii. ad serpentium morsus. viii. ad percussum ad araneorum quos greci spalangiones uocant. viiii. ad canis rabidi morsus et ydrofobia. x. c. ad uulnera recentia. xi. ad serpentium morsus. xii. ad pantericos. i. morbo regiosos aurigginosos dicunt. iiii. Herba simfoniaca uirtutes habet vii. Prima cura ei ad aurium dolorem. ii. ad tumores genuum uel tibiarum uel crurum aut ubi tumor fuerit. iii. ad dentium dolorem. iiii. ad inguinum dolorem. v. ad pedum dolorem. vi. ad iecineris dolorem et pulmonum uexationum. vii. ad pectinem mulierum dolorem. v. Herba uiperina uirtutem habet. i. ad uipe morsum. vi. Herba achorum uirtutes habet. ii. Prima cura ei ne pes examinetur. ii. ad duritiam urine. siquis facere non potuerit et stranguriam patitur. vii. Herba leotropodion. una cura ei. Siquis deuotus inuotis suis. i. in nuptiis defectus obligatusque fuerit sic eum resoluis. viii. Herba botracion uirtutes habet. ii. prima cura eius ad ulcera chronia. ii. ad strumas et furunculos uel apostemata ut sine ferro apiatur. viiii. Herba botracion statice uirtutes habet. ii. prima ei ad lunaticos. ii. ad cicatrices nigras. x. Herba artemisia monoclonos uirtutes. iii. Prima c. ei ad iter faciendum. ii. ad pedum dolorem. iii. c. ad interaneorum dolorem. xi. Herba artemisia uirtutes habet. vi. Prima cura ei ad uessice dolorem et stranguriam. ii. ad coxarum dolorem. iii. ad neruorum dolorem. iiii. ad dolorem pedum si quis grauiter uexabitur. v. siquis febribus uexatur. vi. ut infantem hilarem faciat. xii. Herba artemisia leptofillos uirtutes habet. ii. Prima cura ei ad stomachi dolorem. ii. ad neruorum dolorem. xiii. Herba lapatium uirtutes habet ii. Prima cura ei ad panuculas et mi

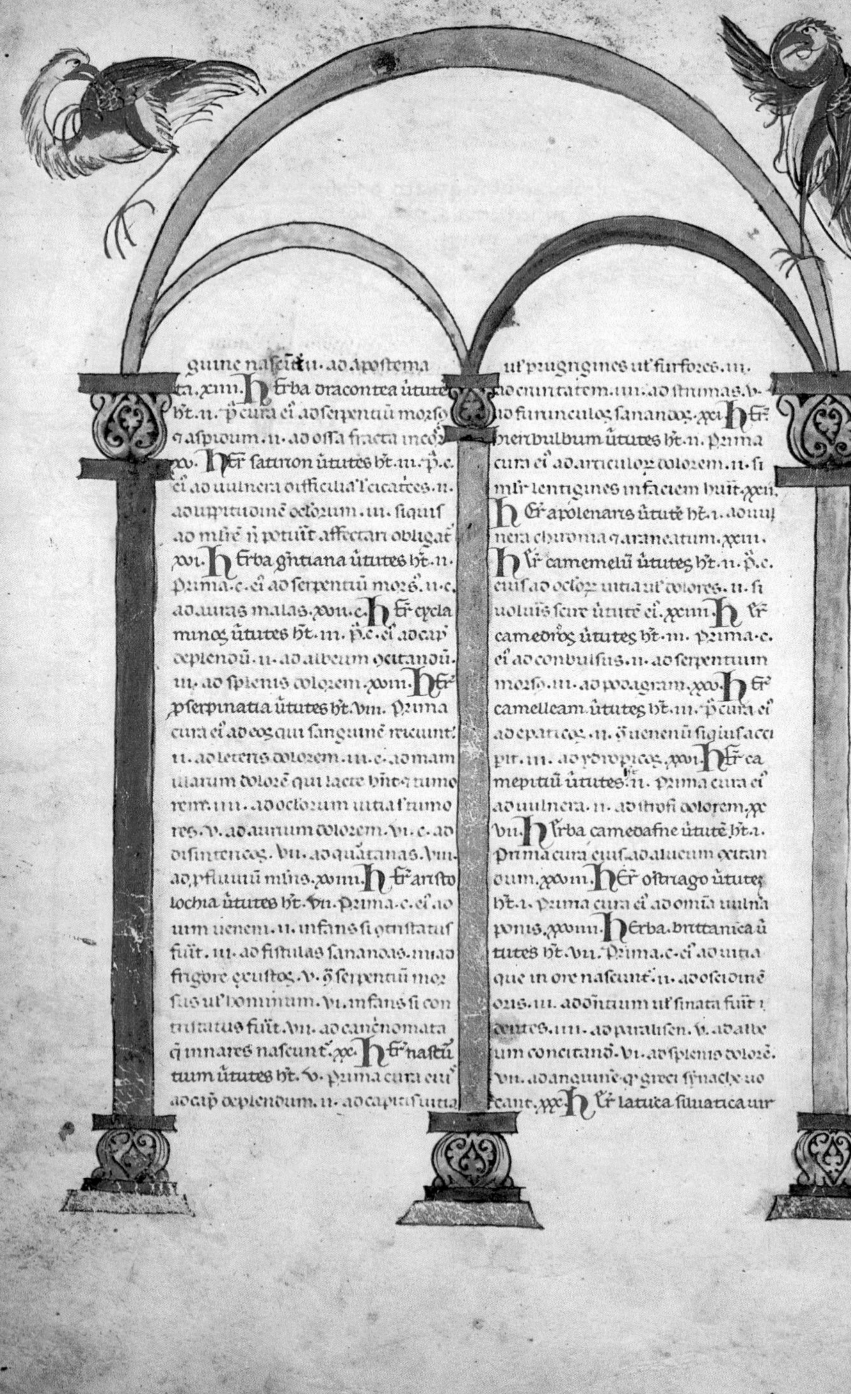

guine nascitur .ii. ad apostema
ta .xiiii. Herba dracontea uirtute
habet .ii. Prima cura ei ad serpentium morsus
et aspidum .ii. ad ossa fracta incol
.xv. Herba satirion uirtutes habet .iii. p. c.
ei ad uulnera difficilia uel cicatrices .ii.
ad suppuratione oclorum .iii. siquis
ad mulierem non potuerit affectari obligat
.xvi. Herba gentiana uirtutes habet .ii.
Prima .c. ei ad serpentium morsus .ii. c.
ad auras malas .xvii. c. Herba cycla
minos uirtutes habet .iii. p. c. ei ad capud
deplendum .ii. ad albeum concitandum
.iii. ad splenis dolorem .xviii. Herba
proserpinatia uirtutes habet .viii. Prima
cura ei ad eos qui sanguinem reiciunt
.ii. ad lateris dolorem .iii. c. ad mam
illarum dolorem qui lacte habent et tumo
rem .iiii. ad oclorum uitia uel tumo
res .v. ad aurium dolorem .vi. c. ad
disintericos .vii. ad quartanas .viii.
ad profluuium mulieris .xviiii. Herba aristo
lochia uirtutes habet .vii. Prima .c. ei ad
uim ueneni .ii. infans si contristatus
fuerit .iii. ad fistulas sanandas .iiii. ad
frigore excussos .v. contra serpentium mor
sus uel dominum .vi. infans si con
tristatus fuerit .vii. ad cancenomata
que in nares nascuntur .xx. Herba nastu
tium uirtutes habet .v. Prima cura eius
ad capud deplendum .ii. ad capitis uitia

uel prurigines uel furfores .iii.
ad canitatem .iiii. ad strumas .v.
ad furunculos sanandos .xxi. Herba
heribulbum uirtutes habet .ii. Prima
cura ei ad articulorum dolorem .ii. si
mulier lentigines in faciem habuerit .xxii.
Herba apolenaris uirtutem habet .i. ad uul
nera chironia et araneatum .xxiii.
Herba camemelum uirtutes habet .ii. p. c.
eius ad oclorum uitia uel dolores .ii. si
uolueris scire uirtutem ei .xxiiii. Herba
camedrios uirtutes habet .iii. Prima .c.
ei ad conbulsus .ii. ad serpentium
morsus .iii. ad podagram .xxv. Herba
camelleam uirtutes habet .iii. p. cura ei
ad epaticos .ii. contra uenenum si quis acce
pit .iii. ad ydropicos .xxvi. Herba ca
mepithum uirtutes habet .ii. Prima cura ei
ad uulnera .ii. ad ithosi dolorem .xx
vii. Herba camedafne uirtutem habet .i.
Prima cura eius ad alueum excitan
dum .xxviii. Herba ostriago uirtutes
habet .i. Prima cura ei ad omnia uulnera
ponis .xxviiii. Herba brittanica uir
tutes habet .vii. Prima .c. ei ad uitia
que in ore nascuntur .ii. ad oscidine
oris .iii. ad dentium uel si nata fuerit
dentes .iiii. ad paralisen .v. ad albe
um concitandum .vi. ad splenis dolorem
.vii. ad anguinem que greci synanchen uo
cant .xxx. Herba latuca siluatica uir

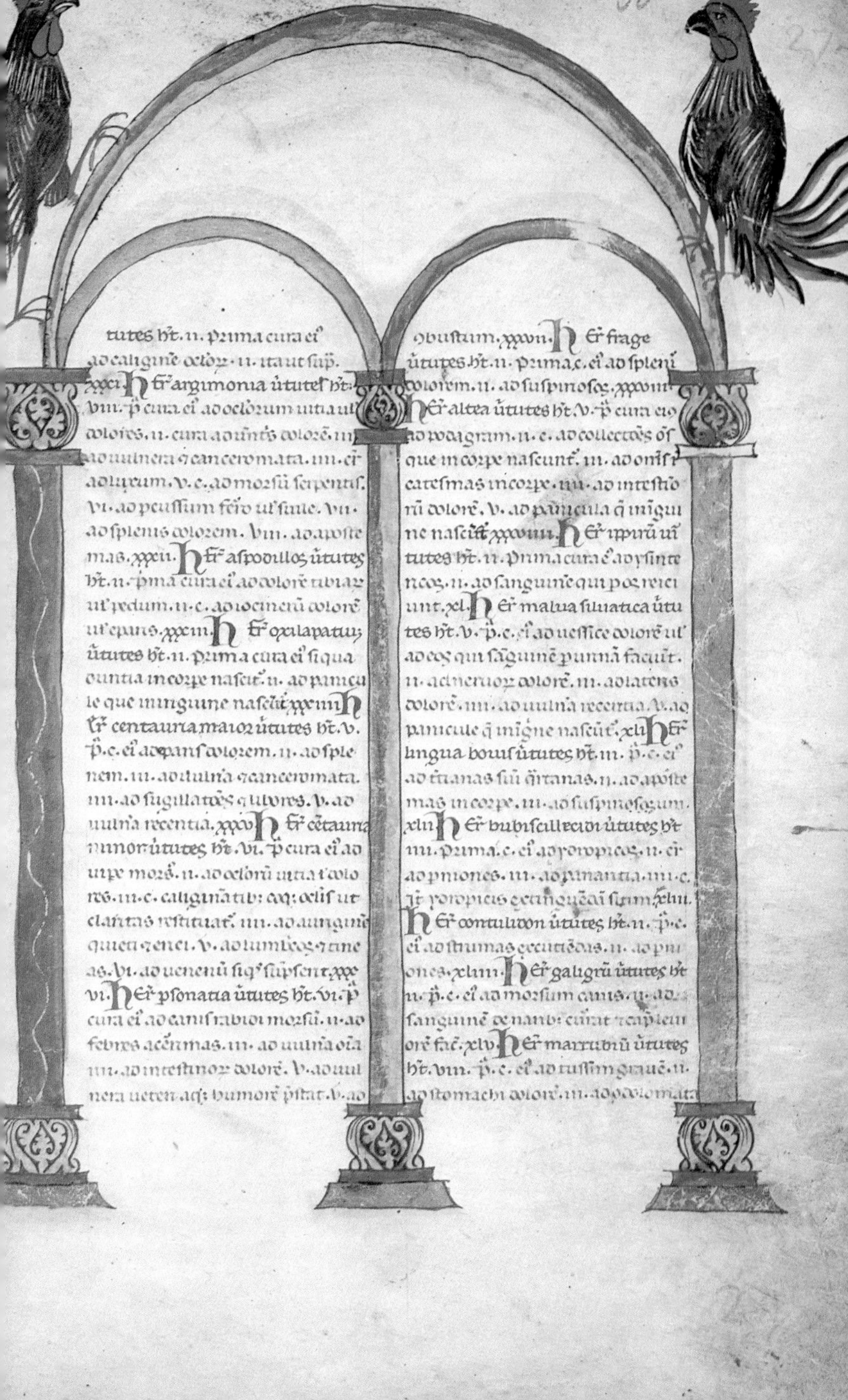

tutes ht. ii. Prima cura ei
ad caligine oclor. ii. ita ut sup.
xxxi. Herba argimonia uirtutes ht.
viii. P cura ei ad oclorum uitia ul
dolores. ii. cura ad uentris dolore. iii.
ad uulnera (et) canceromata. iiii. c
ad lupum. v. c. ad morsu serpentis.
vi. ad percussum ferro ul fuste. vii.
ad splenis dolorem. viii. ad aposte
mas. xxxii. Herba aspodillos uirtutes
ht. ii. P(ri)ma cura ei ad dolore tibiar
ul pedum. ii. c. ad iocineru dolore
ul epatis. xxxiii. Herba oxilapatium
uirtutes ht. ii. Prima cura ei si qua
duntia in corpe nascit. ii. ad panicu
le que in inguine nascunt. xxxiiii. H
erba centauria maior uirtutes ht. v.
P. c. ei ad epatis dolorem. ii. ad sple
nem. iii. ad uulnera (et) canceromata.
iiii. ad sugillatones (et) liuores. v. ad
uulnera recentia. xxxv. Herba cetauria
minor uirtutes ht. vi. P cura ei ad
uipe mors. ii. ad oclorum uitia t dolo
res. iii. c. caliginantib: atq: oclis ut
claritas restituat. iiii. ad auruginem
quieti (et) eneci. v. ad lumbricos (et) tine
as. vi. ad uenenu si q(ui)s sumpserit. xxx
vi. Herba personatia uirtutes ht. vi. P
cura ei ad canis rabidi morsu. ii. ad
febres acetinas. iii. ad uulnera oia.
iiii. ad intestinor dolore. v. ad uul
nera uetera atq: humore p(re)stat. v. ad

dbustum. xxxvii. Herba frage
uirtutes ht. ii. Prima c. ei ad spleni
dolorem. ii. ad suspiriosos. xxxviii.
Herba altea uirtutes ht. v. P cura eius
ad podagram. ii. c. ad collectiones oms
que in corpe nascunt. iii. ad omnis (?)
catesmas in corpe. iiii. ad intestino
ru dolore. v. ad panicula q in ingui
ne nascunt. xxxviiii. Herba ipiru ui
rtutes ht. ii. Prima cura e ad disinte
ricos. ii. ad sanguine qui per reieci
unt. xl. Herba malua siluatica uirtu
tes ht. v. P. c. ei ad uessice dolore ul
ad eos qui sanguine p(er) urina faciunt.
ii. ad neruor dolore. iii. ad lateris
dolore. iiii. ad uulnera recentia. v. ad
panicule q in ingne nascunt. xli. Herba
lingua bouis uirtutes ht. iii. P. c. ei
ad t(er)tianas siu q(ua)rtanas. ii. ad aposte
mas in corpe. iii. ad suspiriosos. xlii.
Herba bubiscalleridi uirtutes ht
iiii. Prima c. ei ad porophicos. ii. c
ad pniones. iii. ad pinantia. iiii. c.
ut porophicis (et) cetin eq(ui)s sicum. xliii.
Herba contuliton uirtutes ht. ii. P. c.
ei ad strumas excutiendas. ii. ad pni
ones. xliiii. Herba galigru uirtutes ht
ii. P. c. ei ad morsum canis. ii. ad
sanguine de narib: currat (et) capitis
dore fac. xlv. Herba marrubiu uirtutes
ht. viii. P. c. ei ad tussim graue. ii.
ad stomachi dolore. iii. ad podolomata

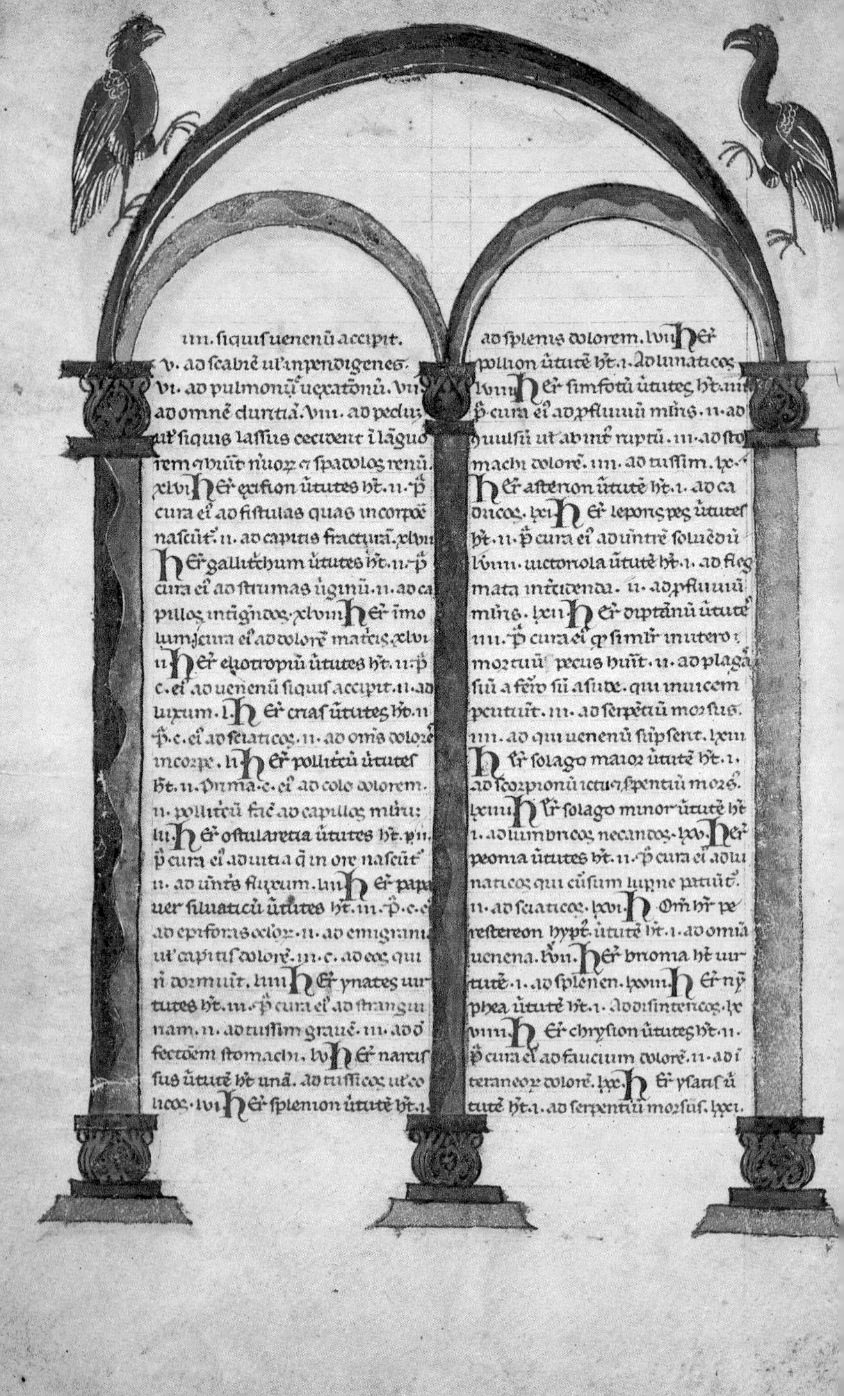

iiii. siquis uenenū accipit.
v. ad scabie͂ ul' inpendigenes.
vi. ad pulmonis uexatōnū. vii.
ad omne͂ duritiā. viii. ad pedu
ul' siquis lassus ceciderit ī lāguo
rem ꝯvuls͞t nuoꝝ ⁊ spatolos renū.
xlvi. Her̄ exifion ūtutes h͞t. ii. ꝑ
cura ei' ad fistulas quas in corpoř
nascūt'. ii. ad capitis fracturā. xlvii.
Her̄ gallitrichum ūtutes h͞t. ii. ꝑ
cura ei' ad strumas ūginū. ii. ad ca
pillos intignados. xlviii. Her̄ imo
lum ꝑ cura ei' ad colore͂ matricis. xlvi
ii. Her̄ eliotropiū ūtutes h͞t. ii. ꝑ
c. ei' ad uenenū siquis accipit. ii. ad
uixum. l. Her̄ crias ūtutes h͞t. ii
ꝑ. c. ei' ad sciaticos. ii. ad omīs dolore͂
in corpe. li. Her̄ pollitecū ūtutes
h͞t. ii. Prima. c. ei' ad colo dolorem.
ii. pollitecū fac͞ ad capillos miru;
lii. Her̄ ostularetia ūtutes h͞t. iii.
ꝑ cura ei' ad uitia q̄ in ore nascūt'
ii. ad uīnis fluxum. liii. Her̄ papa
uer siluaticū ūtutes h͞t. iii. ꝑ. c. ei'
ad epiforas oclor. ii. ad emigrania
ul' capitis dolore͂. iii. c. ad eos qui
n̄ dormiūt. liiii. Her̄ ynates uir
tutes h͞t. iii. ꝑ cura ei' ad strangu
nam. ii. ad tussim graue͂. iii. ad d
fectōem stomachi. lv. Her̄ narcis
sus ūtute͂ h͞t unā. ad tussicos ul' co
licos. lvi. Her̄ splenion ūtute͂ h͞t. i.

ad splenis dolorem. lvii. Her̄
pollion ūtute͂ h͞t. i. ad lunaticos.
lviii. Her̄ simfotū ūtutes h͞t. iii
ꝑ cura ei' ad ꝑfluuiū mīns. ii. ad
ꝯuulsū ul' ad int' ruptū. iii. ad sto
machi dolore͂. iiii. ad tussim. lix.
Her̄ asterion ūtute͂ h͞t. i. ad ca
ducos. lx. Her̄ leporis pes ūtutes
h͞t. ii. ꝑ cura ei' ad uentre͂ soluēdū
lxi. uictoriola ūtute͂ h͞t. i. ad fleg
mata incidenda. ii. ad ꝑfluuiū
mīns. lxii. Her̄ diptānū ūtute͂
iiii. ꝑ cura ei' qͦ simul' in utero ;
mortuū pecus huīt. ii. ad plaga
sīu a ferro sīu a sude. qui inuicem
percutiūt. iii. ad serpētiū morsus.
iiii. ad qui uenenū sūpserit. lxiii
Her̄ solago maior ūtute͂ h͞t. i.
ad scorpionū ictus ⁊ sꝑentiū mors.
lxiiii. Her̄ solago minor ūtute͂ h͞t
i. ad lumbricos necandos. lxv. Her̄
peonia ūtutes h͞t. ii. ꝑ cura ei' ad lu
naticos qui cūsum lune patiūt'.
ii. ad sciaticos. lxvi. Her̄ Om̄ h͞t pe
restereon hyp͞t. ūtute͂ h͞t. i. ad omīa
uenena. lxvii. Her̄ brionia h͞t uir
tute͂. i. ad splenen. lxviii. Her̄ ny
phea ūtute͂ h͞t. i. ad disintericos. lx
viiii. Her̄ chrysion ūtutes h͞t. ii.
ꝑ cura ei' ad faucium dolore͂. ii. ad i
teraneor dolore͂. lxx. Her̄ ysatis ū
tute͂ h͞t. i. ad serpentiū morsus. lxxi.

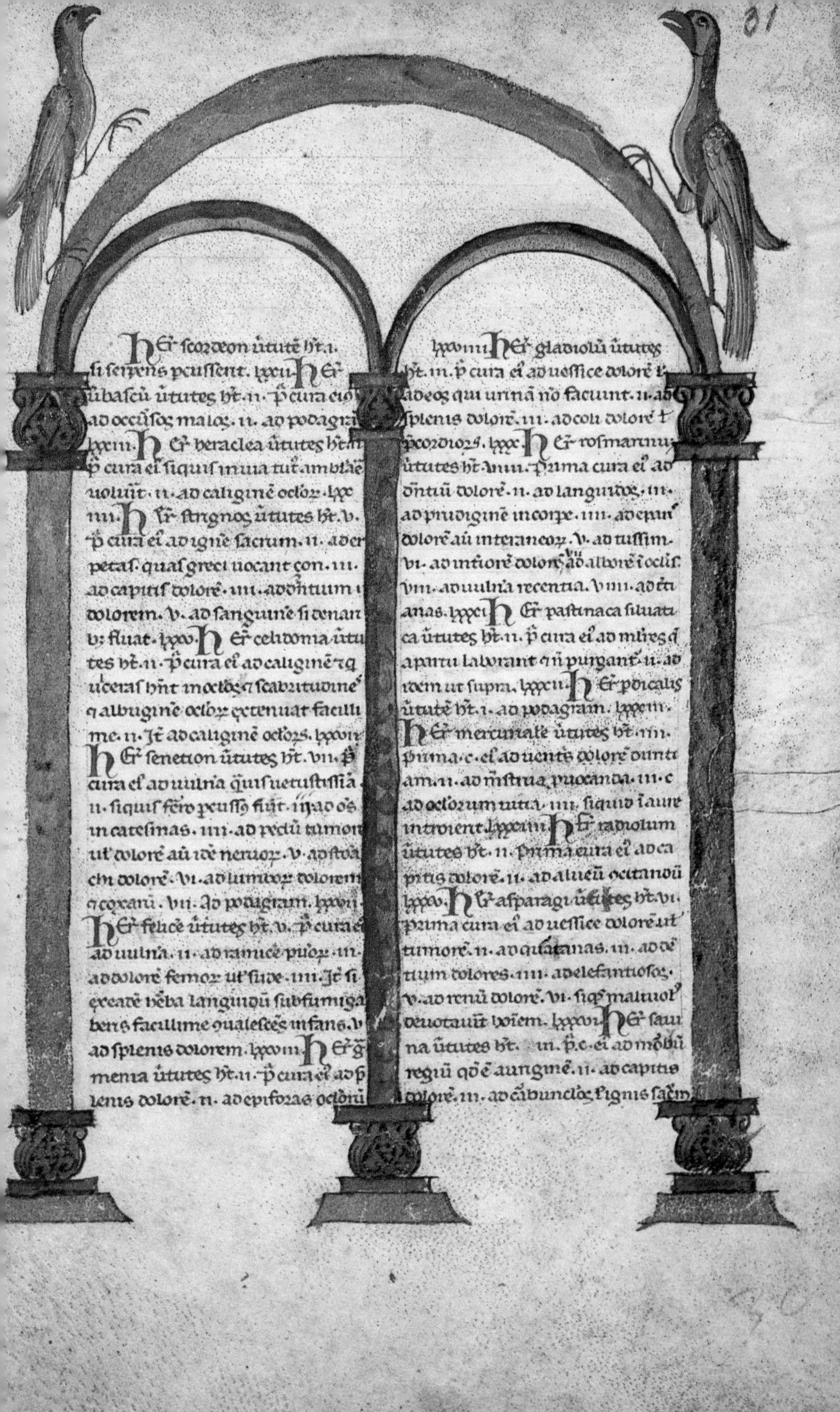

Herba scordeon uirtutem habet .i.
si serpens percusserit. lxxii. Herba
uerbascum uirtutes habet .ii. Prima cura eius
ad occursus malos. ii. ad podagram.
lxxiii. Herba heraclea uirtutes habet .i.
Prima cura ei si quis in uia iter ambulare
uoluerit. ii. ad caliginem oculorum. lxx-
iiii. Herba strignos uirtutes habet .v.
Prima cura ei ad ignem sacrum. ii. ad herpetas quas greci uocant con. iii.
ad capitis dolorem. iiii. ad dentium
dolorem. v. ad sanguinem si de naribus
fluat. lxxv. Herba celidonia uirtu-
tes habet .ii. Prima cura ei ad caliginem et qui
ulceras habent in oculos et scabritudinem
et albuginem oculorum extenuat facillime. ii. Item ad caliginem oculorum. lxxvi.
Herba senetion uirtutes habet .vii. Prima
cura ei ad uulnera quamuis uetustissima.
ii. si quis ferro percussus fuerit. iii. ad os(?)
in catesinas. iiii. ad pedum tumorem
uel dolorem aut idem neruorum. v. ad stomachi dolorem. vi. ad lumborum dolorem
et coxarum. vii. ad podagram. lxxvii.
Herba felice uirtutes habet .v. Prima cura ei
ad uulnera. ii. ad ramicem puerorum. iii.
ad dolorem femorum uel sude. iiii. Item si
concreatum herba languidum subfumiga-
beris facillime conualescet infans. v.
ad splenis dolorem. lxxviii. Herba gra-
menia uirtutes habet .ii. Prima cura ei ad splenis dolorem. ii. ad epiforas oculorum.

lxxviiii. Herba gladiolum uirtutes
habet .iii. Prima cura ei ad uessice dolorem et
ad eos qui urinam non faciunt. ii. ad
splenis dolorem. iii. ad coli dolorem et
precordiorum. lxxx. Herba rosmarinum
uirtutes habet .viiii. Prima cura ei ad
dentium dolorem. ii. ad languidos. iii.
ad pruriginem in corpore. iiii. ad epatis
dolorem aut interaneorum. v. ad tussim.
vi. ad interiorem dolorem. vii. ad albore in oculis.
viii. ad uulnera recentia. viiii. ad tri-
anas. lxxxi. Herba pastinaca siluati-
ca uirtutes habet .ii. Prima cura ei ad mulieres que
a partu laborant et non purgantur. ii. ad
idem ut supra. lxxxii. Herba perdicalis
uirtutem habet .i. ad podagram. lxxxiii.
Herba mercurialis uirtutes habet .iiii.
Prima cura ei ad uentris dolorem dissinteri-
am. ii. ad menstrua prouocanda. iii.
ad oculorum uitia. iiii. si quid in aure
introierit. lxxxiiii. Herba radiolum
uirtutes habet .ii. Prima cura ei ad capitis dolorem. ii. ad aluum excitandum.
lxxxv. Herba asparagi uirtutes habet .vi.
Prima cura ei ad uessice dolorem uel
tumorem. ii. ad quartanas. iii. ad dentium dolores. iiii. ad elefantiosos.
v. ad renum dolorem. vi. si quis maleficiis
deuotauerit hominem. lxxxvi. Herba sau-
ina uirtutes habet iii. Prima cura ei ad morbum
regium quod est aurigine. ii. ad capitis
dolorem. iii. ad carbunculos et ignis sacrum.

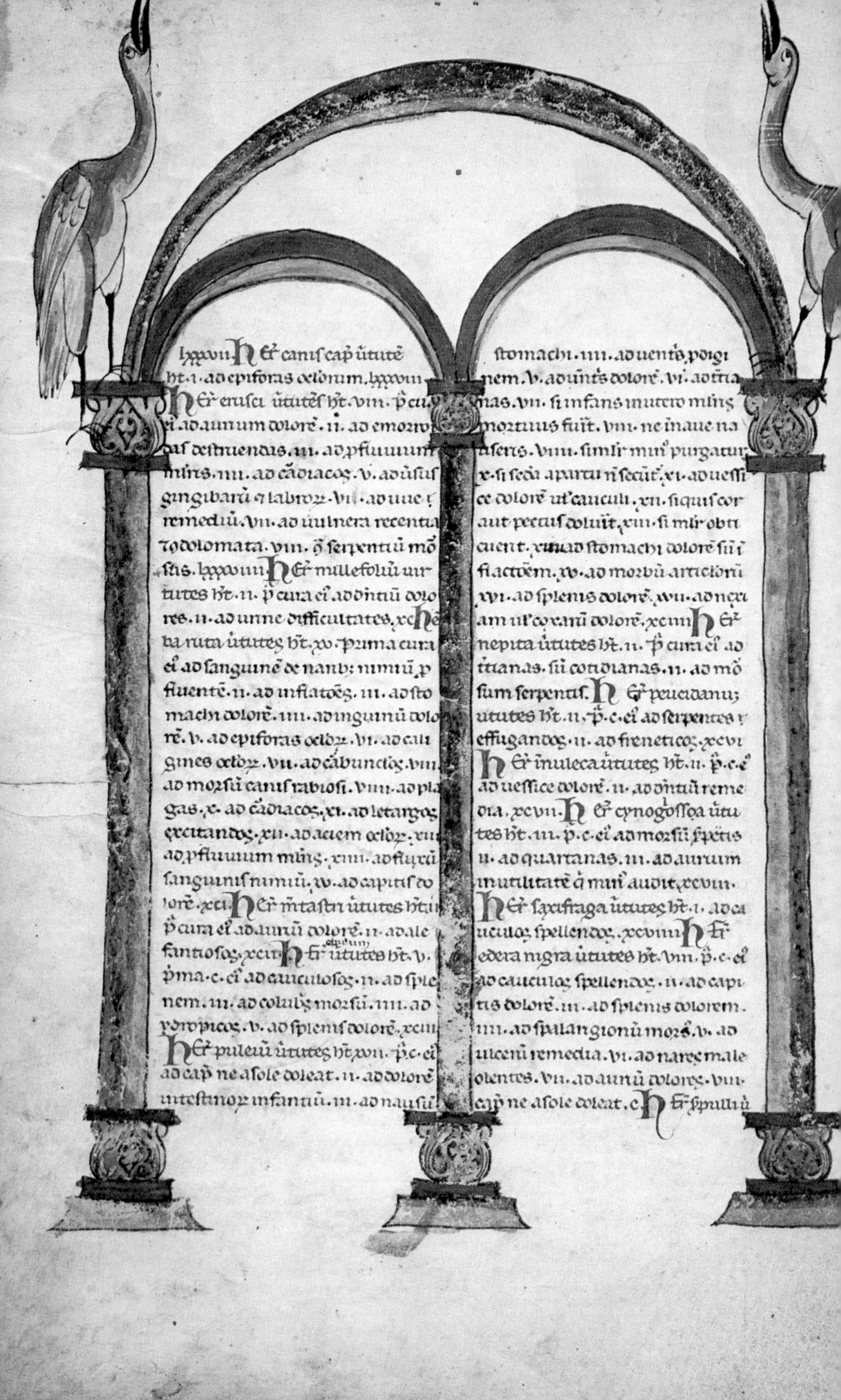

lxxxvii. Herba canis capud uirtutem habet. i. ad epiforas oculorum.

lxxxviii. Herba erusci uirtutes habet. viii. prima cura eius ad aurium dolorem. ii. ad emorroidas destruendas. iii. ad profluuium mulieris. iiii. ad cardiacos. v. ad ulcus gingiuarum et labiorum. vi. ad uuae remedium. vii. ad uulnera recentia et dolomata. viii. contra serpentium morsus.

lxxxviiii. Herba millefolium uirtutes habet. ii. prima cura eius ad dentium dolores. ii. ad urine difficultates.

xc. Herba ruta uirtutes habet. xv. Prima cura eius ad sanguinem de naribus nimium profluentem. ii. ad inflationes. iii. ad stomachi dolorem. iiii. ad inguinum dolorem. v. ad epiforas oculorum. vi. ad caligines oculorum. vii. ad carbunculos. viii. ad morsum canis rabiosi. viiii. ad plagas. x. ad cardiacos. xi. ad letargos excitandos. xii. ad aciem oculorum. xiii. ad profluuium mulieris. xiiii. ad fluxum sanguinis nimium. xv. ad capitis dolorem.

xci. Herba mentastri uirtutes habet. ii. prima cura eius ad aurium dolorem. ii. ad alefantiosos.

xcii. Herba ebulum uirtutes habet. v. prima cura eius ad calculosos. ii. ad splenem. iii. ad colubris morsum. iiii. ad ydropicos. v. ad splenis dolorem.

xciii. Herba puleium uirtutes habet. xvii. prima cura eius ad caput ne a sole doleat. ii. ad dolorem intestinorum infantium. iii. ad nausiam stomachi. iiii. ad uentris porriginem. v. ad uentris dolorem. vi. ad tertianas. vii. si infans in utero mulieris mortuus fuerit. viii. ne in naue nauseris. viiii. si mulier minus purgatur. x. si secunda a partu non secuta. xi. ad uessice dolorem uel calculi. xii. si quis cor aut pectus doluerit. xiii. si mulier obticuerit. xiiii. ad stomachi dolorem siue inflationem. xv. ad morbum articulorum. xvi. ad splenis dolorem. xvii. ad sciam uel coxarum dolorem.

xciiii. Herba nepita uirtutes habet. ii. prima cura eius ad tertianas siue cotidianas. ii. ad morsum serpentis.

Herba peucedanum uirtutes habet. ii. prima cura eius ad serpentes effugandos. ii. ad freneticos.

xcvi. Herba inuleca uirtutes habet. ii. prima cura eius ad uessice dolorem. ii. ad dentium remedia.

xcvii. Herba cynoglossa uirtutes habet. iii. prima cura eius ad morsum serpentis. ii. ad quartanas. iii. ad aurium inutilitatem qui minus audit.

xcviii. Herba saxifraga uirtutes habet. i. ad calculos spellendos.

xcviiii. Herba edera nigra uirtutes habet. viii. prima cura eius ad calculos spellendos. ii. ad capitis dolorem. iii. ad splenis dolorem. iiii. ad spalangionum morsus. v. ad ulcerum remedia. vi. ad nares male olentes. vii. ad aurium dolores. viii. caput ne a sole doleat.

c. Herba serpillum u

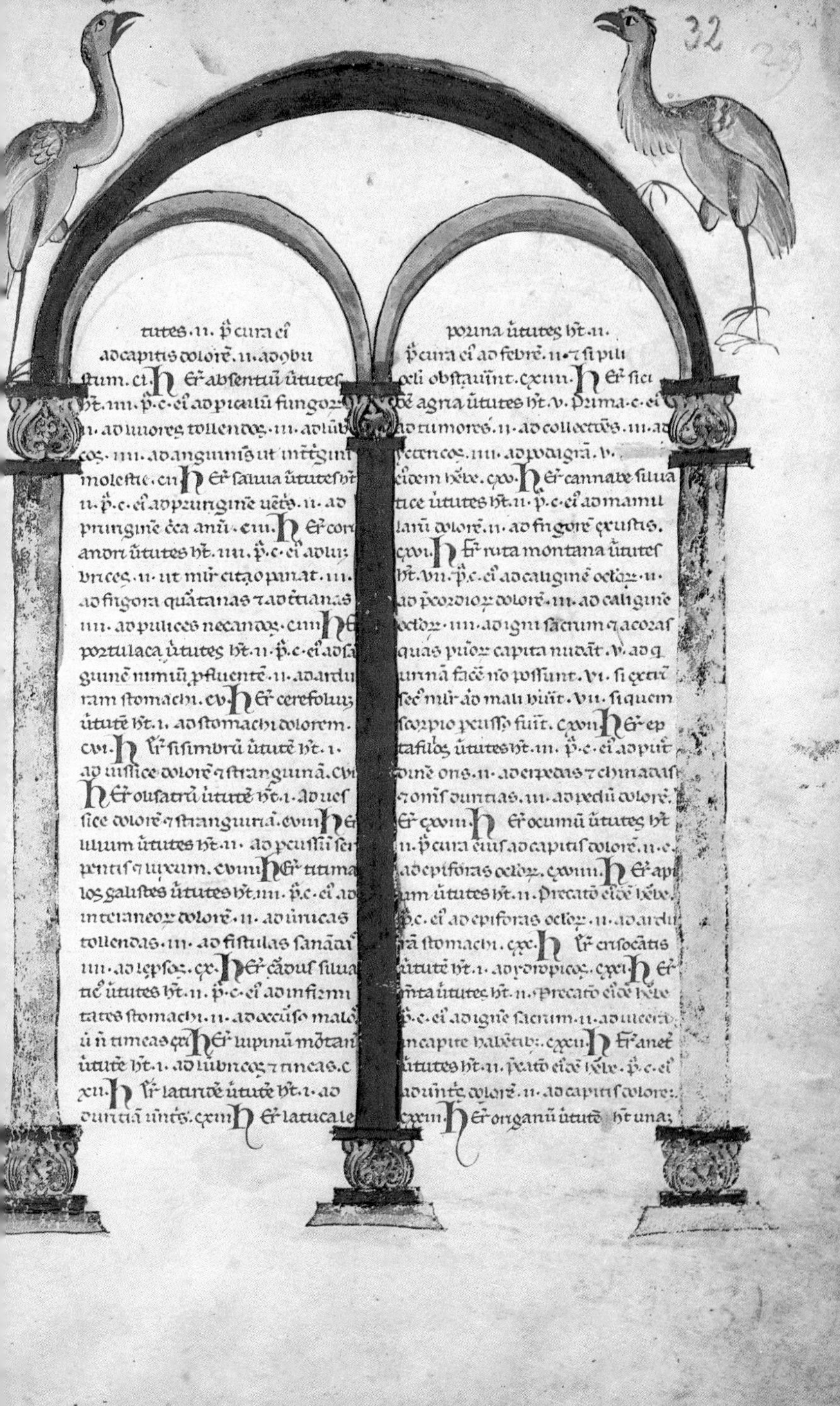

tutes .ii. p̄ cura eī
ad capitis dolorē .ii. ad obu
stum. ci. HER absentiū ũtutes
hť. iiii. p̄. c. eī ad pīcantū fungoz
ii. ad liuores tollendos. iii. ad lub
cos. iiii. ad anguinis ut intigini
molestie. cii. HER saluia ũtutes hť
ii. p̄. c. eī ad pruriginē uēr̃s. ii. ad
pruriginē circa anū. ciii. HER cori
andri ũtutes hť. iiii. p̄. c. eī ad lu
brices. ii. ut mūr citao pariat. iii.
ad frigora quartanas 7 ad tertianas
iiii. ad pulices necandos. ciiii. HER
portulaca ũtutes hť. ii. p̄. c. eī ad san
guinē nimiū pfluentē. ii. ad ardu
ram stomachi. cv. HER cerefoliū
ũtutē hť. i. ad stomachi dolorem.
cvi. HER sisimbriū ũtutē hť. i.
ad uissice dolorē 7 stranguiriā. cvii
HER olisatrū ũtutē hť. i. ad ues
sice dolorē 7 stranguiriā. cviii. HER
lilium ũtutes hť. ii. ad pcussū ser
pentis 7 luxum. cviiii. HER titima
los galistes ũtutes hť. iii. p̄. c. eī ad
intestaneoz dolorē. ii. ad ũnicas
tollendas. iii. ad fistulas sanandas
iiii. ad lepsoz. cx. HER cardus silua
tic ũtutes hť. ii. p̄. c. eī ad infirmi
tates stomachi. ii. ad occūso malo
ũ ñ timeas. cxi. HER lupinū mōtan
ũtutē hť. i. ad lubricos 7 tineas. c
xii. HER latiride ũtutē hť. i. ad
duritiā uĩtris. cxiii. HER latucale

porina ũtutes hť. ii.
p̄ cura eī ad febrē. ii. 7 si pili
oculi obstauīnt. cxiiii. HER sici
de agria ũtutes hť. v. prima. c. eī
ad tumores. ii. ad collectiōs. iii. ad
[illegible]. iiii. ad podagrā. v.
eidem hēbe. cxv. HER cannabe silua
tice ũtutes hť. ii. p̄. c. eī ad mamil
larū dolorē. ii. ad frigorē exustis.
cxvi. HER ruta montana ũtutes
hť. vii. p̄. c. eī ad caliginē oculoz. ii.
ad p̄cordioz dolorē. iii. ad caliginē
oculoz. iiii. ad igni sacrum 7 ad coras
quas pueroz capita nudat. v. ad q
uirinā facē nō possunt. vi. si extra
see mūr ad mali uiuit. vii. si quem
scorpio pcussū fuit. cxvii. HER ep
tafilos ũtutes hť. iii. p̄. c. eī ad puri
tudinē oris. ii. ad erpetas 7 chimadas
7 omīs duritias. iii. ad pedū dolorē.
ER cxviii. HER ocimū ũtutes hť
ii. p̄ cura eius ad capitis dolorē. ii. e.
ad epiforas oculoz. cxviiii. HER api
um ũtutes hť. ii. precatio eidē hēbe.
p̄. c. eī ad epiforas oculoz. ii. ad ardu
rā stomachi. cxx. HER crisocantis
ũtutē hť. i. ad ydropicos. cxxi. HER
menta ũtutes hť. ii. precatio eidē hēbe
p̄. c. eī ad ignē sacrum. ii. ad ulcera
in capite habētib;. cxxii. HER anet
ũtutes hť. ii. precatio eidē hēbe. p̄. c. eī
ad uĩntē dolorē. ii. ad capitis dolore;
cxxiii. HER origanū ũtutē hť una;

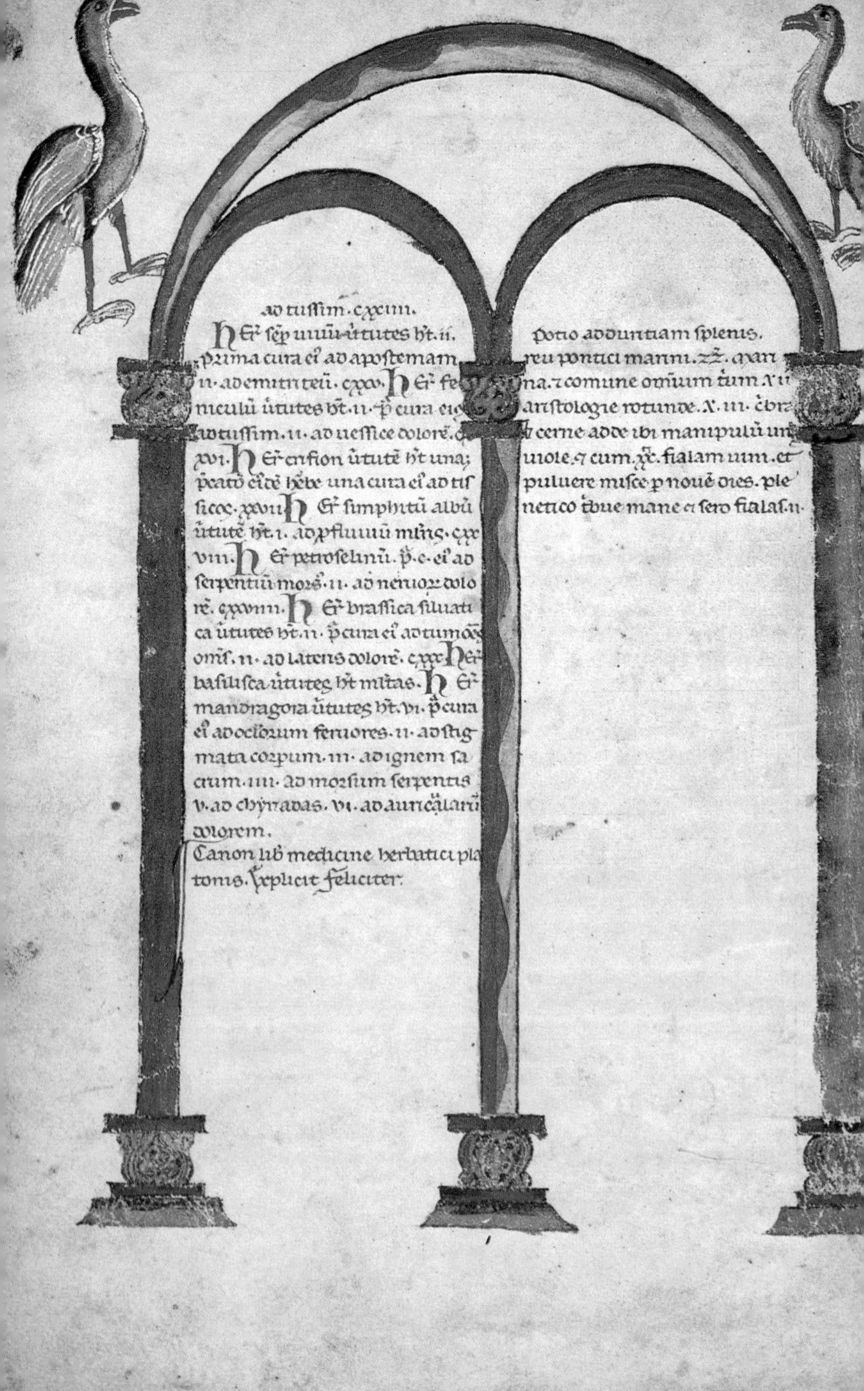

ad tussim. cxciiii.
Herba sep uiuu uirtutes habet .ii.
prima cura est ad apostemata.
ii. ad emitriteu. cxcv. Herba fe
niculu uirtutes habet .ii. prima cura eius
ad tussim. ii. ad uessice dolore. cx
cvi. Herba erifion uirtute habet una;
peccato est herbe una cura est ad tis
sicos. cxcvii. Herba simphitu albu
uirtute habet .i. ad profluuiu mulieris. cxc
viii. Herba petroselinu. prima cura est ad
serpentiu morsus. ii. ad neruorum dolo
re. cxcviiii. Herba brassica siluati
ca uirtutes habet .ii. prima cura est ad tumores
omis. ii. ad lateris dolore. cc. Her
ba basilisca uirtutes habet multas. Herba
mandragora uirtutes habet .vi. prima cura
est ad oculorum feruores. ii. ad stig
mata corpum. iii. ad ignem sa
crum. iiii. ad morsum serpentis
v. ad chyraadas. vi. ad auricularum
dolorem.
Canon lib medicine herbatici pla
tonis. Explicit feliciter.

Potio ad duritiam splenis.
seu pontici marini. ʒ. quar
ta. et comune omnium tum .x. ii.
aristologie rotunde. x. iii. cortices
cerne adde ibi manipulu un
uiole. et cum .xx. fialam uini. et
puluere misce per noue dies. ple
netico tbue mane et sero fialas .ii.

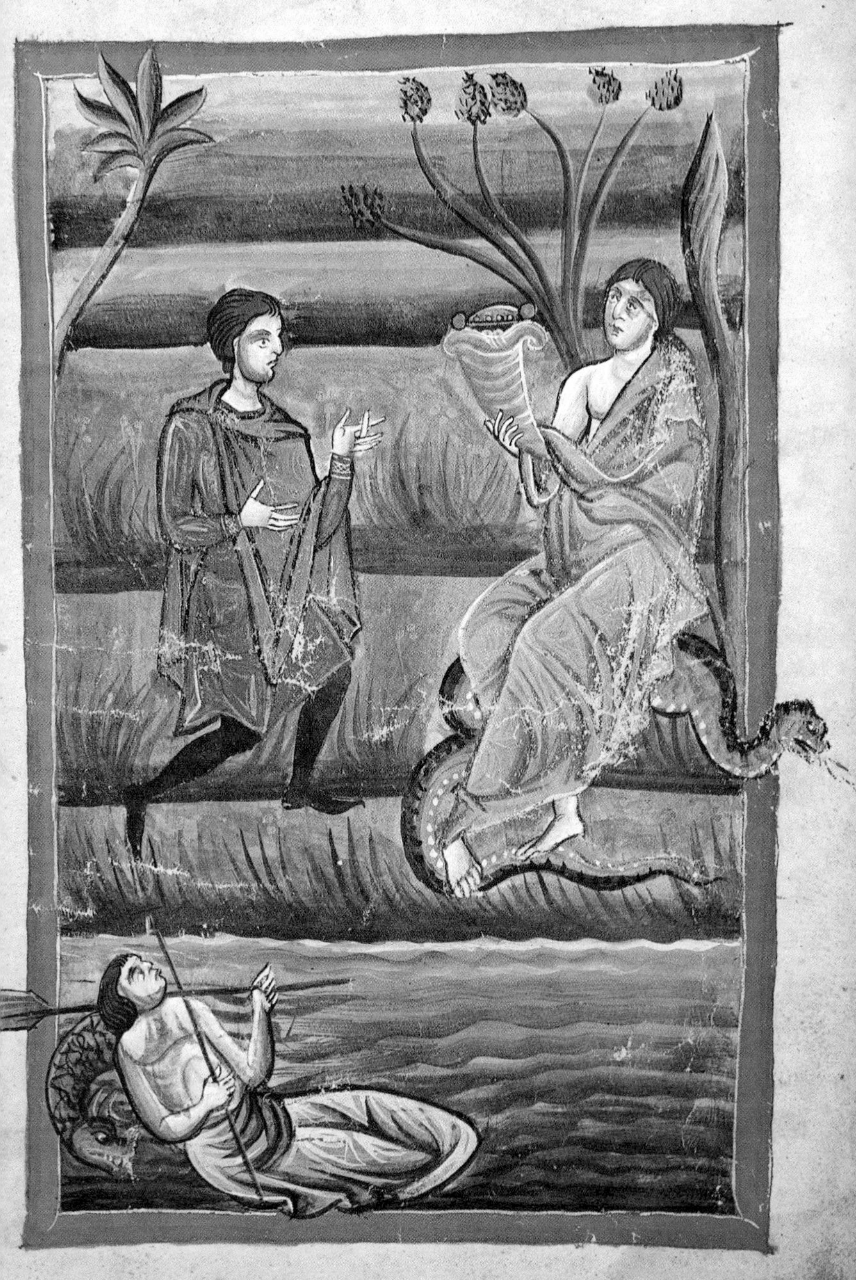

Deus sancto [illegible] que cuncta generas et
[illegible] quod solo prestas gentibus tutela celi. hac ma
ns divum arbitramque omnium. per quem silet natura et somnus capit.
Idem lucem reparas et noctem fugas. tu occultissimis umbris
tegis et inmensos caos ventosque et imbres tempestates que contines. et cum
vis dimittes et misces freta. fugasque solem et procellas concitas. Item cum
vis hylarem premittis diem et alimenta vite tribues perpetua fide. Et cum
recesserit anima in te refugiemus. Ita quicquid tribuis in te cuncta recidunt.
Merito vocans magna. tu pater deus [illegible] pietatis. qui vicisti divum nomi
[illegible] tua es gentium [illegible] sine qua nec maturatur quicquam
nec nasci potest. tu es magna tu es omnium [illegible]. Deus te [illegible] adoro. tuum
ergo nomen invoco facilisque prestes hoc michi quod te rogo. referamque gratias. [illegible]
[illegible]. Exaudi queso [illegible] hoc quod peto a te [illegible] michi presta
volens herbas quascumque [illegible] tua maiestas salutis causa tribuis cunctis
gentibus. hanc michi permittas medicinam tuam. Veniant mecum tuis vir
tutibus [illegible] fecero habeat eventum bonum. Cuique causa dedero quisque eam
easdem a me acceperint [illegible] eos sanos prestes. nunc diva postulo ut hoc michi
maiestas prestet tua quod supplex rogo.

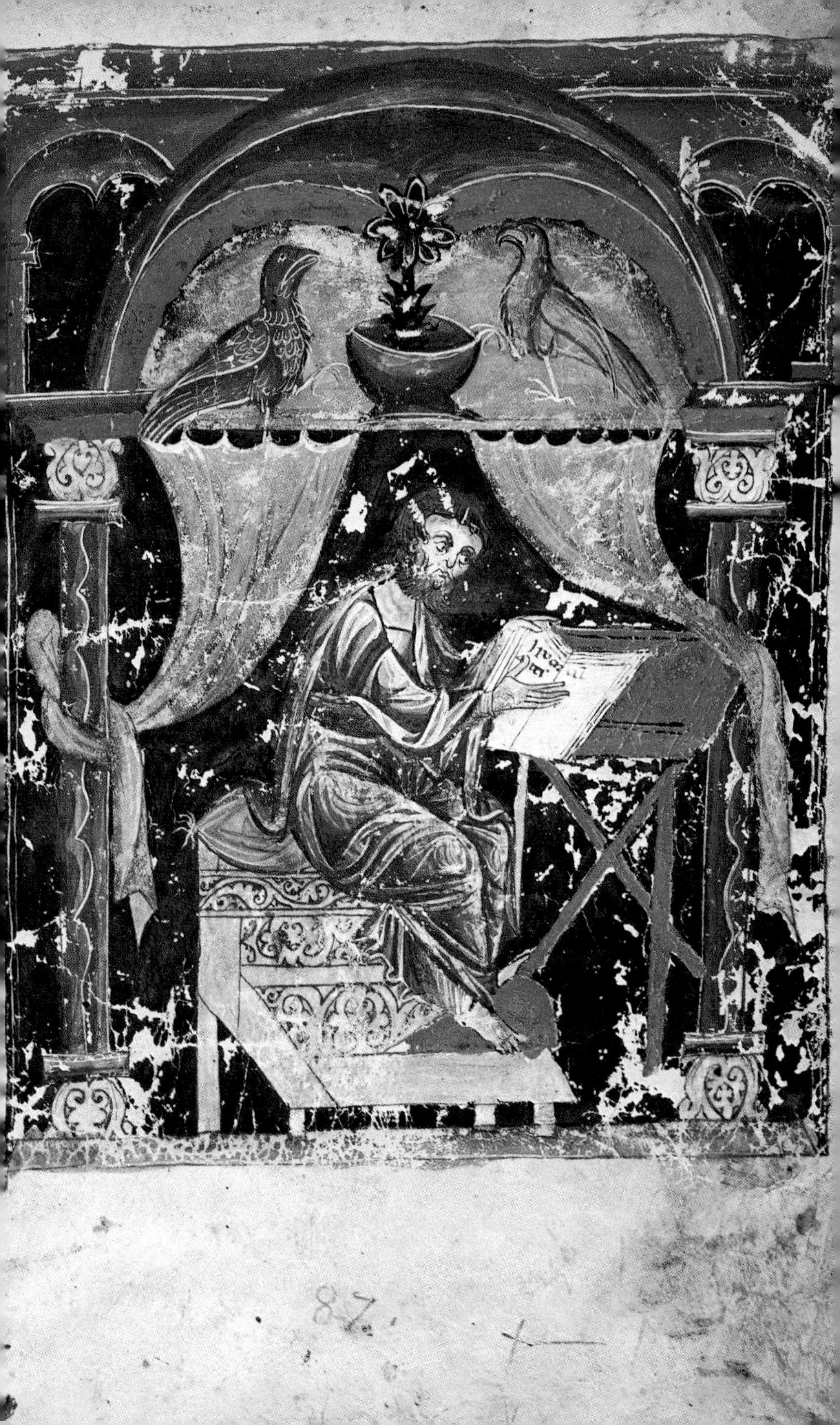

Ypocrates mecenatis ub' salutē. libellum q̄ roganti t' pmissi oī cura adhibi
ita descriptū misi ordinatissimū tue salutis custodem. quē debes cu
diligt' in tuam quam scriptū ē ad curatōem ē corpis tui omīa explo
rata sunt. q̄ cum ueni effectu corpi. Celerit q; cōplexitiuum intuen
g' rōem debebis. Namq; ego dilignti cura l: sūma breuitate cōphendi.
singl'a curatōnū gnā. Sic pxime in rpoito a cesar nrō fecerā que pen
te ē extimare potens sapientib; ē rō uenire in cōsilio cōsueuerūt omē
ita; corp' hoīnū pecudū altiumq; .iiii. gnib; cōsitat. S; pcipue homi
nū calido. frigido. sicco. humido. frigido ē cōtinet' uiscera un spiramus.
Calore cōtinet' anima qua uiuim'. Inde ē qua uita utim'. sicca sūt ossa
q̄ uires faciunt ad sustinendū laborē. Humid' ē sanguis q̄ alit' uita p
ossa. 7 uiscera un cūrunt que sanguinē regunt. sanguis animā. ani
mi uitā sustinet. Sps aūt aeris ē. ossa neruis munita uirtutē corpis pre
stat. Sanguis cum habundat ualitudinē uitiat. ex eo nascit' famer. q̄i
uulnib; secitis uidemus. nascit' ē putuita q; nausiam fac. nascit' ē bi
lis acida. ē amaraq; dicit' mat morbor' bilis ē q̄ ē cōcitat calores pitun
ta pfricatōem nascit'. que fac dolores intestinor'. Orit' ē inflatō que cor
pus extendit ut rumpi uideat'. Sanguis aūt aīo cibo nimiaq; potōe
incip' habundare. 7 cruditate corrūpit'. Qui cū euagat' ex cursum n' in
fert aliqua corpis uitia. 7 in quacq; pte corrupt' incubuerit. fatigat
ē ledit. flam sanguis animū quoq; uitiat. 7 inde os homīs incendit. in
cipq; ferere. at cum ē integer sanguis animā sīn dubio cōfirmat ū pos
sit frig' caloremq; forti sustinere cū habundat. Cū; calor anime sang
nem concitauīt calorē ē frigus fac corpis langorē. animaq; malum
gnāt odorē quo facili' g' comodis ualitudinis fruam' ē in comoda uite
mus pgnostica. i. pēientia uitia signis n'uib; cognoscam'. Cognitā em
demus mortifera. iiii. corpis parit' originē ostendūt a capite 7 thora
ce. ē uentre. 7 uessica. Ita locor' notas cognoscam' hoīes sani erūt. Urina
mane albā. an prandiū rufam. pransis rūsum. candidā. It. an cena;
rufea. nec ego tn̄ necessitatē prandendi imposui. s; magis urina tpa n'ua
ostendit. Candida ē urina debet ēē ubi cruditas n' ē manere inquieto cō
pe. Nā in motus ipē ē amblatō intdū miscet aquā uessica qua urinā ex
pelim'. ideoq; coloratio rē facimus urinā. qd' si mane mutauīt colore;
ostendit sub ēē uitiū. Qd' genus aūt sit uitiū sic intelleximꝰ cū a capite
7 morbi orit' sol; capitis dolor tēptari tu' supcilia tira uana tpa
saliunt aures sanant oculi lacrimant' nares replete. odorē n' sentiunt.
Cum ex his g' ad accedent cap' purgat. op' hac rōe. ysopi aū corone bu
bule fasciculū deferbere facias inde aq̄ ore cōtinebis. cum cap' calide. i.

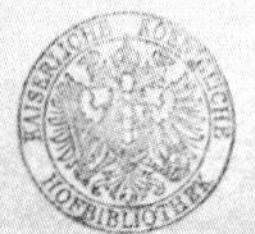

huius ut fluat pitutitas. quod siquis neglegat caueat epyfore. aut dentium
aut aurium dolorem inde & parotides que nascuntur. & que uitia ora faciei solent
uices quam oris solent. Est destillatio aut grauitudo inde ulcera in capite
nascuntur. aut & capilli defluant. Cum autem athorace morbus nascitur incipit
caput sudare. lingua fit grauior. aut os amarum aut tosilla dolent. oscitatio
sequitur sine somno. & quietem grauitas corporis animi dolor prurigo corporis.
Brachia manusque intremescunt subitoque tussis arida. Ex nobis ergo cum ad acce
dent euitabitur uitium si uomitiens sine ieiunium siue post cenam ut in balneo plurimum
autem post. si ieiunus bile eiecerit eam est dicimus matrem morborum. Sed qui uo
mere nolunt qui stomacho laborant. Decimo quoque die abstineant omne
uitium euitabunt. nam frequent uomendo solet stomachus corrumpi. quod si ad
uentre morbus oritur. Hec sunt signa uentrem ueracit conturbatur. sentit dolorem. ut
cibus & potio amara uidentur genua succidunt lumbi grauantur inter scapulas
contrahitur totumque corpus particularum graue fit. tardant pedes grauia sunt
crura. renes molescunt. statim incipiunt febricule. his itaque cognitis prodest
abstinentie utilitas. cum & medicamentis satius est albeum purgare ut graue
corpus leuamentis adiuuentur. Quod si maior morbus premere uidetur. adicies alterum
diem abstinentia. si tamen uires patiuntur. sinimum quam leuissime sumes cibum.
sicut ouum sorbile aut ad ouo simile. hec qui neglegunt fiunt ciliaci aut to
minosi. aut disinterici. & nascuntur etiam fiunt podagrici. chiragrici. morbus
& articularis accedere solet. Quidam & sanguis erumpere a naso solet. Optimum
est custodire & emendare uitium. A uessica qui nascitur morbus hec dabit signa in
plene uidebuntur & cito satiari secuntur. Inflationes uentris & screpitus uidentur
obscitare nec oscitant sed tamen os deducunt. sequitur totius corporis stupor & somnus
grauis quam marcor corporis. fit urina liuida & uix tumescunt & uerenda ne
caucculosi fiant. hec uitia sic emendantur. feniculum & apium uino austeri

facito. Vel & carum herbarum radices conteres ex uino cyathis duobus tamen aque
calida uel dauci semen. & mirta pusillum tritum ex uino cyathis duobus & tamen aque
calide uel cicer album rubrum aretinum madefac uino ut supra scripsi. Et bibas uel ra
dices asparagi uel herbum erraticum uel serpullum decoque eam aquam uino
mixtum bibe. que qui neglegunt fiunt ydropici. Sequitur & renum
& uessice dolor. fiunt quoque caucolosi secuntur stranguiriam & uentre tumescit.
intueri autem oportet egri uires ut possit sustinere medicinam. ita ut febrem & cru
ditatem careat. fiunt ergo cataplesmata adhibentur que apta sunt capiti uentri.
uissice cruditati. frigori calori. prout tempus erit. oportet rosa aceto oleo uino
trito lingua asperam melle fricet uel mite folio reliqua diligenti medico
permittenda sunt quia morbus acutus est. Omnium petendi corpori sani & inbecil
li per unnam notassimus. adieci curationum consilia. Hinc & cum positiones medica

m̄torum ⁊ aditam unum ne nascant' corpi uitia alterum. al̄t ut em̄dato
ad sanitatē p qua aduso aut om̄s impetus morbor. Duo sunt remedia cer
tissima. Primū ē decimo q̄q; die ut abstineas acibo ⁊ potione. de inde postro
die lautis cibo; firmo utans sic efficies ob nequo oio uiti accedat ⁊ ppetua
sanitate utans. Altera res ē poto salubris q; lenitudinē confirmat. ei' aut
potoē. inti' habes ꝯpositoēm pannosiā complures amicissime mecenas ꝯces
sare nr̄o moran meministi: ⁊ hec faciendo nūq̄ in nullū corpis langorē de
disse nec nūm augustū ita; me tecū hēb libellum meū legendo adieci. ⁊ qd̄ ꝯ
pleni' t pstare ꝯsilium potent terenti ut pisti. qd̄ in ultimo libello legens
dinant' ē hebarū q̄ sunt crescentib; nūis lunā obseruies cum tolles ⁊ cum po
nas curato si ita n̄ feceris ⁊ ad diminutoēm lune sustuleris min' ualere sci
re te op. ⁊ ipm̄ manere plurā augeri ⁊ minui ⁊ cerebra q̄ hominū augētur
crescente luna. Sum aut luna ita ⁊ unaqueq; eaꝝ rī deminutoēm sentit. Qd̄
licet recognoscas. ⁊ hostiisq; cotidie inmolant' quib; uides omib; ⁊ augere
⁊ minuē pluna q̄ ita ē. In hēbis q̄q; ꝯponendis ⁊ medicam̄ti sui meis eandē po
testatem hrē sane ⁊ diui anni toti' t scripsi p quor uites suas quib; reb; aut
uti debeat. aut abstinere. Incipimus ḡ ab hiemis ꝯūsioēm q̄ fit solstitiali die
[illegible] viii. kl. ianuarias. tūc ē incip se diffundere humor increscēs usq; ad ꝯū
sitoēm uens uernoū ē ḡ calidis ⁊ aptis temporib; ⁊ uino augētur in diuigno ū.
Sunt aut dies in supdcā uens ꝯūsioēm xciii. nam incip uens ipā ꝯūsio. vii.
kl. apr. exeo ⁊ fleugma crescit. ⁊ sanguis utam. ḡ vn olentib; ⁊ acerb; omib;
corp exercē laborē. debemus usq; ad ortum ampliatū dieb; s. xviii. nam āpli
ades ꝯiunt. vi. id. maias. Ex supdcā ḡ usq; in hanc diē felle crescet amaritudo
ei' augetur. ex qua febrib; subministrat' almonia usq; ad estiuam ꝯūsioēm. viii
ḡ dulcib; uenere aut parti' labor medulomini. corp exercitauimus. Sunt aut
hii dies ad supdcām ꝯūsioēm. xviii. ꝯūsio uens. aestiua. viii. kl. iulias. Incip
tunc nign fellis.

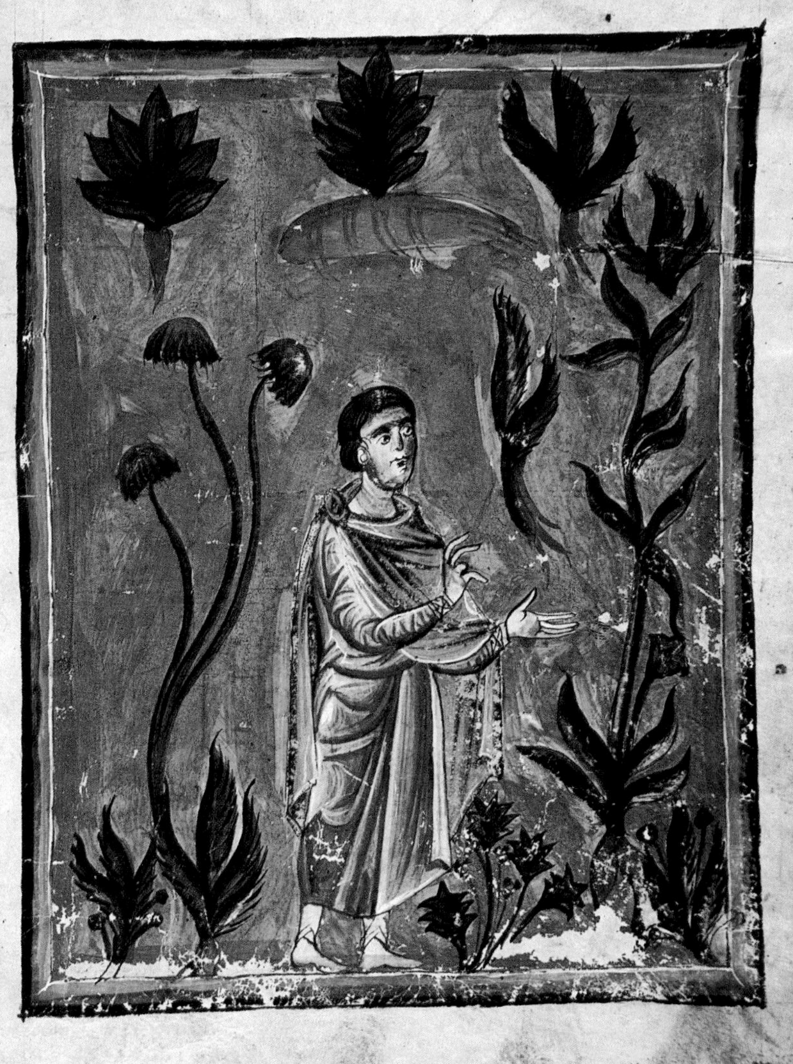

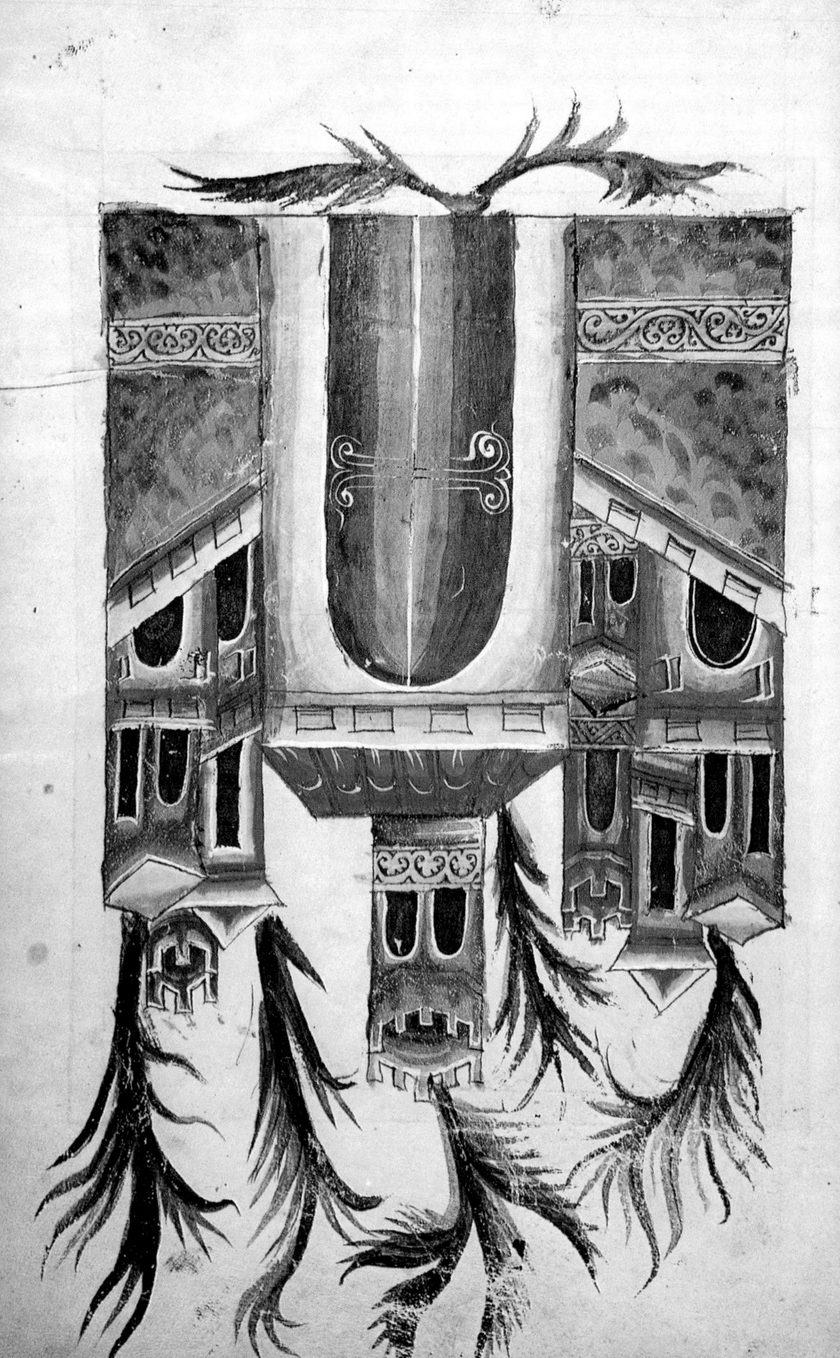

Incipit [illegible] omnium herbarum.

Nunc uos potestis omnes herbas deprecor. exoro maiestatemque uestram uos quas parens
tellus generauit et cunctis gentibus dono dedit medicinam sanitatis in uos
contulit maiestatemque omni generi humano. sitis auxilium utilissimum. hoc supplex
exposco precorque. huc adestote cum uestris uirtutibus quia qui creauit uos ipse per
misit mihi ut colligam uos. fauente hoc etiam cui medicina tradita est quantumque uestra uir
tus praestat medicinam bonam causa sanitatis gratiam. Precor mihi praestetis per uirtutem
uestram ut omnibus uiribus: quicquid ex uobis fecero [illegible] dedero hac effectum celer
rimum et euentum bonum ut semper mihi liceat fauente maiestate uos colligere pu
gnam: ubi fruges et gratias agam per nomen maiestatis qui uos iussit nasci

Herbarium antonii muse quem.

Tradidit N. m. agrippe cesari. explicit. Incipit epistola antonii museque siue de her
ba uettonica quantas uirtutes habet. antonius musa [agrippe] s. m. salutem cesari augusto
prestantissimo omnium mortalium se et iudicibus ipsius primum auxilium coque artis
mee. clarissimum cesari iudicio que presens esse tecum esse quod pluries compertum artis
mee. peruenire ad te uolo munusculum. ipse itaque meren an herbam m. agrippa opus
occurre meum experimentum. ex omnium medicorum summorum disciplinis excuso ordinatum
me uelut presentem semper habens missatuum cum proposuerit mihi medicamina dicere
piaculi generis extimauit transire effectum. herbe uettonice est salubritatis habet
corporibus. alias res ut conuenit. in omnia tamen an potestates eius dicende sunt. non
remediis tamen est aspici maius est quod sine offensa. stomachi prosit non gustatus asperos
offert. egrotantibus remedia tormenta sunt medicorum quidam lenitate parata.
nec dulcedinis fastidium. non acrimonia offensa prestat itaque pocius effectus sanita
tis alligantes non ut aloen. ut absentium. quorum non est tanti sentire auxilium uel ama
ritudinem sentias. uettonica tamen prodest ut eam laborantes tamen sumant. si ei ubertatem
tam amabiliter uelut ignorantem cogas suspicari herbam utile corpori eius tamen prodest effec
tus ut est numero. vii. et xl. morbos remediat. Licet ergo fieri possit ut uitiis omnibus
prosit. maxime tamen ad sanandas mulieres apta est. proponendum ergo putaui quibus salubri
tatibus que subiecte sunt prosit. hanc autem herbam uettonicam et pauci nouerunt medici
et si qui sciunt non ad intimum perspexerunt quibus utile uiribus nouerint quod prodest. ad
organa hydraulicalia quibus uti nesciunt. sed hoc uti proloqui necessarium. non
putaui nisi solum effectus herbe uettonice noscerent. hanc autem suo tempore colliges id est
mense augusto. cum cetere herbe maturescere incipiunt. cum semine et radicibus. sine
ferro eamque excussam ne terre inhereat. et in umbra arefacias. atque ita teres cum
radicibus suis. Cribro aromatico mollissime in puluerem redacto cum uolueris uti
sic utens

Scolapius ubi uettonicam leget qua ipẽ eam inuenit.

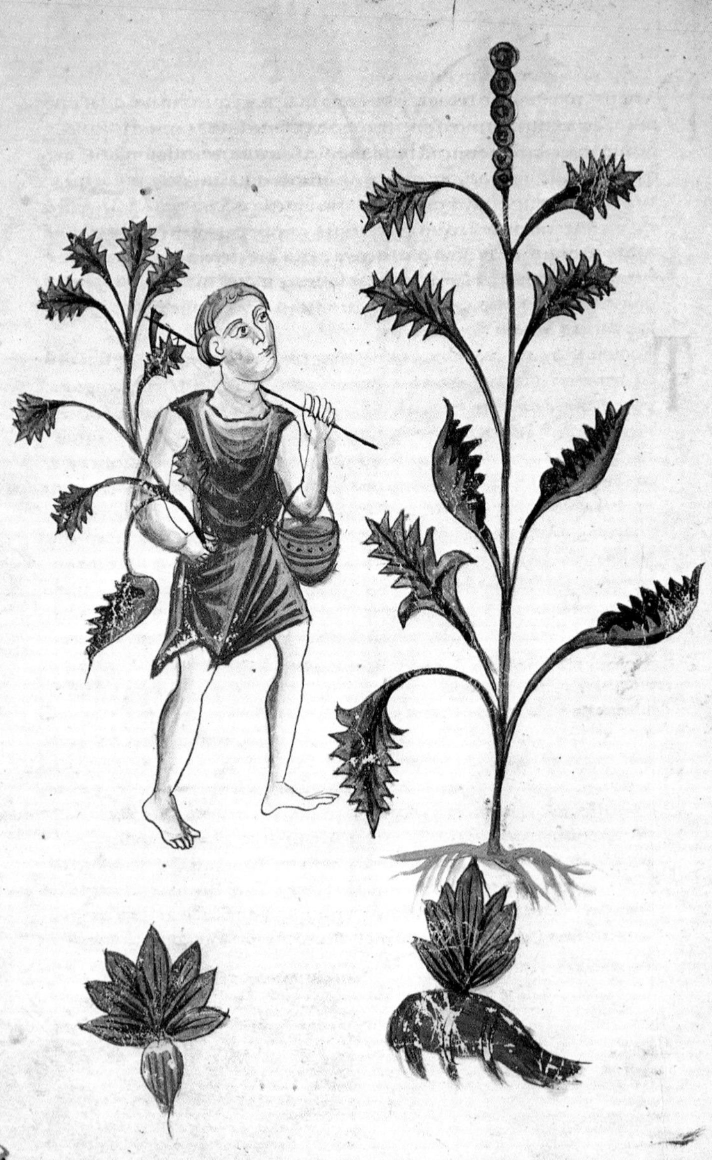

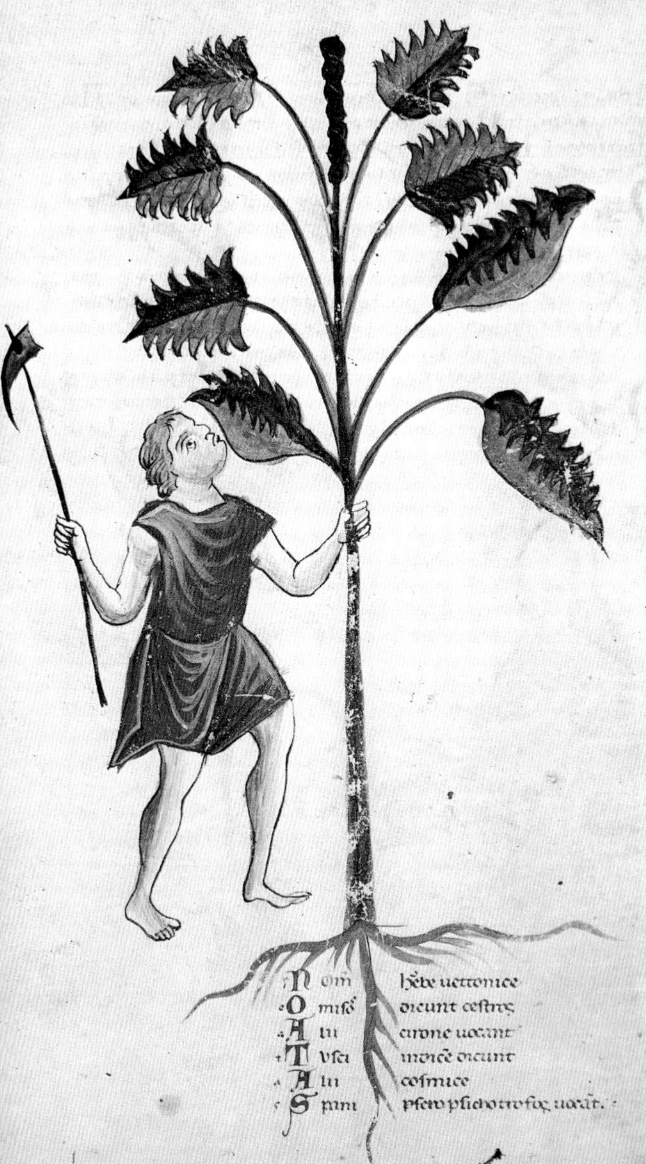
Nom hẽbe uettonice
Omisō dicunt cestros
Alii cirone uocant
Tusci inDicẽ dicunt
Alii cosmice
Spani psetro psichotrofox uocāt.

Alii ū thranga dicunt. S Jri peroponion uocāt. Alii thenoponon. Alii
pantomia nūcupāt. P rophe ieraca dicūt. R omani uettonicā uocāt.
Galli uettonicā. I tali seratulam uocant. Cui ūtutes infra scripte sunt.

Hec hērba uettonica nascit' in pratis. ⁊ in montib; locis mūdis. ⁊ opacis
ēca fruticēs aīas hoīnū ⁊ eoꝝ custodit. nocturnas amblatores ⁊ loca
scā ⁊ busta ⁊ iam timor uisus. ⁊ omīi rei sanata legis eam sic.
eiusdem hērbe.

Herba uettonica q̄ ꝑ inuenta ē ascolapio his ... ad esto peto magna
hērbarū omīū ... dicis ꝑ huc qui te iussit ... ⁊ remediis plus
adee. His nuīis. xlvii. adeē digneris. h ... mundo. añ solis ortū.
eam mense augusto. p. c. est ad capitis fracturam;

Herba uettonica contusa ⁊ sup capite ictu pcusso inposita uitiis mira ce
lentate glutinatū sanabit. Cōq: melius facis efficatius si ita q̄: die re
fectā. i. recentiorē inponas donec sanet ei potestas tanta fert' hrē ū
tutē. ut ossa q̄: uim sua extrahat fracta. ꝯ̄ face. ii. figuras

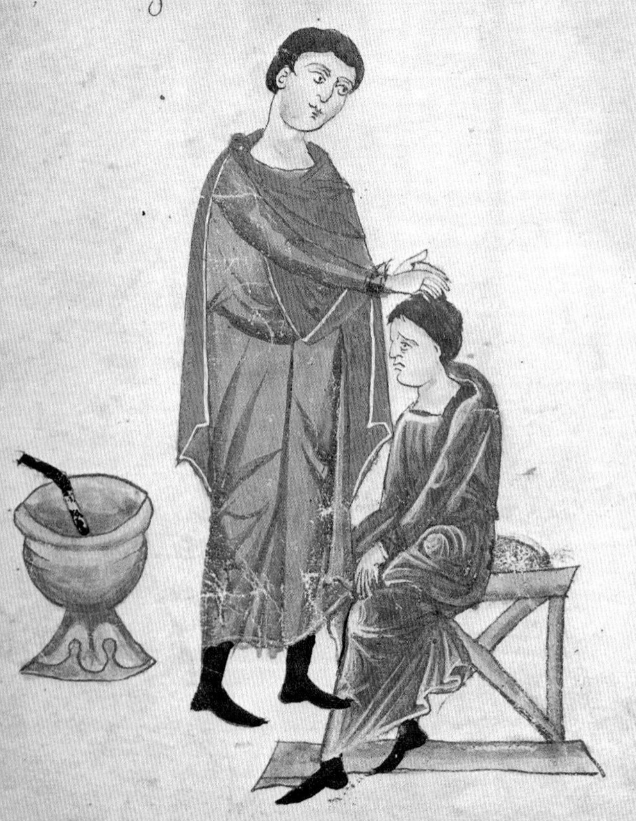

.ii. Ad ocl'orum uitia uel dolores.

Herbe uettonica radices ex aqua ad tertias decoque. et ex ea aqua oculos faueto. ipsius autem folia trita super fronte et in oculis inponis miram rem sentiet.

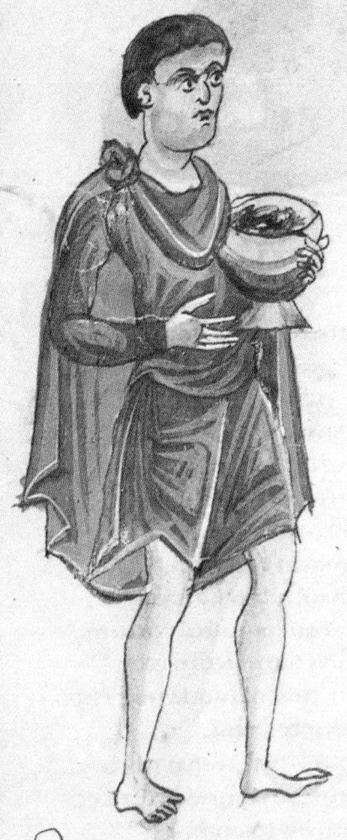

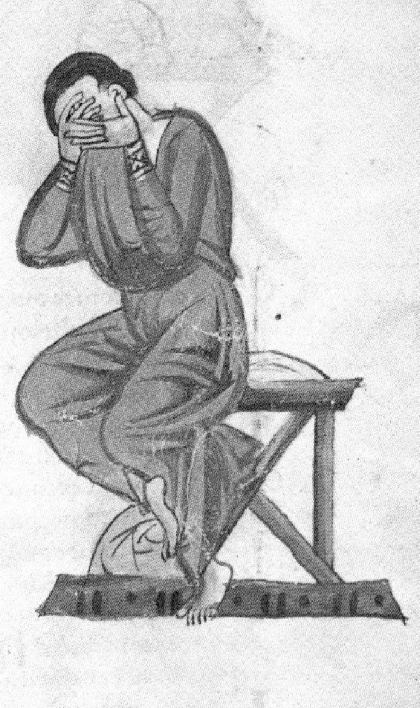

iii. Ad aurium uitia dolores.

Herbe uettonice recentes folias per se aut in aqua madefacta pertrito sucumque eius excipies dein in adiecto roseo tepefacies et in cicutes stillabis lanaque superinponis dolorem aurium velociter tollit.

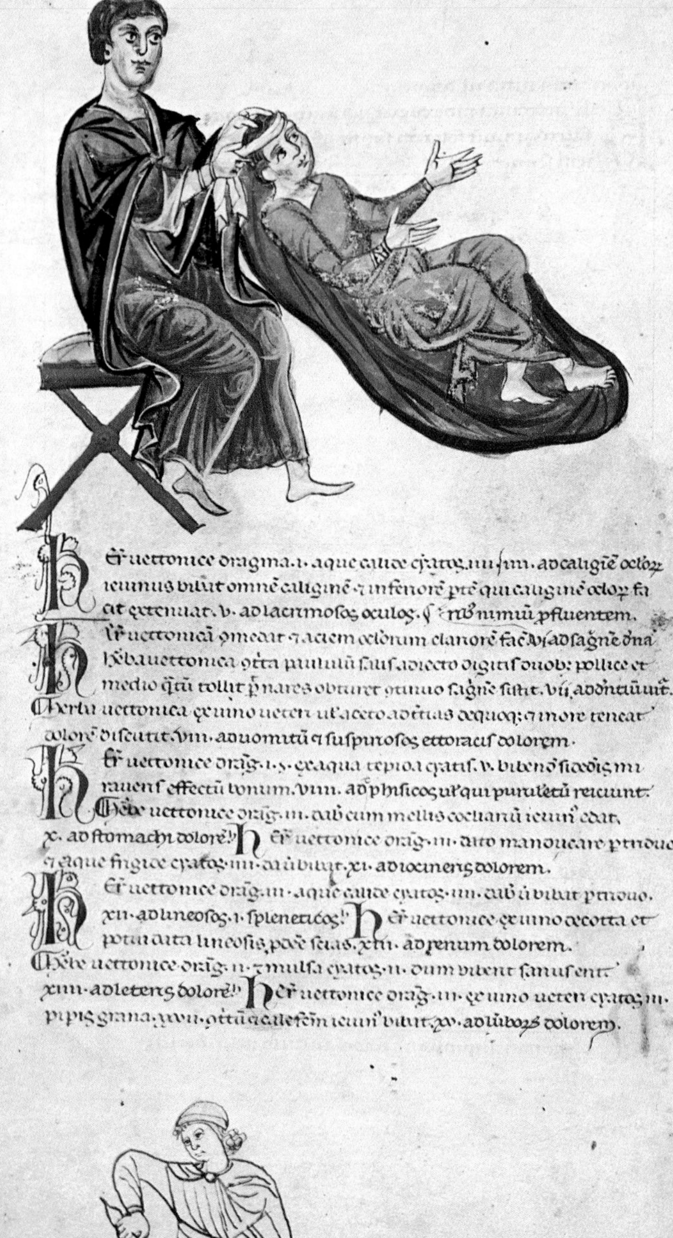

Herba uettonice dragma .i. aque calide cyatos .iii. siue .iiii. ad caliginem oculorum
ieiunus bibat omnem caliginem et inferiorem partem qui caliginem oculorum fa
cit extenuat. .v. ad lacrimosos oculos. siue sanguinem nimium profluentem.
Herba uettonica commeat et aciem oculorum clariorem facit. .vi. ad sanguinem de na
ribus. Herba uettonica contrita pusillum salis adiecto digitis duobus pollice et
medio quantum tollit per nares obturet continuo sanguinem sistit. .vii. ad dentium uitia.
Herba uettonica ex uino ueteri uel aceto decoctas decoquas et in ore teneat
dolorem discutit. .viii. ad uomitum et suspiriosos et toracis dolorem.
Herbe uettonice drag. .i. s. ex aqua tepida cyatis .v. bibendo sic dolores mi
rauens effectum bonum. .viiii. ad physicos uel qui puruletum reiciunt.
Herbe uettonice drag. .iii. tab. cum mellis coclearium ieiunus edat.
.x. ad stomachi dolorem. Herbe uettonice drag. .iii. dato manducare per triduo
et aque frigide cyatos .iii. da ut bibat. .xi. ad iocineris dolorem.
Herbe uettonice drag. .iii. aque calide cyatos .iii. tab. ut bibat per triduo.
.xii. ad lineosos .i. spleneticos. Herbe uettonice ex uino decotta et
potui data lineosis, prodesse scias. .xiii. ad renum dolorem.
Herbe uettonice drag. .ii. et mulsa cyatos .ii. dum bibent sanus erit.
.xiiii. ad lateris dolorem. Herbe uettonice drag. .iii. ex uino ueteri cyatos .iii.
piperis grana .xvii. contritum calefactum ieiunus bibat. .xv. ad lumborum dolorem.

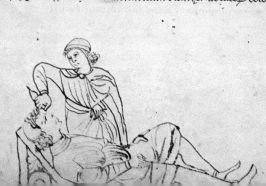

Herb' uettonice drag. iii. et uini aminneo ciatis .iii. piperis grana .xvi-
ii. tritum calefcm ieiunus bibat. xvi. ad uentris dolorē. Herb' uettoni
ce drag. i. aque calide ciatos .ii. bibendū dab' his aut dum taxat hec
apta erit. o poitō. quos si ex crudelitate intestina torq't. xvii. ad alueū excitād.
Herbe uettonice drag. iiii. hydromellitos ciatos. viii. bibere dab' uentrem sta
tim mouet. xviii. ad colum. Herb' uettonice cum uino austen bulliat et ac
cepta q̄tū mei' continet aque, pficiet. xviiii. ad tussim. Herb' uettonice ūcia
ii. cum melle accipiat poles. viii. sic ita ut puluer et mel igne coquantur.
xx. ad cotidianas. Herb' uettonice drag. ii. arnoglosse drag. i. et aque calide
ciatos. iiii. dab' ut bibat mire sanabit. xxi. ad tertianas. Herb' uettonice et pu
leī drag. singulas aq: calide ciatos. x. in unū cōtere. et sub accessiōe dabis bibē
sanabitur. xxii. ad quartanas. Herb' uettonice drag. iii. mellis attici ÷ i.
aque calide ciatos. iii. in unū cōmisceb. ante accessiōem dab' q̄rtanario bibere
sine difficultate sanabit.

xxiii. ad uessice dolorē
Herb' uettonice drag. iiii. apii radices. iii. decoq: in aqua mediās. et
cum decocta fuit uettonica ipsē cōmisceb. et dab' bibē dolorē impetuo
sanauit. xxiiii. ad calculosos. Herb' uettonice drag. iii. grae aceto
feruente et mell' ÷ i. et aqua calida ciatos. viii. dab' bibē calculosos, desinat.
xxv. ad mulieres, quas a partu laborant et febricitāt. Herb' uettonice drag.
ii. aque calide ciatos. iiii. si absq: febricula fuit ex mulsa dabis bibere.

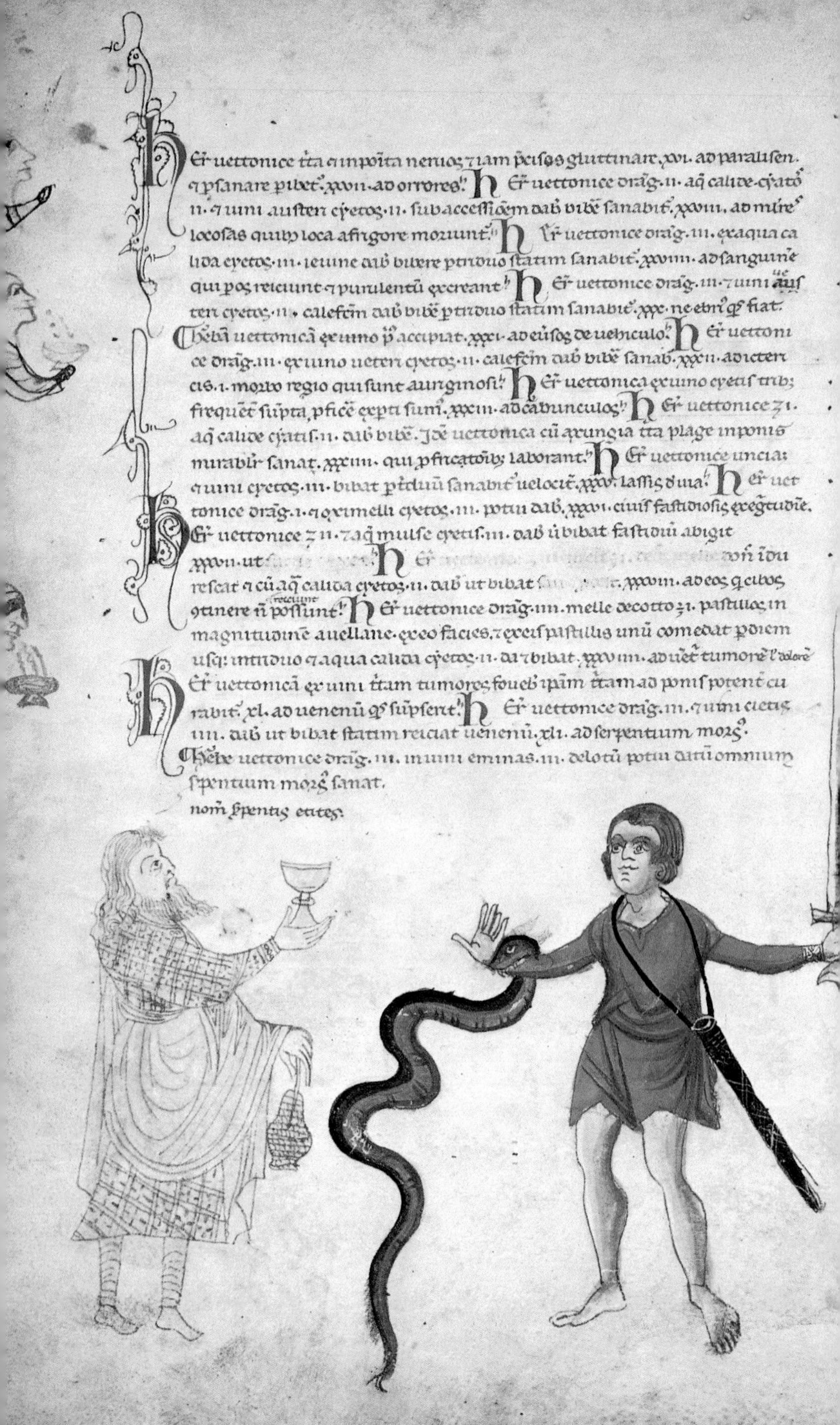

Herbe uettonice trita et inposita neruos et iam percisos gluttinat. xxvi. ad paralisen.
et persanare perbibet. xxvii. ad orrores. Herbe uettonice drag. ii. aq. calide ciatos
ii. et uini austeri ciatos ii. sub accessionem dabis bibere sanabit. xxviii. ad mire
locosas quibus loca a frigore moriunt. Herbe uettonice drag. iii. ex aqua ca
lida ciatos iii. ieiune dabis bibere per triduo statim sanabit. xxviiii. ad sanguinem
qui per os reiciunt et purulentum excreant. Herbe uettonice drag. iii. et uini austeri
ciatos ii. calefactum dabis bibere per triduo statim sanabit. xxx. ne ebrius quis fiat.
Herbam uettonicam ex uino prius accipiat. xxxi. ad eum qui de uehiculo. Herbe uettoni
ce drag. iii. ex uino ueteri ciatos ii. calefactum dabis bibere sanabitur. xxxii. ad icteri
cis. i. morbo regio qui sunt auriginosi. Herba uettonica ex uino ciatis tribus
frequenter sumpta perficere experti sumus. xxxiii. ad carbunculos. Herbe uettonice ʒ i.
aq. calide ciatis ii. dabis bibere. Ipsa uettonica cum axungia trita plage inponis
mirabiliter sanat. xxxiiii. qui per fricatorios laborant. Herbe uettonice uncia
et uini ciatos iii. bibat per triduum sanabit uelociter. xxxv. lassis de uia. Herbe uet
tonice drag. i. et oximelli ciatos iii. potui dabis. xxxvi. cuius fastidiosus est egritudine.
Herbe uettonice ʒ ii. et aq. mulse ciatis iii. dabis ut bibat fastidium abigit
xxxvii. ut [illegible] Herbe [illegible] non indu
rescat et cum aq. calida ciatos ii. dabis ut bibat sanabit. xxxviii. ad eos qui cibos
continere non possunt. Herbe uettonice drag. iii. melle decocto ʒ i. pastillos in
magnitudinem auellane ex eo facies et ex eis pastillis unum comedat per diem
usque in triduo et aqua calida ciatos ii. da et bibat. xxxviiii. ad uentris tumorem uel dolorem
Herba uettonica ex uino trita tumores fouebis ipsam tritam ad ponis potenter cu
rabit. xl. ad uenenum quis sumpserit. Herbe uettonice drag. iii. et uini ciatis
iii. dabis ut bibat statim reiciat uenenum. xli. ad serpentium morsus.
Herbe uettonice drag. iii. in uini eminas iii. decoctum potui datum omnium
serpentium morsus sanat.
nomina serpentis

xlii. idem ad serpentium morsus.
Herba uettonice drag. iii. uini nigri. cyatis tribus tritum unitum sup uulnus pfecte medetur. xliii. ad canis rabidi morsum.
Herba uettonica contusam. ipsam solam morsui canis rabidi inpositam mire sanat.

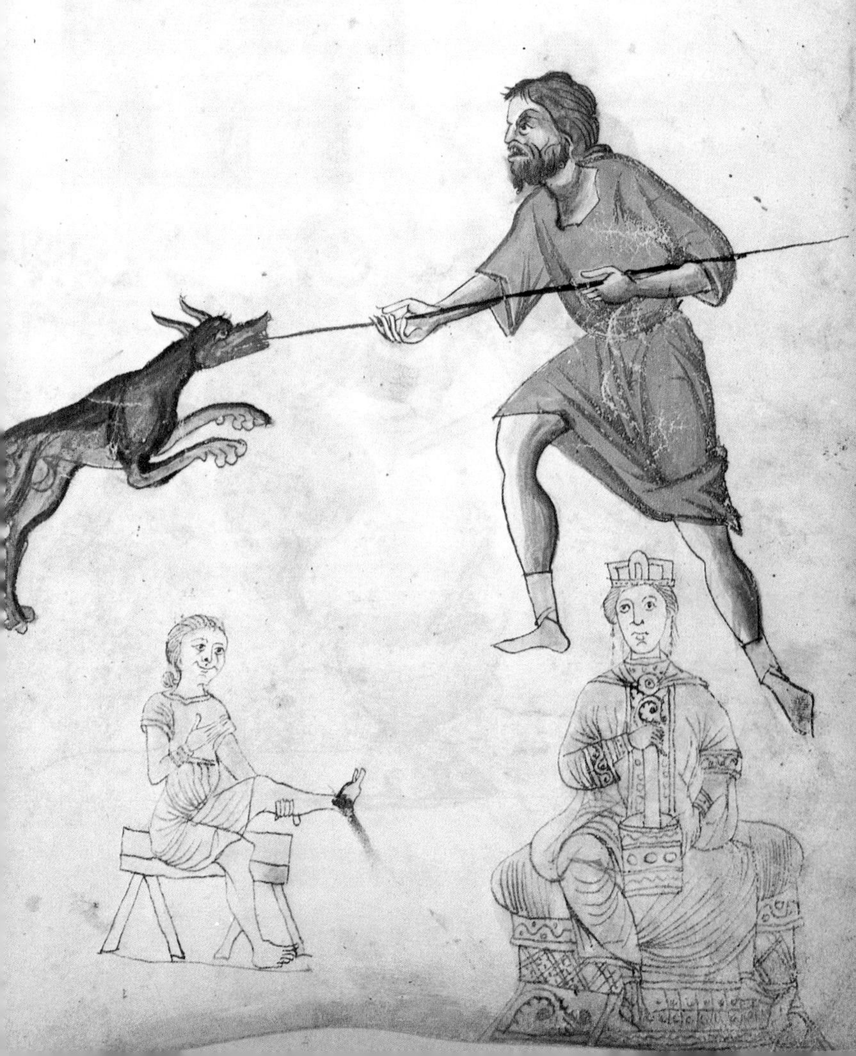

Herba uettonica trita turundulas facies et paululum xliiii. ad fistulas.
salis imponis simul ligabis et uelociter sordem expurgat. xlv. ad lumborum et coxarum dolorem.
Herbae uettonicae ʒ ii. ex mulso potui datum si febricitanti. febricitanti autem ex
aqua calida lumborum dolorem sanare creditur. xlvi. ad podagram.
Herba uettonica decocta usque ad tertias aqua ipsa potui data proficit. ipsa autem trita et pedibus apposita mire dolorem lenire experti adfirmant.

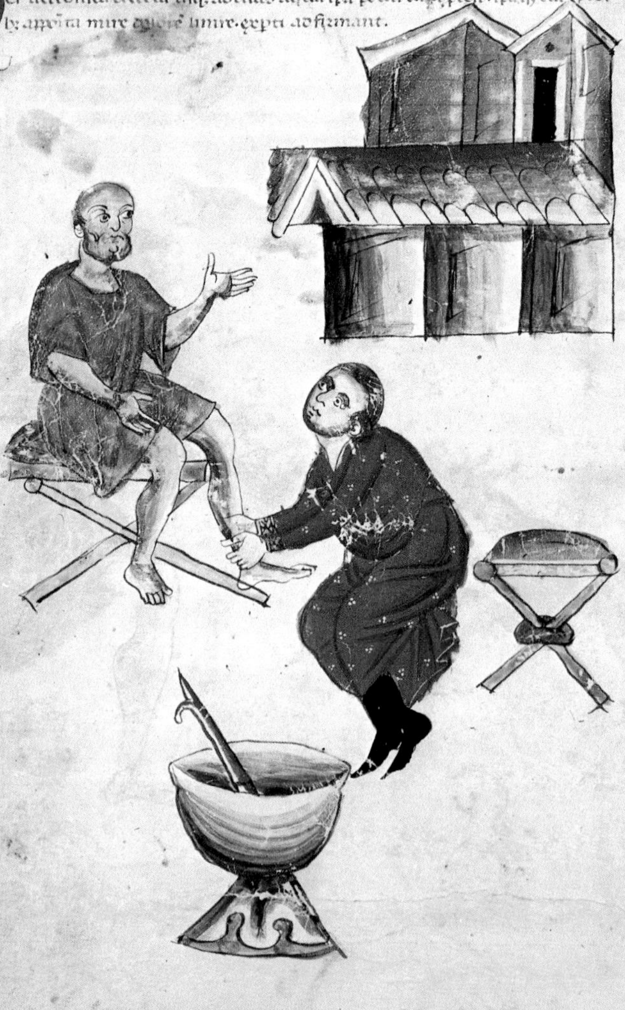

B.

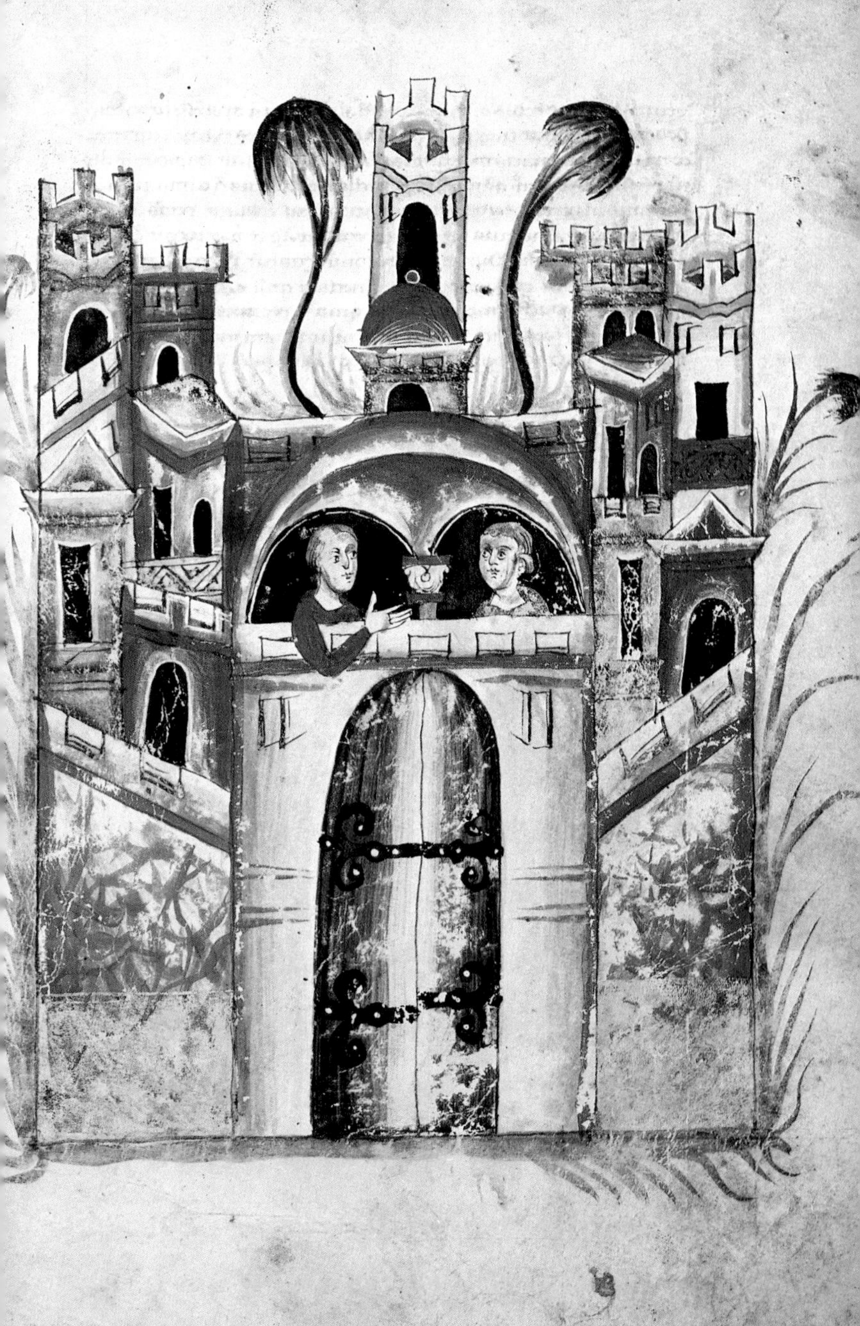

uirtutes herbarum et herbas omnes. Incipiam aliud herbarium apo hesig urbis platonis.
Apoliensis platon ad ciues suos. ex pluribus paucas uires herbarum et curationes
corporis ad fidem ueritatis monumentis publicis tradidi. ut stupiditatem uitio
artium professionis dicerem. quod medicorum uindicatores potius quam curas. nam omnes
hominis in inertia plerumque et in pernicia nexus. esse lucre petitos uiros
nuncupari. qui a mortuis mercedem expetunt ut agant non expectant esse occasi
onem et faciunt reditus. Dum tempus curationum extrahatur. puto quia seniores
ipsis morbis sint. exitum proponam quoque remediorum titulos. quos ut nunc uel
maxime tempus docuit. etiam his sotiis quidem et peregrinis quibus uexatio
accideret aliquo corrig. nostra uitalis scientia inuitis etiam medicis profuisse
uideatur. Epistola platonis data ad ciues suos. Explicit.

Nomen herbe plantago.

A grecis dicitur arnoglossa.
O cyyos dicitur arnion.

C

Tusci dicunt probation
Alii dicunt cynoglossa
Corinthii eptapleuron
Galli tarpidopiũ uocãt.
Spani thicantcam dicũt
Siculi dicũt poliueunon ẽsiom.
Prophe uraec neumono;.
Egyptii asaer: uocant
Alii tixtanon
Daci sciupoax
Itali plantago lata
Romani plãtago maior. dicũt.
Alii septeneruia.

Nascit̃ inpaludis. & in pratis. prima cura eĩ ad capitis dolorem.
Herba plantaginis radix in collo suspensa dolorẽ capitis mirifice tollit.
Herbe plantaginis sucũ tepefcẽm formtando .ii. aduẽtis dolorem.
dolorẽ tollit. & situimorĩs fiũnt · tũsa & inposita tumorẽ tollit. .iii. ad dolorẽ dentiũ
Herbe plantaginis sucũ potui dat. & omĩs dolores interiores sanat. & torace;
homĩs pfectissime purgat.

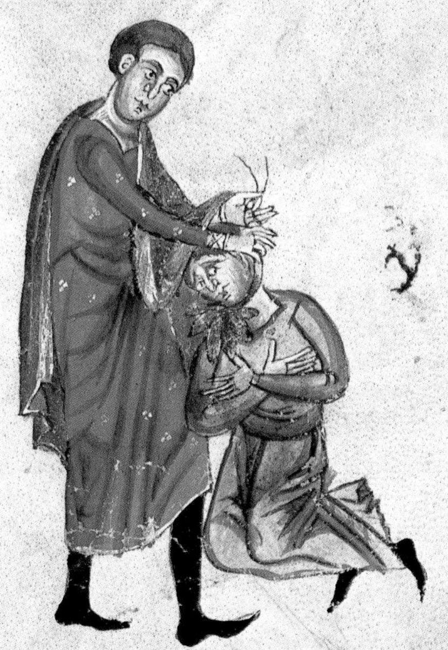

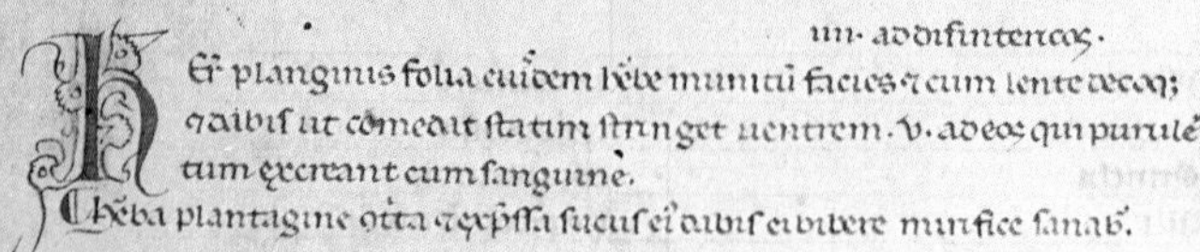

IIII. ad disintericos.

Herba plangiinis folia eiusdem herbe minutim facies et cum lente decoq; et dabis ut comedat statim stringet ventrem. V. ad eos qui purulentum excreant cum sanguine.

Herba plantagine cocta et expressa sucus eius dabis ei bibere mirifice sanabit.

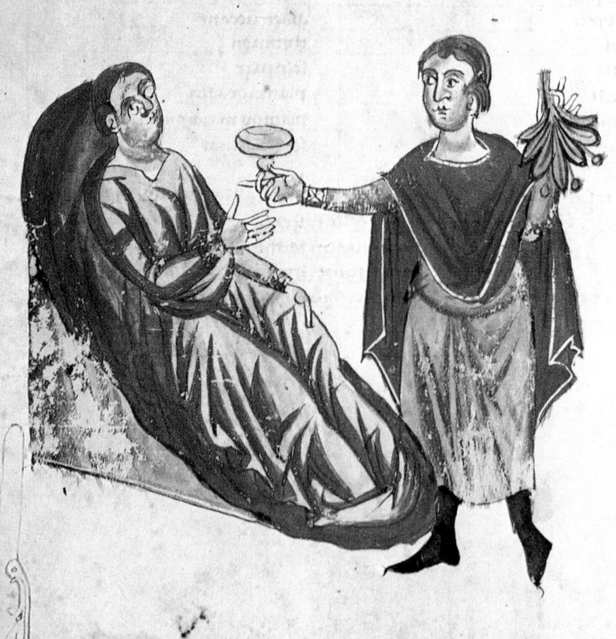

Herba plantaginis semen tunsum in pulverem. VI. ad vulnera omnia semen eius in vulneribus asparsum mirifice sanabit. Eandem herbam tunsam et inposita refrigerat et loca que nimio calore urguentur perfectissime sanat. VII. ad ventrem stringendum. et omne fluxum

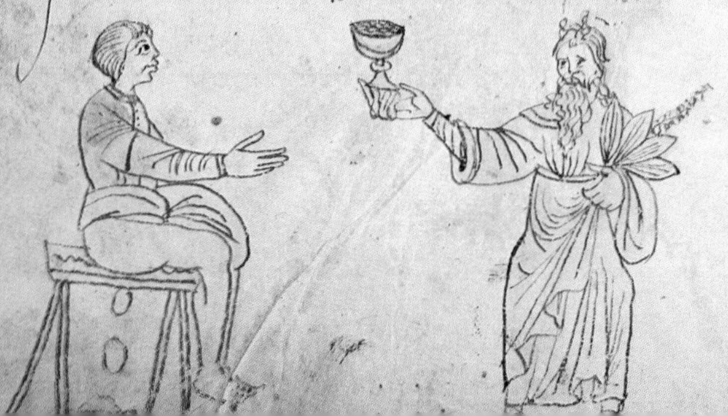

Herba plantaginem in aceto decocta vel in vino albis biberit mensuram cieti unius stringet ventrem. viii. ad morsum serpentis.
Herba plantaginis trita et sucus eius cum vino sumptus et eadem herbam comederit resistit omni veneno.
nomen serpentis sipedon.

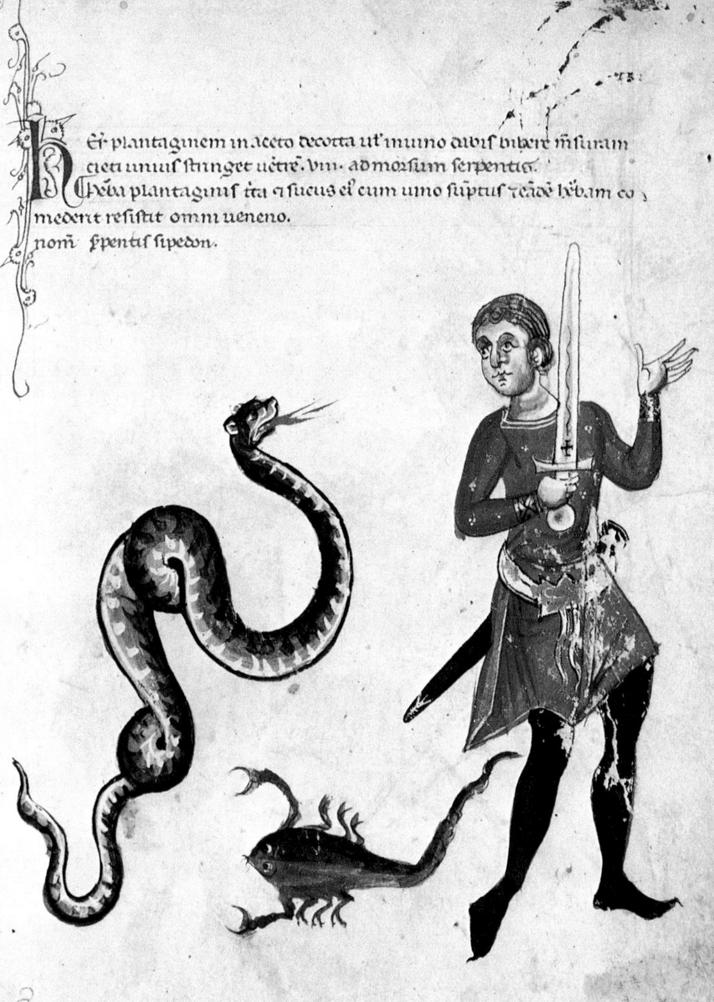

viiii. Ad scorpionum percussus.
Herba plantaginis radicem contritam et in locum percussum oppositam mirabiliter sanat frequenter experti sumus.

Herb plantaginis contundis et suc expssus. co ¶ x. ad lumbricos –
cliarium unum dab vite ipam q: herbam tunsam in umbilico in
ponis lumbricos statim interfic et foras repellit.

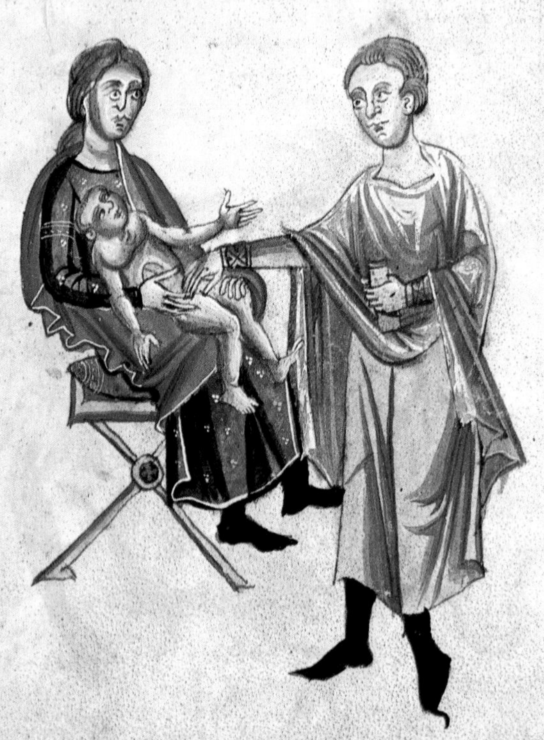

Herb plantaginē pistata cum axūgia ¶ Siqua fuit duritia in corpe
sū sale et fcm qui malagma in ponis duritiam omnē dissoluit. et [illegible]

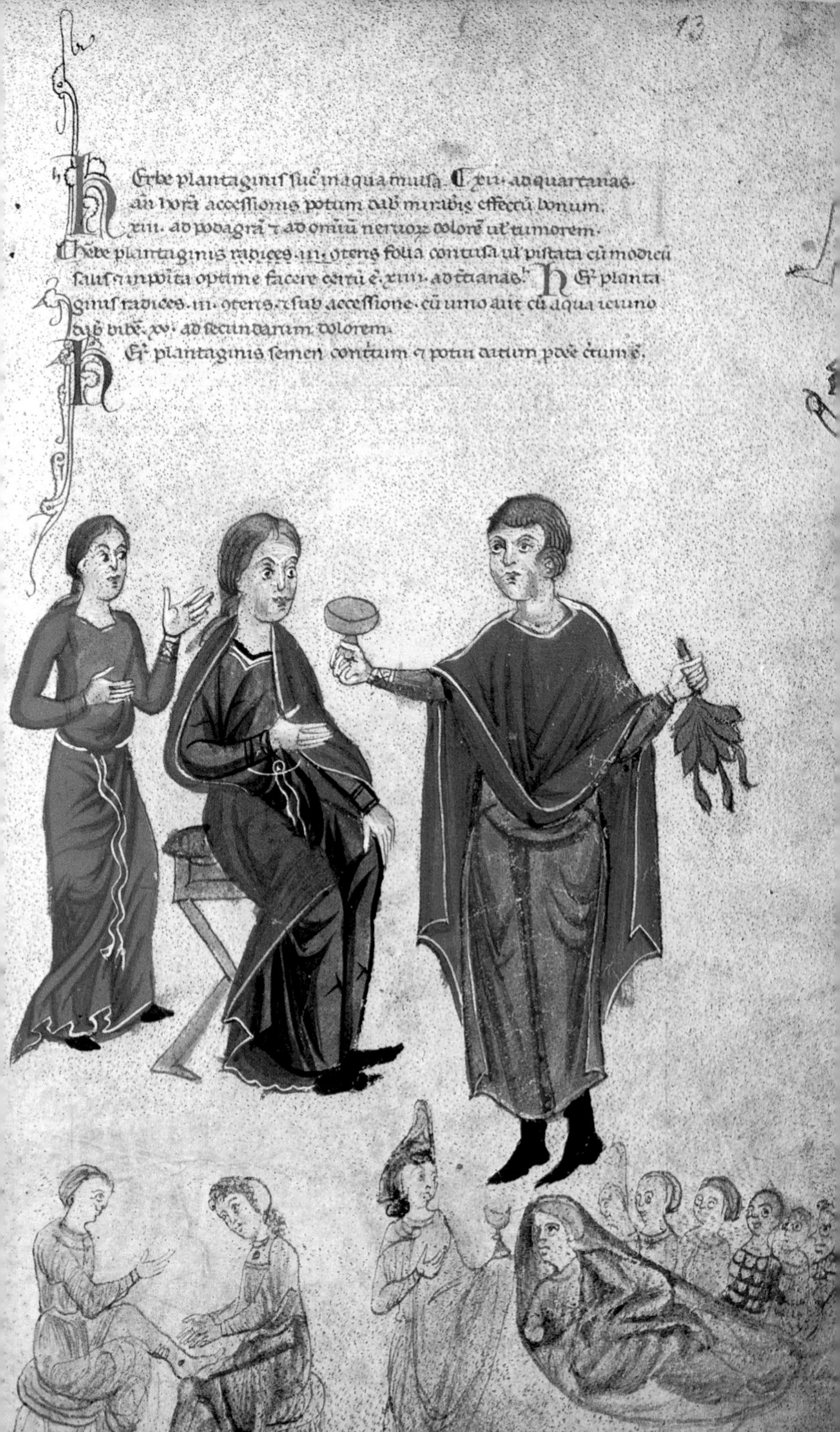
13

Herbe plantaginis suc' in aqua mulsa. C. xii. ad quartanas.
an horā accessionis potum dab' mirabis effectū bonum.
xiii. ad podagrā & ad omniū nervoꝝ dolorē ul' tumorem.
Herbe plantaginis radices .iii. ɔterens folia contusa ul' pistata cū modicū
salis s' inposita optime facere certū ē. xiiii. ad tertianas. Herbe planta
ginis radices .iii. ɔterens. & sub accessione. cū vino aut cū aqua ieiuno
dab' bibē. xv. ad secundarum dolorem.
Herbe plantaginis semen contritum & potui datum p̄dē ē tum ē.

Herbe plantaginis contrita cum axungia ueteri. .xvi. ad uulnera recentia sine sale inposita mirifice sanat. .xvii. si ab itinere pedes tumuerint. Herba plantago contusa cum aceto inposita tumorem tollit. .xviii. sic quod uulneris secus oculos uel secus nasum natum fuerit. Herbe plantaginis sucum expressum et cum lana molli madefactum inponis per dies nouem sanum efficiet. .xviiii. ad disintericos et torminosos. Herbe plantaginis semen tritum, polenta in uino calido dabis bibere statim sanum efficiet. .xx. ad parotidas. Herba plantagine cum axungia ueteri pistata et inposita mirifice sanare creditur. .xxi. ad ulcera oris. Herbe plantaginis sucus in ore teneat uel folia eius cum manducabit mirifice sanatur. .xxii. ad fistulas sanandas. Herbe plantaginis sucum fistulis infundis et super mittis diebus et sanabit. .xxiii. ad morsum canis rabiosi. Herbe plantaginis contusa et inposita facillime morsum ad sanitatem perducis.

Herbe plantaginis folia uel radices contuse et data .xxiiii. ad uessice difficultates potui expasso fortiter medetur.

Item ad cancrum uirge accipe anaglossam et pista eam et pone desuper. Item ad [illegible] accipe anaglossa cum floribus et radicibus comburre eam inter duas tegulas in igne sine flamma et facias puluerem et pone desuper probatum est.

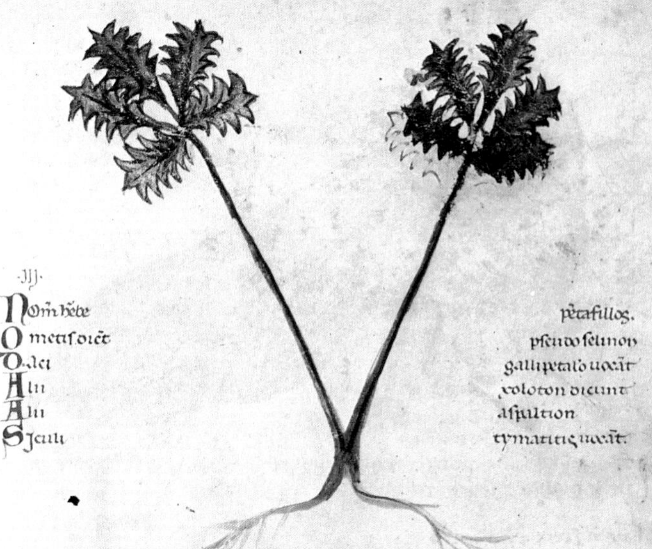

III

Nomen herbe	pentafillos.
Ometis dicit	pseudoselinon
Daci	galli petalo uocant
Alii	xoloton dicunt
Alii	aspultion
Siculi	tymatitis uocant.

Tusci aesofi. Alii thelbeotis. Alii galli petalon. Itali dicunt psiloton. Alii pentacimon. Alii timatitis uocant. Egyptii oisufi dicunt. Demo crites theonestion. Prophete ibetisonix. Omoeos theronibeos. Alii ermou datilon. Romani quinque folium uocant. Omoeos manumartis. Galli pinpedonu. Daci eam dicunt procila. Nascitur locis opacis et cultis uel pratis tactu molli. gustu aspero. P. c. ei ad uitia articulorum uel si percussa fuit.

Herba quinque folium tunsa cum axungia ueteri sine sale inposita perfectissime sanat. II. ad uentris dolorem. Herba quinquefolium tunsa expressa sucum ei dabis bibere sine mora dolorem tollit. III. ad oris uitia aut lingue aut.

Herba quinque folium in puluerem redacta in mixtum melle os perfrica uel lingua. gutture. et iam arteria uel fauces statim omnem sordem purgat. IIII. ad capitis dolorem.

Herba quinquefolium quum scribis. ter digito medio et pollice sublata et ita capiti inlinita efficaciter sanat. Et mox ei capiti alligata mire facit. V. ad sanguinem de naribus nimium profluentem.

Herba quinque folium sucus ei potum dabis uel fronti illinitum restringet sanguinem. VI. ad ange remedium.

Herba quinque folium exetis. III. potui dabis mirum rem experiens.

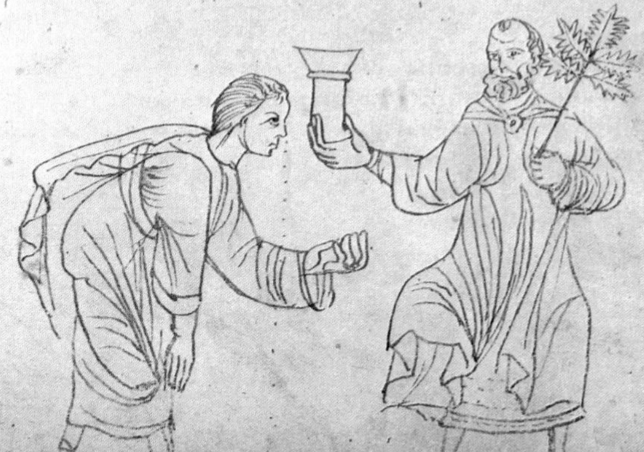

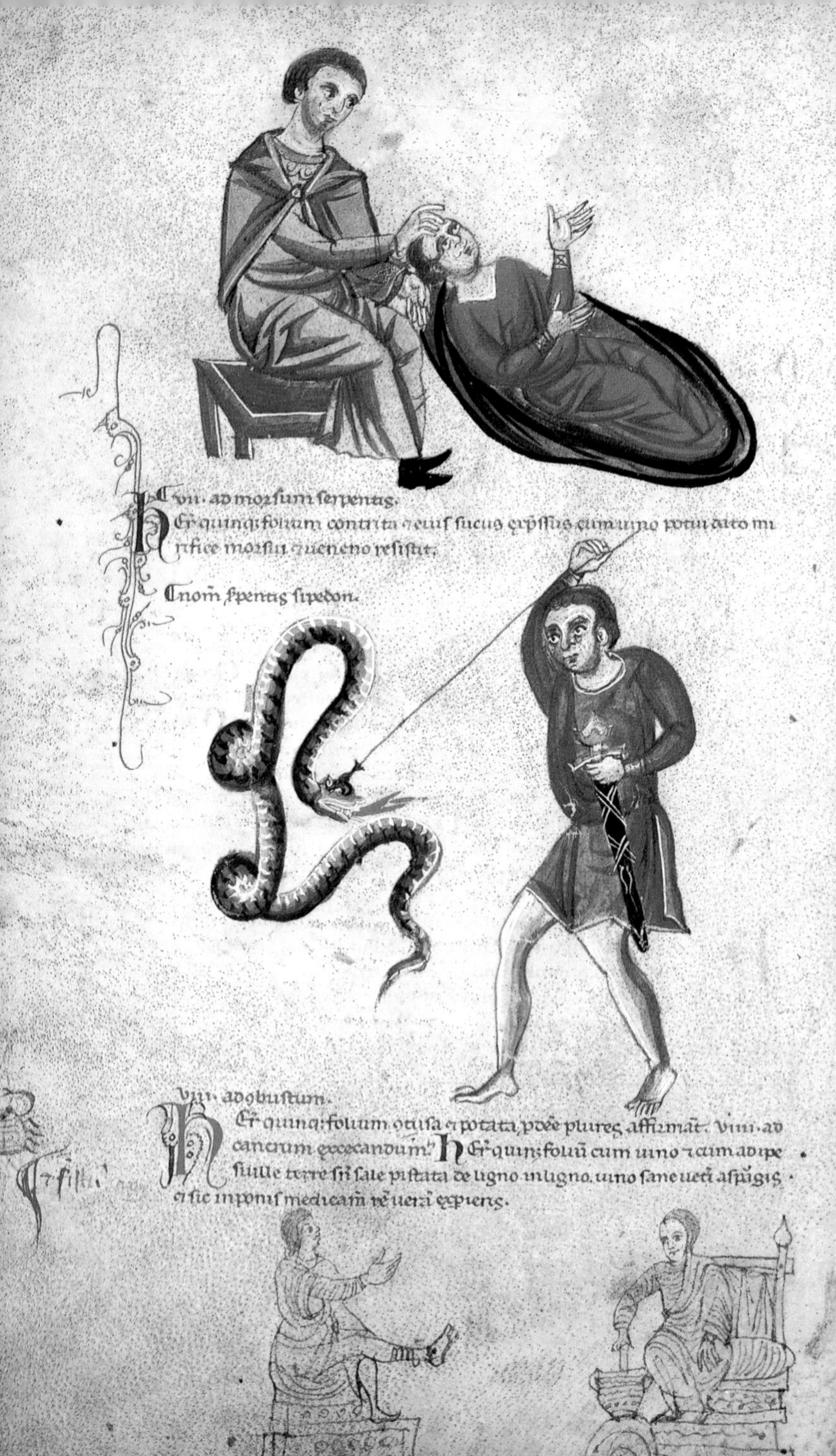

H. C. vii. ad morsum serpentis.
Herba quinquefolium contrita et eius sucus expressus cum uino potui dato mi
rifice morsui que ueneno resistit.
C nom serpentis sipedon.
viii. ad gibustum.
Herba quinquefolium contusa et potata, prodesse plures affirmant. viiii. ad
cancerum excecandum. Herba quinquefolium cum uino et cum adipe
suille terre sine sale pistata de ligno in ligno, uino sane ueteri aspargis
et sic inponis medicamen rem ueram experiens.

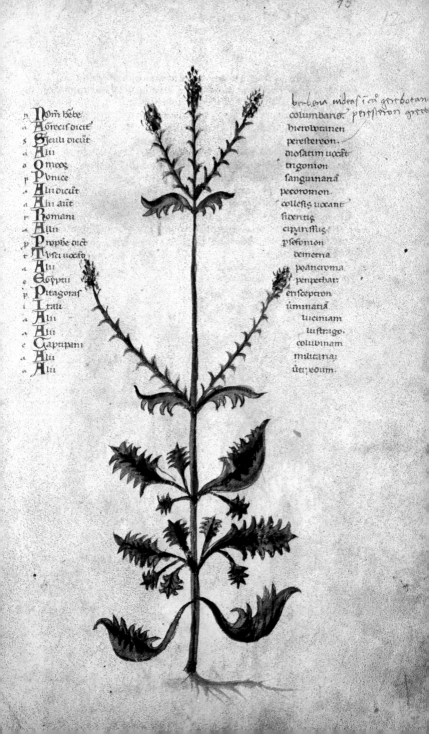

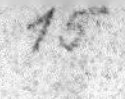

berbena uideas i cũ gerbotan

peristeron grece

n Nom̄ herbe columbaris.
a A grecis dicit hierobotanen
s Siculi dicũt perestereon.
a Alii diosatim uocãt
o Omeos trigonion
p Punice sanguinariã
a Alii dicũt pecoromon.
a Alii aũt collesis uocant
r Romani sideritis
a Alii ciparissus
p Prophe dicũt psefonion
t Tusci uocãt demetria
a Alii poaneroma
e Egyptii penpethar:
p Pitagoras erisceptron
i Itali ũminatiã
a Alii liciniam
a Alii lustrago.
c Captipani colubinam
a Alii militaria;
a Alii ũti;eoum.

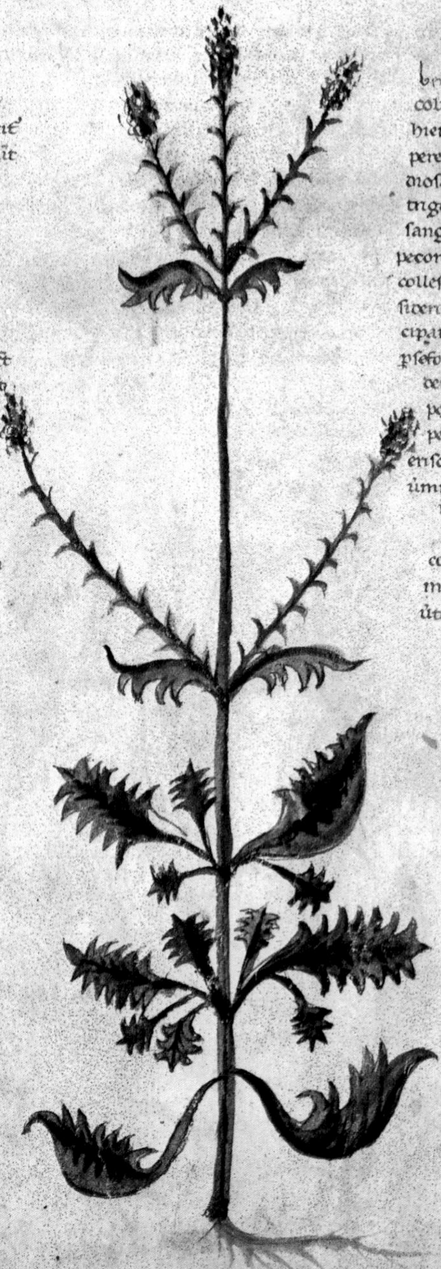

Nascit(ur) ubiq(ue) in planis et aquosis locis. I. Ad uulnera et parotidas.
Herbe uiminatie radix in collo ligata mirifice sanat. II. Ad strumas et
parotidas. Herba uiminatia tunsa cum axungia sine sale inposita
mirifice sanat. III. Ad eos qui induratas uenas habent et cybos non acceperunt.
Herbe uiminatie sucus datur bibere, sed prius miscetur cum uino et melle et aqua et
bulliat, et sic dabis bibere statim sanabitur. IIII. Ad epatis dolorem.
Herba uiminatia solstitio lecta in puluere redacta, robusto dabis cocliaria
V. ex uino quam optime cyetis tribus potui sumpta mire proficere creditur et ceteris peiusque uiribus sic dabis. V. Ad calculos. Herbe uiminatie radix contusa ex
mulso optimo, tepido dato credibiliter calculosis succurrit non solum ipsis calculosis sed et quicquid esse uidetur quod urinam impedit adtrahendo celeriter prouocat.
VI. Ad capitis dolorem. Herbe uiminatie corona facta in capite inposita dolorem capitis tollit. VII. Ad serpentium morsus. Herbam uiminatiam cum suis herbe
foliis et radicibus quisquis offultam cinctam secum portauerit ab omnibus serpentibus
erit tutus.

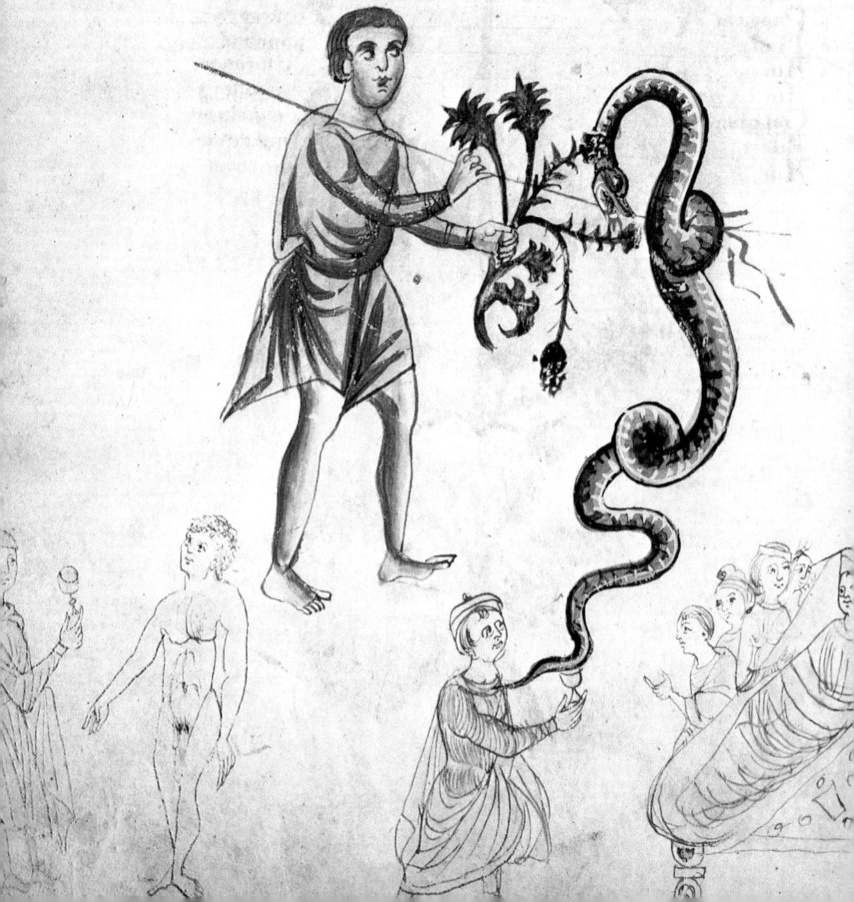

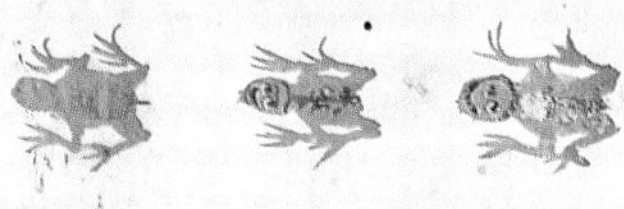

HEr̄ uiminatie. Ad pcussum araneoꝝ. q̄s greci spalangiões uocant fasciculū in uino decoctū añ tria potui data. et folia ɔtrita plage īpo nis ulcera mature ad sanitatē pducis. VIIII. Ad canis rabidi mor sum. 7 ydrofobaꝰ. HEr̄ uiminatia sup morsū canis rabiosi ponis. tritici q̄; grana integra. xiii. aū. xv. sup uulnꝰ doñ cum ocare mollita repleāt. et tumida pfcies illa3 galline. si appetēs fuīt simiurū. alia grana coicito 7 si eoq; tolent utilissimū erit si aūt appetēs ñ fuīt. periculosū signū 7 morti ferū erit.

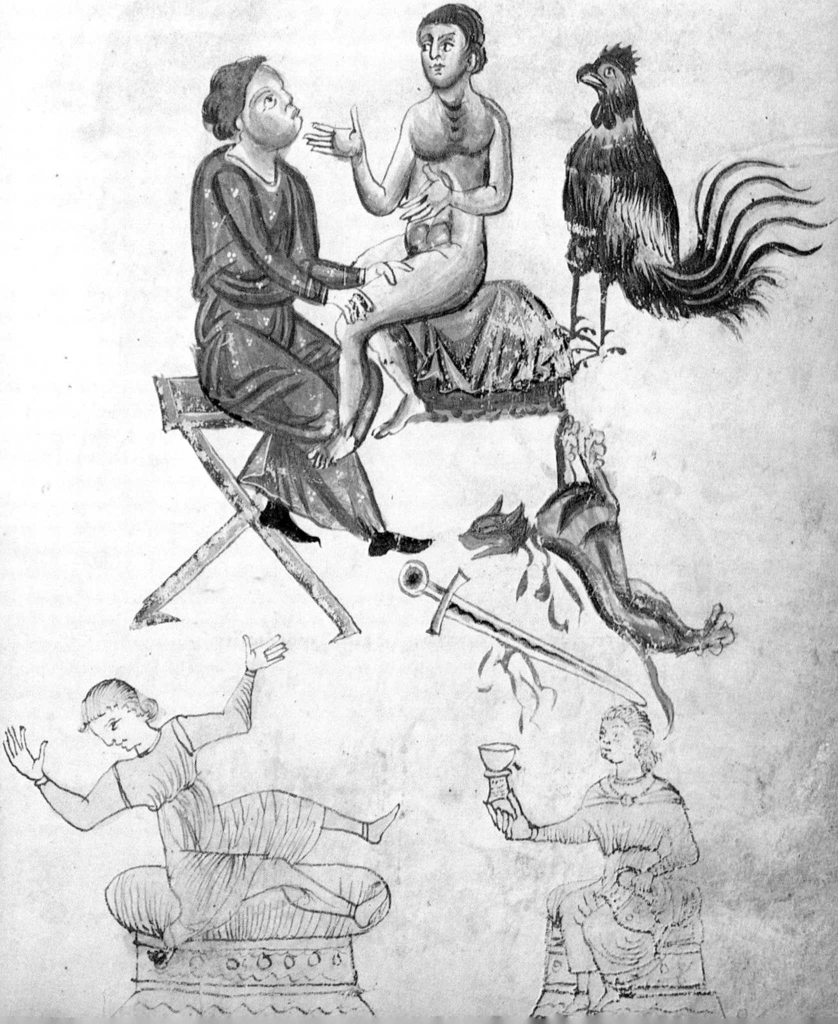

Her̃ uiminatia conꞇita cum butiro uulnr̃ ad uulnera recentia. inpositis sanabit uelocit̃. Ad serpentiũ morsus. Her̃ uiminatie ramulos ex uino decoctos et potatos et siccauit plaga. Cũ tumore inpositi adapiunt. Primũ exulcerat. deinde p̃ea cruda cum melle confecta et dulcedini inposita. deinde ad sanitatẽ pducant dum inponunt̃.

Cxii. Ad ytericos. i. morbo regio quos auruginos dicunt.

Herba simphoniaca

Herba inminatie dragma .i. cum nardi obolos .iii. sucus expressos et paululum in mirra contrita et aqua cyathos .iii. potui data expellere morbum eorum. est legis eam mense augusto. hec nomina habet symfoniaca

Iusquiamus.

A grecis dicitur hyosciamus. Itali iacuculum. Romani symfoniaca.

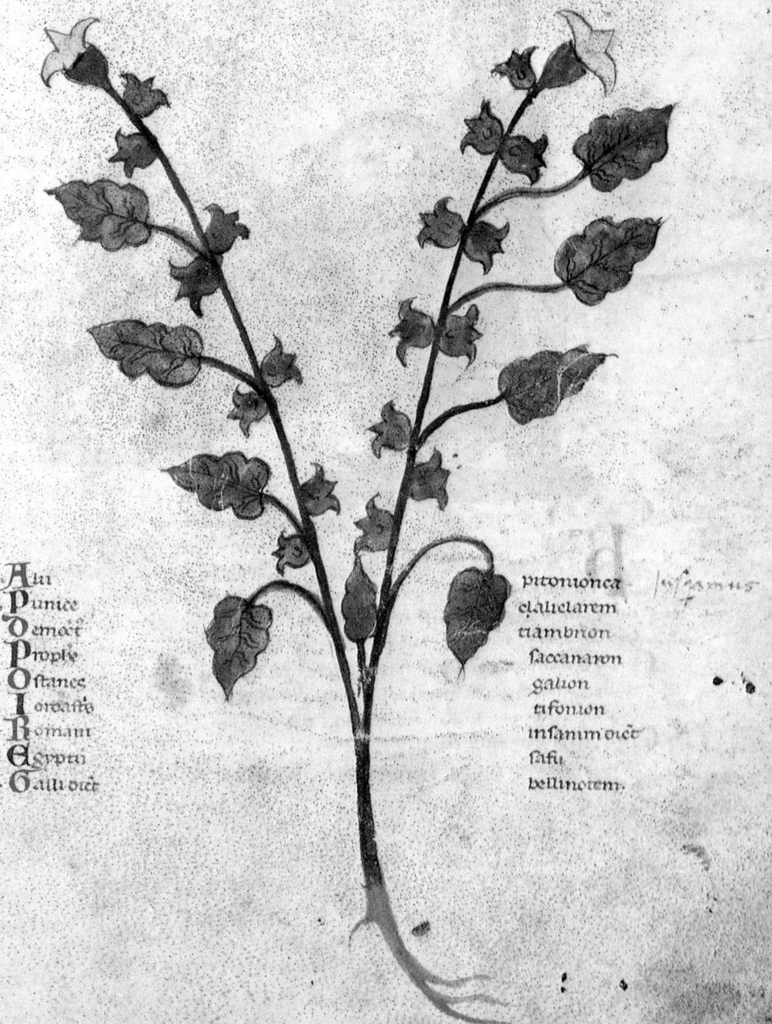

Cassillage. iusquiame. canicularis. iusquiam⁹.
dens equinus

Nascit(ur) locis cultis et sablosis ut(i) hortis aut in maceriis. E(st) altera subnigrior foliis serdidissimis et uenenosis. illa ergo candidior has u(ir)tutes h(abe)t.

C. i. ad aurium dolorem. Herb(a)e symphoniace sucus ei(us) tepefactus cum oleo roseo in aures stillabis statim aurium dolore(m) tollit mirifice. et si nimis bibit(ur) necat eos.

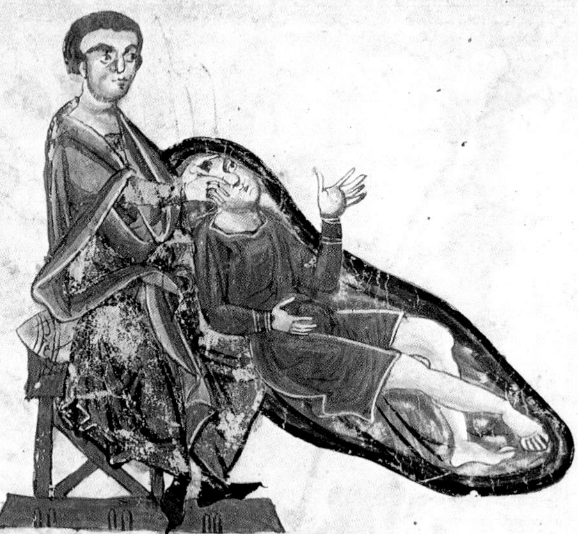

C. ii. ad tumore(m) genuor(um) u(e)l tibiaru(m) u(e)l cruriarum au(t) ubi tumor fuit.

Herb(a)e simphoniaca tunsa cu(m) stercore ouium et modicu(m) aceto sem quu(m) in malagma et imposita tumore(m) tollit. iii. ad dentium dolorem.

Herbe symphoniace radix decocta in uino austeri teneat(ur) in ore p(er) dentiu(m) dolore(m). mox dolore(m) dentium absterget(ur). iiii. ad inguinum dolore(m)

Herbe simphoniace radix alligata in femore stati(m) nimiu(m) dolore(m) tollit.

C. v. ad pedum dolore(m). Herb(a)e symphoniaca ide(m) alligata in pedib(us) dolore(m) pedu(m) tollit. ita ut sup(er) pedes inposita sit. vi. ad iocineru(m) dolore(m) et pulmonu(m) uexatione(m).

Herbe simphoniace sucum expressum das bibere sanabit(ur) mirifice.

C. vii. ad pectinem mulierum.

Herbe symphoniace sucum expressum mixtu(m) cum croco das potione(m) ide(m) mirabile(m) effectum bonum.

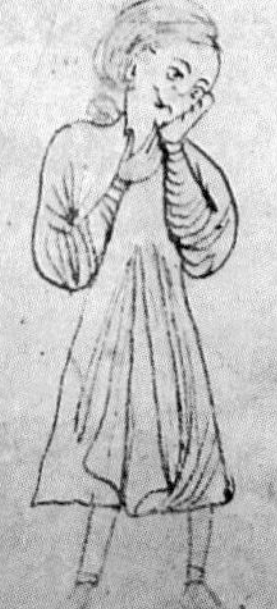

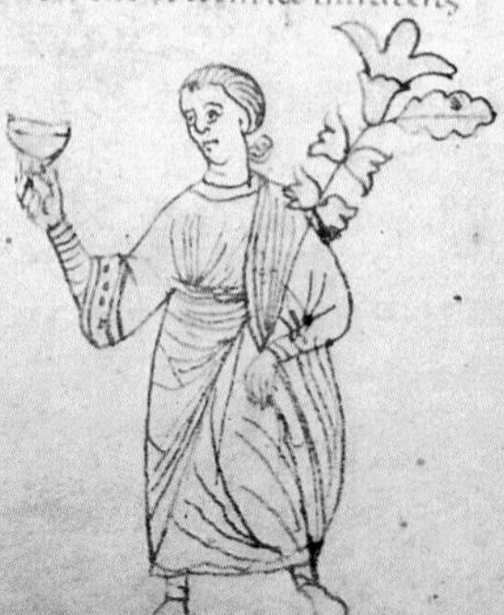

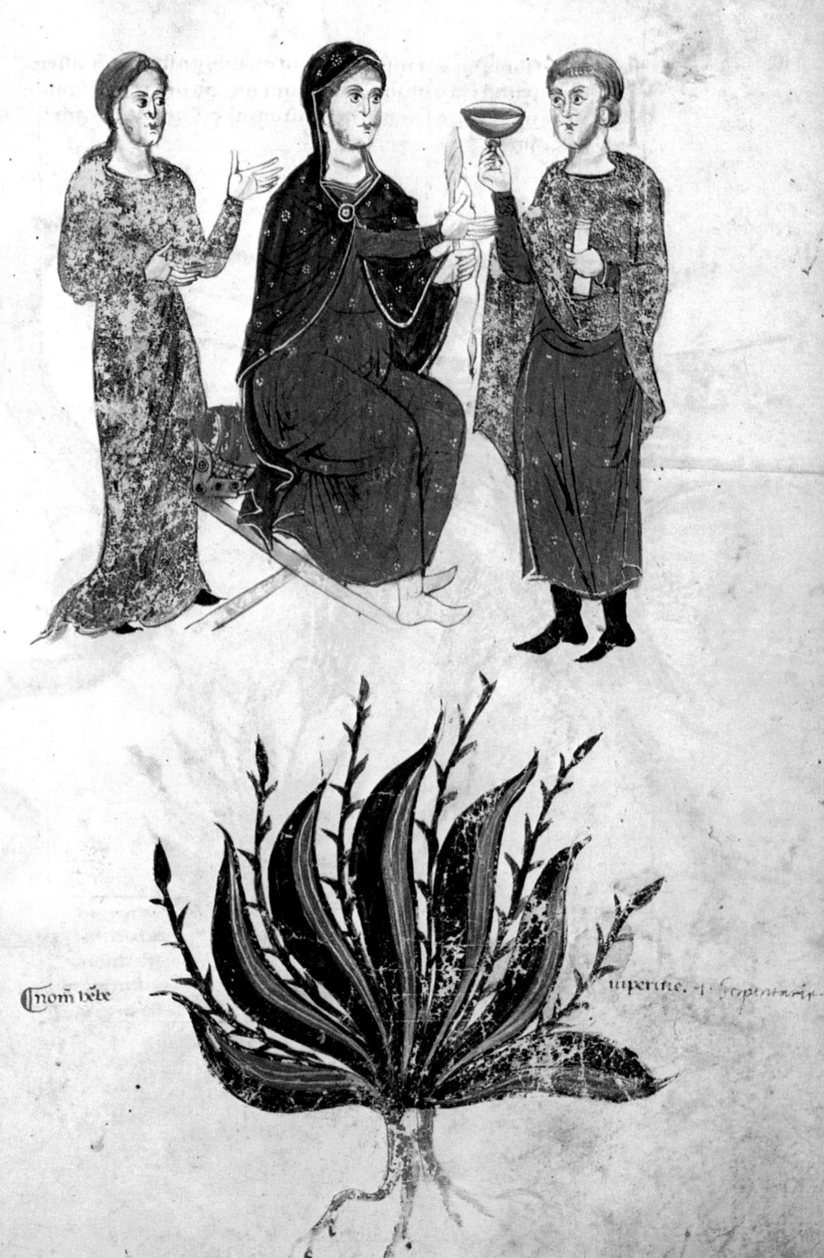

flascit secus flumina aut in segetes foliis mollib; gustum aut aspero.
Hr uiperina ita cum uino potui data mi ad uipere morsum.
Herbe mors uipe sanat, et uenenu omne discutit. legis eam
mense aprile.

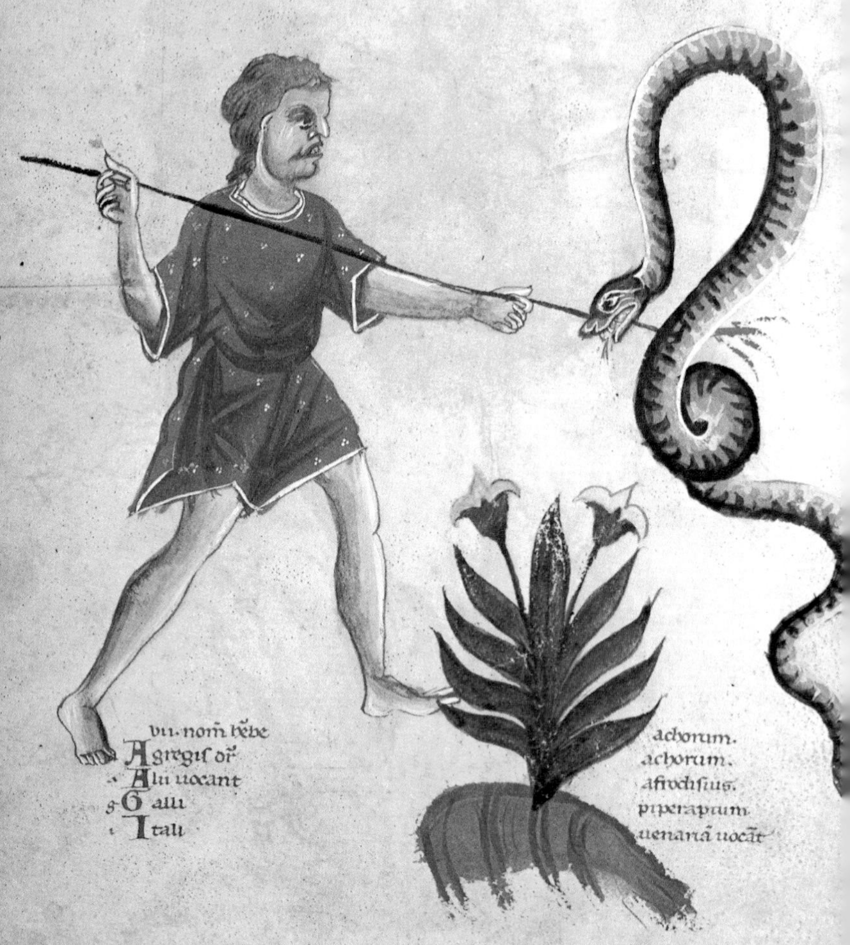

Romani radix renutica dicunt. Alii singetianam uocant
Nascitur locis cultis. & hortis. uel aratis legis eam mense augusto.
i. ne apes examinentur aut effugiant.
Herba acorum in uasa apium suspensa eas numquam effugiunt.

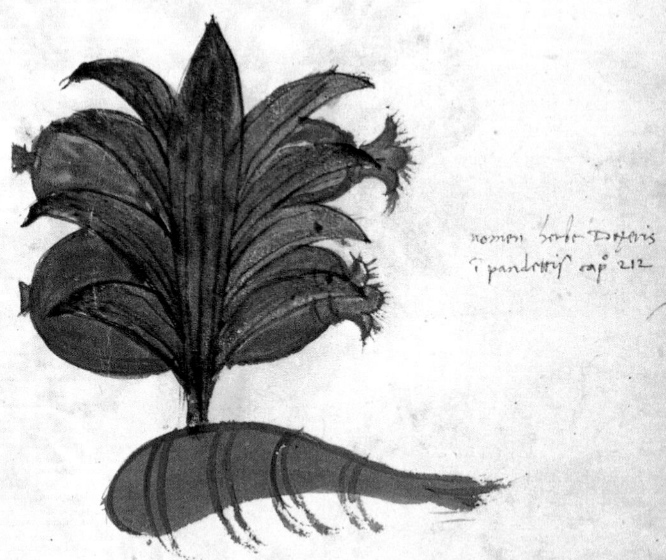

nomen herbe Dosteris ut in pandectis cap° 212

Hec herba raro inuenitur nec eam scire poterunt. n cum flosculum miserit.
ii. Ad duritiam urine. siquis facere non potuerit. & stranguiriam patitur.
Herba acorum radicem eius ex aqua decotta ad tertias dabis bibere per triduo urinam mirifice deducet & stranguiriam amputare credit.

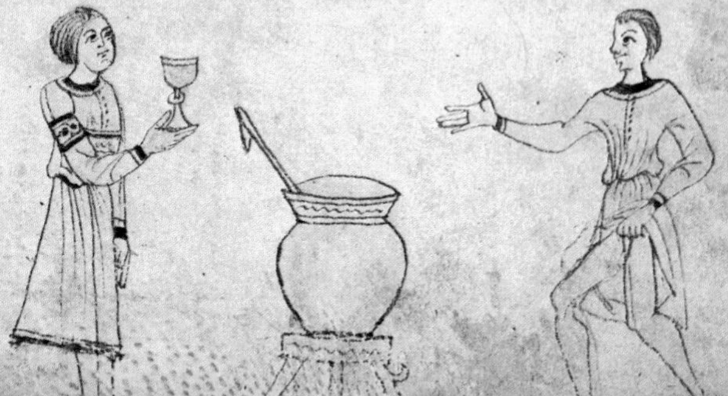

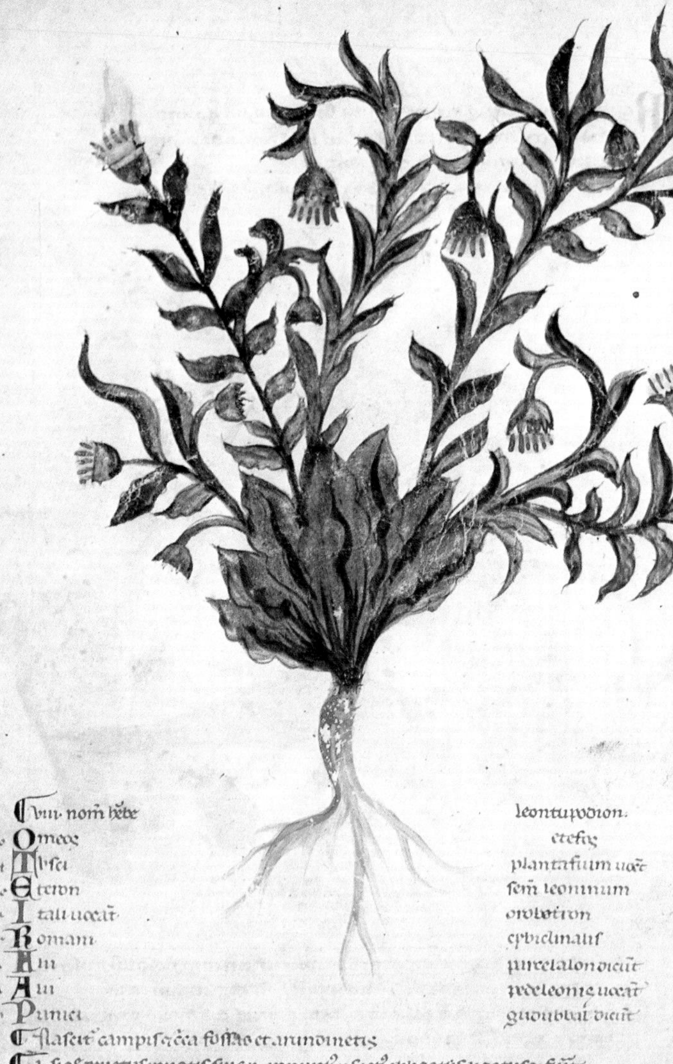

Cxviii. nom̄ herbe leontupodion.
Omeos etefis
Thusci plantasium uoc̄t
Eteron sem̄ leoninum
Itali uocāt orobotron
Romani cybiclinalis
Alii purcelalon dicūt
Alii pedeleonis uocāt
Punici guoubial dicūt
Nascit' campis et circa fossas et arundinetis
C i. siqs deuotus inuotus suis .i. innupte pfecte obligatus ligatusq; fuīt.

Herbe pedeleonis fructices numero .vii. sine radicib(us): coquuntur ex aqua luna decrescente lauab(is) eum et te ipsum qui facis ante limen eius domus prima nocte herbam incende aristolochiam et fumigabis eum et redite ad domum et non post uos respiciatis resoluisti eum.

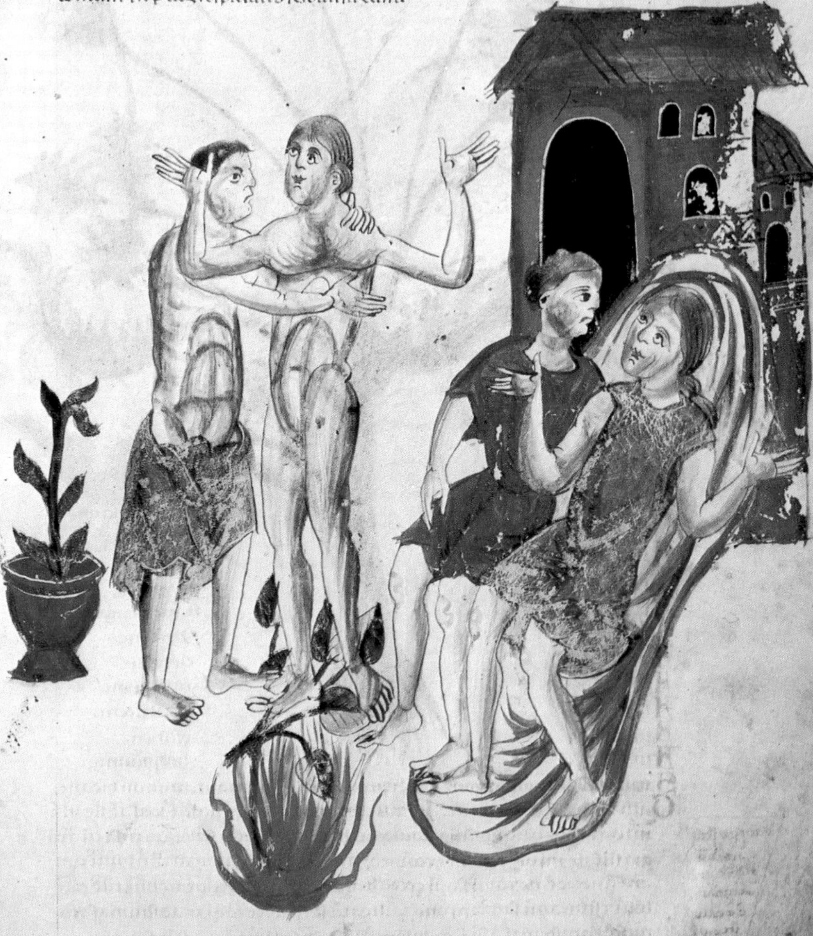

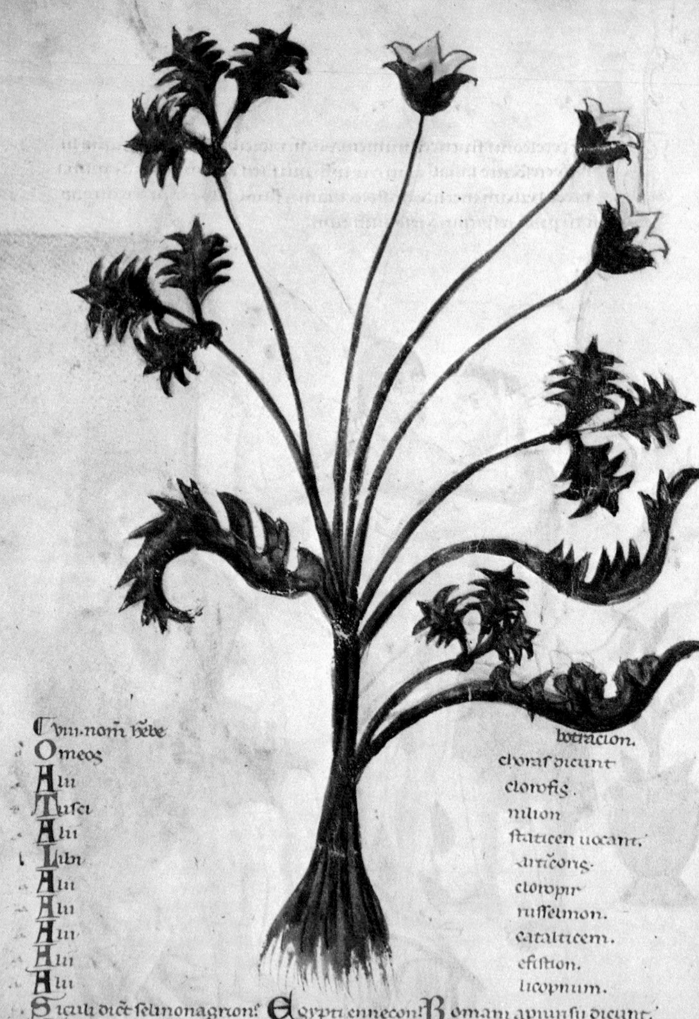

CVIII. nom̄ h̄ebe botracion.
Omeos chloras dicunt
Alii clorofis.
Tusci nilion
Alii staticen uocant.
Libi anticons.
Alii cloropir
Alii russelinon.
Alii cataltieem.
Alii efistion.
Alii licopnum.

Siculi dicūt selinonagrion. Egypti ennecon. Romani apiun siluaticum dicunt. Galli h̄eba scelerata dicūt. Itali apium rusticum. Nascit̄ locis aq̄sis et ut in hortis si q̄s hō ignorans adulcera chironia. Herba scelerata tūsa cū axungia siñ sale impōsita ī uulnēe excomedit et sic fuit sordes expurgat. Si n̄ diutī putrant q̄ necesse ē. ne et corp̄ sanū exedat. Si argumentū rei experire uolueris tunc eandē herbā et sr̄ manū sanā impone et alligatā stati rodet corpus. Ad strumas et funiclos uel apostemas ū sn̄ ferro aperiantur. Herba scelerata tunsa et subacta cū fimo porcino īpone strumis et funiculis uel apostimis intra paucas horas discutit. legis eam omni tp̄r. et p̄a botracū erat.

eam gustauerit ... animae ... cau...

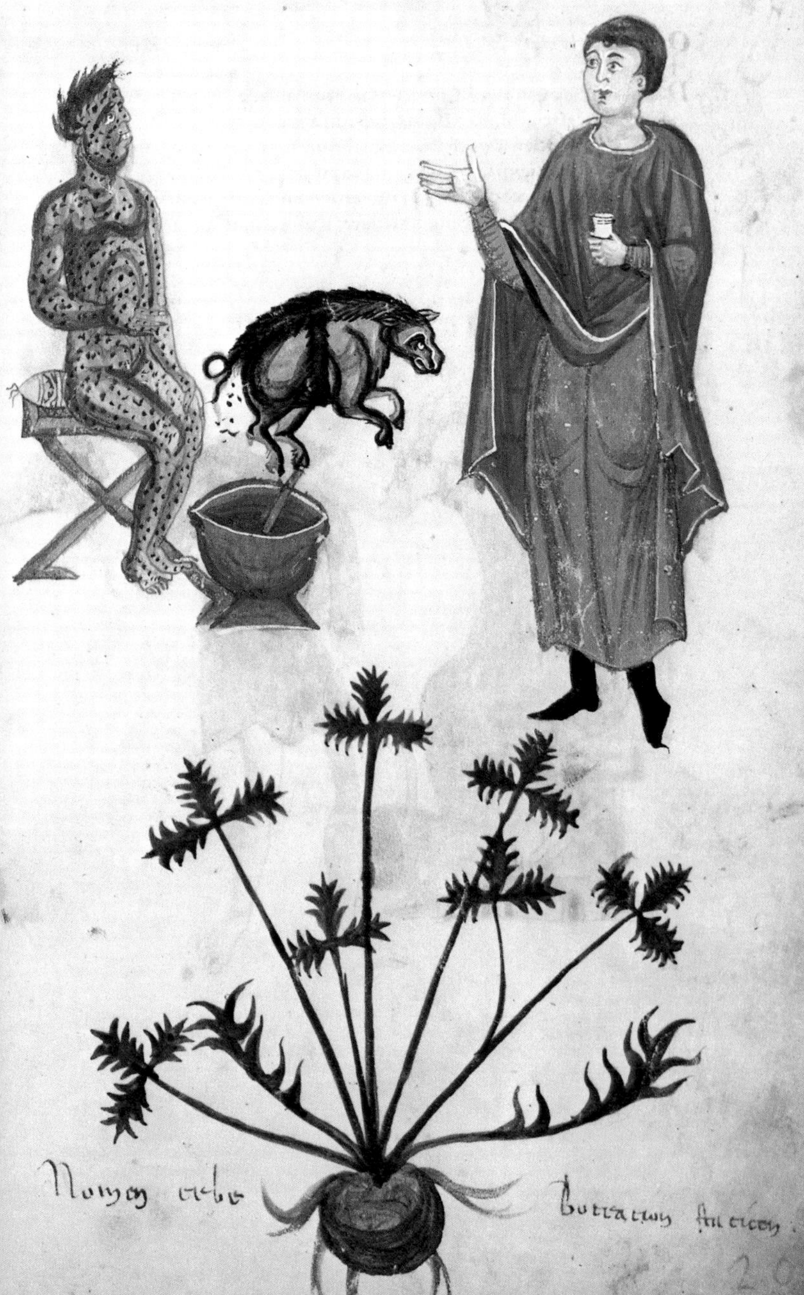
Nomen erbe
botracion staticen

O meos urant uocant.
Alii cuttada dicunt.
Nascit(ur) locis sabulosis et campis, arenosis radix eius similis cuculo e similis radiculas
habentes paucas tenuissimas. Prima cura eius ad lunaticos.
Herba botracion staticen si lunatico in eunte ligetur lino rubro luna decrescente
cum erit signum tauri ul scorpionis parte prima mox sanabitur.
Ad cicatrices nigras. Herba botracion tunsa cum sua radice myrti cum
aceto imponis omnem dilute nigras cicatrices statim eximit eas et simili corpori
facit colorem.

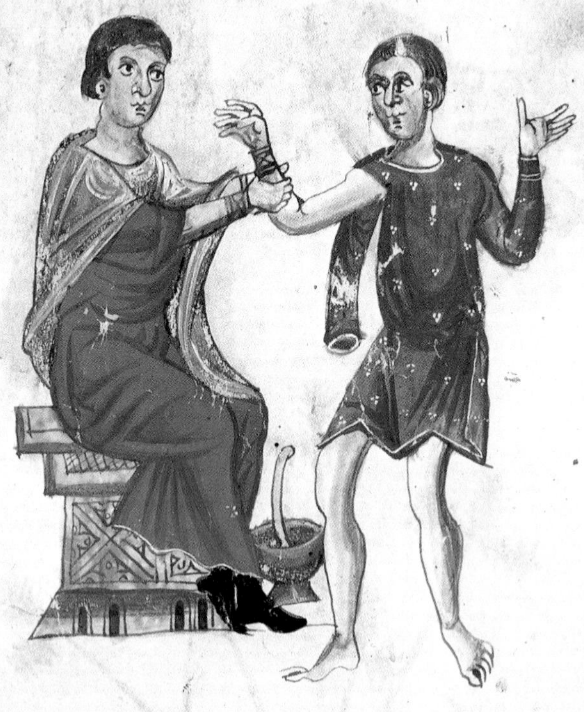

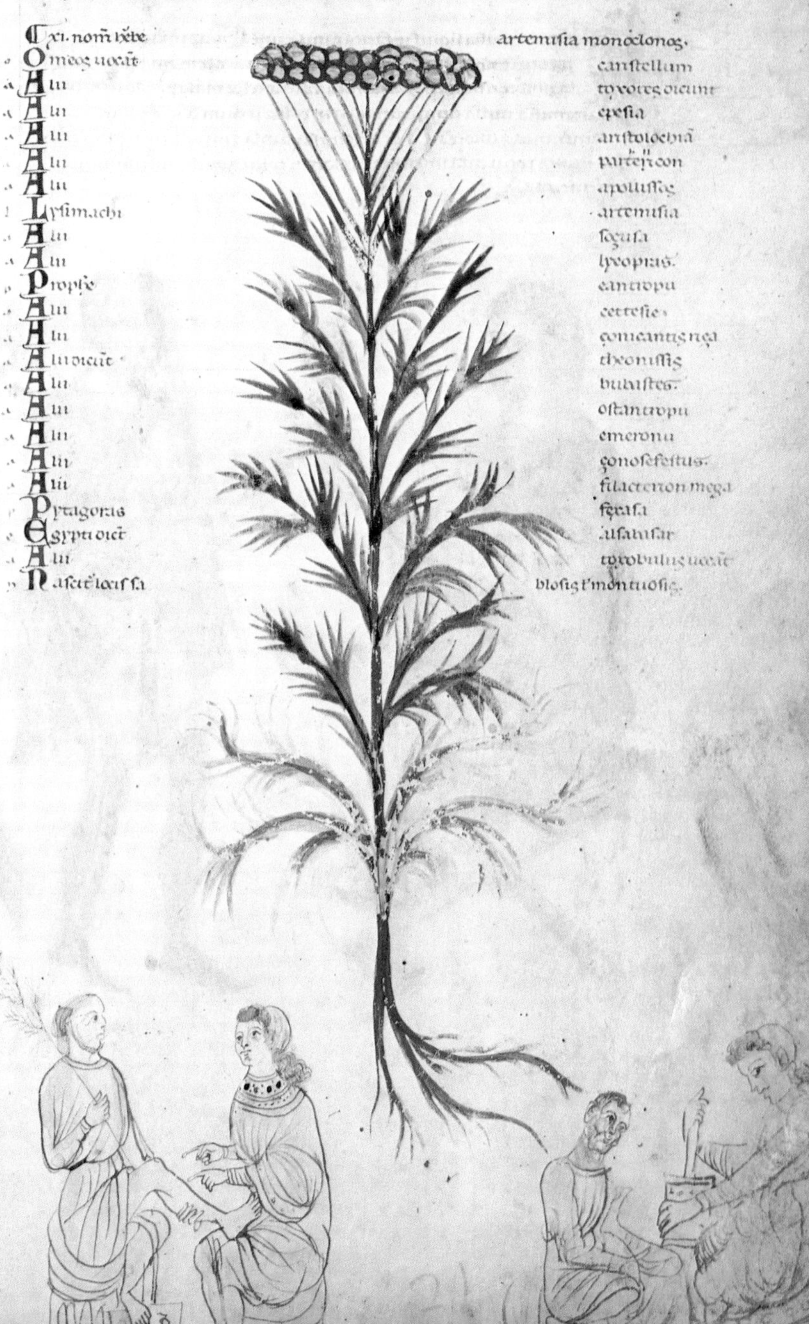
Cxi. nom herbe artemisia monoclonos.
Omeos uocat canstellum
Alii tyxotes dicunt
Alii epesia
Alii aristolochia
Alii parthenicon
Alii apollinis
Lysimachi artemisia
Alii sogusa
Alii lycopirus.
Prophe eantiopu
Alii cettesie
Alii gonicantis nea
Alii dicunt theonissis
Alii bubastes.
Alii ostantropu
Alii emeronu
Alii gonosefestus.
Alii filacterion mega
Pytagoras ferasa
Egypti dicunt alsabisar
Alii toxobulis uocant
Nascitur locis sabulosis et montuosis.

Her artemisia siquis it faciẽs eam secum CI. ad it̃ faciendum.
portauerit nõ sentiet itineris laborem. fugat 7 demonia in domo posi
ta prohibet et mala medicamẽta 7 auertit oculos malorũ. II. ad pedũ dolorẽ.
Herba artemisia tunsa cum axungia et inposita pedum dolorẽ tollit.
CIII. ad intraneorũ dolorẽ. Her artemisia tunsa 7 in puluerẽ redacta cum
aqua mulsa potui data intestinorũ dolorem tollit 7 diuersis infirmitatibus
subuenit.

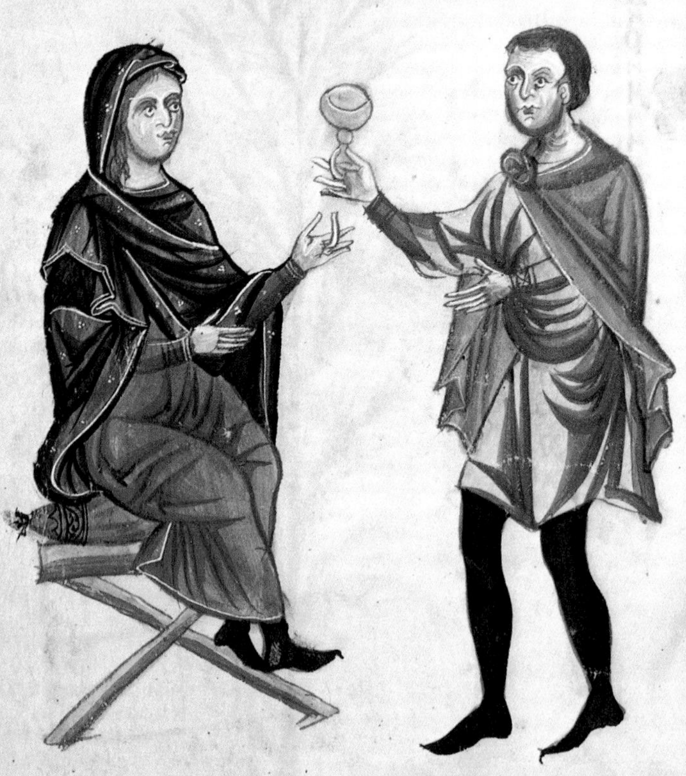

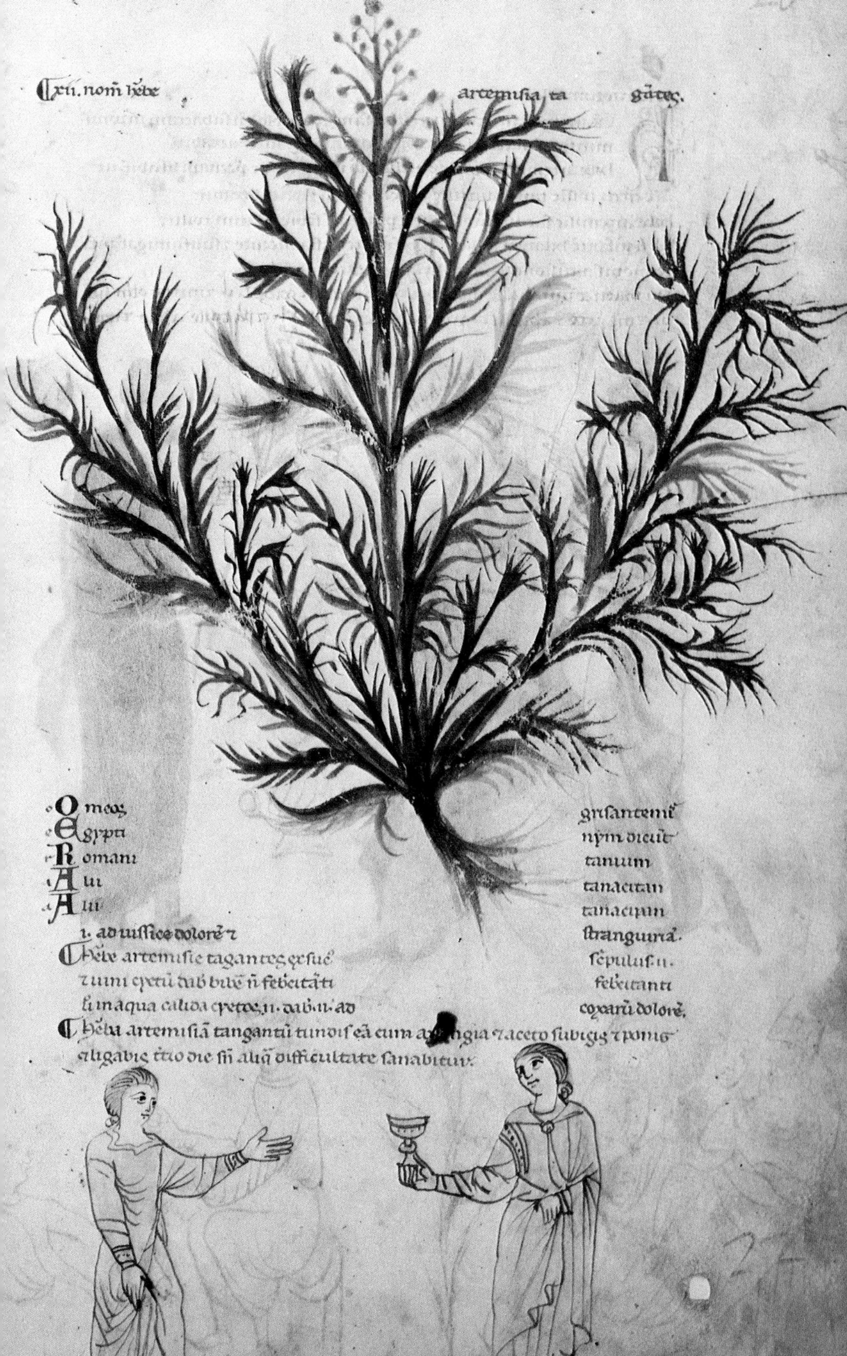

23

20

Cxii. nom̄ h̄ebe artemisia ta gātes.

O meos grisantemis
E gypti nym dicunt
R omani tanum
A lii tanacitan
A lii tanacipin

i. ad tussice dolorē ⁊ stranguiriā.

C H̄ebe artemisie tagantes q̄s suē sepulus. ii.
⁊ uini q̄tu dab bibē ñ febeitāti febeitanti
si in aqua calida q̄tos. ii. dab. ii. ad coxarū dolorē.

C H̄eba artemisiā tangantū tundis eā cum a[illegible]ngia ⁊ aceto subigis ⁊ pones
eligabis t̄rtio die sñ aliq̄ difficultate sanabitur.

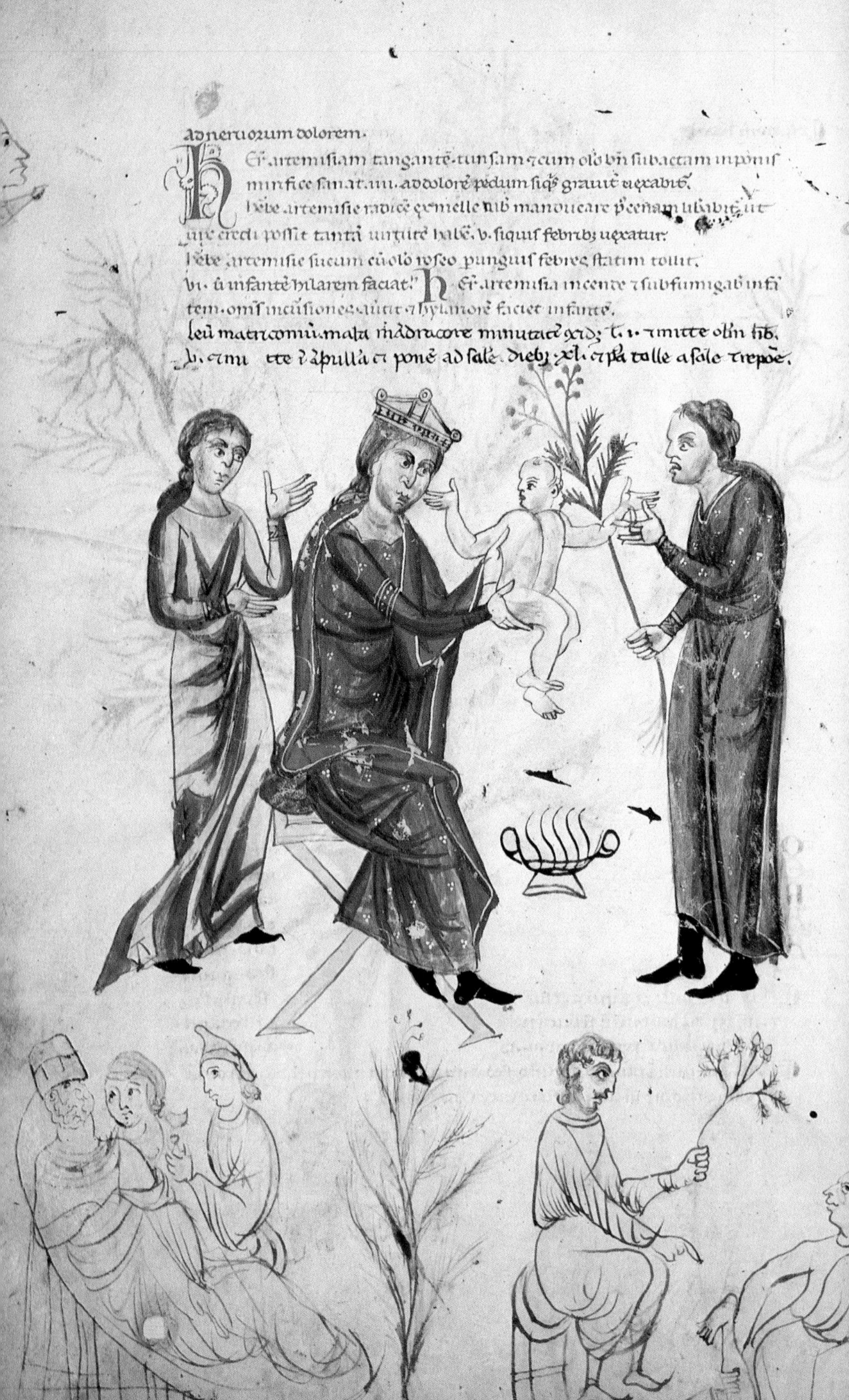

Ad neruorum dolorem.
Herbe artemisiam tangantē. tunsam & cum olō bn̄ subactam inponis
mirifice sanat. iiii. Ad dolorē pedum siq̄s grauit̄ uexabit̄.
herbe artemisie radicē cum melle uib manducare p̄ cenam usus fuerit. ut
uix credi possit tantā uirtutē habē. v. Siquis febribȝ uexatur.
herbe artemisie sucum cū olō roseo pungus febres statim tollit.
vi. Ut infantē hylarem faciat. Herbe artemisia incende & subfumigabis infantem. omīs incusiones aufert & hylariorē faciet infantē.
leu matricomiu. mala madragore minutatim ... t. i. & mitte olm lib.
... & mitte ... ampulla & ponē ad salē. diebȝ xl. & ipsa tolle a sole & repoē.

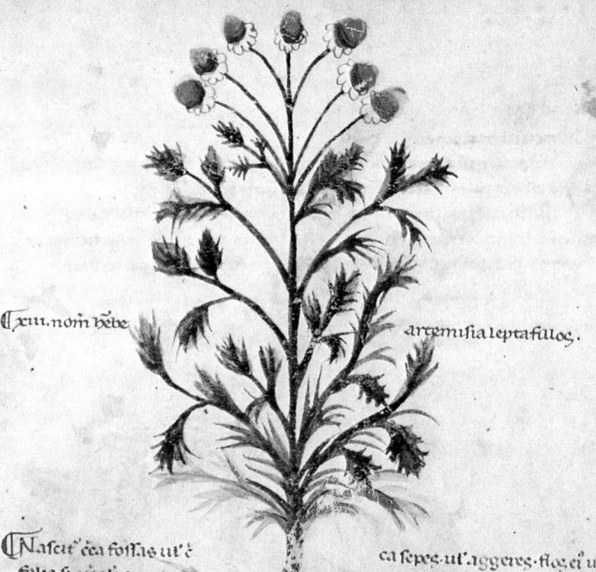

CXIII. nom herbe artemisia leptafillos.

Nascit' cca fossas ul' c ca sepes. ul' aggeres. flos ei' uel folia si gttabis sansuci odorem ht. I. Ad stomachi dolorem.

hẽbam artemisiam leptafyllum. tunsa cum oleo amigdalino bene subactã more malagmatis inducis pino mundo in hiis [z̄ p̄ois] quinto die sanabit. & si fuit ei' artemisie radix sup limen edificii suspensa domui nemo nocebit.

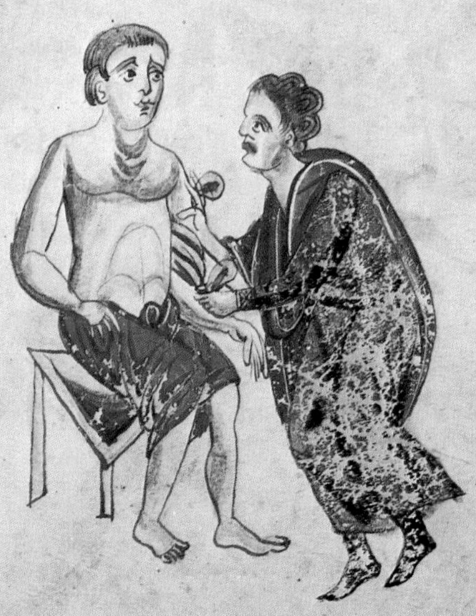

·II. Ad neruum dolorem.

Herba artemisie leptafyllos suc̄ cum oleo rosatio mixtos, p unguesr eas, desinet dolor 7 tremor 7 omnē uitium tollit.
Has tres artemisias. diana dr̄ inuenisse 7 ūtutes eaꝝ 7 me dicamina chiro centauro tradidit. Qui pmus de his hēbis medicamina instituit has aūt hēbas. ex noīe diane h̄ ē artemisie nūcupauit.

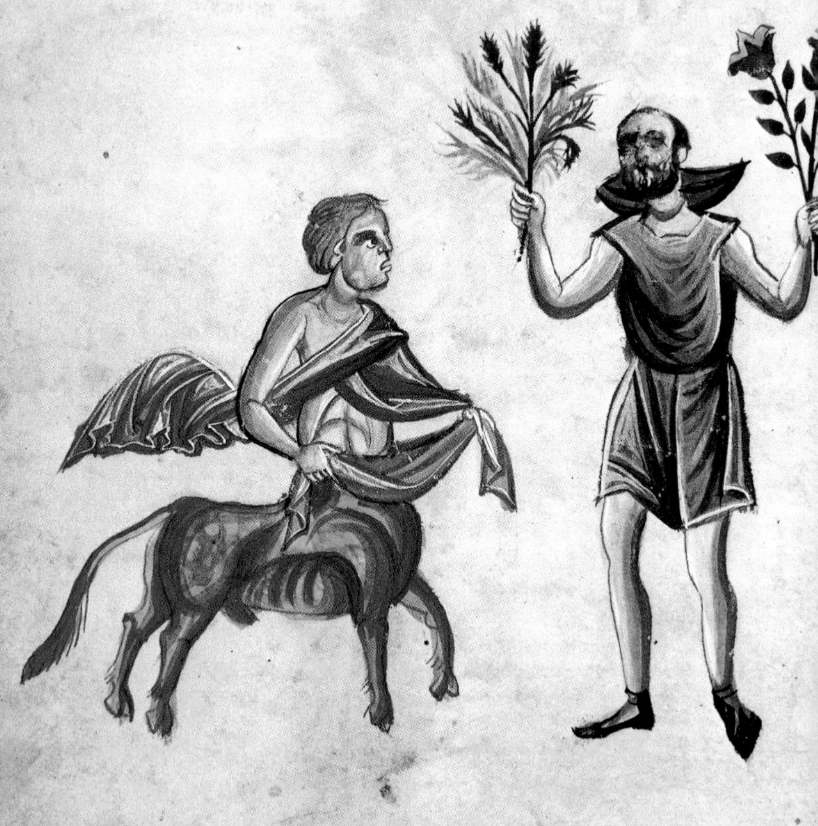

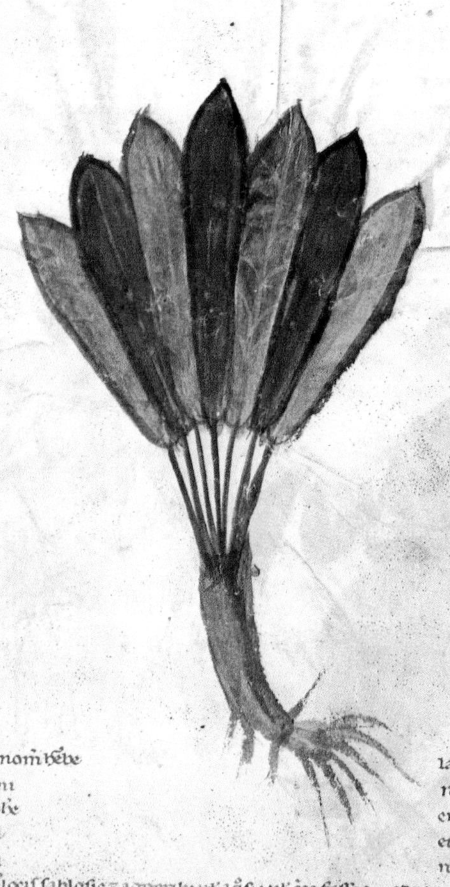

Cxiiii. nom herbe — lapatium.
Romani — rumice dicūt
R prophe — ematyfonos.
Egypti — etitis
Punici — rumice dicūt
Nascit' locis sablosis & aggerib; ul' aq̄sis ul' c̄ca fossas. i. ad panicula q̄ in ing' / uetere sī sale ne nascetur.
Herba lapatium contundes eam ax cum axungia duplo
sit q̄ herba & bene mixtū facies turundulā & inuoluis in folium
colicule & mittis illō sub cin' calidum & cum caluit tūc imponis
sup paniculā & panno ligab' h eximiū ē & optimum.

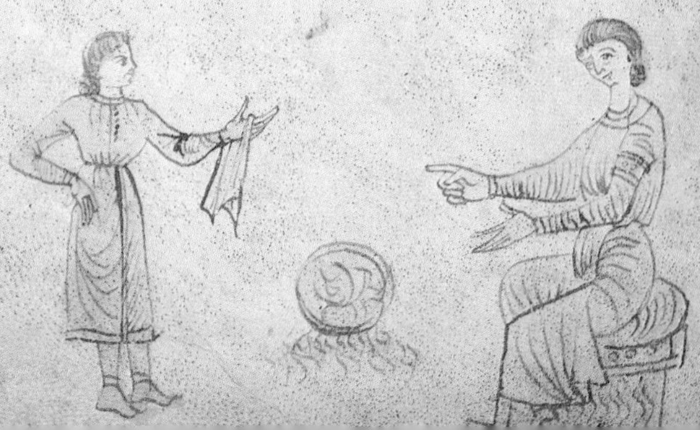

Cu. ad apostemas.

Herba lapatium tunsa cum axungia et factum quasi medicamentum inducis in linteolo mundo et imponis super apostema. Mire autem spargit aut facit collectionem et aperit uulnus.

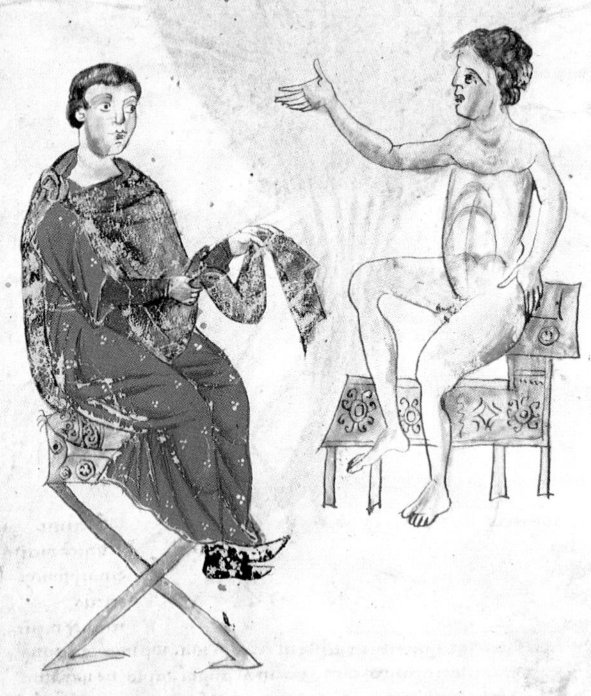

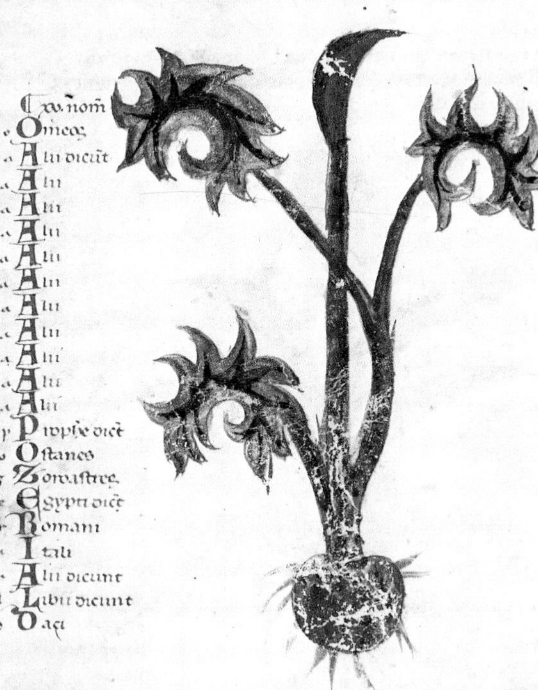

C xv. nom herbe dragtea.

Omeos	asclepias
Alii dicunt	pitonion
Alii	athomanis
Alii	panceromaton
Alii	afinissa
Alii	theron
Alii	cronice
Alii	augion.
Alii	lycion
Alii	lycoscon
Alii	lycopisolon
Alii	dorcadion
Prophete dicunt	egecotas
Ostanes	tyfones
Zoroastres.	ypnoticon
Egypti dicunt	tenfonon
Romani	emirion
Itali	columbina uocat.
Alii dicunt	dragtea
Libii dicunt	onela asinina
Daci	aziratos.

C Draconis sanguine nata fert' ee. un dracontea uocat'. Nascit' in montib' summis ubi sunt loca lucis maxime locis secis terra apulia sup saxis tantu molli gusto mordaci radix ei ima cap draconis ht. i. adomiu sp̄etiu morsus rapidu.

C Herbe dracontee. radix exumo ita tepefca cu potcem statim uenena omia discutit. ip sirquidē teptauimi.

C nom serpetis aspis.

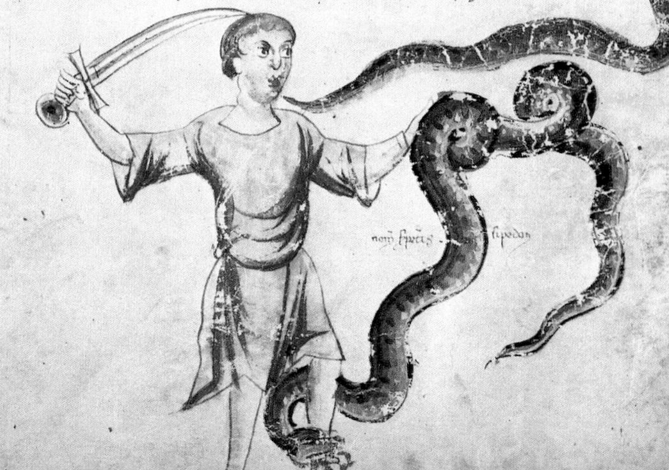

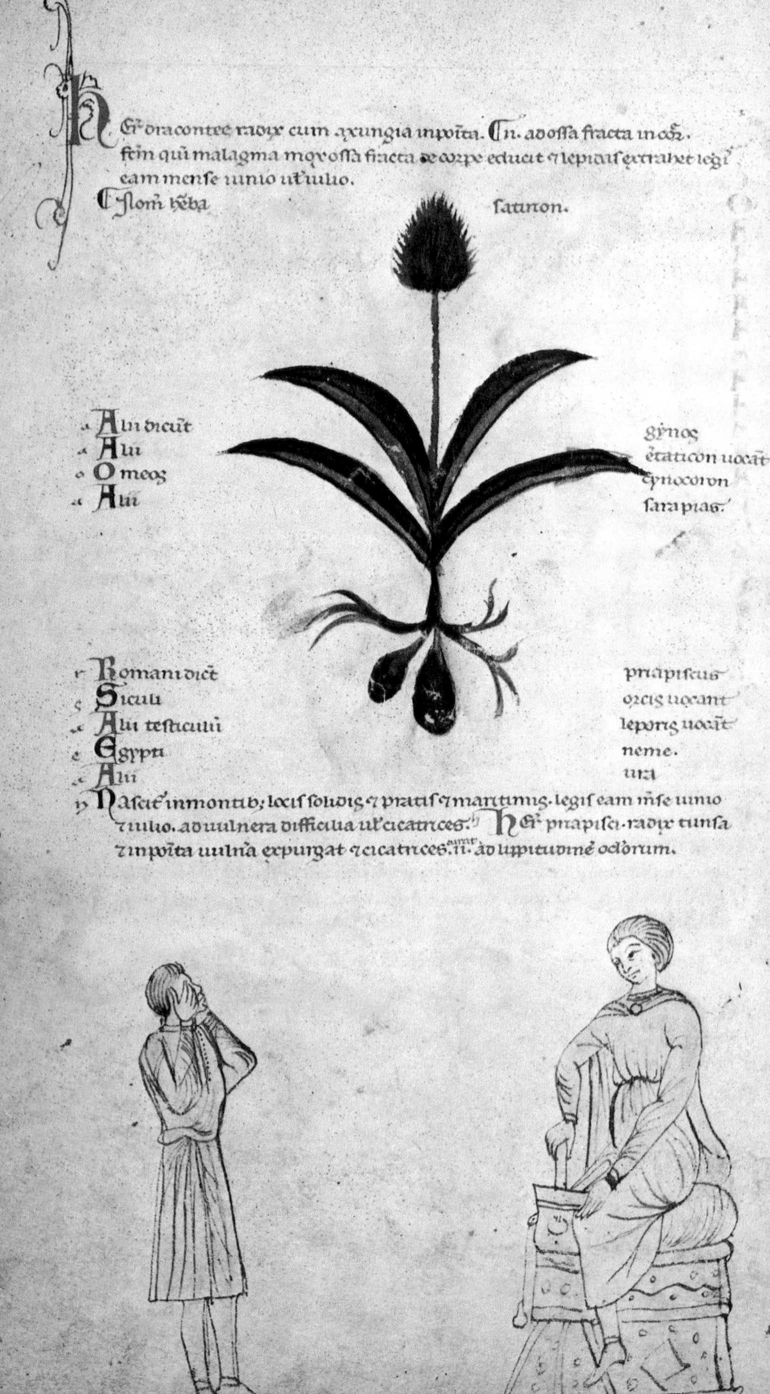

Herba dracontee radix cum axungia inposita. Cn. ad ossa fracta in corp.
fctm quo malagma mox ossa fracta de corpe educit & lepidas extrahet legis
eam mense iunio uel iulio.

Nomen herba satirion.

A Alii dicunt gynos
A Alii entaticon uocant
O Omeos cynocoron
A Alii sarapias.

R Romani dicunt priapiscus
S Siculi orcis uocant
A Alii testiculum leporis uocant
E Egypti neme.
A Alii ura

Nascitur in montibus locis solidis & pratis & maritimis. legis eam mense iunio
& iulio. ad uulnera difficilia uel cicatrices. Herba priapisci radix tunsa
& inposita uulnera expurgat & cicatrices curat. II. ad lippitudinem oculorum.

HErb̃ papisci suc̃ cum melle optimo inunguis et lippitudines & dolo
res tollit sñ mora. III. ad mulrẽ q̃ ñ potuit affectari obligatus.
Herbe priapisci radicẽ s; et testiculũ dextrũ qui maior est teris cũ
pipere albo grana. xlvii. ut in se hãt dimidiã semunciã et herbã sup̃scriptã
et mellis uncias. IIII. in uino optimo. medicam̃ soluis pond̃ scripula. viii.
et p̃ triduum h̃ medicamtũ accipiat mulier affectabitur.

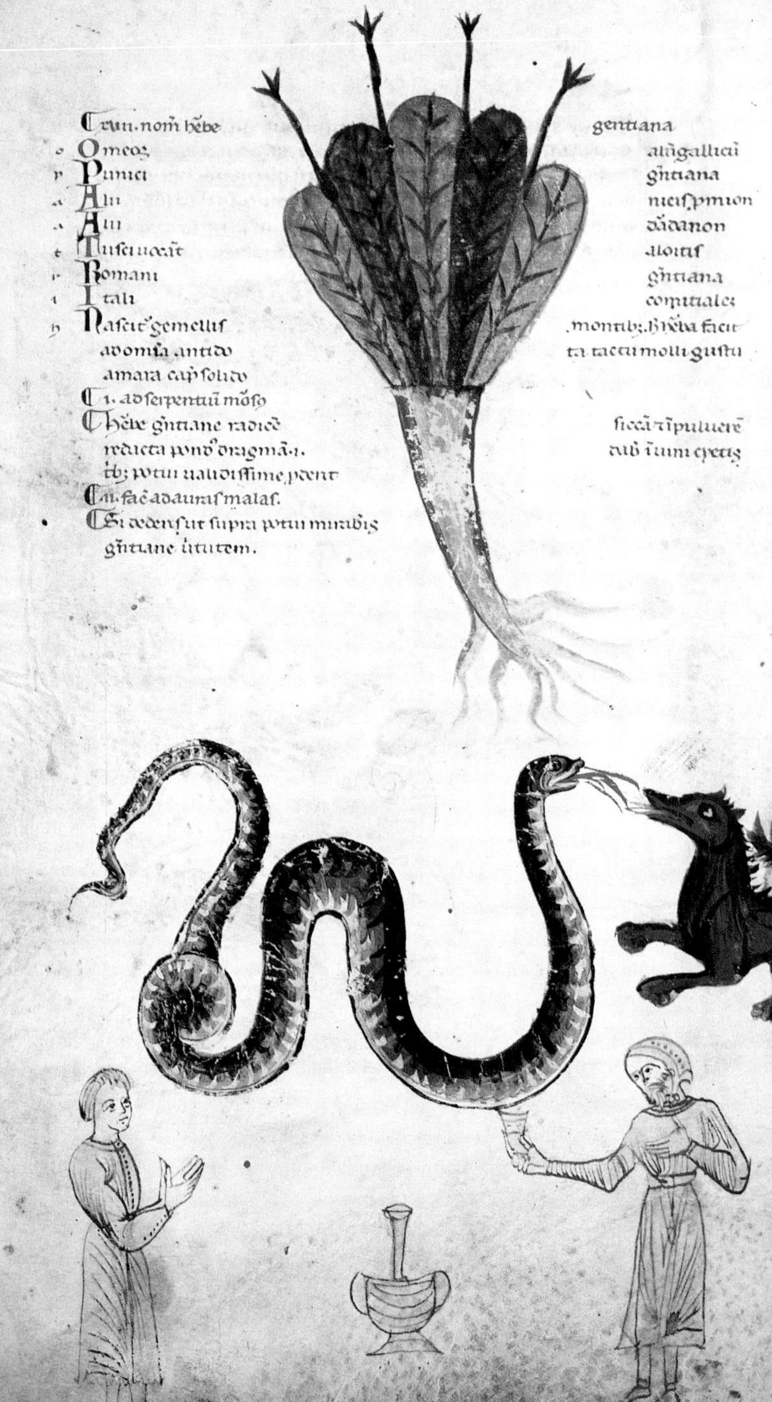

CXVIII. nom herbe gentiana
o Omeos alii gallicum
r Punici gentiana
a Alii nicis primion
a Alii dardanon
t Tusci vocant aloitis
r Romani gentiana
i Itali comitiale:
h Nascitur gemellis montibus. herba facit
avomisa antido ta tactu molli gustu
amara cap solido
C I. ad serpentium morsus
C herbe gentiane radicem siccam et in pulverem
redacta pond dragmam .I. cum vino cyatis
tribus potum validissime prodest
C II. fac ad auras malas.
C Si oderensit supra potum mirabis
gentiane virtutem.

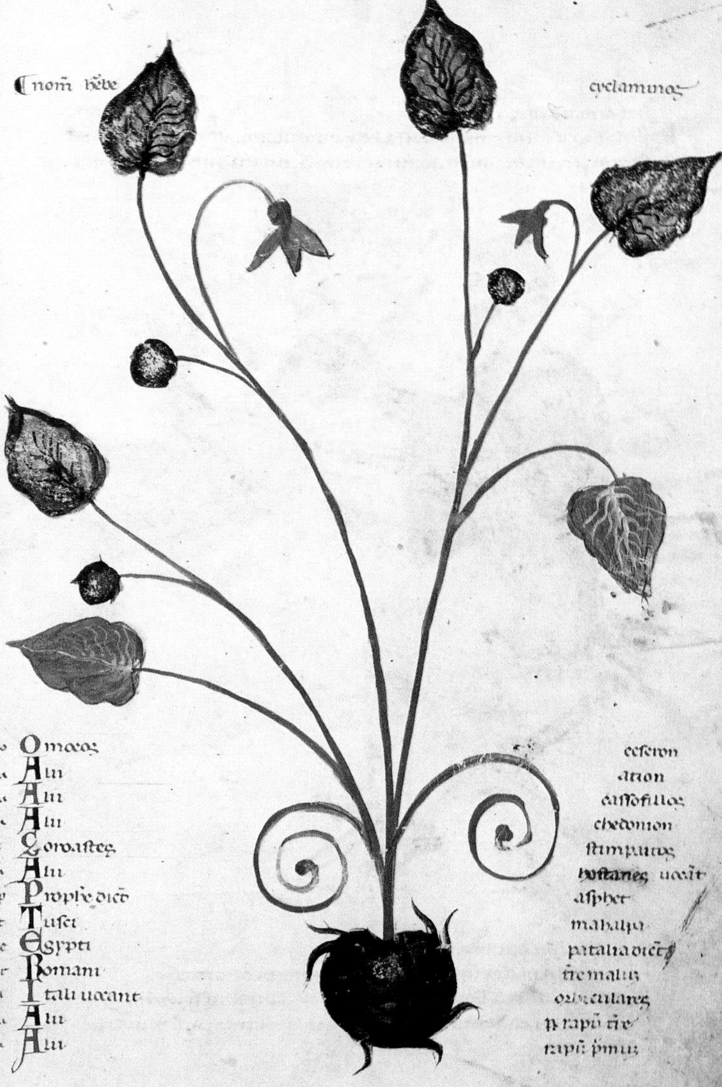

36
Nom̄ herbe
cyclaminos
Omoeos
Alii
Alii
Alii
Zoroastes
Alii
Prophe dicv̄
Tusci
Egypti
Romani
Itali uocant
Alii
Alii
ceseron
ation
cassofillos
chedonion
stimpaltos
hostanes uocāt
asphet
mahalpa
patalia dicv̄
tre malū
orbiculares
p rapū tre
rapū pcinū

Syri eam uocant   elargia

Nascitur locis cultis et montuosis. Herbe orbicularis ad caput deplendum. sucum eius ciatum unum et acetum optimum in naribus inmittitur mirabiliter proficit.

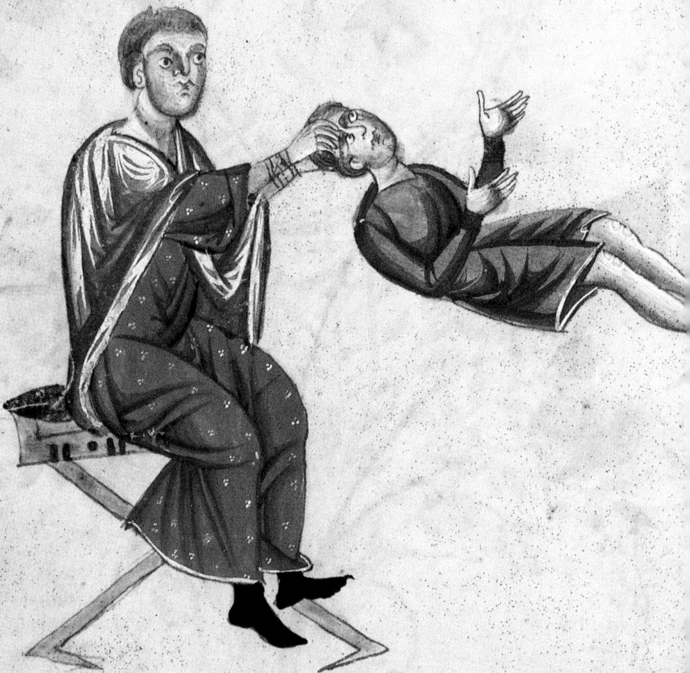

C ii. ad aluum concitandum.

Herbe orbicularis ex inde collyrio facto et iniecto catarticum est.

Herbe orbicularis sucus ciatum unum C iii. ad splenis dolorem.
et aceti optimi cocliaria v. diebus continuis viiii. potui dabis mirateris effectum bonum.

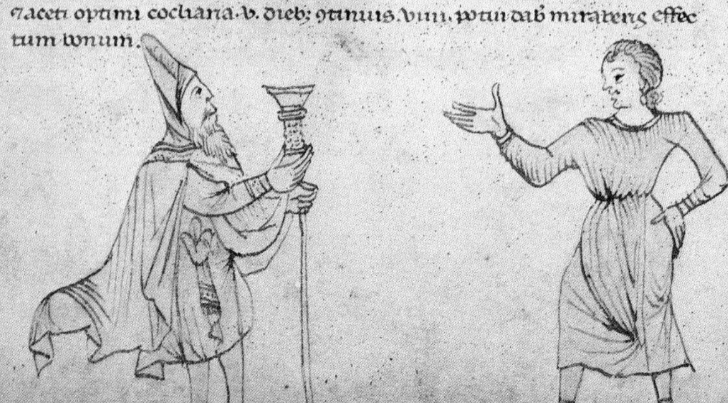

Est radix ei in collo suspensa ita ut h splene pendeat efficacit medetur. Nam eidem hbe sucu siquis anu tetigent mira celentate albei solidem experietur. flom hbe pserpinatia.

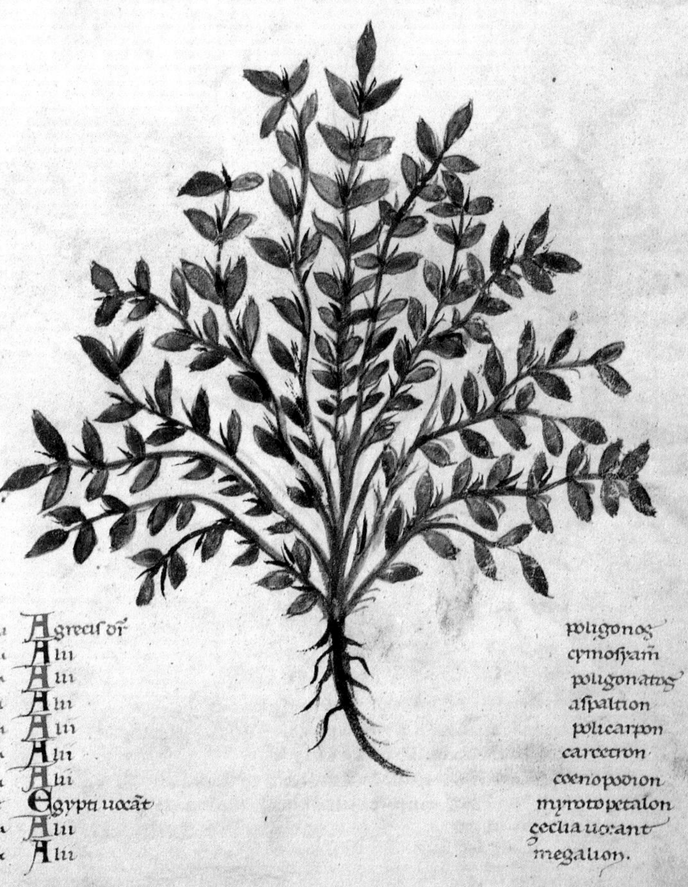

a Agrecis dr poligonos
a Alii cymosyram
a Alii poligonatos
a Alii aspaltion
a Alii policarpon
a Alii carcetron
a Alii coenopodion
e Egypti uocat myrtopetalon
a Alii ceclia uocant
a Alii megalion.

Apandrettes appellant [illegible]
[illegible]
[illegible]
[illegible] appellant canda [illegible]

Egypti iterū uocant tenn⁹. Omeos pemfie uocant. Prophe gonos xeronos. Punici giuncur uocāt. Romani sanguinale dicunt. Alii stonana. Alii semitii uocant. Alii scorpinace. Nascit(ur) ubiq(ue) locis cultis. (et) aggerib(us) (et) pratis. legis eam omni t(em)p(o)r(e).

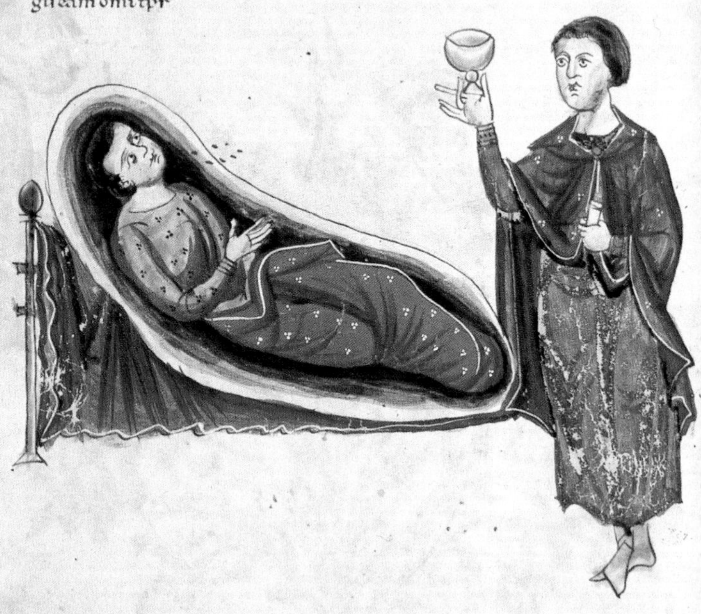

I. Ad eos qui sanguinē reiciunt. Herbe p(ro)serpinatie sucū cum uino optimo austerū tepefactum ieiuno aut bibere p(er) dies .viii. mirā rē experieris.
Herbe p(ro)serpinatie suc(us) cum oleo roseo sepi(us) p(er) II. ad lateris dolorem. ungues dolorē tollit mire. III. Ad mamillarū dolorē q(ui) lacte hābent (et) tumorē.
Herba p(ro)serpinatia tunsa (et) inposita cū butiro uel subacta discutit mire dolorē (et) tumorē tollit.

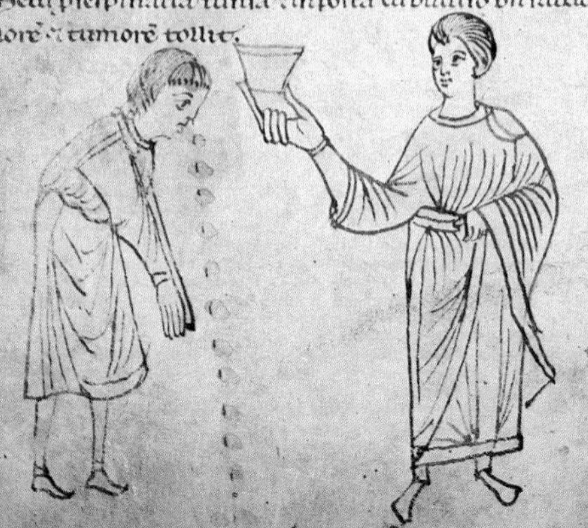

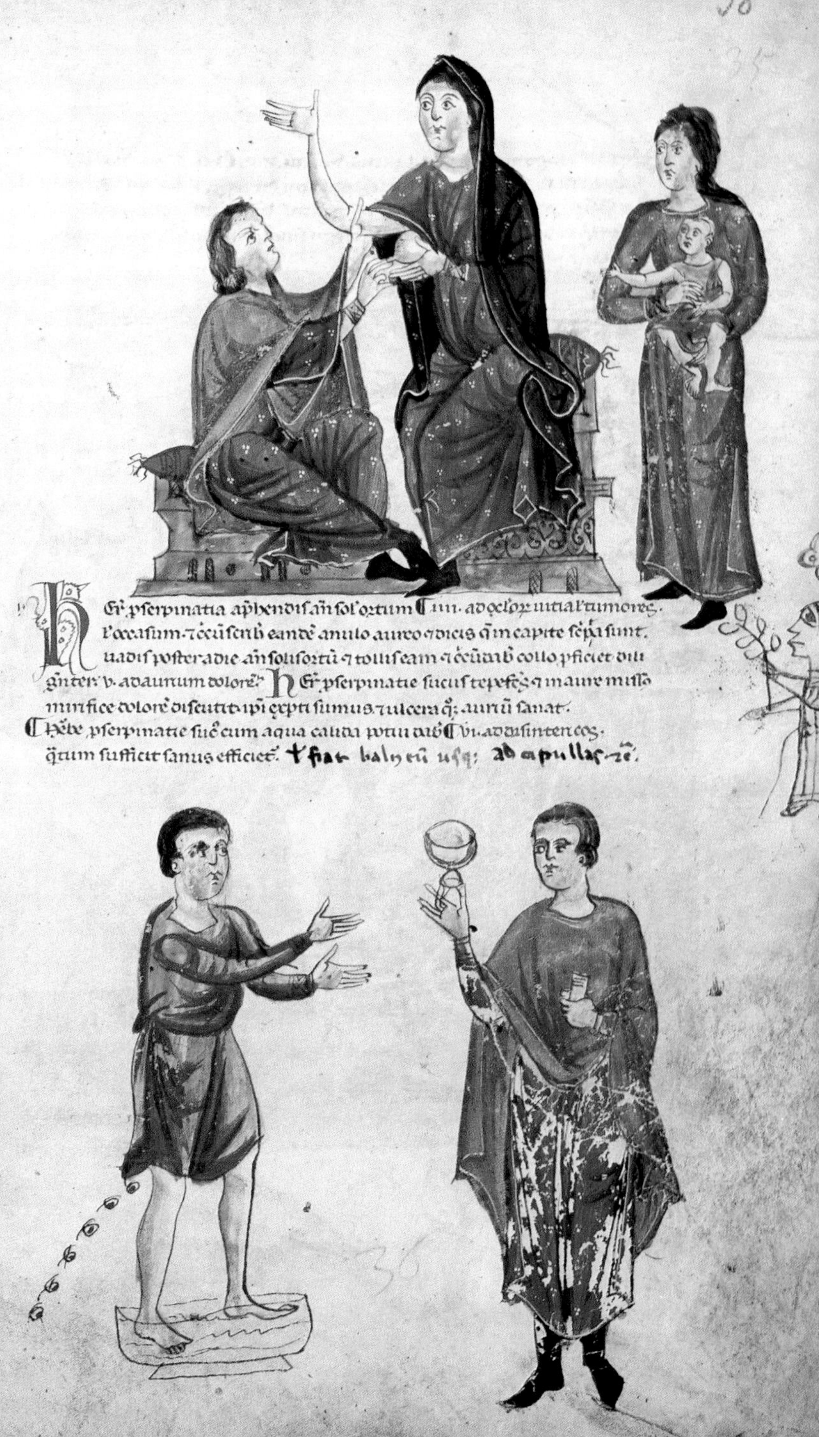
38
35
Herba pserpinatia aphendis an sol ortum C iiii. ad oclor uitia l tumores.
l occasum. 7 ccu scribis eam de anulo aureo 7 dicis q in capite scripta sunt.
uadis postera die an solis ortu 7 tollis eam 7 ccudabis collo pficiet dili
genter. v. ad aurium dolore. Herba pserpinatie sucus tepefcs 7 in aure missu
mirifice dolore discutit ipsi expti sumus. 7 ulcera q aurium sanat.
C Herbe pserpinatie suc cum aqua calida potui dabis C vi. ad disintericos.
qtum sufficit sanus efficiet. l fiat balneu usq: ad capullas 7c.
36

Sucus poligoni cum piperis grana .vii. aut .viiii. vel .vii. ad quartanas sub accessionem dabis bibere liberabitur. legis eam die iovis luna decrescente

Ut supra dicta potionem et iuvabis mirifice. incantas .viii. ad profluvium mulieris. aut sic. Stebula, proserpinatia. horti regis filia. quomodo clausisti mule partum; sic claudas et unda sanguis huius.

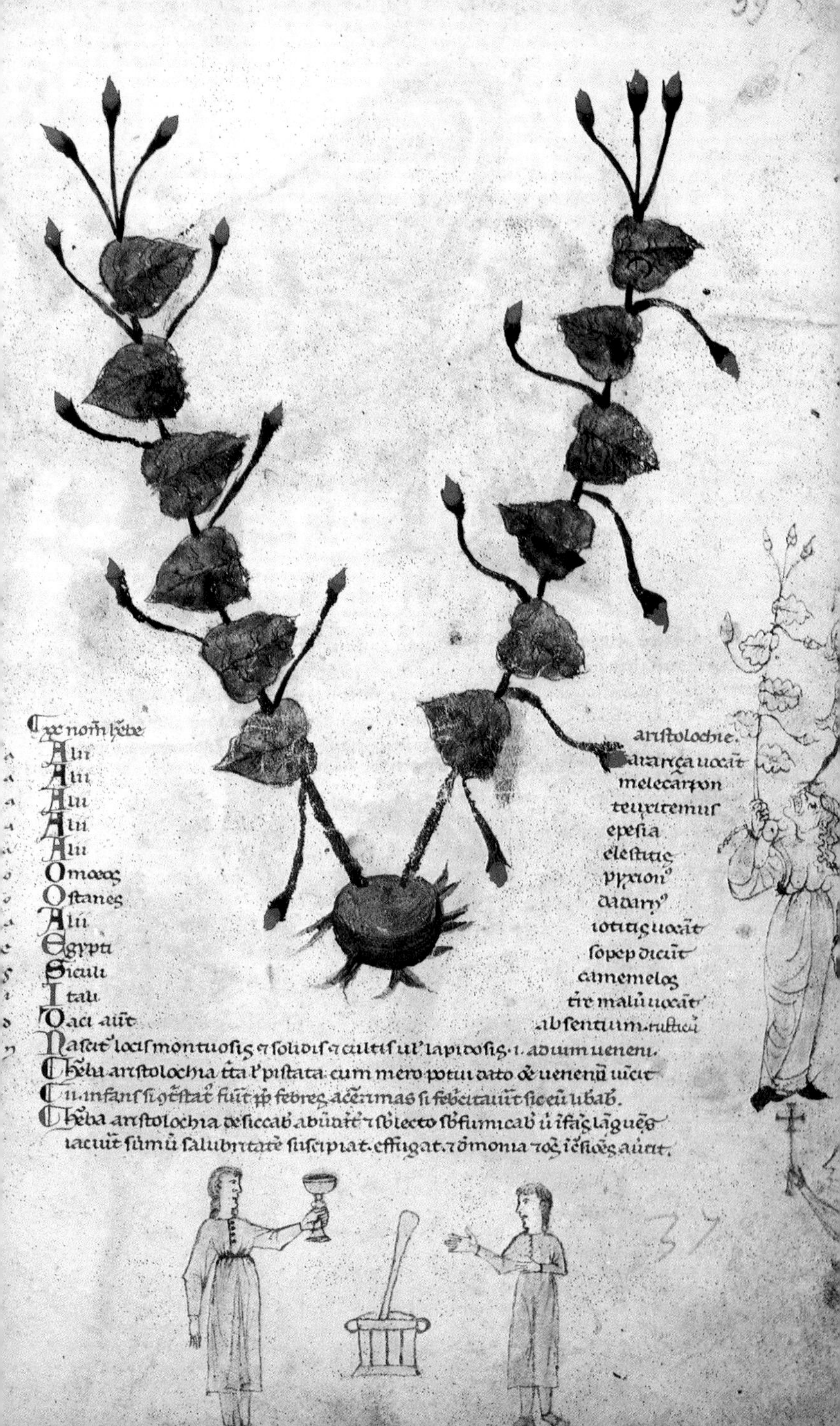
Tex nom herbe aristolochie.
Alii aratriga uocant
Alii melecarpon
Alii teuxitemus
Alii epesia
Alii elestitis
Omoeos pyxion
Ostanes dadarys
Alii iotitis uocant
Egypti sopep dicunt
Siculi camemelos
Itali tire malu uocant
Daci autem absentium rusticum
Nascit' locis montuosis et solidis et cultis vel lapidosis. i. ad uim ueneni.

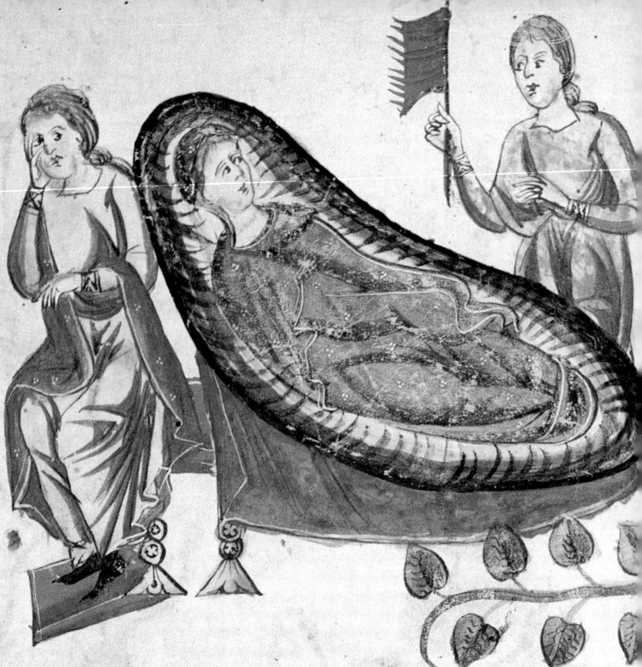

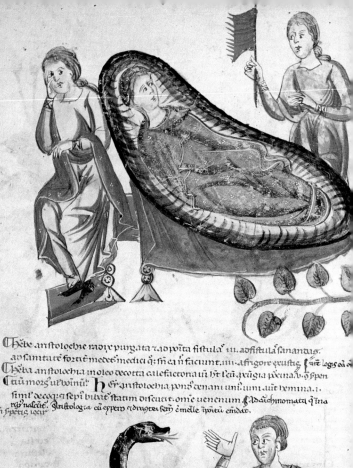

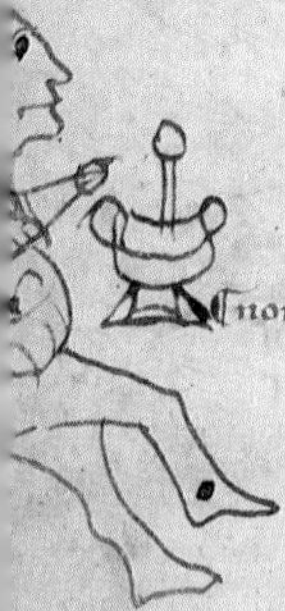

Herbe aristolochie radix purgata et adposita fistulas .iii. ad fistulas sanandas. ad sanitatem fortiter medetur medici quoque si non ea non faciunt .iiii. a frigore et rustig

Herba aristolochia in oleo decotta calefactoria uim habet et cum axungia porcina .v. contra spen
tium morsus ut domini. Herba aristolochia pondo denarii unius. uini aut hemina .i.
simul decoq. et sepius bibat statim discutit omne uenenum. Ad cachinomata que in na
ribus nascitur. Aristologia cum cypero et dragantea simul et melle inposita emendat.

In nomine spetis iecur

uite legis ea o

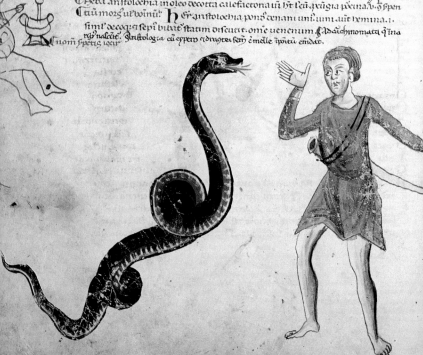

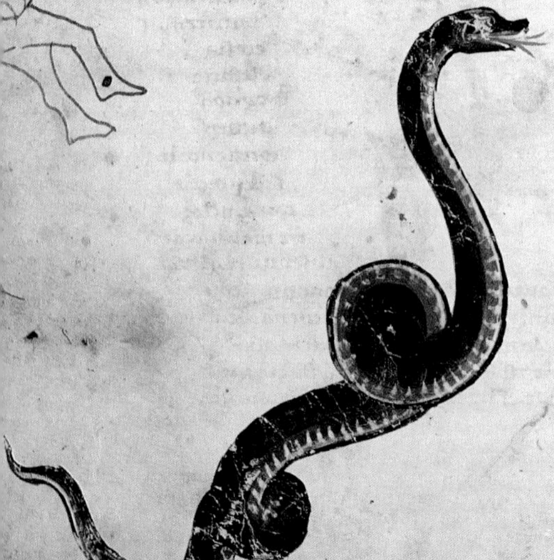

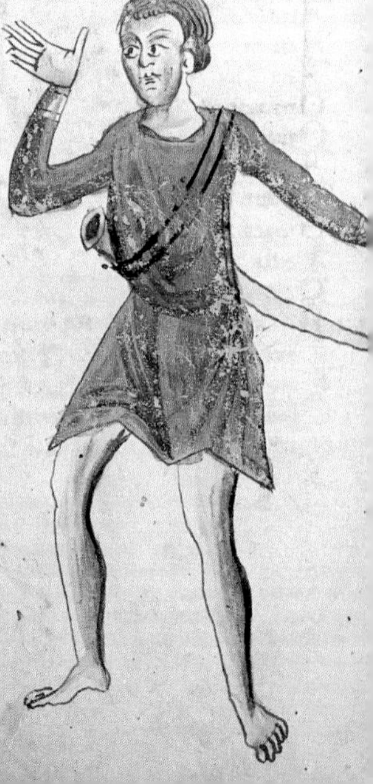

Nasturtiū herba. A greci. dr̄ Cartacadamo. Alii etgocadamo. Alii iberis. Alii cardamina. Alii cianocadamon. Egyptii sep. Itali nasturtium.

Punici cusmin uocāt. Romani nasturtiū uocāt. i. c. est ad cap deplendum. Herba nasturtiū nanib' inities cap deplet legis eā mse martio. ii. ad capitis uitia & prurigines & forfores. Herba nasturtii sem mixtū cū adipe anseris tritū & in caluitiē positū statim forfores potentissime de capite eiciet.

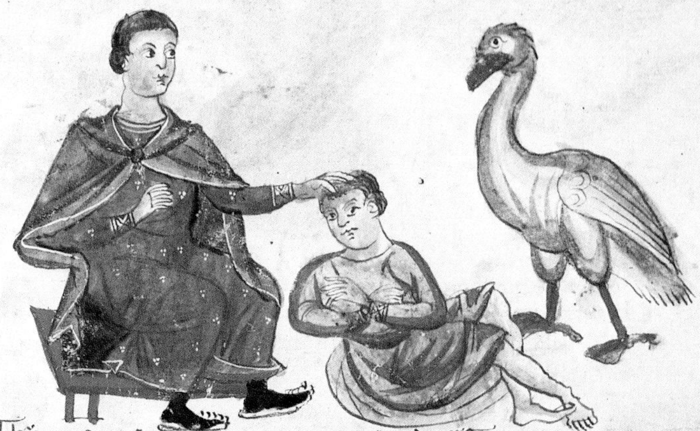

Herba nasturtiū cum puleio in aqua decoctū dab' bibere. iii. ad cruditatem. discutit omne cruditatē. iiii. ad strumas. Herba nasturtiū cū lumto cōtū & sr strumas inponis & sup positū. foliū oleris strumis resistit.

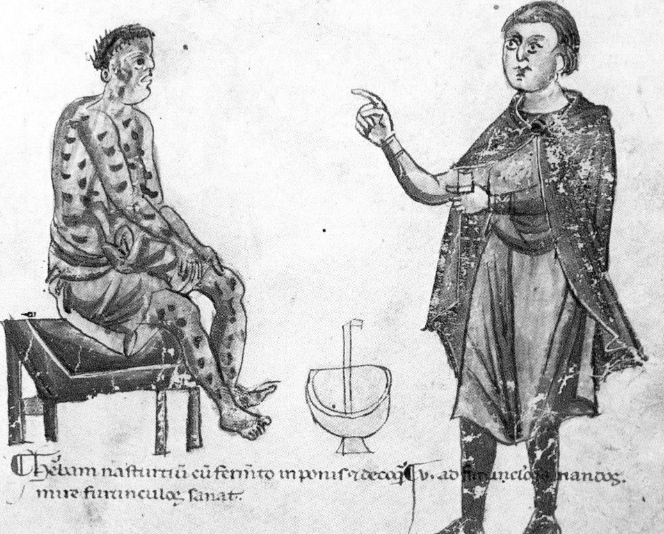

Herbam nasturtiū cū fermto inponis & decoq. v. ad furunclos maturandos. mire furunculos sanat.

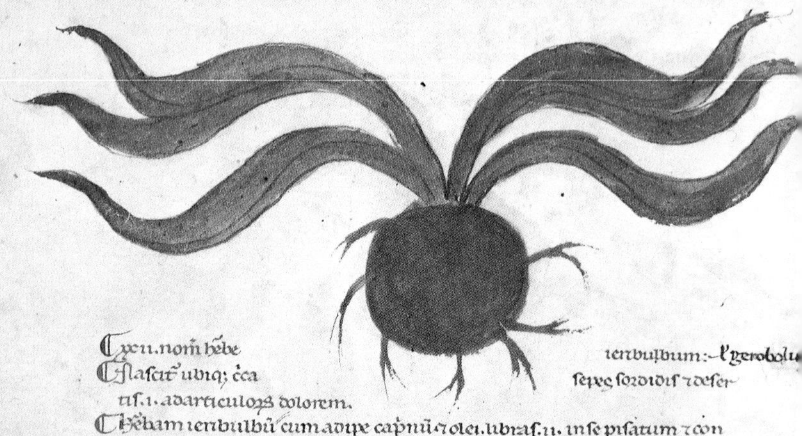

Cxcii. nom̄ h̄be ierbulbum :- l' gerobolu
Nascit᷑ ubiq; c̄ca sepes sordidis ⁊ deser-
tis. i. ad articulo⁊ dolorem.
Herbam ierbulbū cum adipe capnū ⁊ olei. libras. ii. in se pisatum ⁊ con
mixtū uteris dolorem mirifice tollit. ʒ. vj. seuo capno. ʒ. vj. oleo capno
t. i. ⁊ ʒ. ij. insimul pisatū ⁊ commixtū uāg dolore articlo⁊ tollit

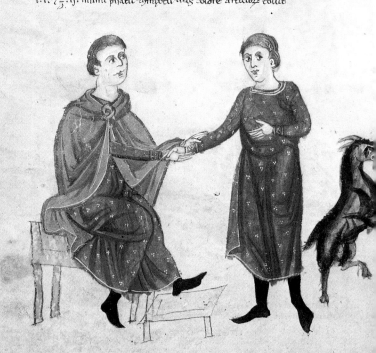

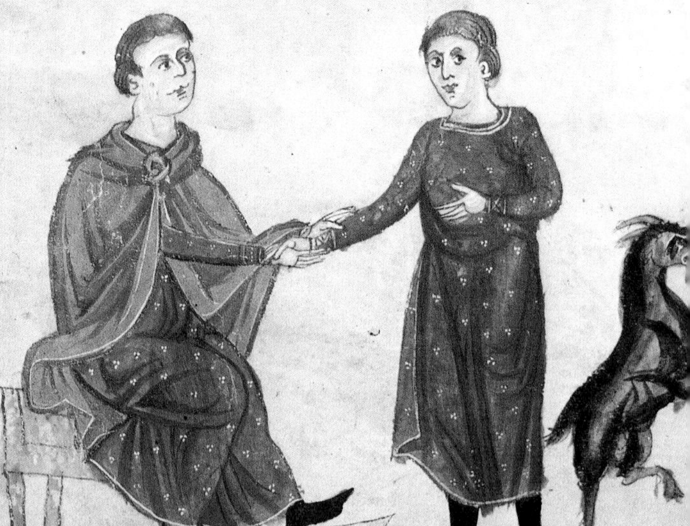

CII. si mulier lentigines in faciem hūit.
Herbe ierbulbum radicē cum lumto lupinatio in unū ↄmixtū ↄtere et simlr faciē lavent lentiginosam statim faciē limpidam facit.

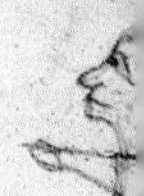

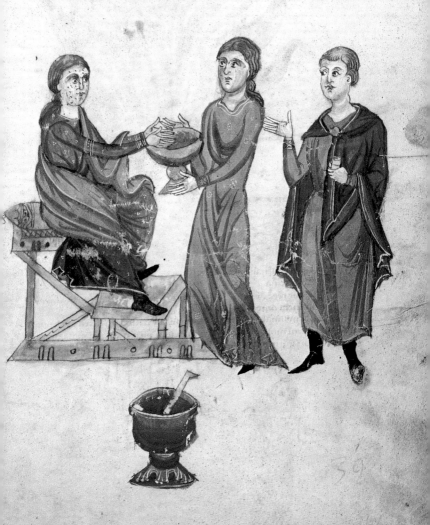

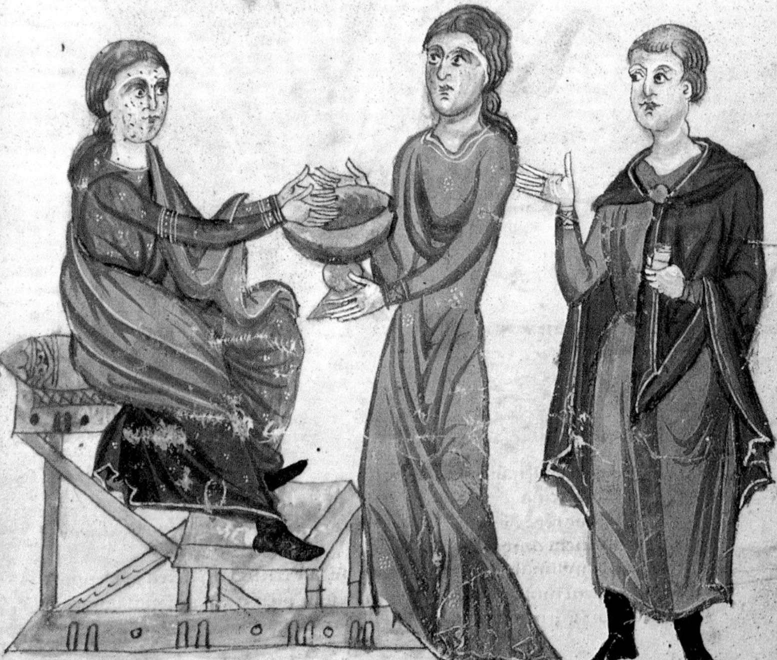

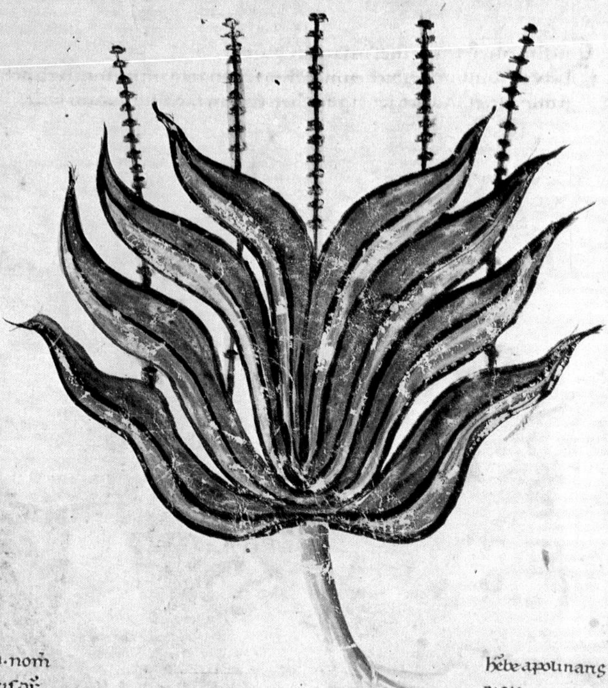

Cxxiii. nom̄

Agrecis dr̄

Alii

Alii

Alii

Itali dicunt apolł̄naris

Daci hēba baccina

hēbe apolinaris ·7

dicea

st̄ gino manicō

dicunt dorignion

cecalion uocāt:

Apollo hanc hēbā dr̄ inuenisse 7 asclipio dedisse un̄ nom̄ apolinaris accep̄.

C I. ad uulnera chronia 7 araneatum.

Hēbam apollinarē cū axungia ueter̄ sn̄ sale tere 7 uini ueter̄ absq; uino fumo cietū unū axungia ueter̄ libra simł pisab 7 fcim tāq̄ malagma 7 uulnera sup inponis celerit̄ sanabit̄ ū mirens.

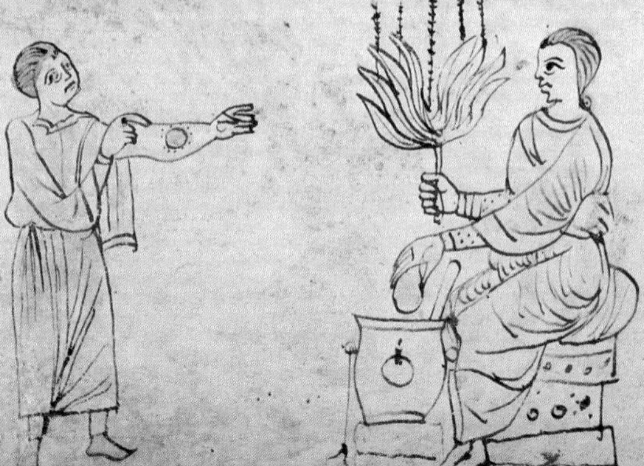

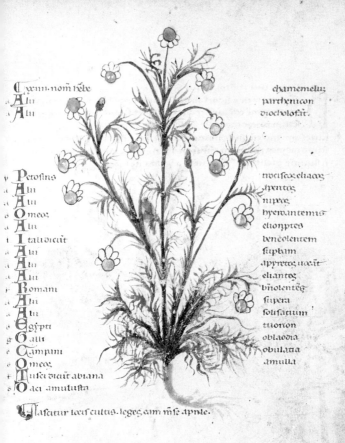

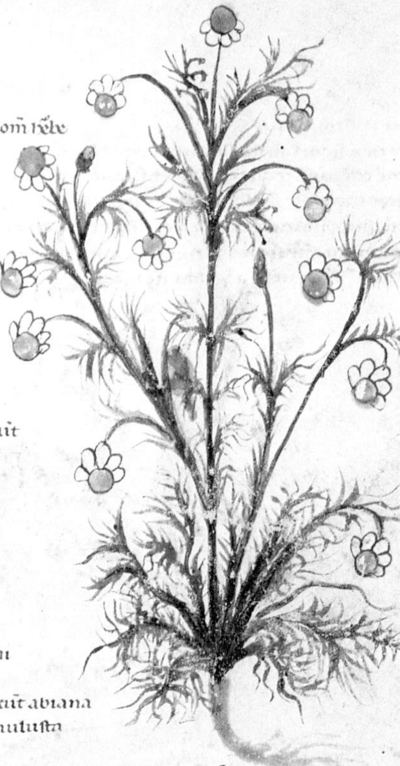

Cxxiiii. nom herbe chamemelu;
a Ali parthenicon
a Ali diocholosat.

p Petosiris tructsceselianes
a Ali arentes
a Ali nipees
o Omeos hyeroantemis
a Ali elionptes
i Itali dicunt beneolentem
a Ali superbam
a Ali apyretes uocant
a Ali eliantes
r Romani benolentes
a Ali supera
a Ali solisatium
e Egypti tuorion
g Galli oblaodia
c Campani obulatia
o Omeos amulla
t Tusci dicunt abiana
d Daci amulusta

Nascitur locis cultis. leges eam mense aprile.

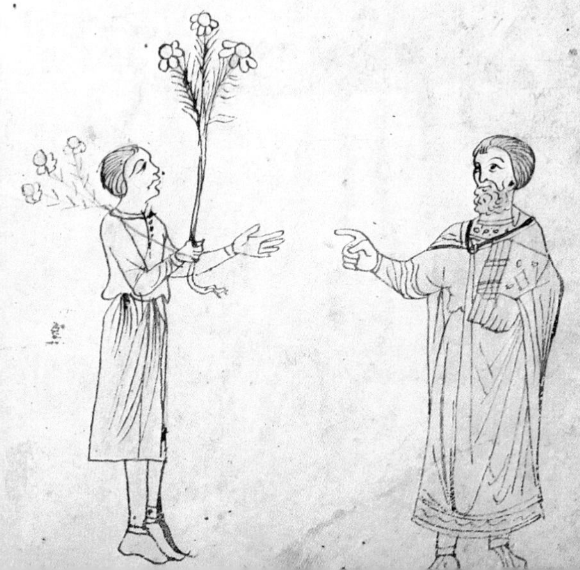

C. I. Ad oclorum uitia uel dolorem.

Herba camameleon si quis an(te) solis ortum eam ante herbam inuenit. dic(es) ad albuginem oclorum. te carpeo peto ut subuenias. et eam alligatam secum portet in collo. i. siyoluus seu uirtutem eius.

Facies eam in oleum cum sol in ariete ueniet et egrum pungis more agonestico et coopies illum diligenter si totus sudauit scito eum uiuere si totus non sudauit periclitabitur sane dabis ei aquam calida ut bibat.

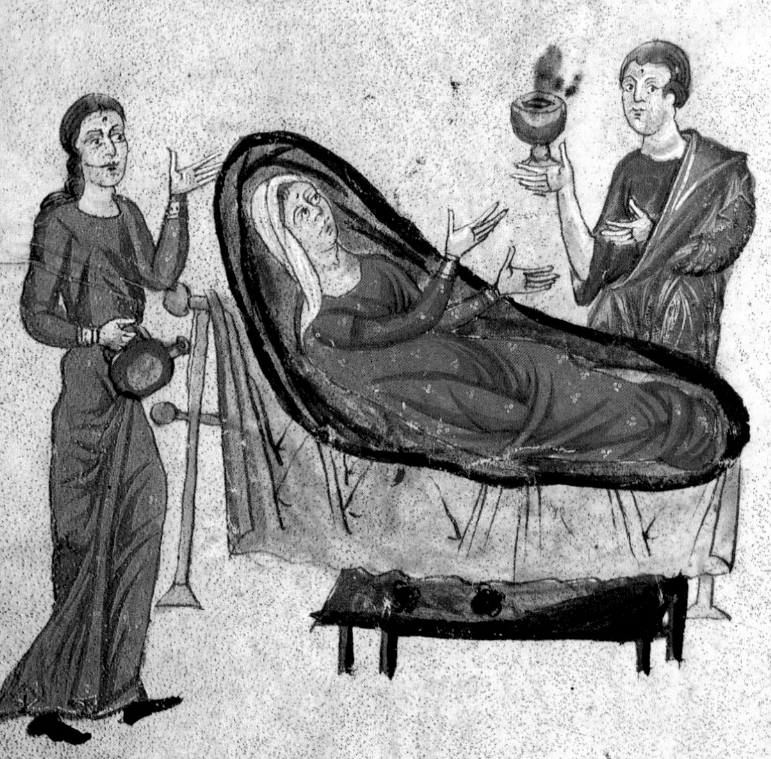

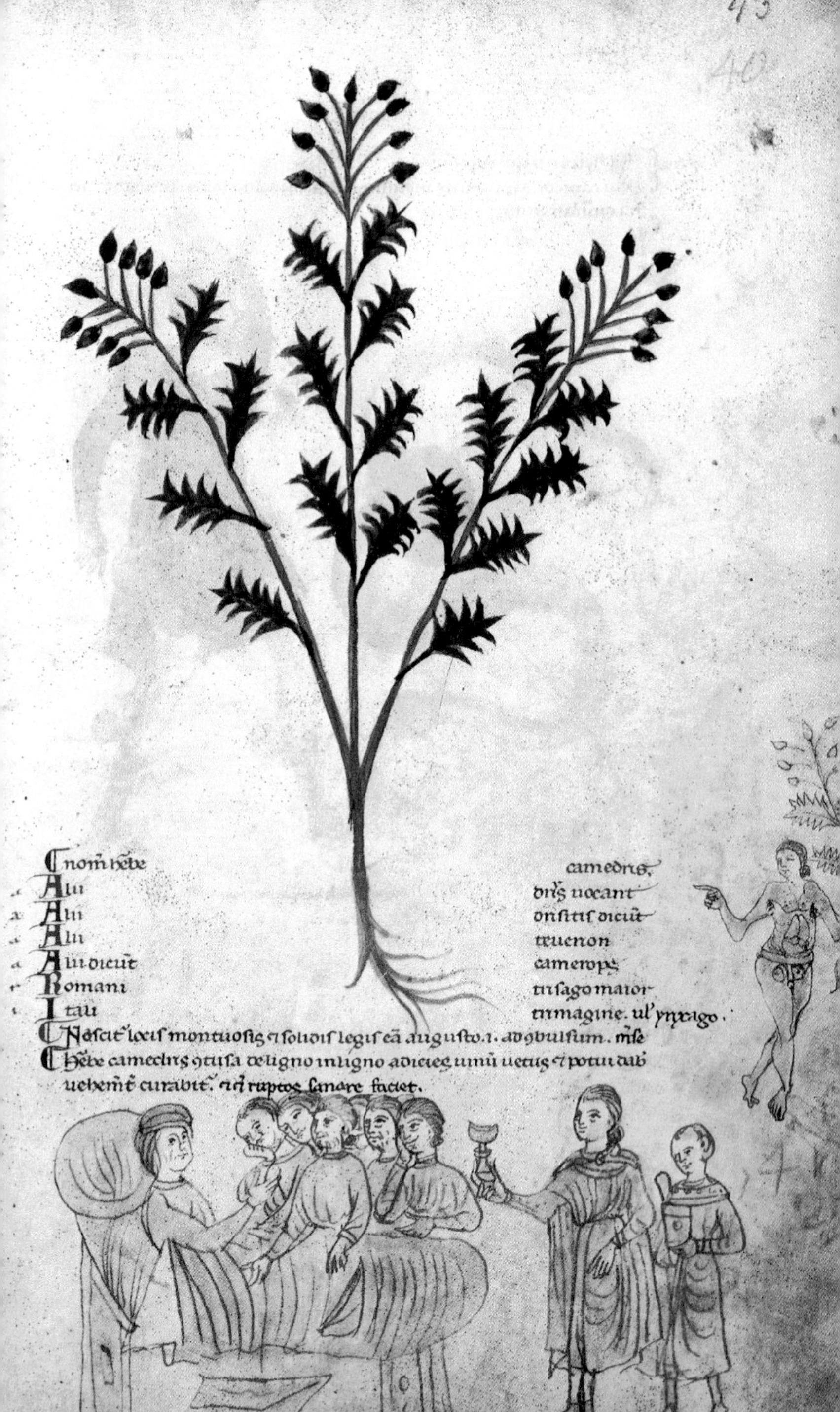

nom herbe camedris.
Alii dris uocant
Alii onsitis dicunt
Alii teucrion
Alii dicunt camerops
Romani trisago maior
Itali trimagine. ul' yxxago.
Nascit locis montuosis et solidis legis eam augusto. i. agustum. mse
Herbe camedris ctrita de ligno in ligno adicies umu uetus et potui dab
uehemt curabit. et ruptos sanare faciet.

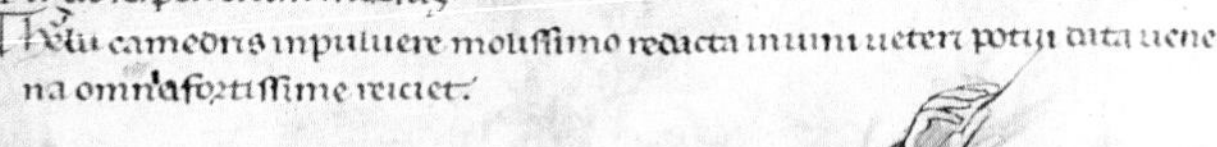

ii. ad serpentium morsus.

Herba camedris in puluere mollissimo redacta in uino ueteri potui data uenena omnia fortissime reiciet.

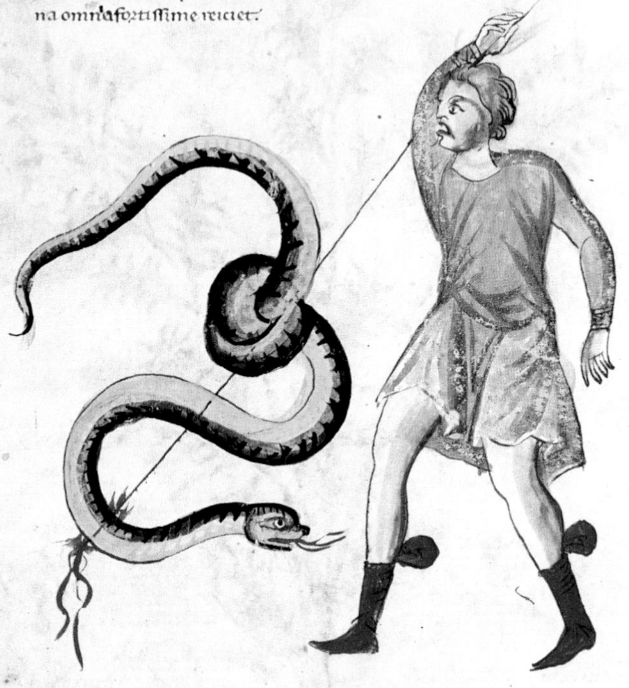

iii. ad podagram.

Herba camedrios in puluere mollissimo redacta cum aqua calida mire purregonam prestat.

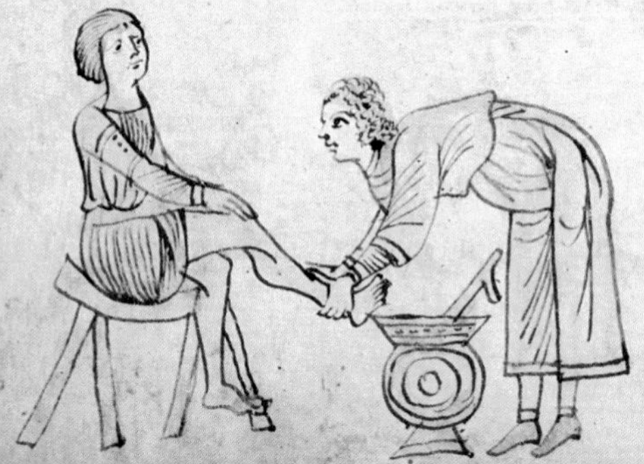

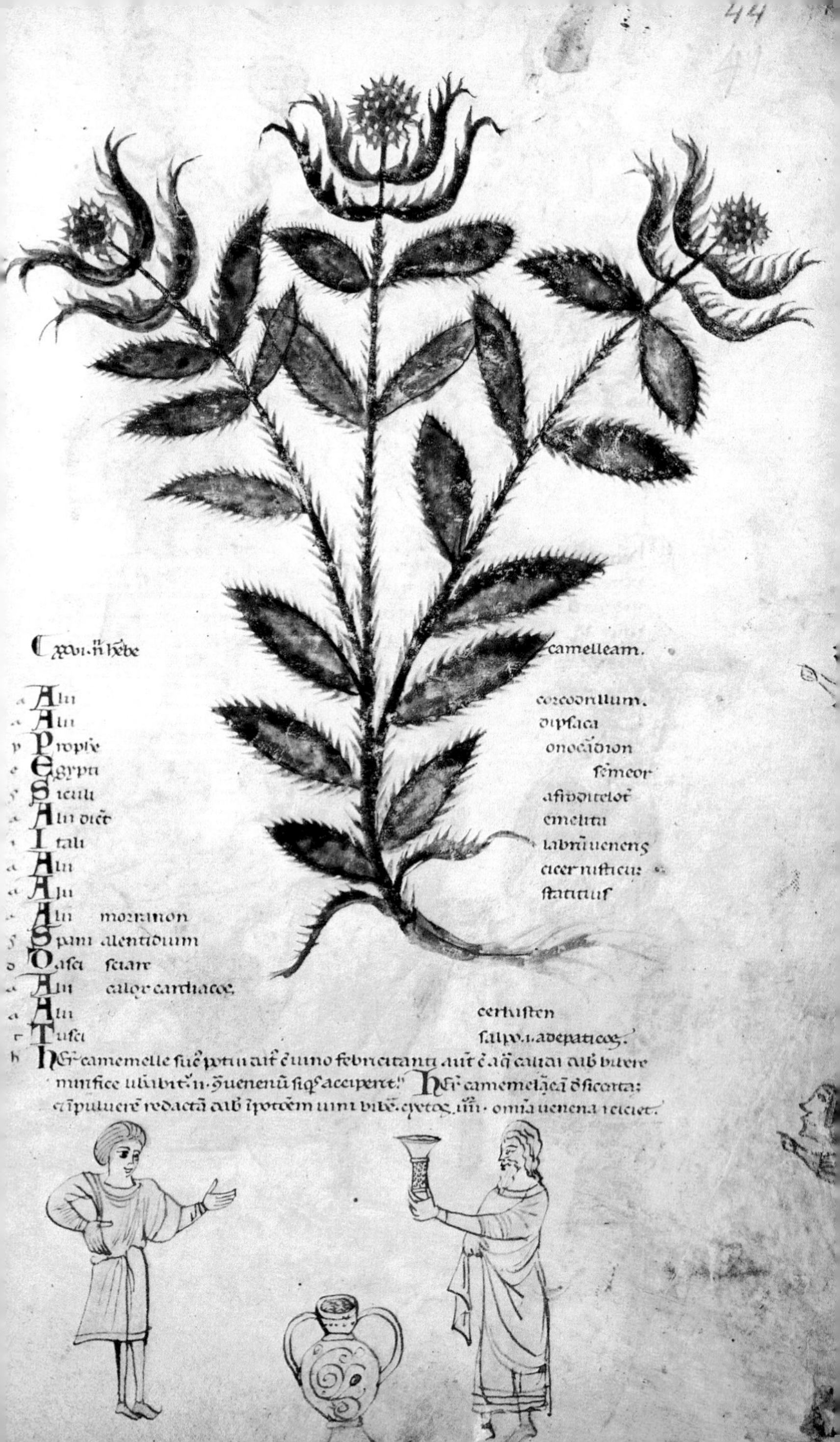
44
camelleam.
Alii
Alii dipsaca
Prophete
Egypti
Itali
Alii
Alii statitius
Alii
Spani alentidium
Alii
Alii certusten
Tusci

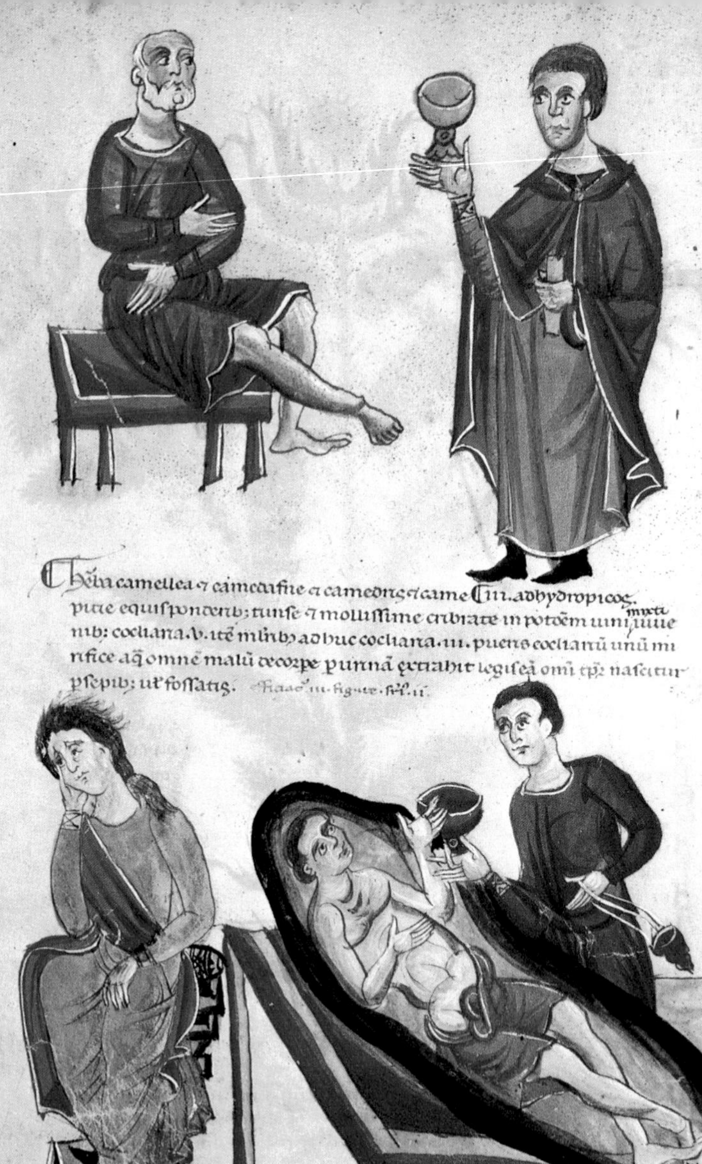

Herba camellea ⁊ camedafne et camedris ⁊ came CIII. ad hydropicos.
pitie equis ponderib; tunse ⁊ mollissime cribrate in potõem uini mixti iuue
nib: cochlaria .v. itẽ minorib; adhuc cochlaria .iii. pueris cochlariũ unũ mi
rifice aq̃ omnẽ malũ de corpe p urinã extrahit. legis eã omĩ tpe nascitur
p sepib; ul fossatis. Ficiaco iii. figure. fol. ii.

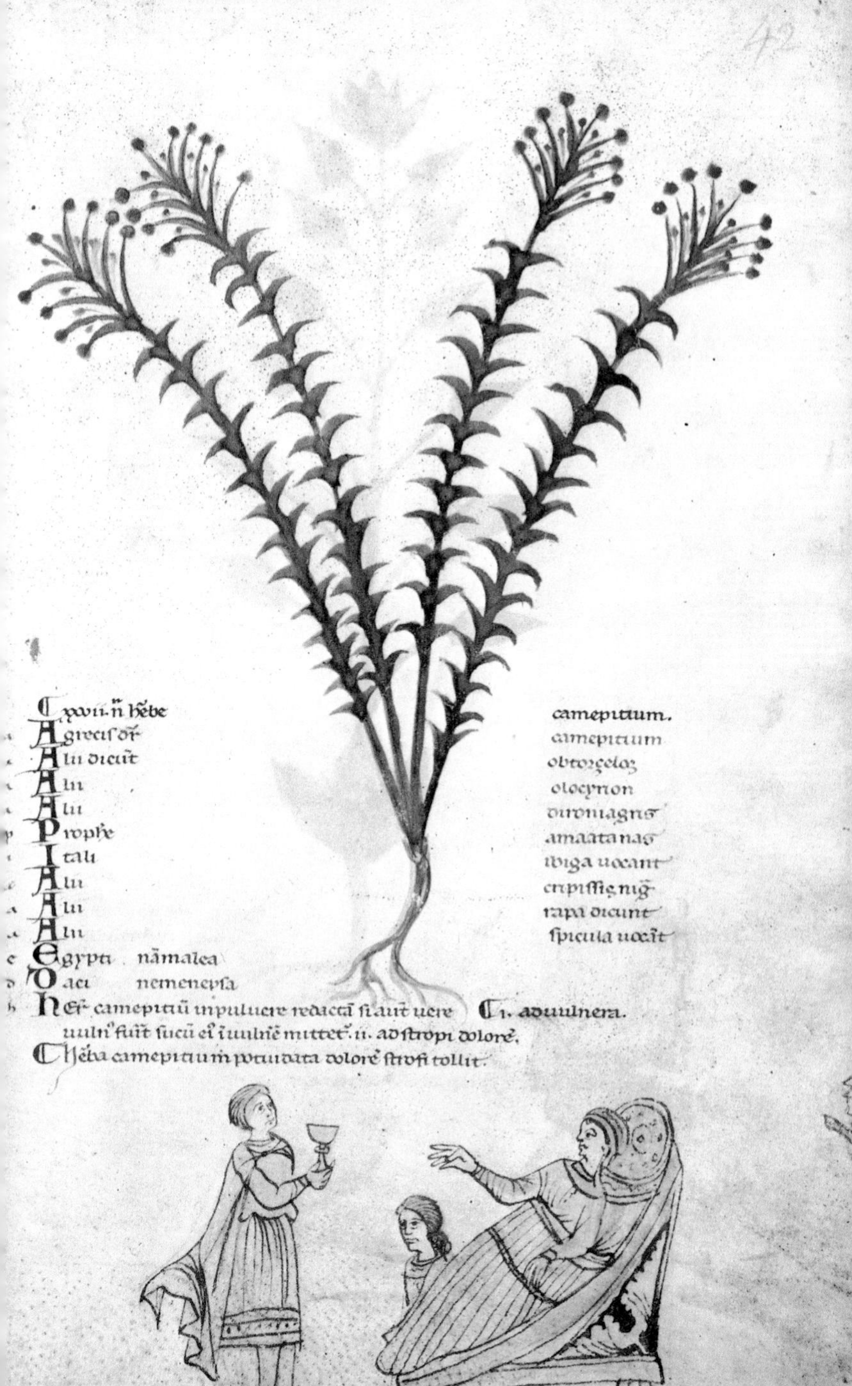

45
42

Cxxvii. n̄ hĕbe camepitium.
A grecis dr̄ camepitium
Alii dicūt obtozeloz
Alii olocyrion
Alii duronmagnis
Prophe amaatanas
Itali ibiga uocant
Alii cripissig nig̃
Alii rapa dicunt
Alii spicula uocāt
Egypti nămalea
Daci nemenepsa
Hĕ camepitiū inpuluere redactă si aut̃ uere C i. ad uulnera.
uulns̄ fuit sucū eĭ ĭ uulnĕ mittet̃. ii. ad stropi dolorĕ.
C hĕba camepitium in potu data dolorĕ strofi tollit.

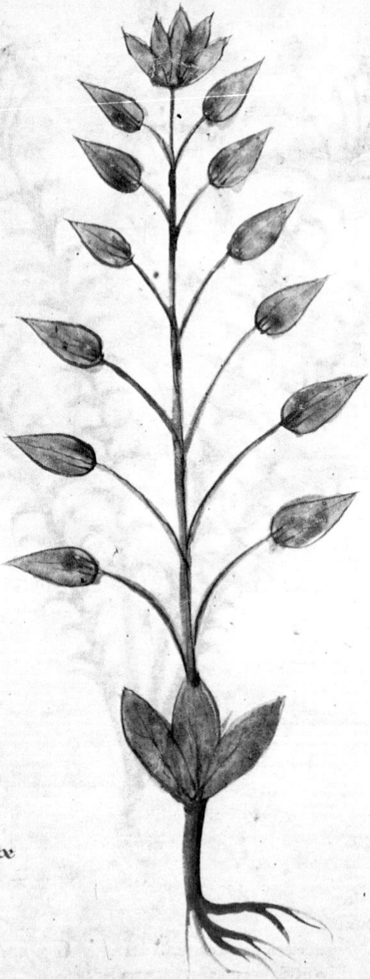

CXXVIII. nom̄ herbe camedafne

A grecis dr̄ dafnitec

Alii carogygos

Itali laurū siluestre

Alii mustillago ł mustellag

Alii usilen

Herba camedafne in puluerē redactā mollissimo C .i. ad alueū concitandū in aqua calida potui data alueū concitat.

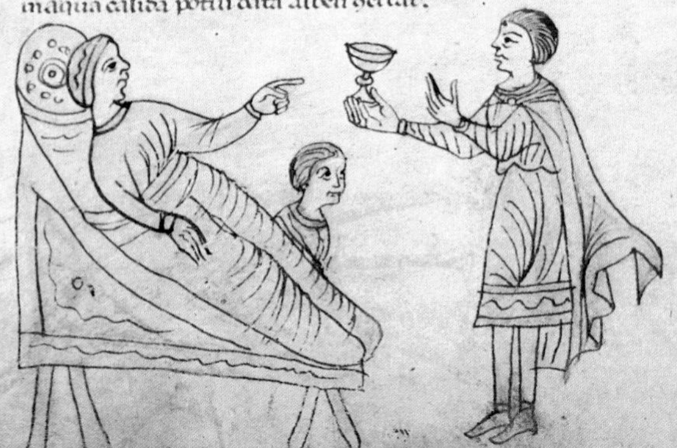

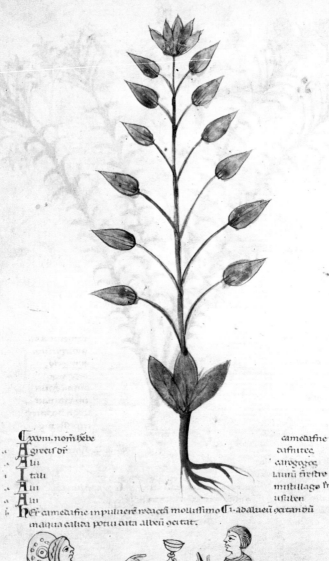

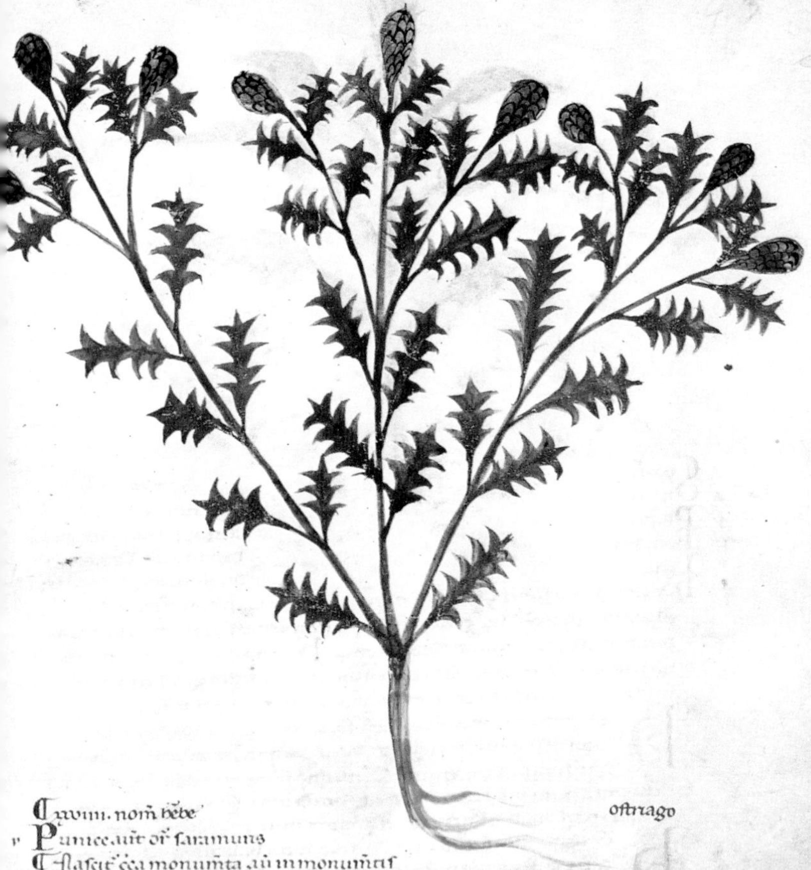

xxviii. nom̄ h̄be ostrago

Punice aũt dr̄ saramuns

Nascit̃ circa monum̄ta aũ in monum̄tis aũ in parietib; q sũt circa montib;. Herba ostrago radices faciens et tenero et ad oĩa uulnera ponis. Herba ostrago tũsa et imposita oĩb; ulcerib; q̄ in corpore nascunt̃ pfectissime sanat.

Hanc herbam si uolueris euellere mundus et ante solis ortum legis aũt eã mense iulio.

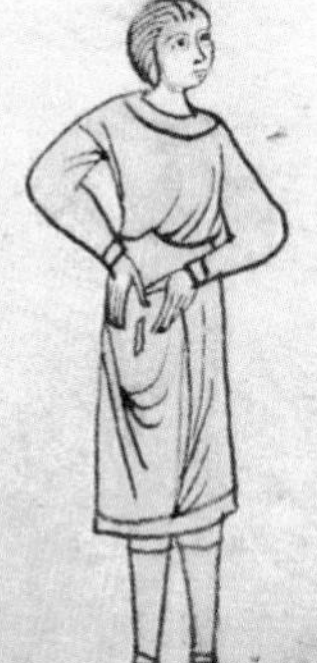

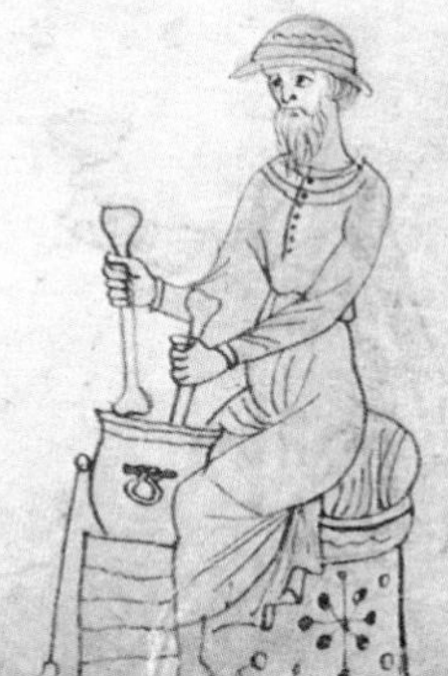

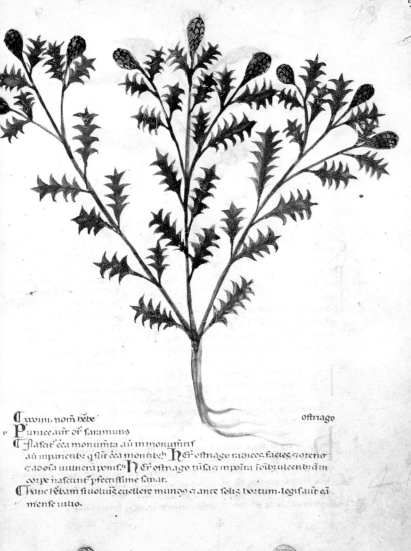

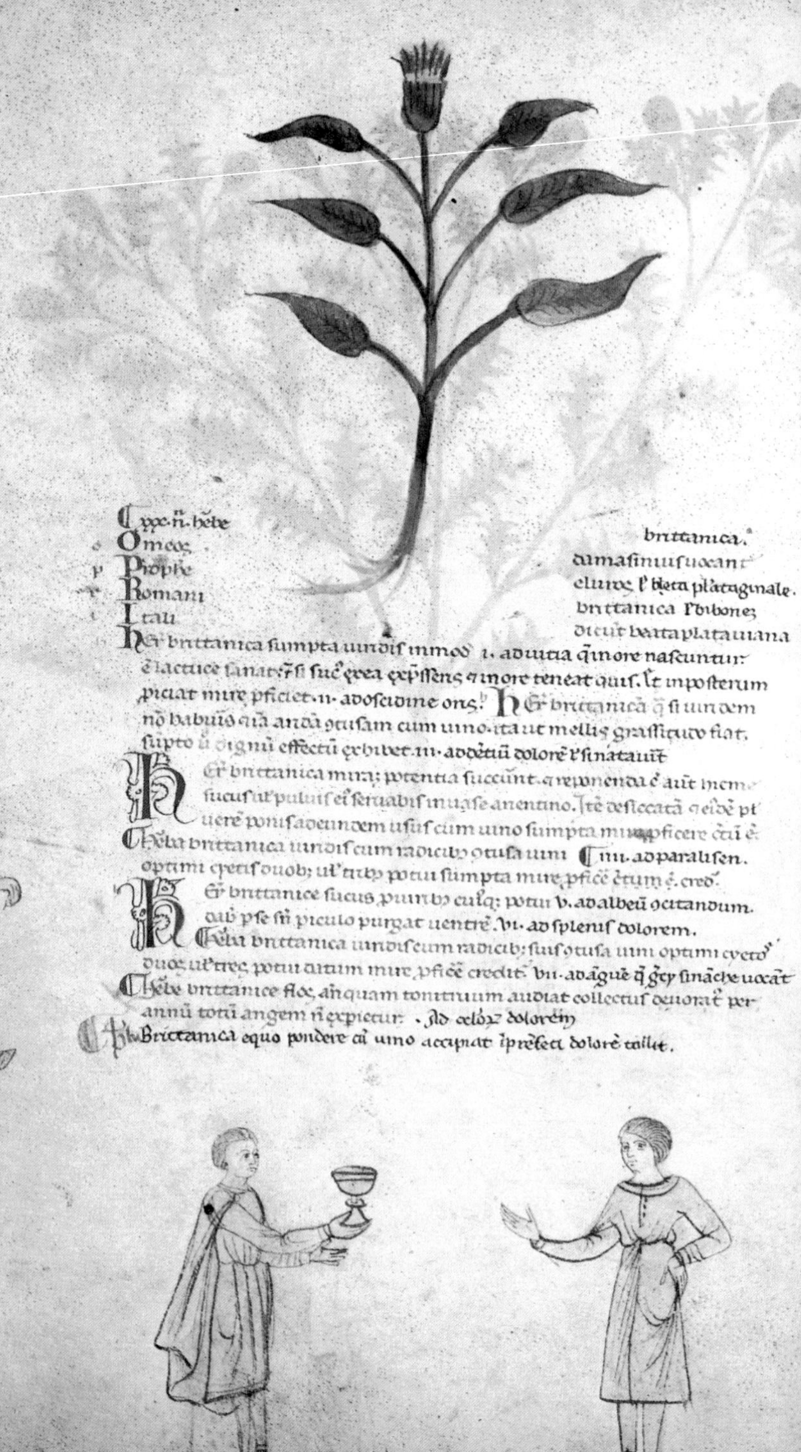

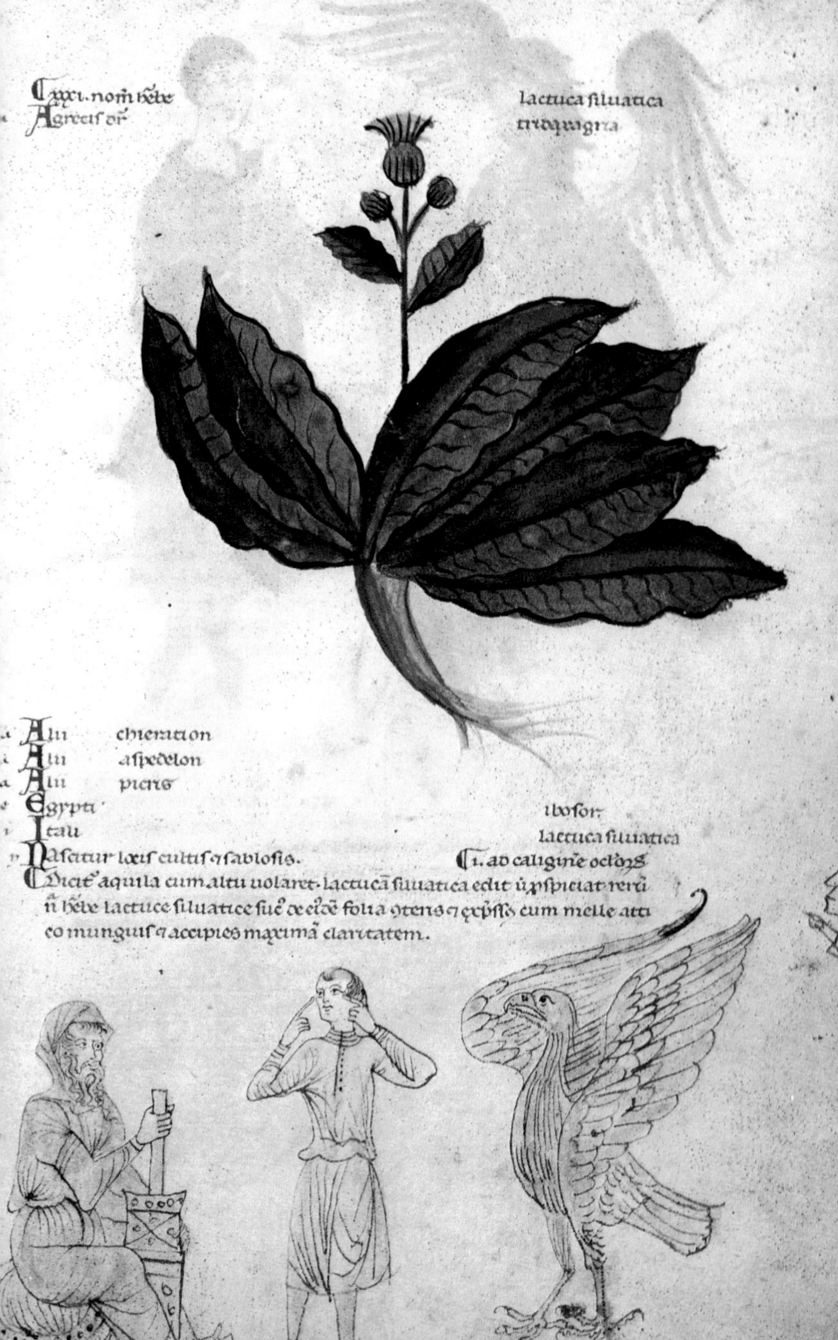
47
Cxxxi. nomen herbe
A grecis dicitur
lactuca siluatica
tridaqxagria
Alii chieration
Alii aspedelon
Alii pieris
Egypti ibosor
Itali lactuca siluatica
Nascitur locis cultis et sabulosis.
Cl. ad caliginem oculorum
Dicitur aquila cum altu uolaret. lactucam siluaticam edit ut perspiciat rerum
naturam. herbe lactuce siluatice sucus de eadem folia contusis et expressis cum melle atti
co munguis et accipies maximam claritatem.

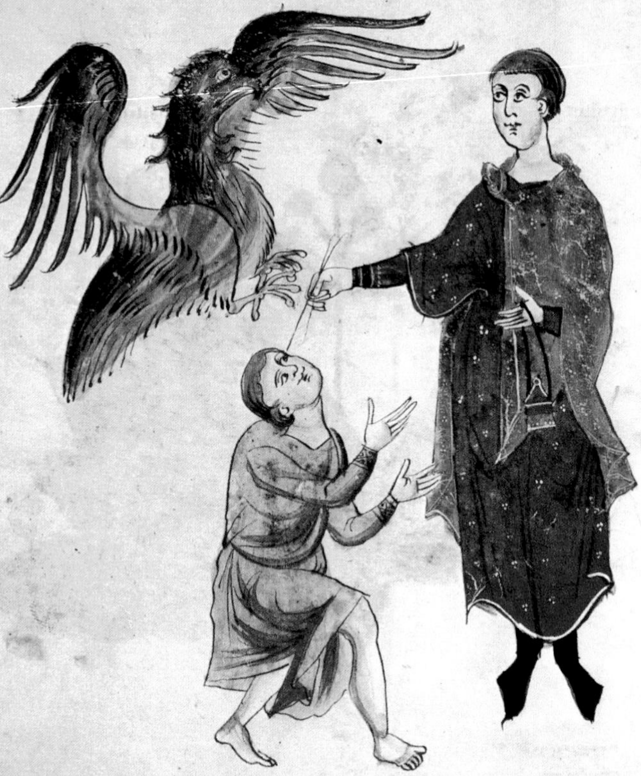

Secunda idem ut supra. 7 ad ueteres soluendum.

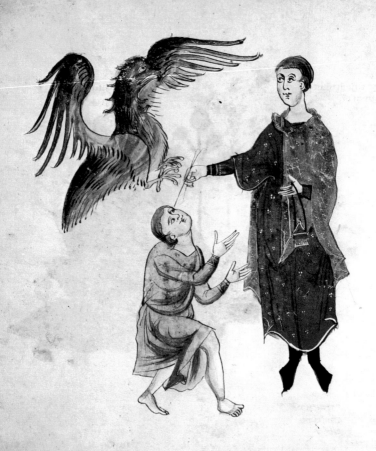

Herba lactuce siluatice sucus mixtus cum uino ueteri ul' acapno q
sin fumo collectus e simul cum melle q fel uultur in se cmisceas
q teris q in ampulleá uitream recondes q utens pu necessariu fuit
sumam medicinam experieris.

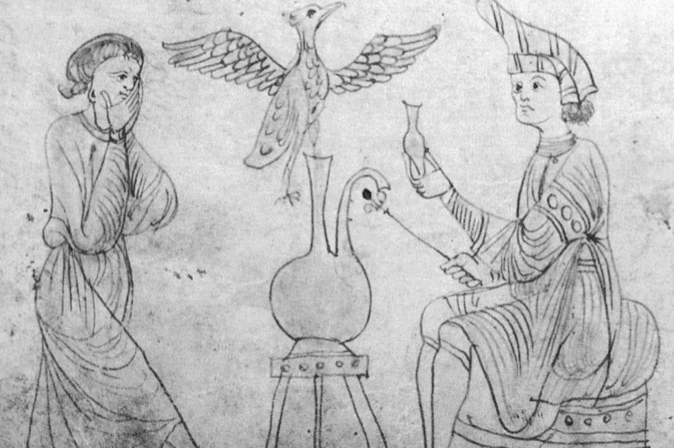

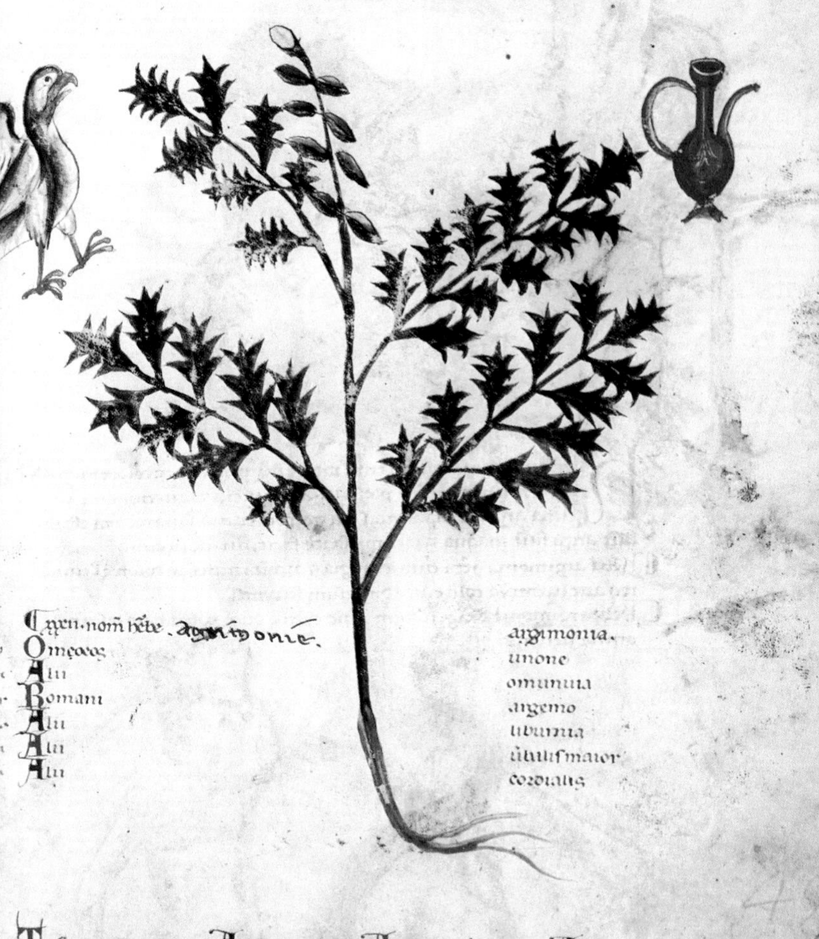

Cxxxi. nom̄ herbe. agrimonie.	
Omeoeos	argimonia.
Alii	unone
Romani	omunuia
Alii	argemo
Alii	liburnia
Alii	ululis maior
	cordialis

Tusci dicunt nicilia. Alii numinalis. Alii comite gallica. Alii sarcocolla.
Ci. ad oculorum uitia uel dolores. Nascitur in campis et circa sepibus.
Herba argimonia uiridis pisata. aut si arida fuerit in aqua calida intincta ut facillime teri possit inlinita sugillationem uel liuores in oculis mature discutit.

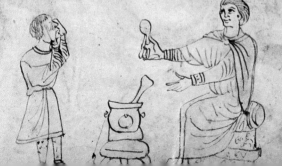

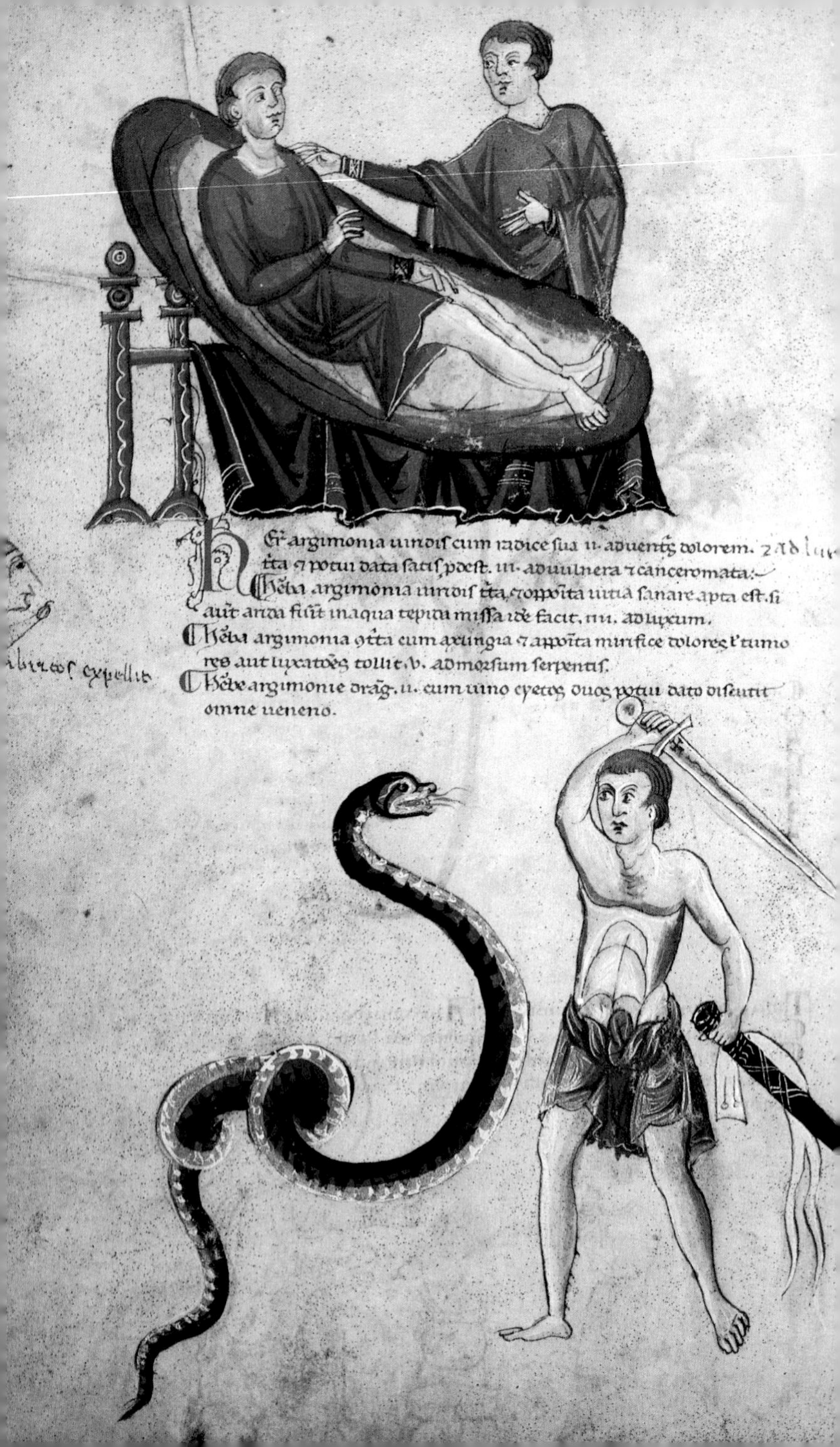

Herba argimonia uiridis cum radice sua. ii. aduersus dolorem. Z ad lu

trita et potui data satis prodest. iii. ad uulnera et canceromata.

Herba argimonia uiridis trita et apposita uitia sanare apta est. si

autem arida fuerit in aqua tepida missa idem facit. iiii. ad luxum.

Herba argimonia contrita cum axungia et apposita mirifice dolores uel tumo

res aut luxationes tollit. v. ad morsum serpentis.

Herbe argimonie drag. ii. cum uino cyatos duos potui dato discutit

omne ueneno.

…bricos expellit

plagā ut restringat agrimonia sola ministrat.

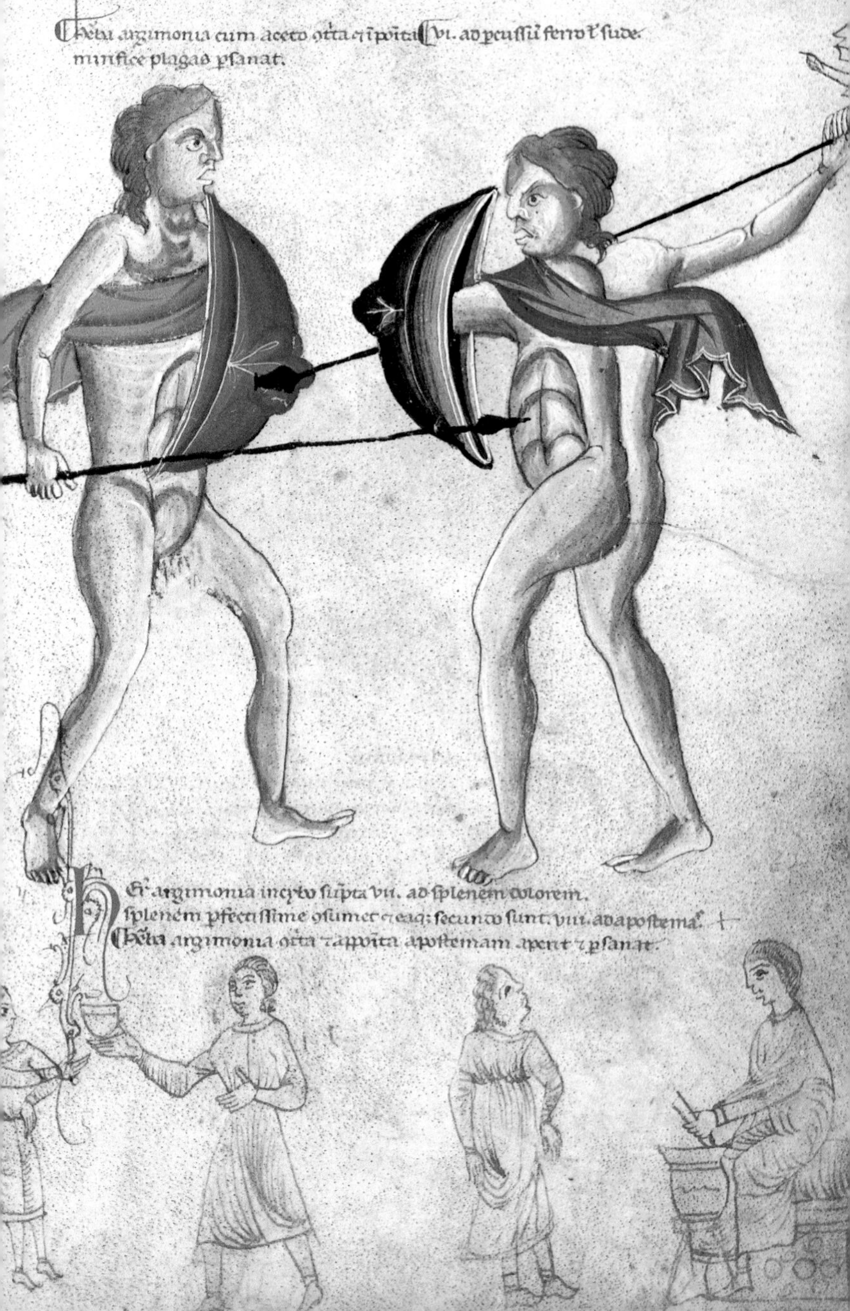

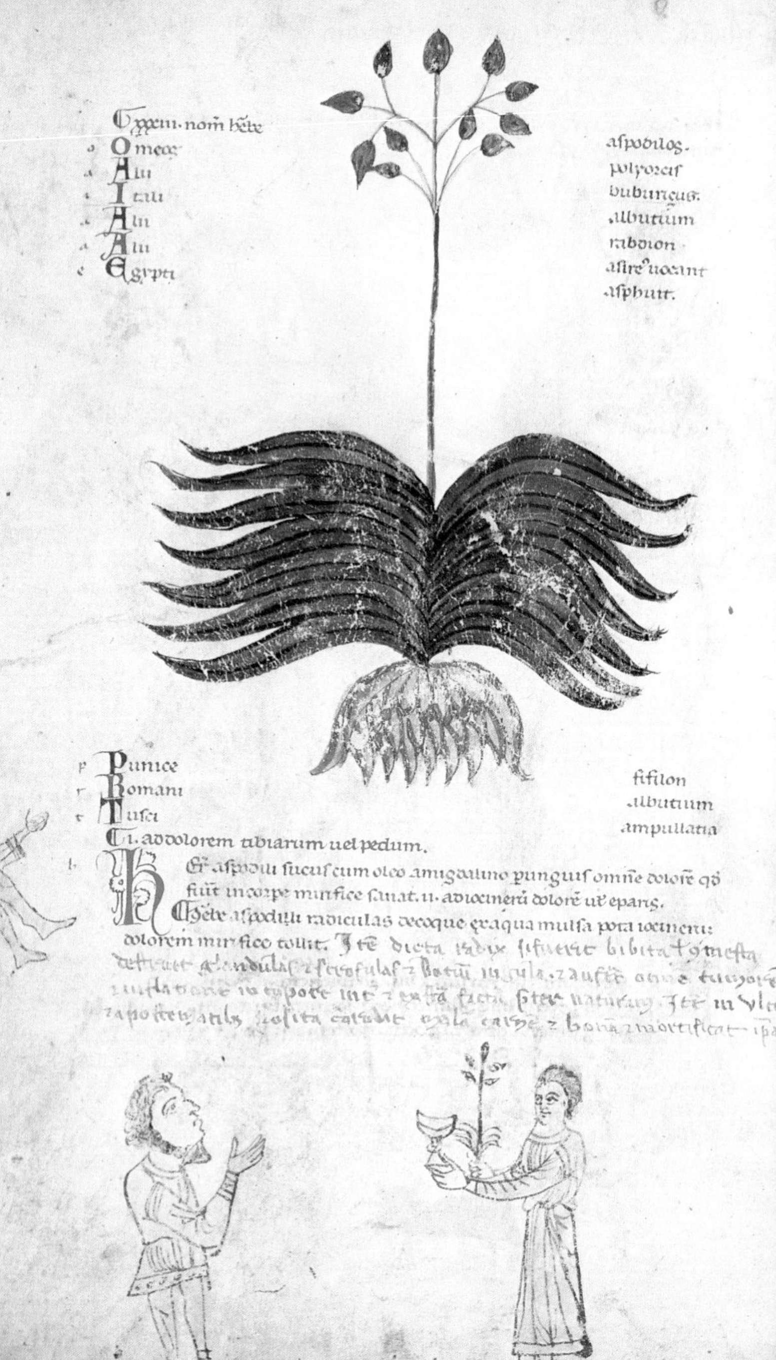
Gxxxiii. nom herbe
Omeos
Alii
Itali
Alii
Alii
Egypti
asphodilos.
polyzoces
bubulcus.
albutium
raboion
asire uocant
asphuit.
Punice
Romani
Tusci
fifilon
albutium
ampullatia
Ci. ad dolorem tibiarum uel pedum.
Herbe asphodili sucus cum oleo amigdalino punguis omnē dolorē qd̄
fuerit in corpe mirifice sanat. ii. ad iocinerū dolorē uł epatis.
Herbe asphodili radiculas decoque ex aqua mulsa pota iocineris
dolorem mirifico tollit. Itē dicta radix si fuerit bibita

CXXXIIII nomen herbe quod est lapa tium.

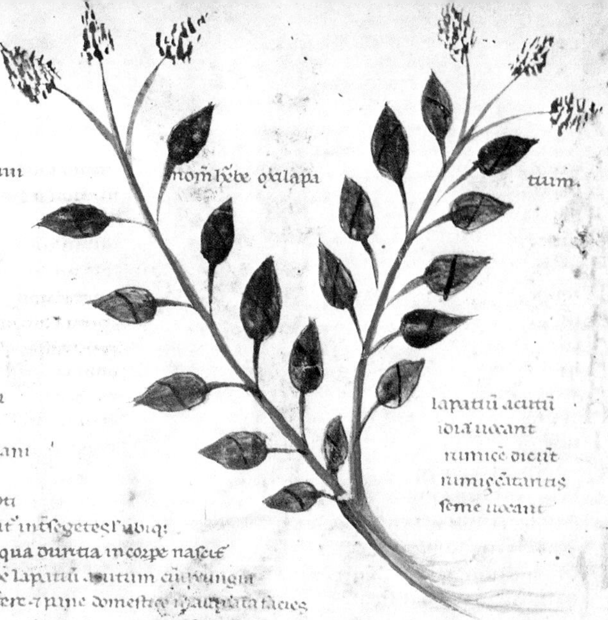

Itali lapatiu[m] acutu[m]
Alii idia[m] uocant
Romani rumice[m] dicu[n]t
Alii rumice[m] cantantis
Egypti seme uocant
Nascit[ur] in t[er]ris segetes [et] ubiq[ue].

C[ontra] i[d] si qua duritia in corp[or]e nascit[ur].

C[ontra] [...] herbe lapatiu[m] acutum cu[m] axungia
ueter[e] [et] p[ro]pine domestice [...] facies
quo malagma cum inponis p[er]fecte sanat. II. ad panicule q[ue] in inguine nascit[ur].

C[ontra] herba q[uod] est lapatiu[m] contusa de ligno ita ut dupliu[m] sit herba q[uam] axungia s[ecundu]m qui
malagma in ponis apit mirifice [et] denuo recludit. [...] est o[mn]i t[em]p[o]re.

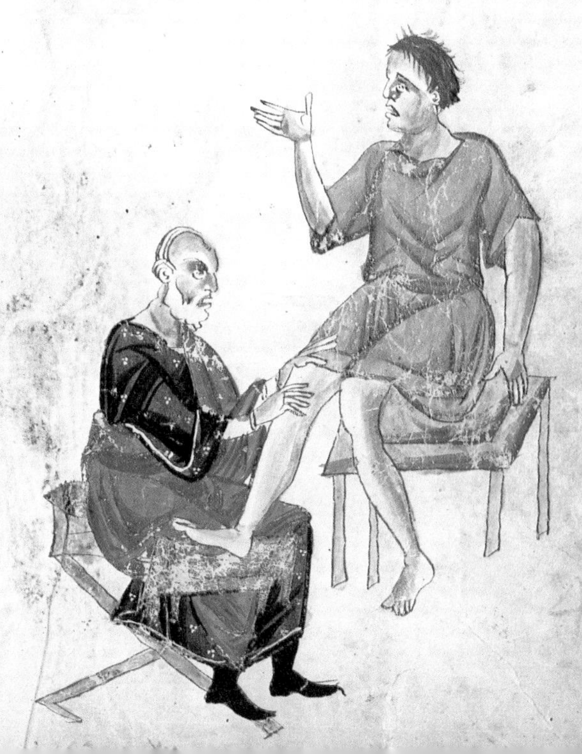

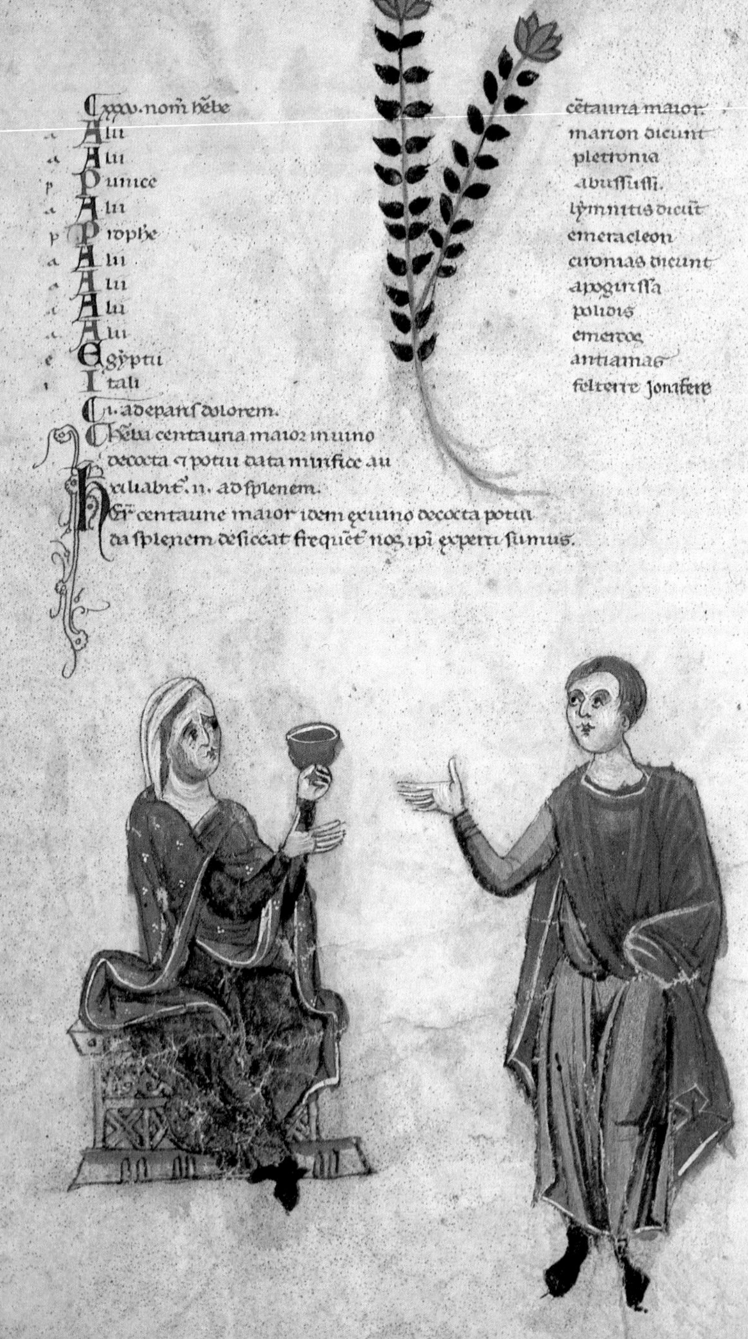

Cxxxv. nom̄i h̄ebe cētauria maior.
a Alii marion dicunt
a Alii pletronia
p Punice abuſſuſſi.
a Alii lymnitis dicūt
p Prophē emeracleon
a Alii eironias dicunt
a Alii apogirſſa
a Alii polidis
a Alii emertos
e Egypti antiamas
i Itali felterre. Jonaſtere
Ci. ad epatis dolorem.
Herba centauria maior in uino
decocta ⁊ potui data mirifice au
xiliabit̄. ii. ad splenem.
Herb̄ centaurie maior idem ex uino decocta potui
da splenem desiccat frequēt̄ nos ipi experti sumus.

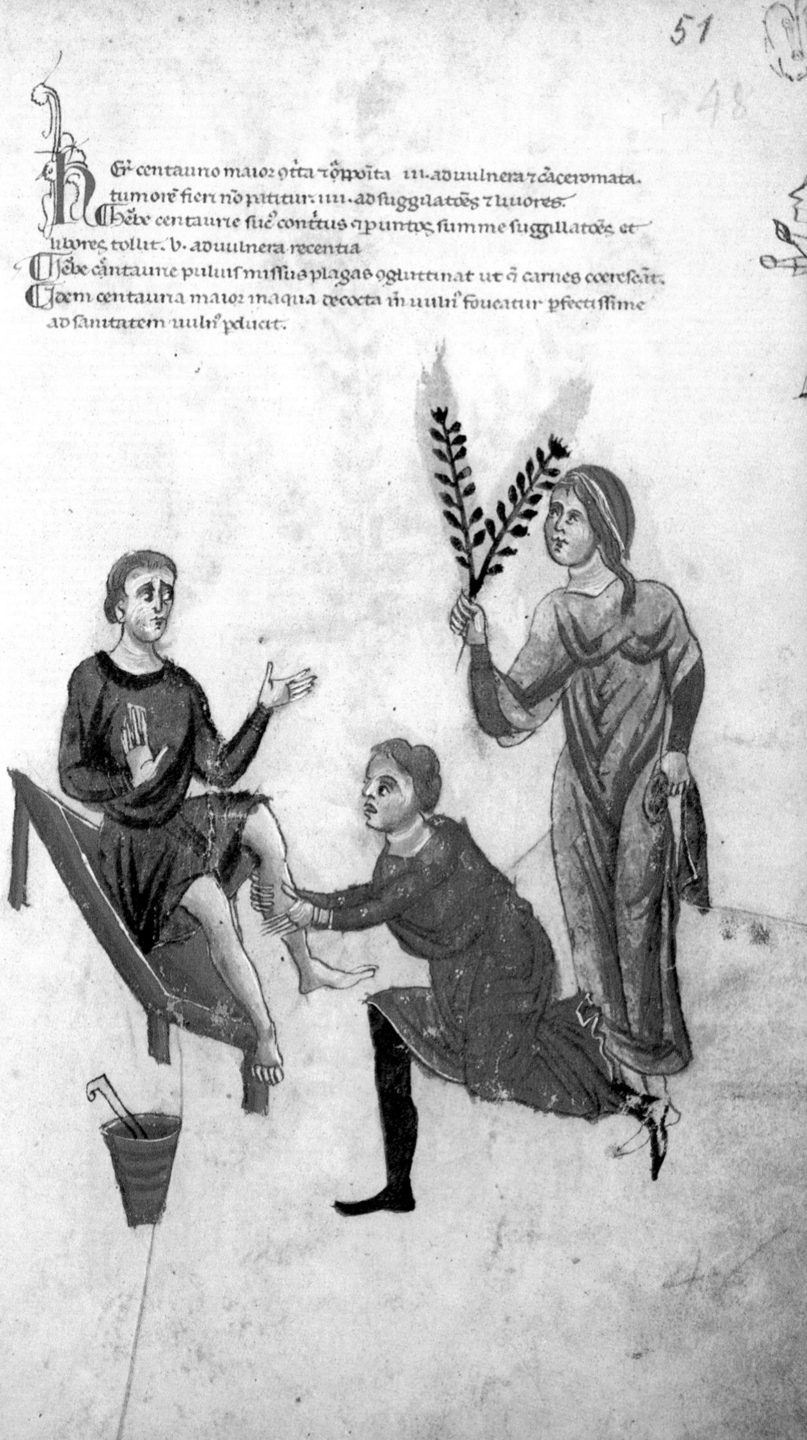
51
48
Her̃ centaurio maior ꝯtta 7 oppoita III. ad uulnera 7 cãcermata.
tumore fieri nõ patitur. IIII. ad suggilatões 7 liuores.
Herbe centaurie suc contus 7 punctos summe suggillatões et
liuores tollit. V. ad uulnera recentia
Herbe cantaurie puluis missus plagas cglutinat ut cito carnes coerescat.
Eadem centauria maior in aqua decocta in uulnus foueatur pfectissime
ad sanitatem uulnus pducit.

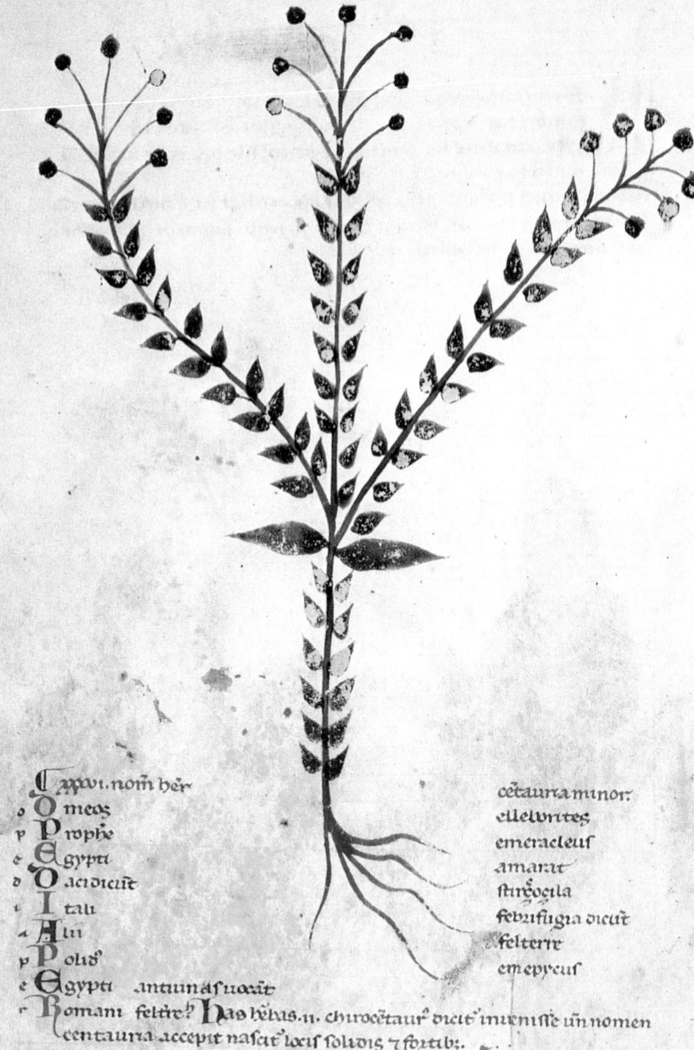

Cxxxvi. nom̄ hēr — cētauria minor.
o Omeos — elleborites
p Prophe — emeracleus
e Egypti — amarat
d Daci dicunt — stirfocila
i Itali — febrifugia dicunt
a Alii — felterre
p Polis — emepyreus
e Egypti antiumas uocant
r Romani feltire. Has herbas .ii. chirocētaur dicit inuenisse un̄ nomen centauria accepit nascit locis solidis & fortib:.

52

Cẽte centaure minoris puluis eſt. aut Cᵒ. aduerſp̃ morſus.
ſuc̃ꝯ in uino dat̃ uetert̃ poſt ualidiſſime pficit.

Eſt centauri minoris ſuꝯ oc̃lꝯ. iii. ad oc̃lorum uitia ꝭ colores.
unguiſ. acie oc̃lorum extenuat ⁊ pſanat. Adiecto eſt melle mirt̃ pficĩt.
iiii. caliginãtibꝰ q̃. oc̃lꝯ uclataſ reſtituaꝰ ne inh̃ piculo incidat.
Cẽte cẽtaure minoriſ manipuluꝵ iu�012u ſerranũ coiecto ⁊ t̃dio macer⁊o
adiecto melle dimidiã ſelibrã decoxt̃ diei ieiũ̃ bitaꝰ pfectiſſime caligineꝯ
deꝉigit. iiii. ad uirgine qetyeꝯtetẽa⁷ Heſ cẽtaurã minore. ꝶ quẽc. ſ. aꝗ aduᵗica⁷
⁊ creato̧ aꝗ dab̃ bib̃ ꝭ c̃ẽ optuſt. ꝶ. inſinu p̃toniſ ſanab̃ h̃ pſca̧ auic̃ ſmime.
Cᵒ. ad lũbriceſ et tinea꞊ Heſ cẽtaure minoriſ. eãde. potod̃. dab̃ li ſupꝭ eſt utiliꝯ
Cᵒ. aduenenũ ſico̧ ſup̃ſent̃. Heſ cẽtaurã minorȩ ſ. ꝗ aceto b̃ bñ ꝭt̃a̧ dab̃ biꝺ̃
moꝛ reicit de uenenũ. ⁊ſ cẽtaure radiceꝵ pnꝺ̃ denari uni̧ ottiṗ ꝺduð uilliꝺ

Curiuã

Cleriſp̃oeíꝺ

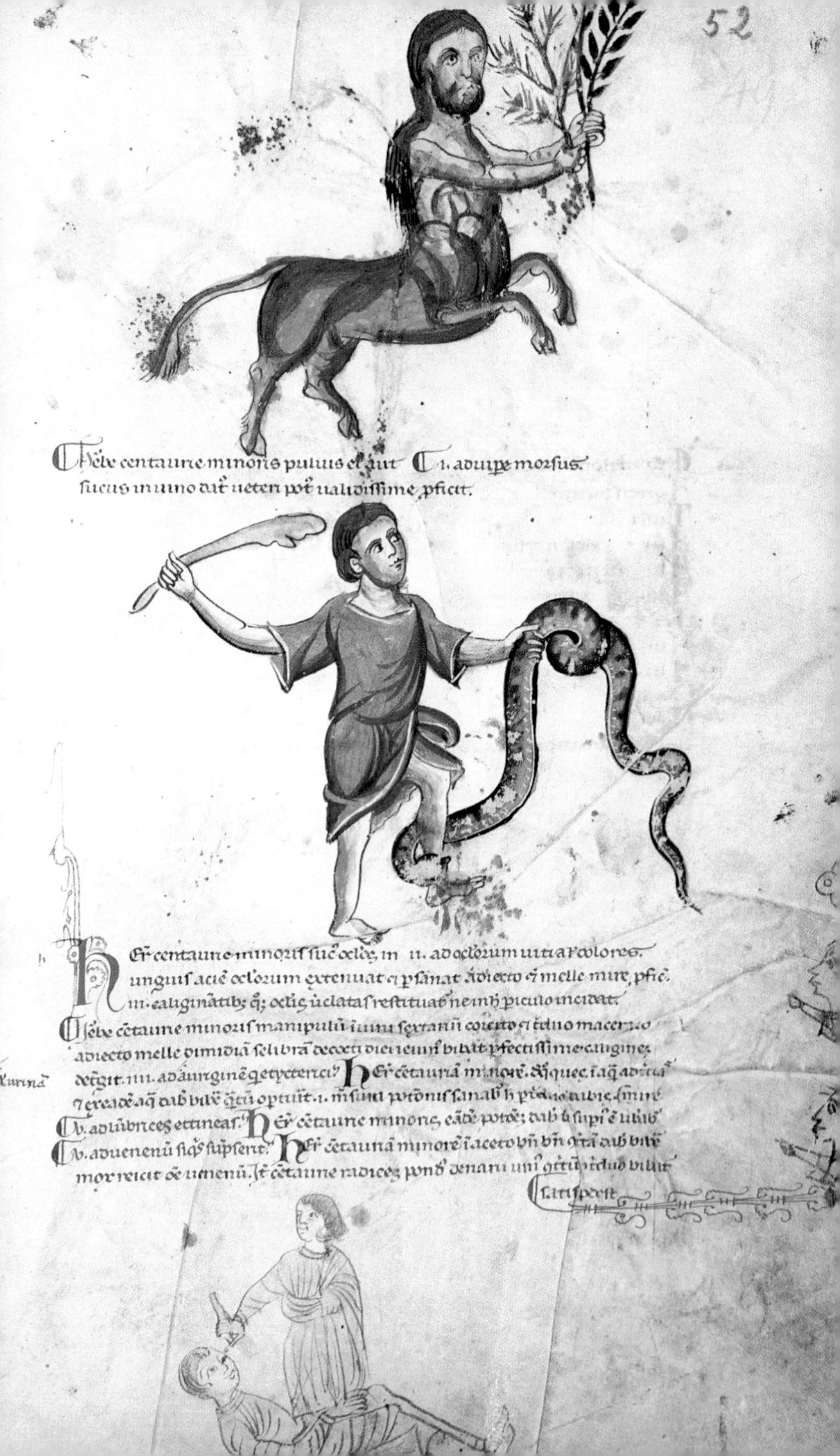

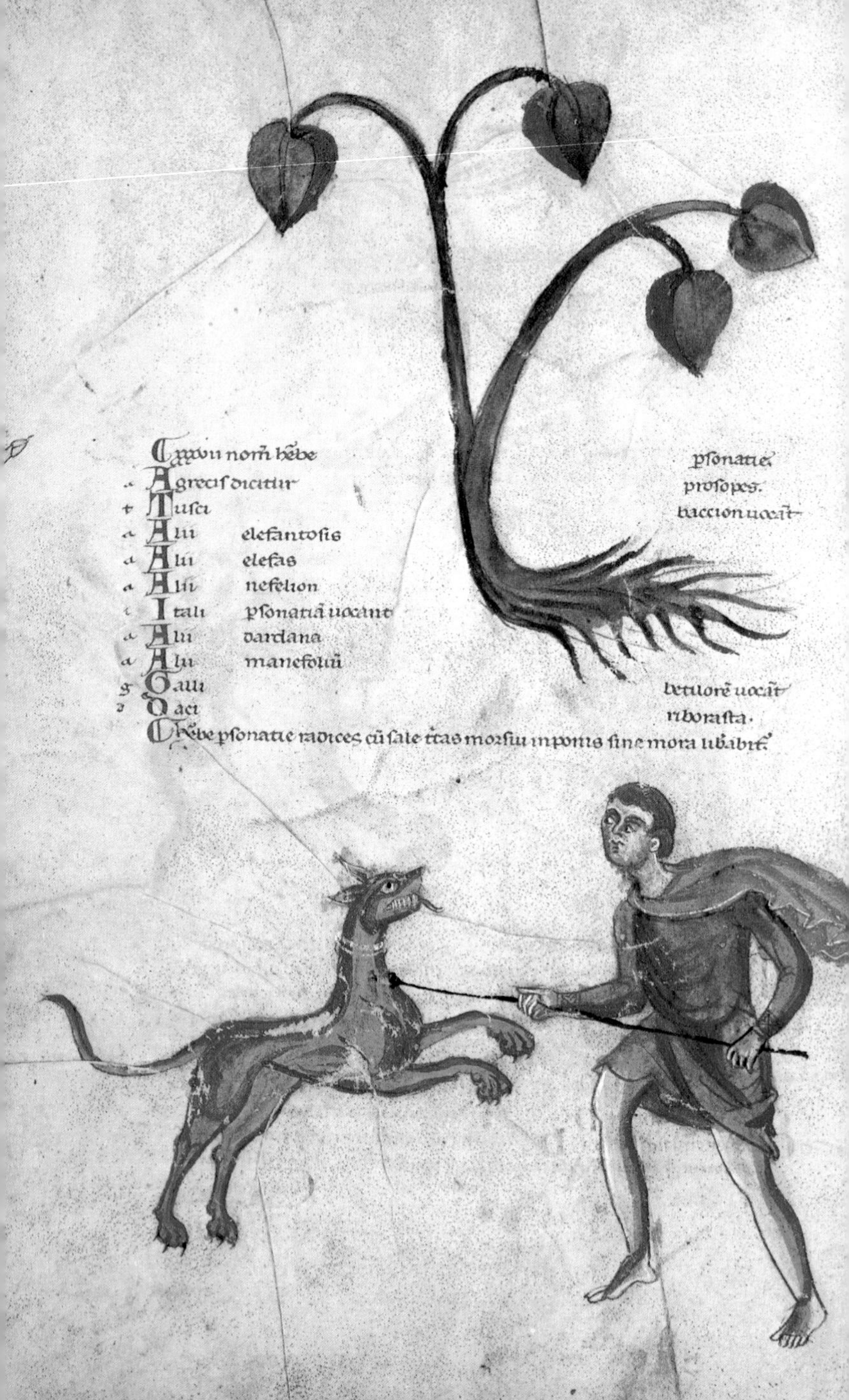

Cxxxvii nom̄ h̄ebe psonatie.
A grecis dicitur prosopes.
Tusci baccion uocāt
Alii elefantosis
Alii elefas
Alii nefelion
Itali psonatiā uocant
Alii dardana
Alii manefoliū
Galli betilorē uocāt
Daci riborasta.
Hēbe psonatie radices cū sale t̄tas morsui inponis sine mora libabit.

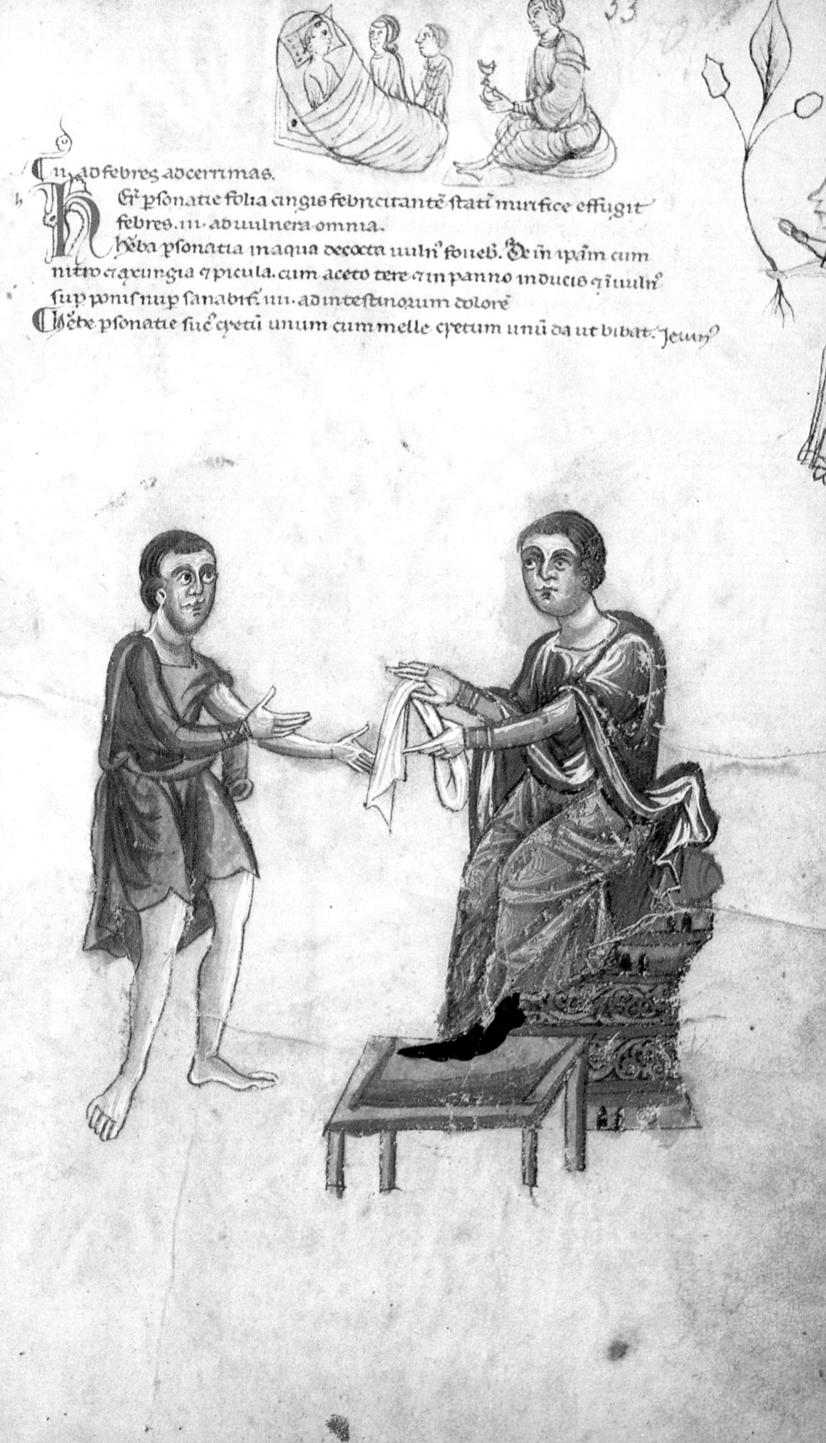

Cn. ad febres acerrimas.

Herbe psonatie folia cingis febricitantē statī mirifice effugit febres. III. ad uulnera omnia.

Herba psonatia in aqua decocta uuln' foueb. Herbe in ipām cum nitro et axungia et picula. cum aceto tere et in panno inducis et in uuln' sup ponis nup sanabit'. IIII. ad intestinorum dolorē

Herbe psonatie suc' ciati unum cum melle ciatum unū da ut bibat. Ieiun'

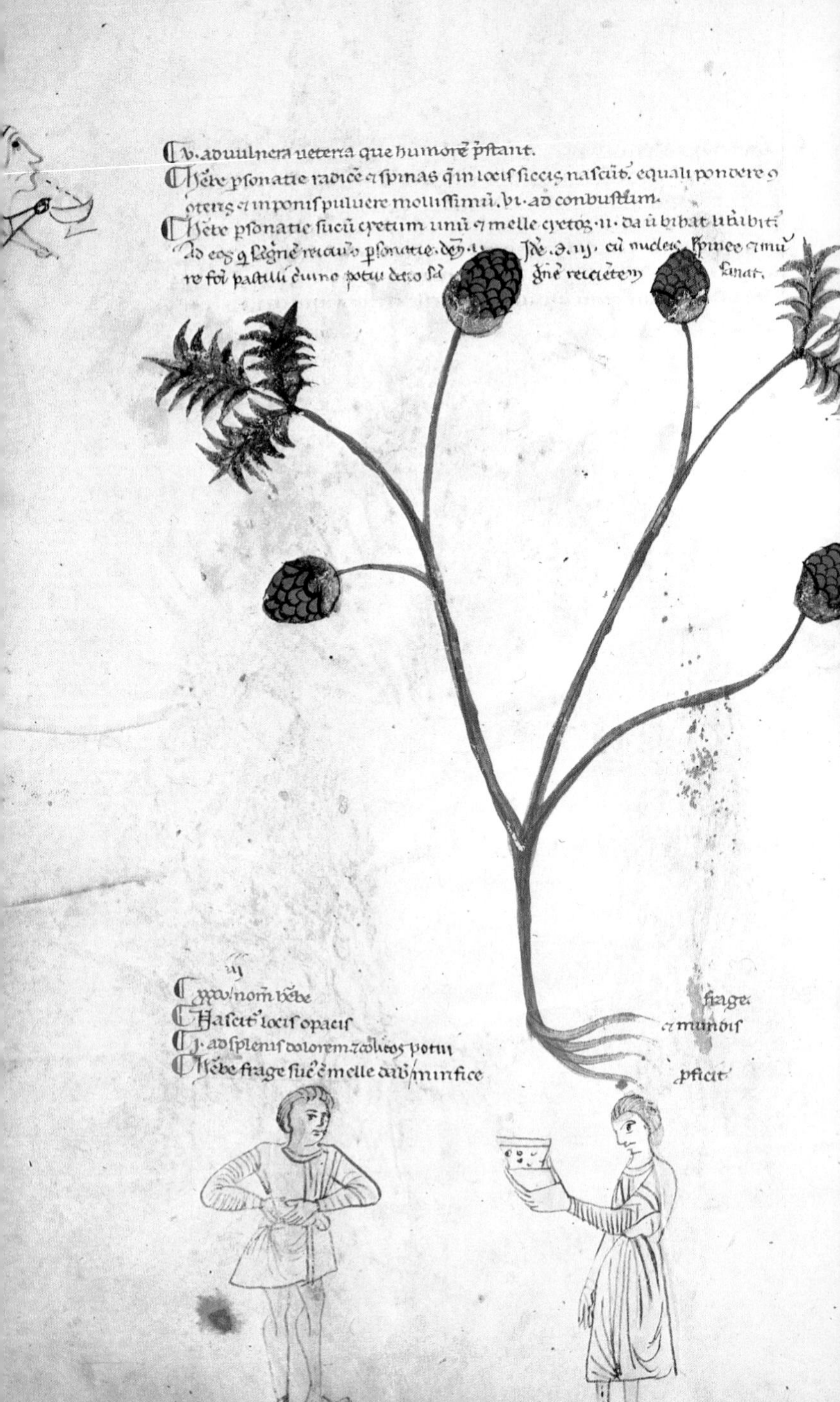

v. ad uulnera uetera que humorē pstant.
Herbe psonatie radicē et spinas q̄ in locis siccis nascunt̄. equali pondere ꝯterīs et inponis puluere mollissimū. vi. ad conbustum.
Herbe psonatie sucū exetium unū et melle exetoꝫ. ii. da ū bibat ut bibit. Ad eos q̄ sāgnē reiciūt psonatie. dēn. i. . . . ꝑde. ꝫ. iij. cū nucleis pinee et mu re fōi pastilli cū uino potui detto sā . . . gnē reiciētem . . . sanat.

iij
xxxv. nomē herbe
Nascit̄ locis opacis
i. ad splenis dolorem. et solitos potui
Herbe frage suc̄ cū melle dat̄ miri fice frage. et mundis pficit.

C ii. ad suspiriosos
Herbe frage cū pip albo mixta 7 gt̃ta 7 potui data mirifice pfic.

CXXXVIIII. nom herbe altea

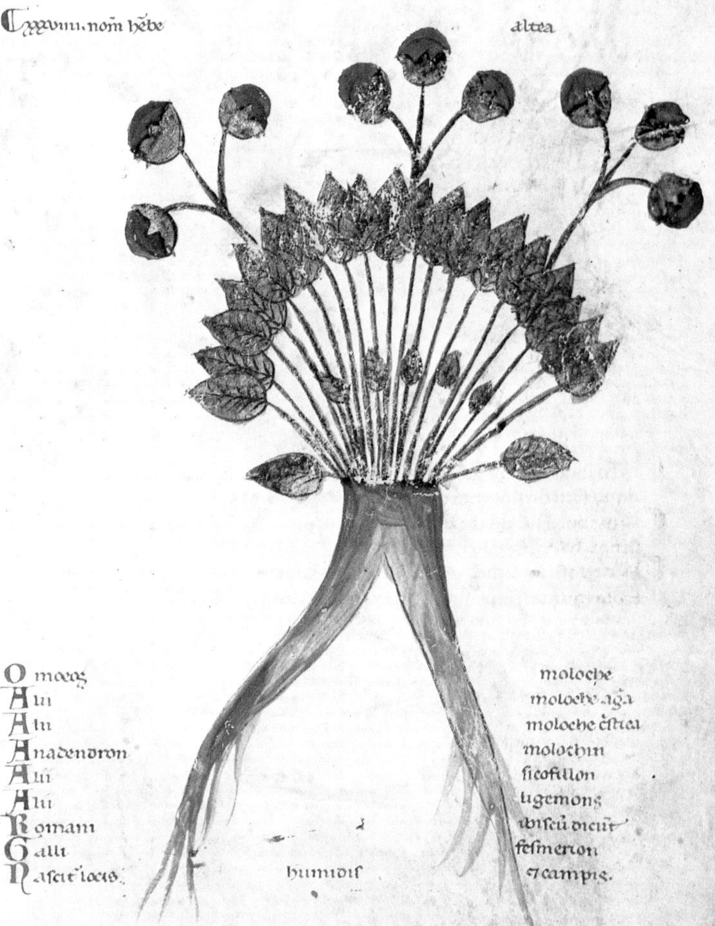

Omeos	moloche
Alii	moloche agr̃a
Alii	moloche ceſtica
Anadendron	molochin
Alii	sicofillon
Alii	ligemons
Romani	ibiscū dicunt
Galli	fesmerion
Nascit̃ locis humidis	7 campis.

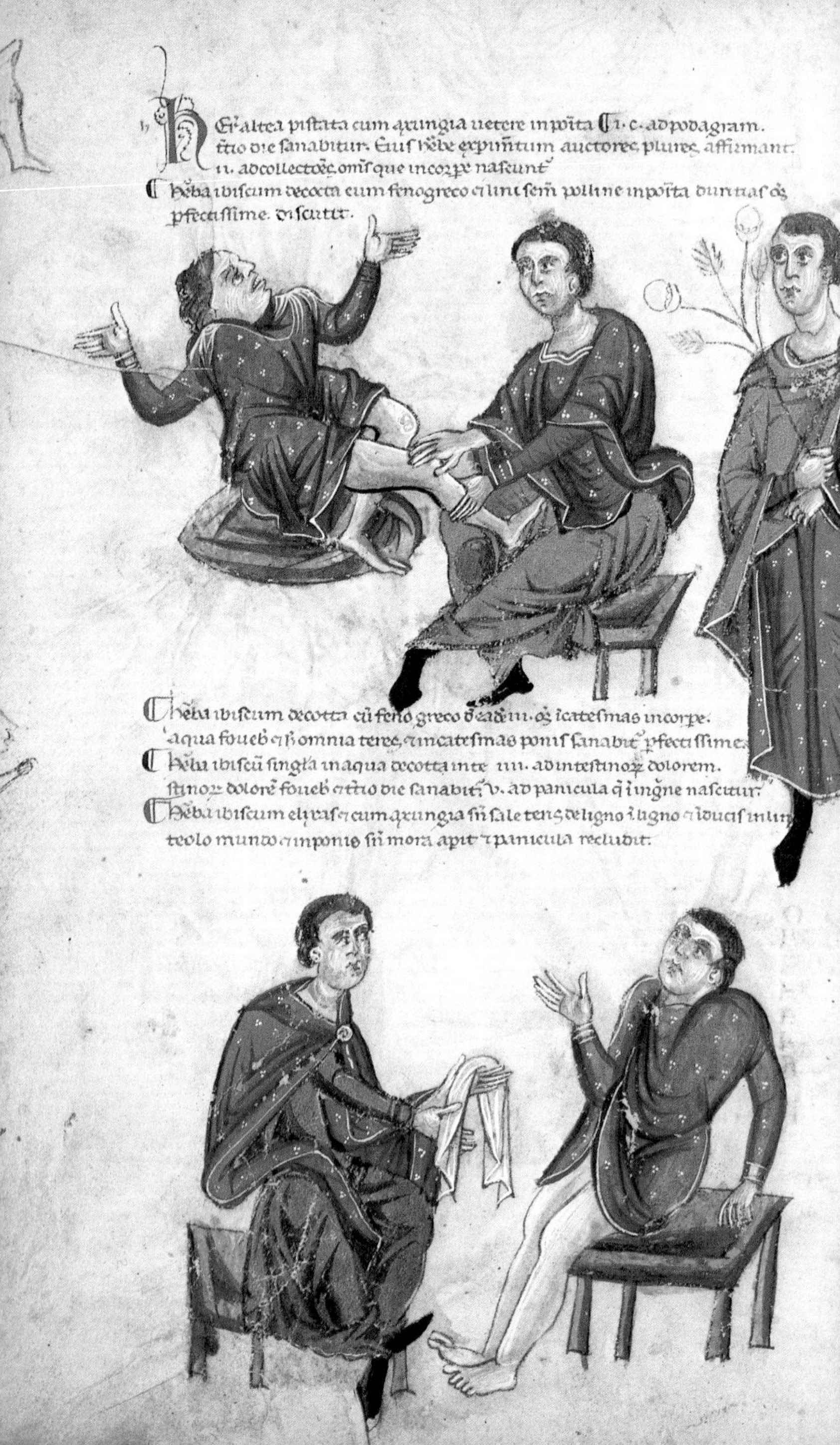

h, Herba altea pistata cum axungia uetere inposita. C. i. c. ad podagram.
tertio die sanabitur. Eius herbe experimentum auctores plures affirmant.
ii. ad collectiones omnes que in corpore nascuntur.
Herba ibiscum decocta cum fenogreco et lini sem̄ polline inposita duritias omnes
perfectissime discutit.

Herba ibiscum decocta cū feno greco d' eadem iii. omnes icatesmas in corpore.
aqua foueb' et h' omnia teres, et in catesmas ponis sanabit' perfectissime.
Herba ibiscū singula in aqua decocta inter iiii. ad intestinorum dolorem.
stinorum dolorē foueb' et tertio die sanabit'. v. ad panicula q' i ingne nascitur.
Herba ibiscum el ycas et cum axungia sn̄ sale teres de ligno i ligno et iducis in lin
teolo mundo et inponis sn̄ mora apit' i panicula recludit.

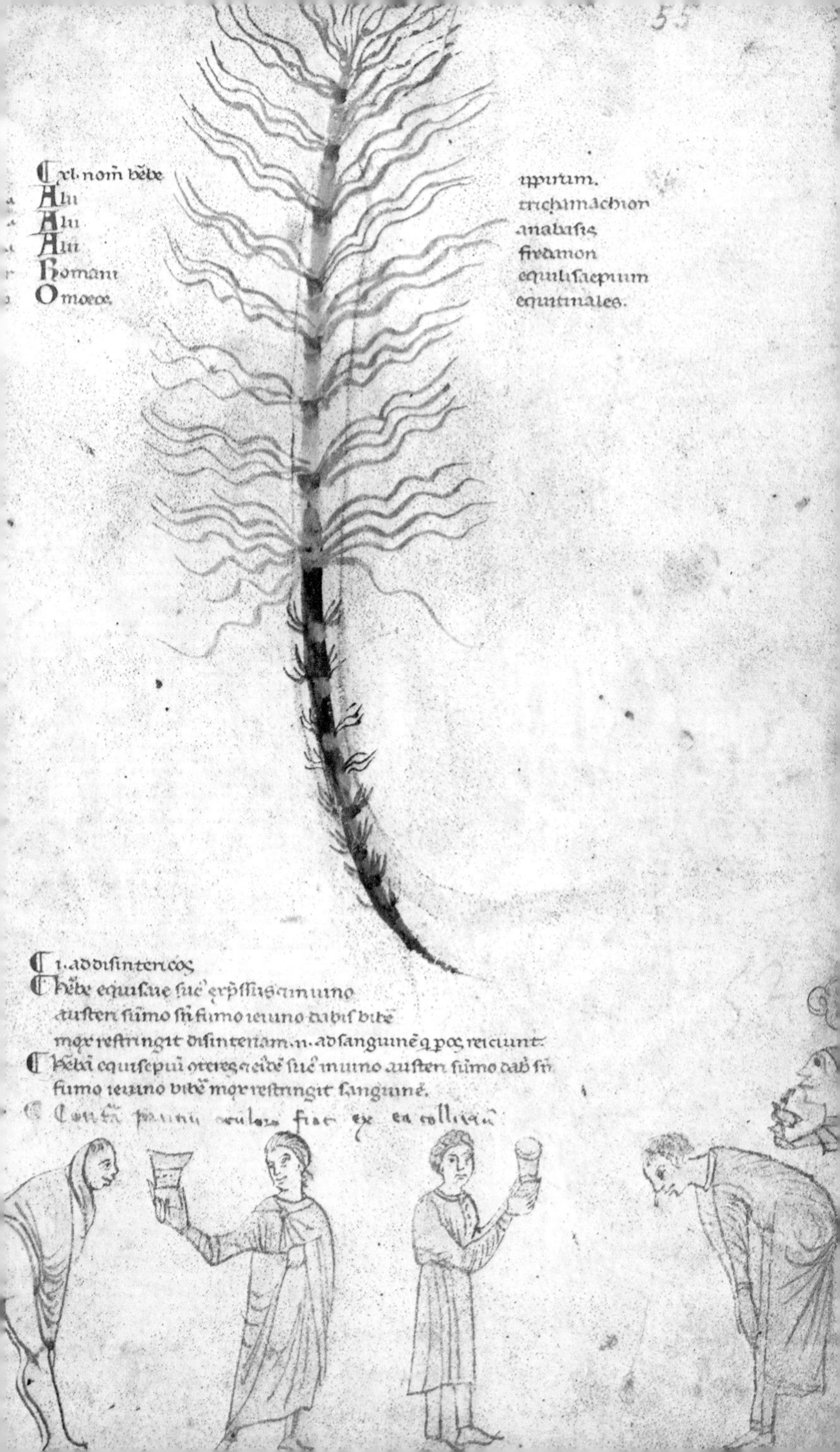

55

CXI. nom herbe ippirum.
Alii trichimachion
Alii anabasis
Alii fredamon
Romani equiliscaepium
Omoeos. equitinales.

C I. ad disintericos
Herbe equiscaie suc expressus cum uino austeri sumo sin fumo ieiuno dabis bibere mox restringit disinteriam. n. ad sanguinem q per os reiciunt.
Herbam equisepium contrita cum suc in uino austeri sumo dab sin fumo ieiuno bibere mox restringit sanguinem.
Contra pannum oculorum fiat ex ea collirium

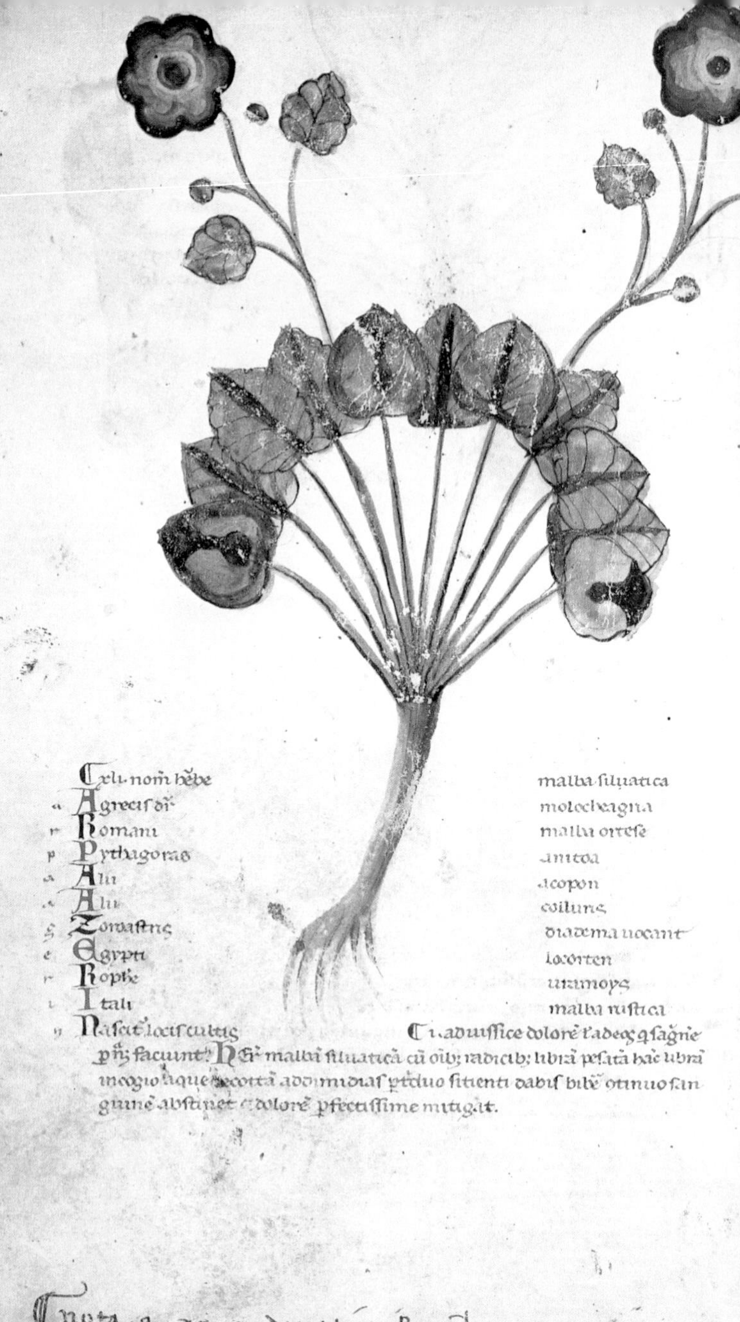

Cxli. nom̄ h̄ebe malba siluatica
a Agrecis dr̄ molocheagria
r Romani malba ortese
p Pythagoras anitoa
a Alii acopon
a Alii coilunes
z Zoroastres diadema uocant
e Egypti locorten
r Rophe uzimoys
i Itali malba rustica
n Nascit̄ locis cultis

C i. ad uissice dolorē t̄ adeo q̄ sagnie p̄ n̄ facuint. Herba malbā siluaticā cū oīb; radicib; librā pesatā hāc librā in cogio aque decottā ad dimidias p̄ triduo sitienti dabis bibē otinuo sanguinē abstinet et dolorē p̄fectissime mitigat.

Nota q̄. aqua decottionis malue. viole et fiendiu[illegible]
[illegible]. valet cōtra omne inflationē melbro[illegible]. om
[illegible] et tibearz et pectu et mammu et bracchiorz. si e
dicti facta fuerit ablutio. et pedicular[illegible]
[illegible]

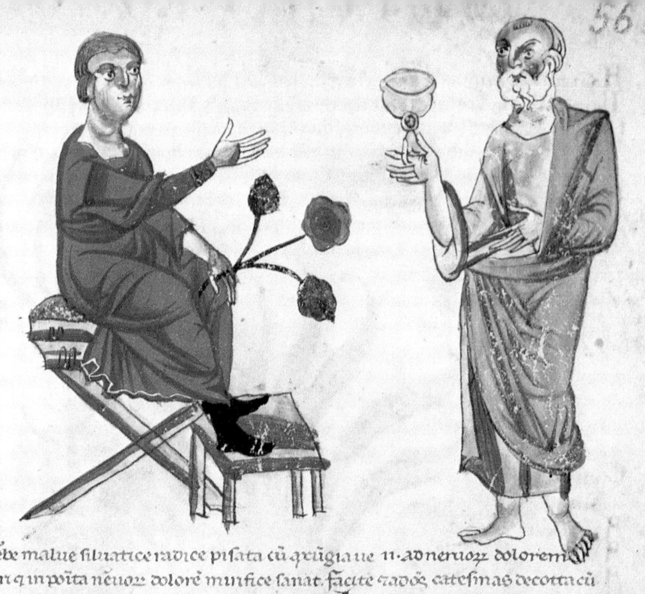

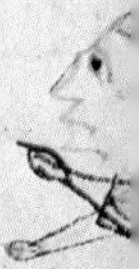

Hẽbe malue siluatice radice pisata cũ axũgia ue .II. ad neruoꝝ dolorem
ten q inpoĩta nẽuoꝝ dolorẽ mirifice sanat. facite radõs catesinas decotta cũ
ibisco feno grego dab. .II. ad lateris dolorem. H Er. maluã siluaticã decoq; i
oleo & p̃g̃ destringis folia immurtario teres & inpñno inducis & iponis p̃ triduo
nõ soluis emdasti dolorẽ .IIII. ad uulnera recentia. H Er. malue siluatice ra
dices incinẽ redactas & teres & inponis .V. ad panicula q̃ in ĩguine nascitur.
Hẽbã malbã siluaticã elyca rotundis cum axungia sñ sale & ibisco simł me
dicam̃ fcm̃ inponis mirã rem expiens.

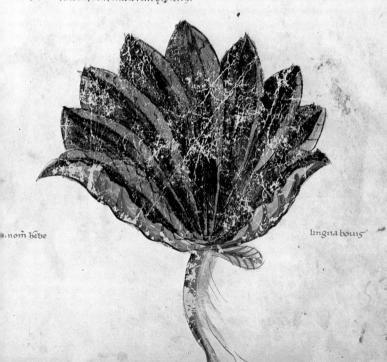

.nom hẽbe

lingua bouis

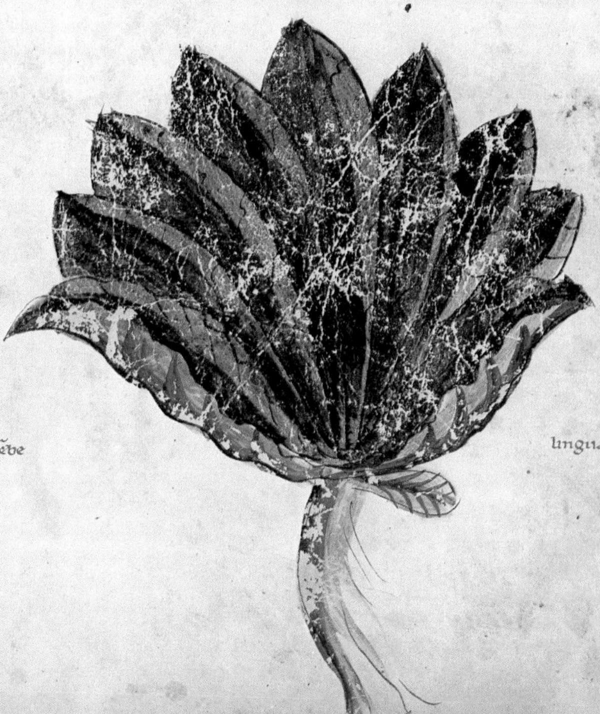

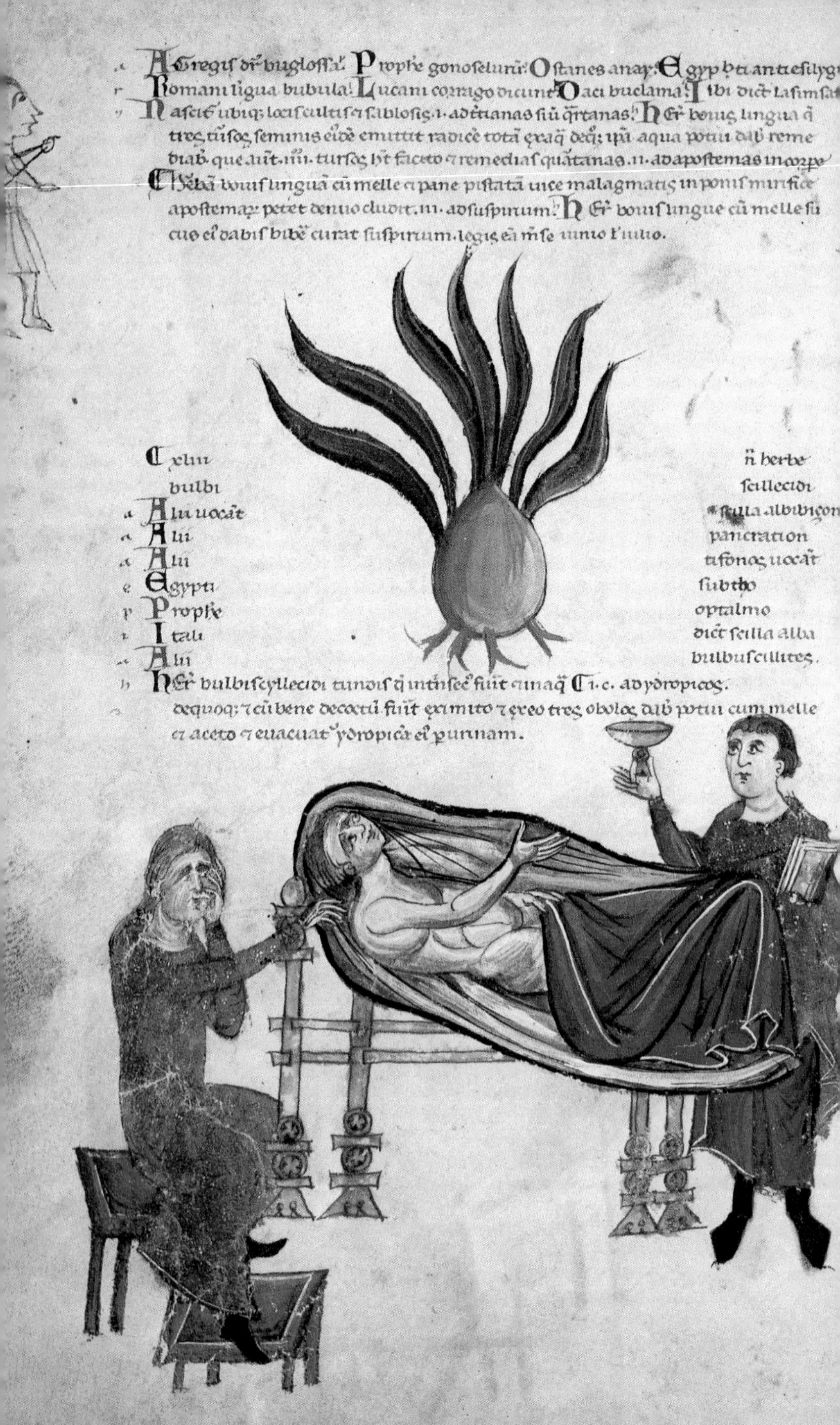

Agregis dr buglossa. Prophe gonoseluru. Ostanes anay. Egyp hti antiesilygi
Romani ligua bubula. Lucani corrigo dicunt. Daci buclama. Ibi dict lasimsat
Nascit ubiq; locis cultis et sabilosis. i. ad tianas siu qrtanas. Her bouis lingua q
tres tusos seminis eide emittit radice tota exaq decq; ipa aqua potui dab reme
diab que aut. iiii. tursos ht facito 7 remedias quatanas. ii. ad apostemas in corpe
Herba bouis lingua cu melle et pane pistata uice malagmatis in ponis mirifice
apostemas petet denuo cludit. iii. ad suspirium. Her bouis lingue cu melle su
cus ei dabis bibe curat suspirium. legis ea mse iunio t iulio.

C xliii bulbi — n herbe scillecidi

Alii uocat — scilla albibigon
Alii — pancration
Alii — tifonos uocat
Egypti — subtho
Prophe — optalmo
Itali — dict scilla alba
Alii — bulbuscillites.
Her bulbiscyllecidi tunois tj intinsec fiut cinaq C i. c. ad ydropicos.
dequoq; 7 cu bene decoctu fuit eximito 7 exeo tres obolos dab potui cum melle
et aceto 7 euacuat ydropica et purinam.

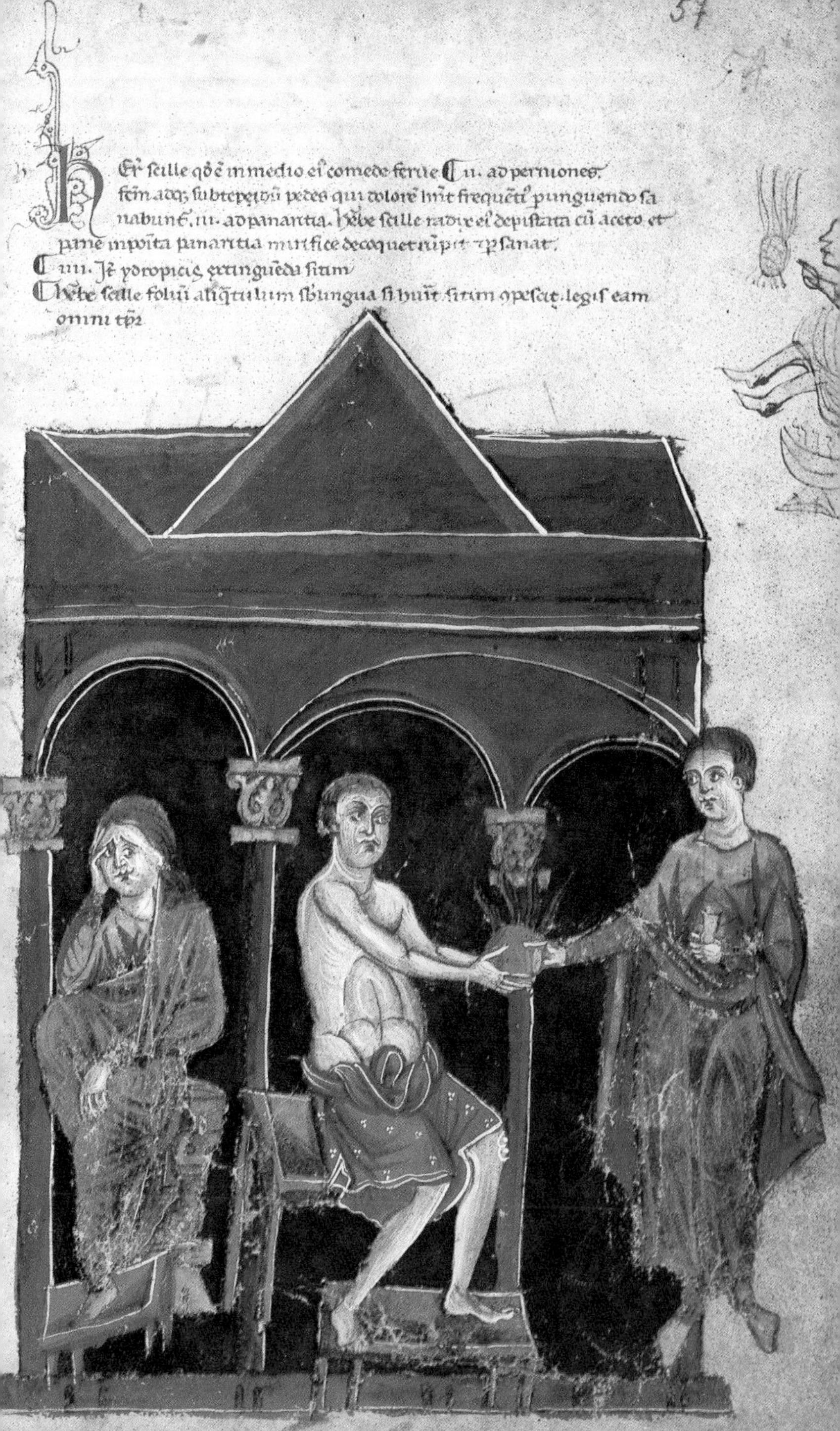
Her' scille qd' ē in medio eī comede fervie. C ii. ad perniones.
fcm adq; subtepefcm pedes qui dolorē h̄nt frequēti' perunguendo sa
nabunt'. iii. ad panaritia. herbe scille radix eī depistata cū aceto et
pane imposita panaritia mirifice decoquet rūpit et sanat.
C iiii. Ad ydropicis extinguēda sitim
C herbe scille foliū aliqtulum sb lingua si h̄uit sitim ↄpescit. legis eam
omni tp̄r

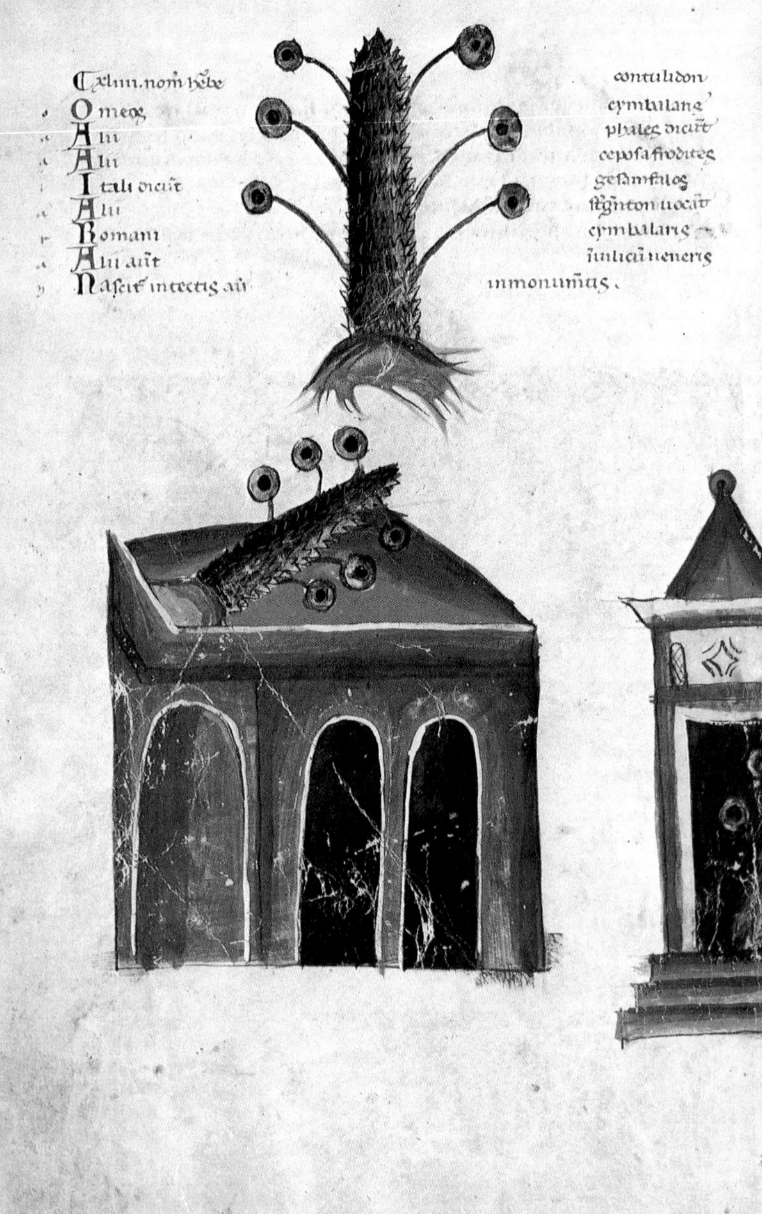

Cxliiii. nom herbe contulidon
Omeos cymbalaris
Alii phales dicunt
Alii ceposafrodites
Itali dicunt gesamfilos
Alii segiton uocant
Romani cymbalaris
Alii autem umbilicum ueneris
Nascitur in tectis aut in monumentis.

Herba cotilidon pisata cum axungia ouil. ci. ad strumas excutiendas.
la femine sn sale equis ponderib; callidum inponis in strumas discutit.

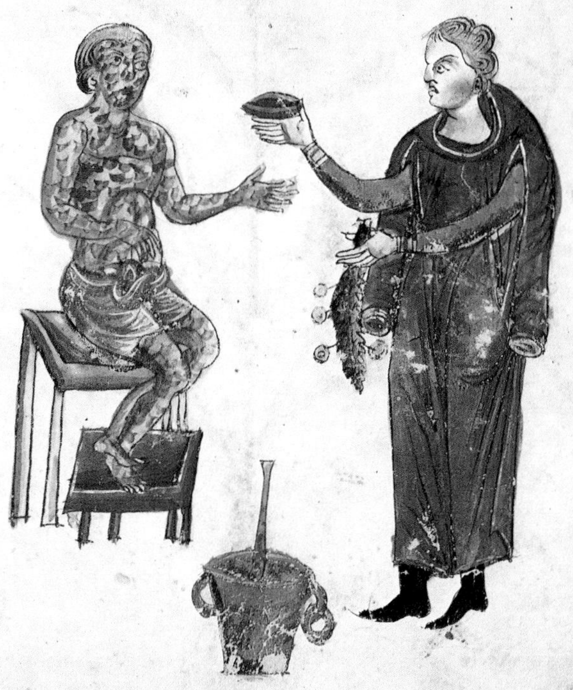

Herbe cotilidon tunse & uiri in oleo decocte admisceri ii. ad prioneẽ
cera unacu qd erogant qtum suffic facies; q: cerotu a prionib: inponis mi
rauens rem etiam legis eam lenius tempore.

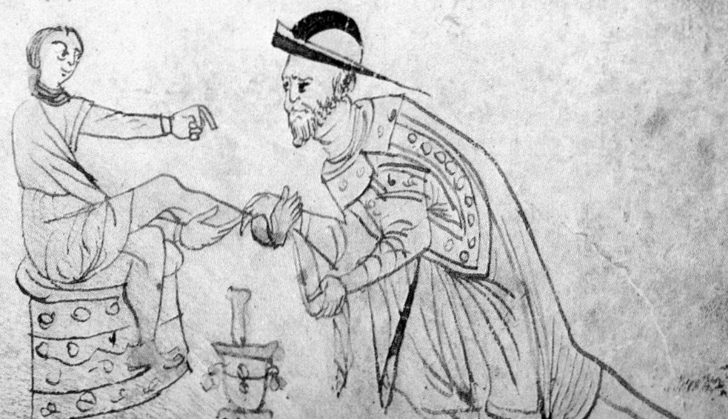

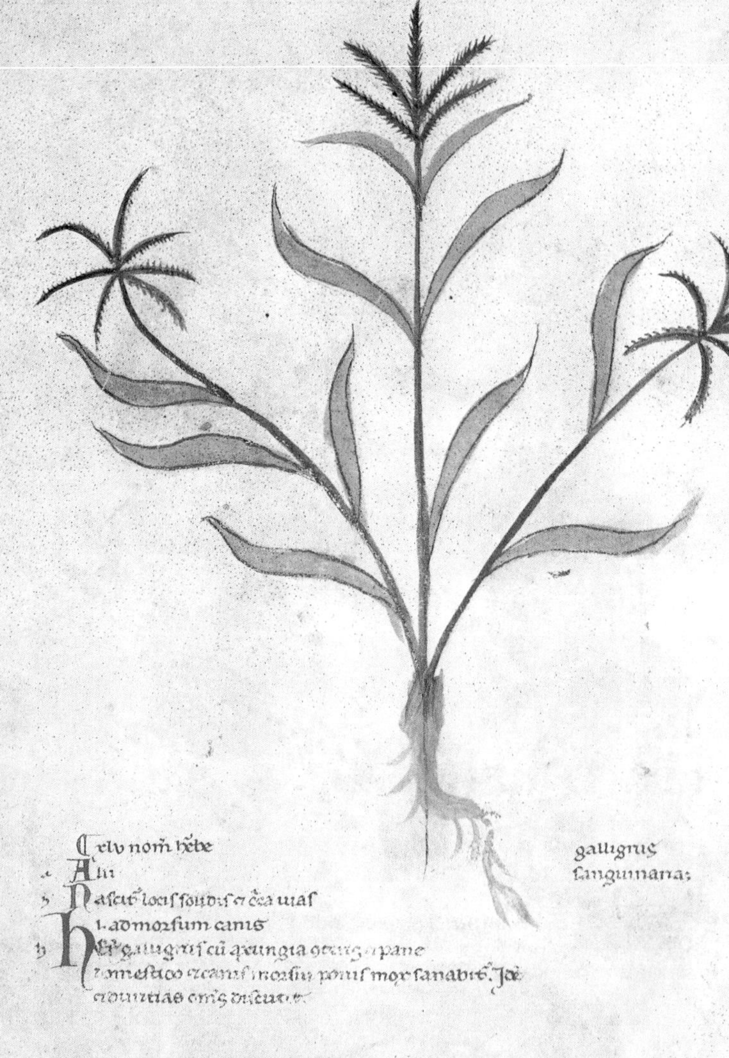

CXLV nom herbe
Alii
Nascitur locis solidis et circa vias
I. ad morsum canis
Herba galligrus cum axungia contrita et pane
domestico et canis morsui positus mox sanabit. Item
et collectiones omnes discutit.

galligrus
sanguinaria;

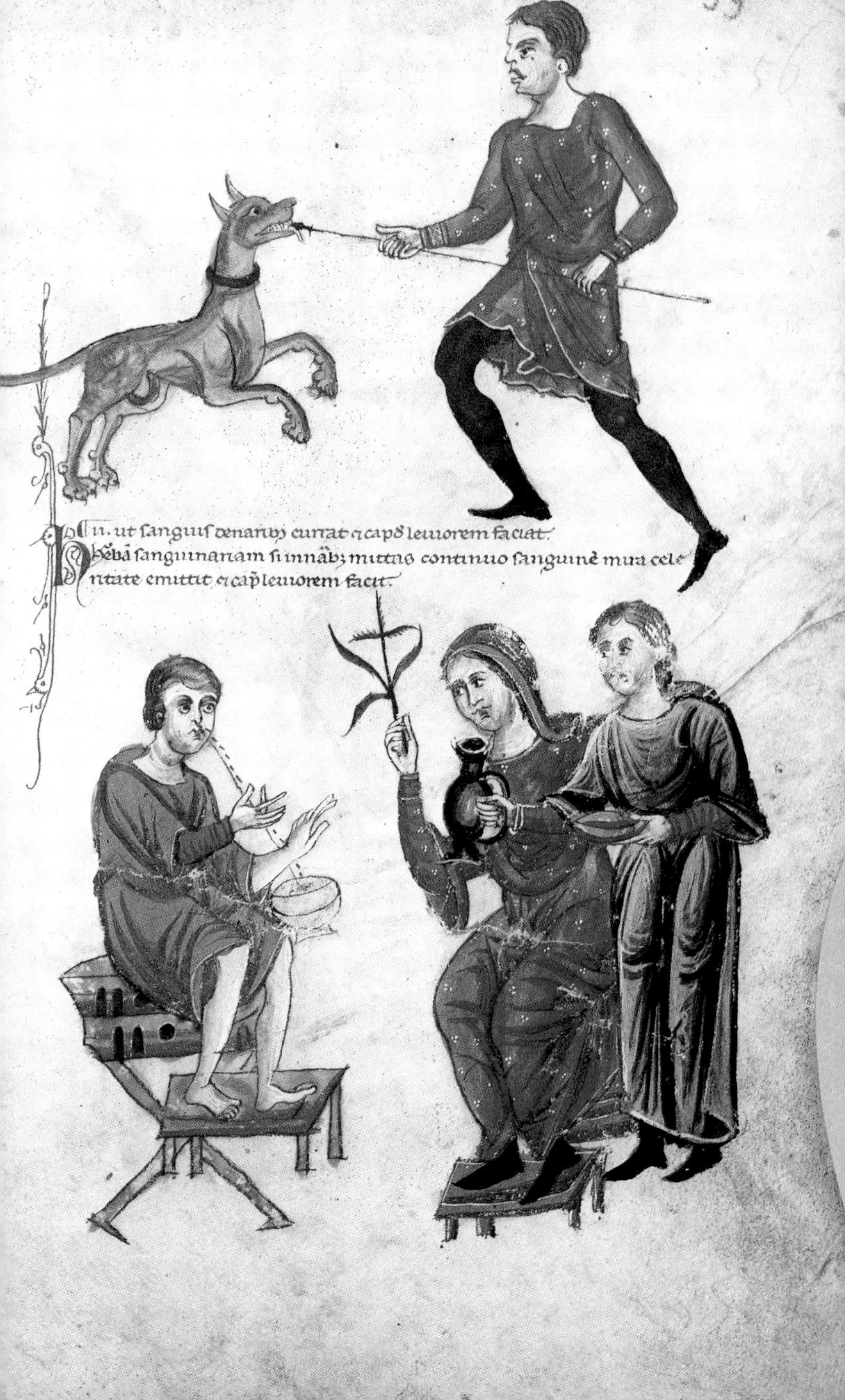
59
HCII. ut sanguis denarib; currat et capd leuiorem faciat.
Herba sanguinariam si innab; mittas continuo sanguine mira cele
ritate emittit et cap leuiorem facit.

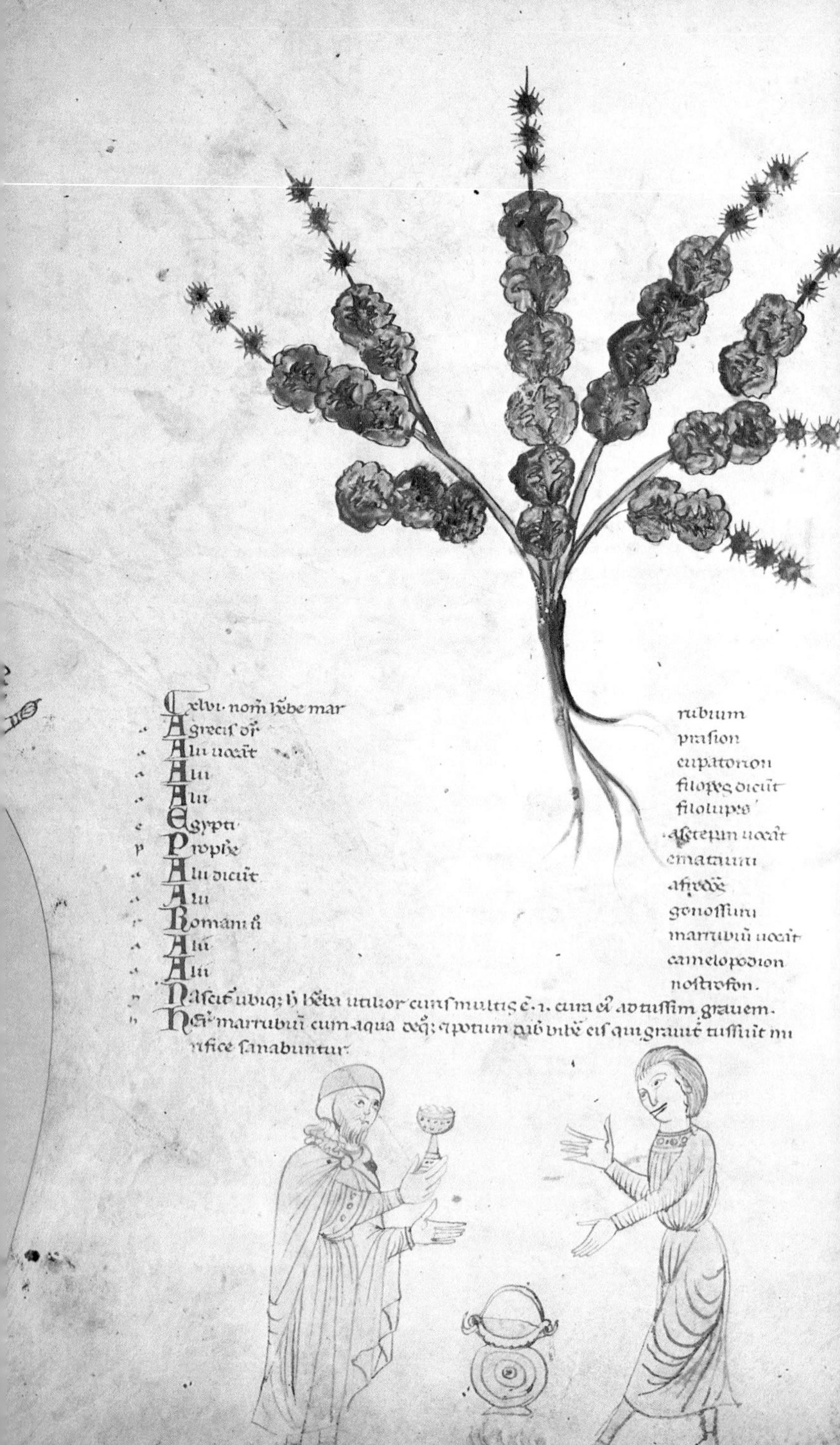

Cxlvi. nomen herbe marrubium
A grecis dicitur prasion
Alii uocant eupatorion
Alii filopes dicunt
Alii filolupes
Egypti asterium uocant
Prophete ematum
Alii dicunt afrodes
Alii genossium
Romani dicunt marrubium uocant
Alii camelopodion
Alii nostrofon.
Nascitur ubique; h herba utilior cuius multis est .i. cura est ad tussim grauem.
Herba marrubium cum aqua decoque; et potum dabis uide eis qui grauiter tussiunt mirifice sanabuntur.

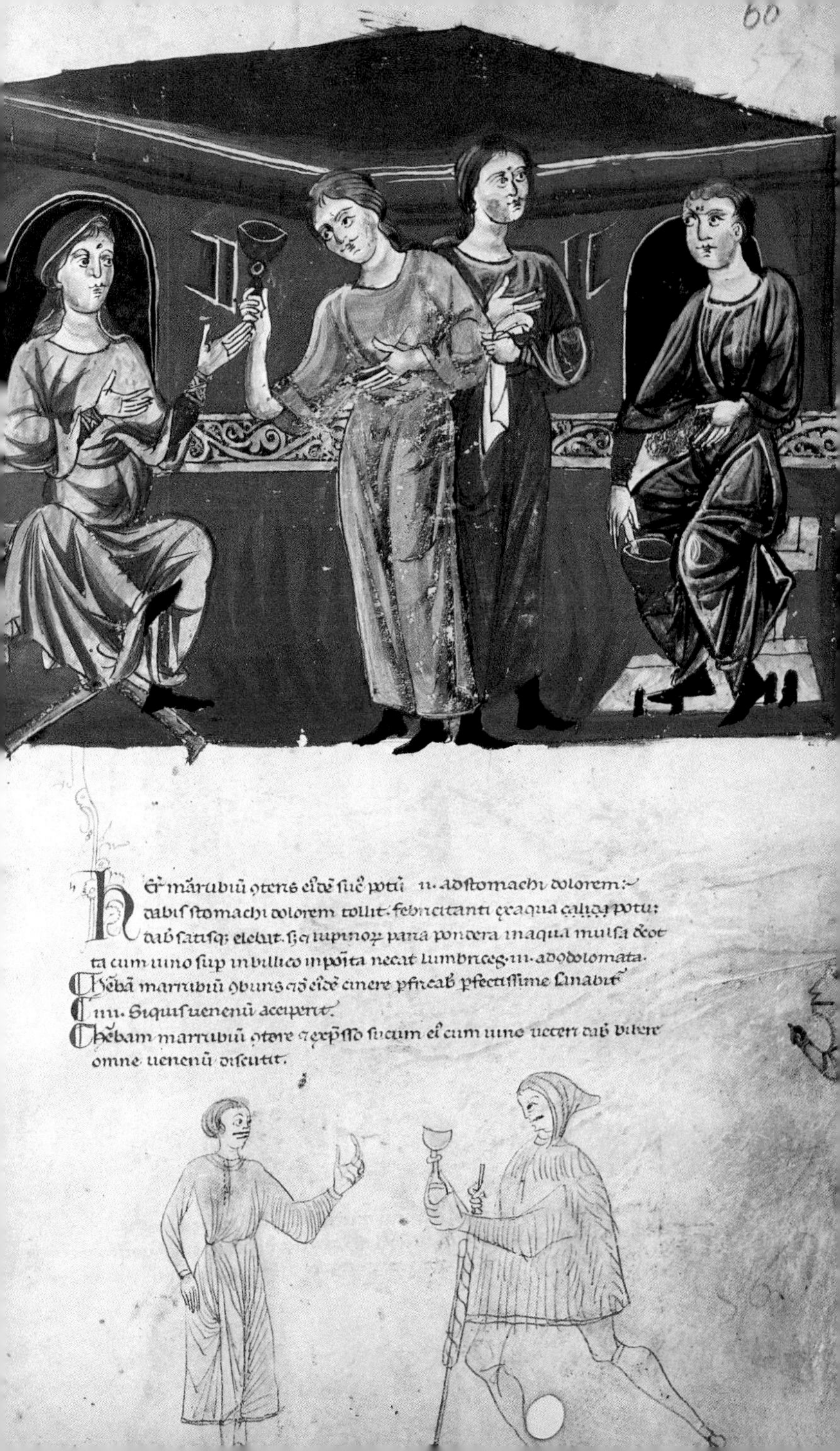

60

Herba marrubiũ conterens cũ suc potui . II . Ad stomachi dolorem:~

dabis stomachi dolorem tollit. febricitanti cũ aqua calida potui

dab satisq; elebit. si ei lupinorũ paria pondera in aqua mulsa decot

ta cum uino sup in billico inpoñta necat lumbricos. III . Ad dolomata.

Herbã marrubiũ cõburens cũ eius cinere pfricab pfectissime sanabit

IIII . Siquis uenenũ acceperit.

Herbam marrubiũ cõtere cũ expsso sucum eĩ cum uino ueteri dab bibere

omne uenenũ discutit.

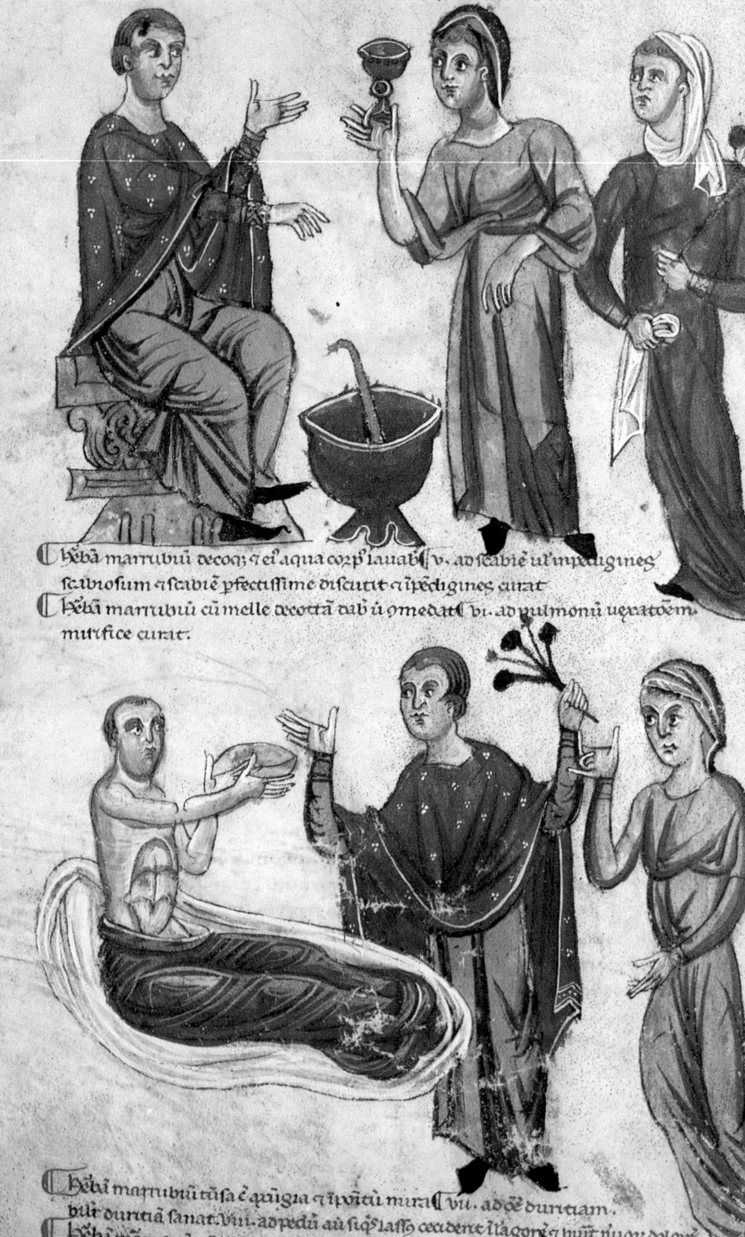
Hebā marrubiū decoq; ⁊ ei' aqua corp' lauab(is). v. ad scabiē ul' inpedigines
scabiosum ⁊ scabiē pfectissime discutit ⁊ ipedigines curat
Hebā marrubiū cū melle decoctā dab' ut ꝯmedat. vi. ad pulmonū uexatōem
mirifice curat.

Hebā marrubiū tūsa ē axūgia ⁊ ipositū mira. vii. ad oē duritiam.
bilr duritiā sanat. viii. ad pedū aū siqs lassꝰ ceciderit ī lagorē ⁊ biūt nuoꝝ dolorē
Hebā mārrubiū cū oleo rosato pmixto pungues eū sī mora sanabit. ī spasmū

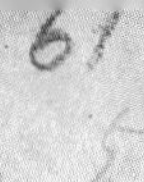

Cxlvii. nomen herbe exifion.

a Alii eam fascanion dicunt

o Omoeos f sitia uocant

a Alii acoron

a Alii adion dicunt

r Romani autem gladiolum segitale dicunt

h Herbe exifion radix eius uncias .vi. i. ad fistulas quas in corpore nascuntur.
amuli uncias .vi. aceti sextarios .ii. adipes uulpis uncias .iii. et in panno
linies et ponis mirabilis. ad capitis fracturam. herba exifion sicorem pter gteris
et trita sicca eque ponderibus mixtum unum. capitis ossa fracta extrahit. aut si quis
in corpore suppuratum fuit. uel si pedibus calcata sit ossa spretis et quam uena efficax est.

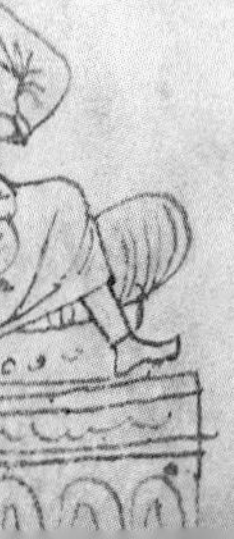

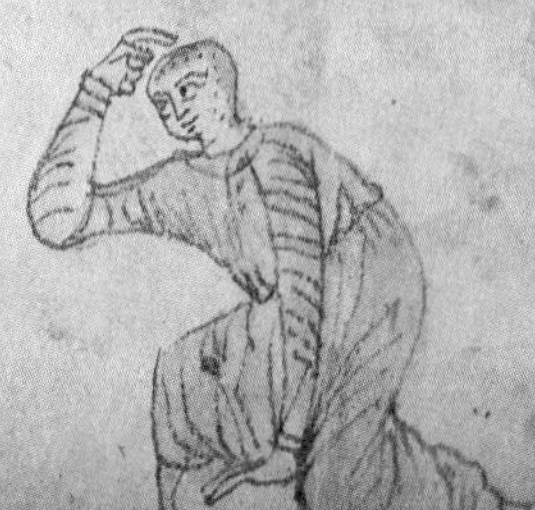

Cxlviii. nom[en] herbe imolix

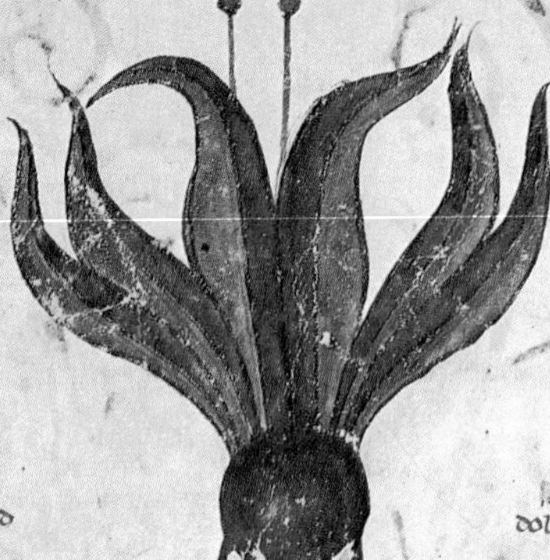

Clarissima herbarū est
homero te stante ei
uetore ei mer curro adsi
gnate sq; iusu ē benefiton
demostrat totu dā radicem
nigramq; ima gnitudine;
cepe ē. i. cura ei ad dolore matris

C herbā imolū albū gtusa & posita dolore matricis pfectissime aufert.

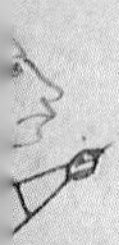

Omerus auctor archiateg mercuri9

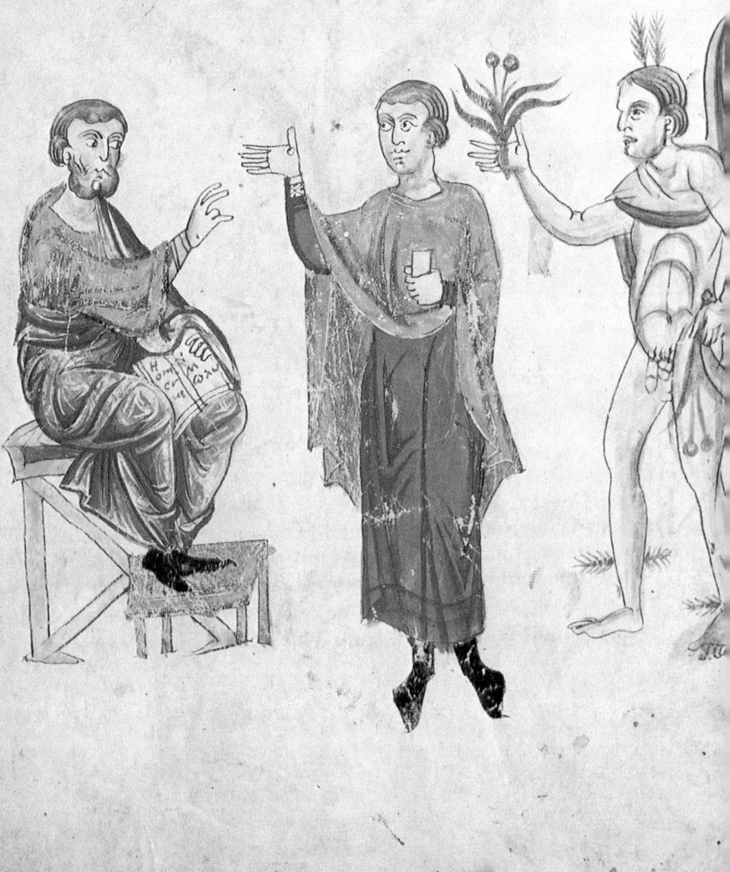

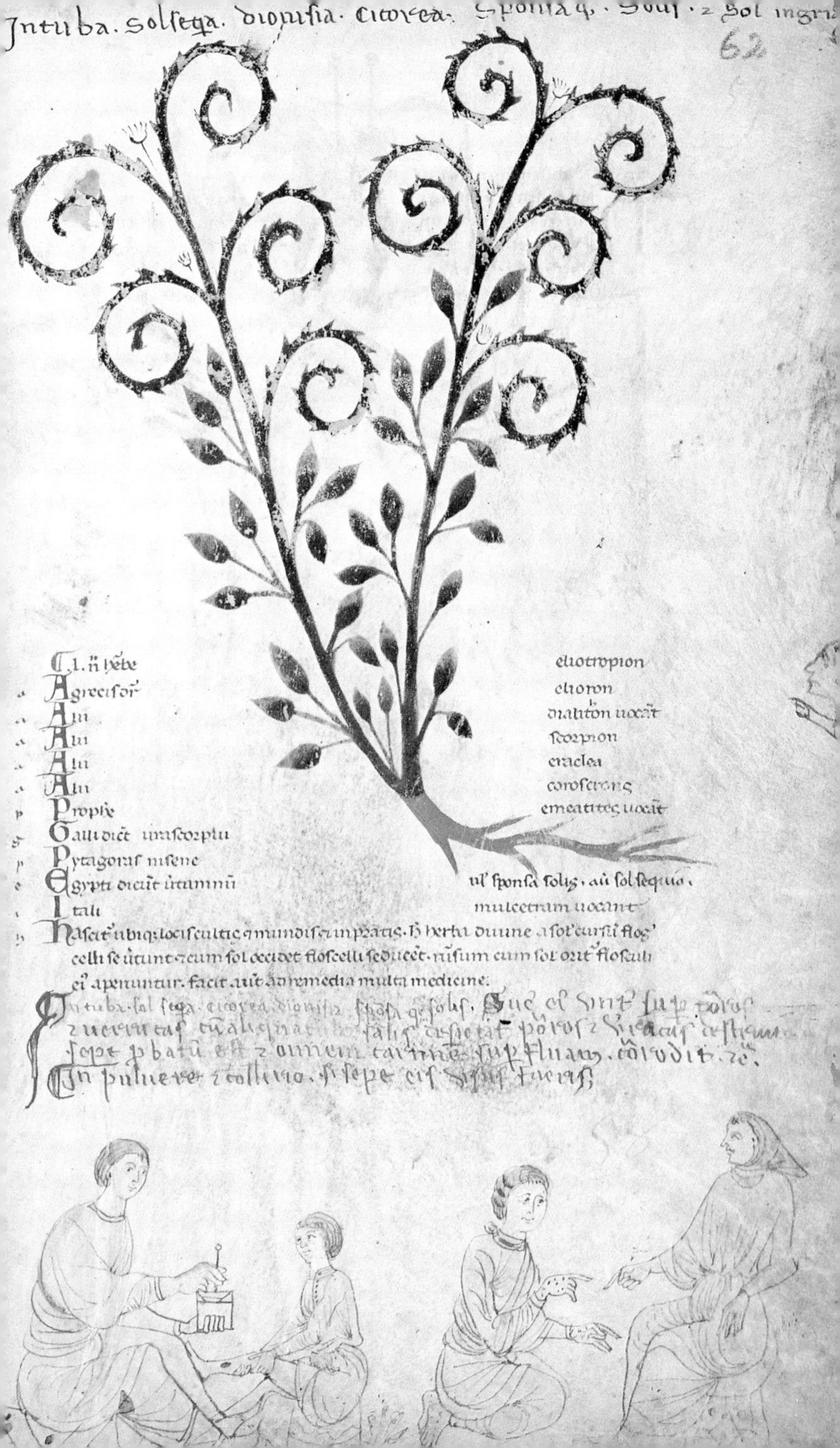

Intuba. solsequia. dionisia. cicorea.

C. I. n herbe — eliotropion
A greci sor — elioron
Alii — dialiton uocant
Alii — scorpion
Alii — eraclea
Alii — corosferons
Prophe — emeatites uocant
Galli dicunt uiniscorpiu
Pytagoras nisene
Egypti dicunt ... ul' sponsa solis, aut sol sequio.
Itali — mulcetram uocant

Nascit ubiq; locis cultis et mundis et in pratis. H herba diuine a sol' cursu flos' celli se uertunt et cum sol occidet flosceli se ducent. rursum cum sol orit flosculi ei aperiuntur. facit aut ad remedia multa medicine.

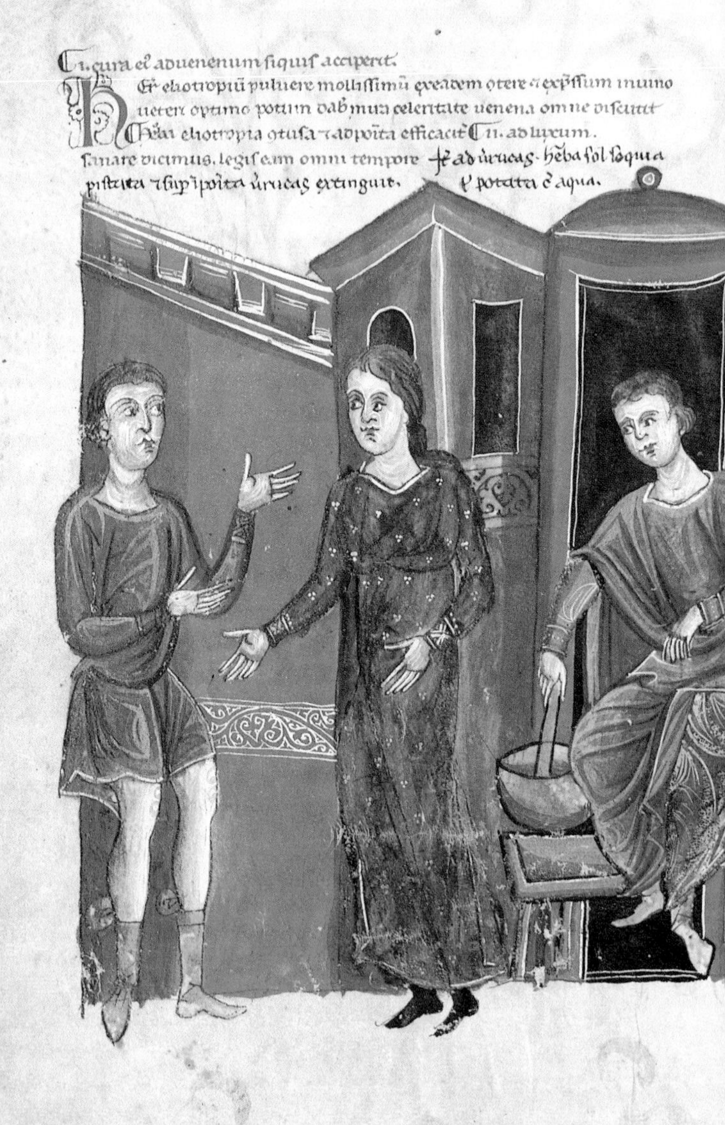
Ci. cura ei ad uenenum siquis acceperit.
Herba eliotropiū puluere mollissimū redactam contere et expssum in uino
ueteri optimo potum dab' mira celeritate uenena omne discutit
Herba eliotropia ctusa et adposita efficacit' Cii. ad luxum.
sanare dicimus. legis eam omni tempore
pistata et sup'posita ūrucas extinguit.
ad ūrucas. heba sol sequia
t potata c' aqua.

Ci. nom̄ 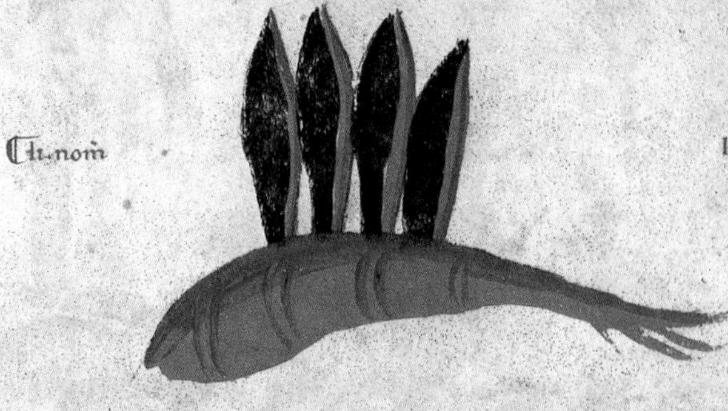 h̃be grtag.

Nascit̃ in lucaniā mamoris albi colorem. hīt. iiii. & rubicundis ornata
culiculis. Prima cura eī ad sciaticos.
Hēba gras bulliat cum adipe ūsino qui malagmatis genus inponit⁹
sūmam medicinā exp̃iens t̃tio die sanat.

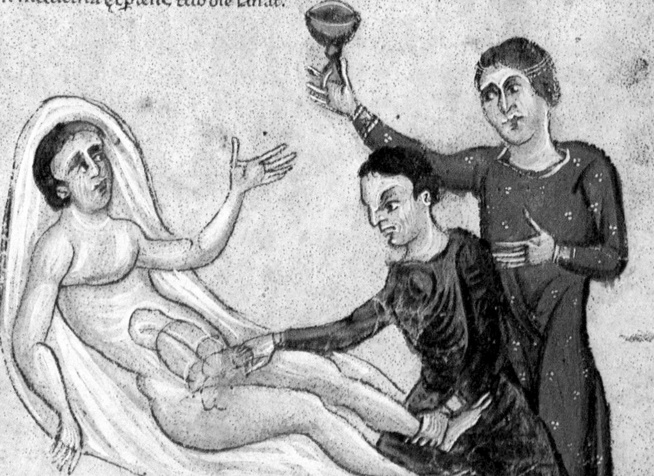

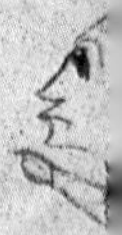

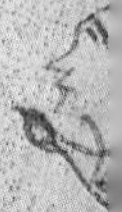

Cii. ad omnes dolores in corpore.

Herba gallitricus eadem radice pistata et imposita omnes dolores aufert.

Clii. nomen herbe polytrichum.

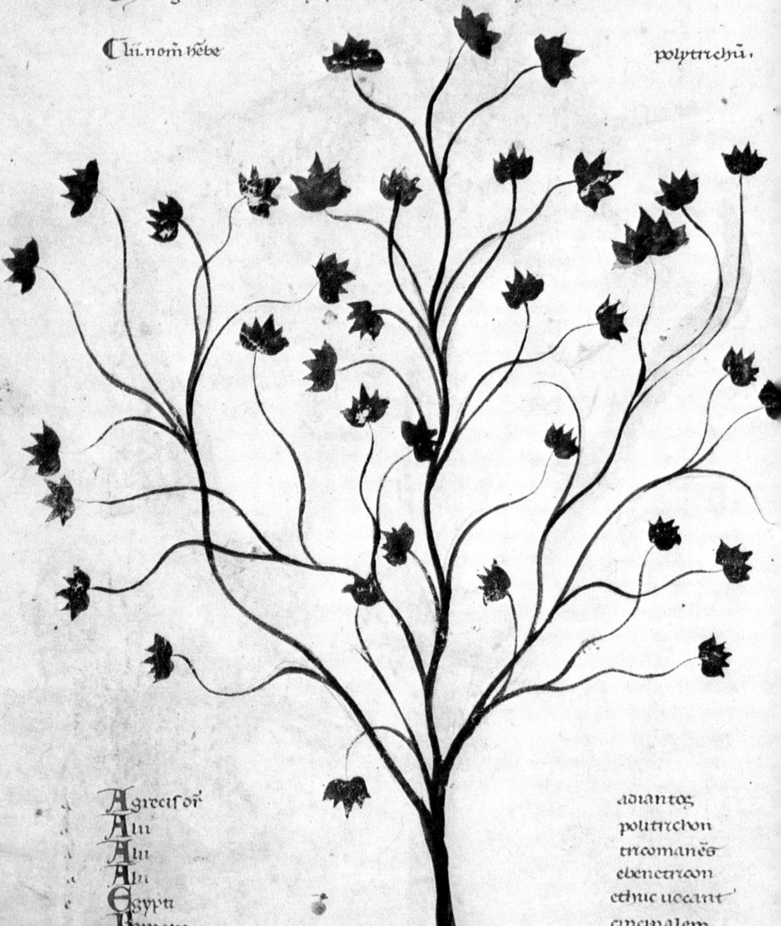

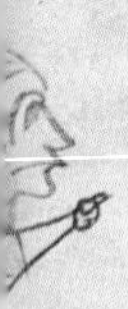

A grecis dicitur adiantos
Alii politrichon
Alii tricomanes
Alii ebenetricon
Egyptii ethnic uocant
Romani cincinalem.

Alii ... tite capillo

Alii ... supercilium tite

Nascitur in parietibus et in muris mossis, locis maxime circa parietibus vel in puteis

H Er putitcum q herbum ramu p cura ei ad collo dolore
loc, quasi et aporcina folia ei ctta cum pipis grana noue et sem co
liandri grana noue simul ctta cum uino optimo dab bibere in
troeunti eo balneo liberabit.

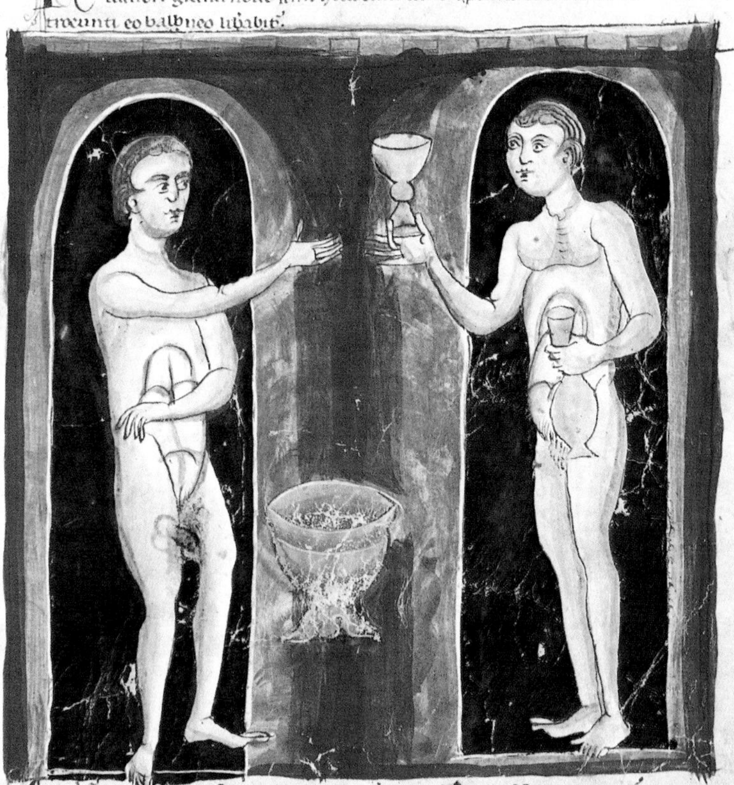

C ii. Herba polyteum facit ad capillos mirum nitendos si in oleo decoquatur.

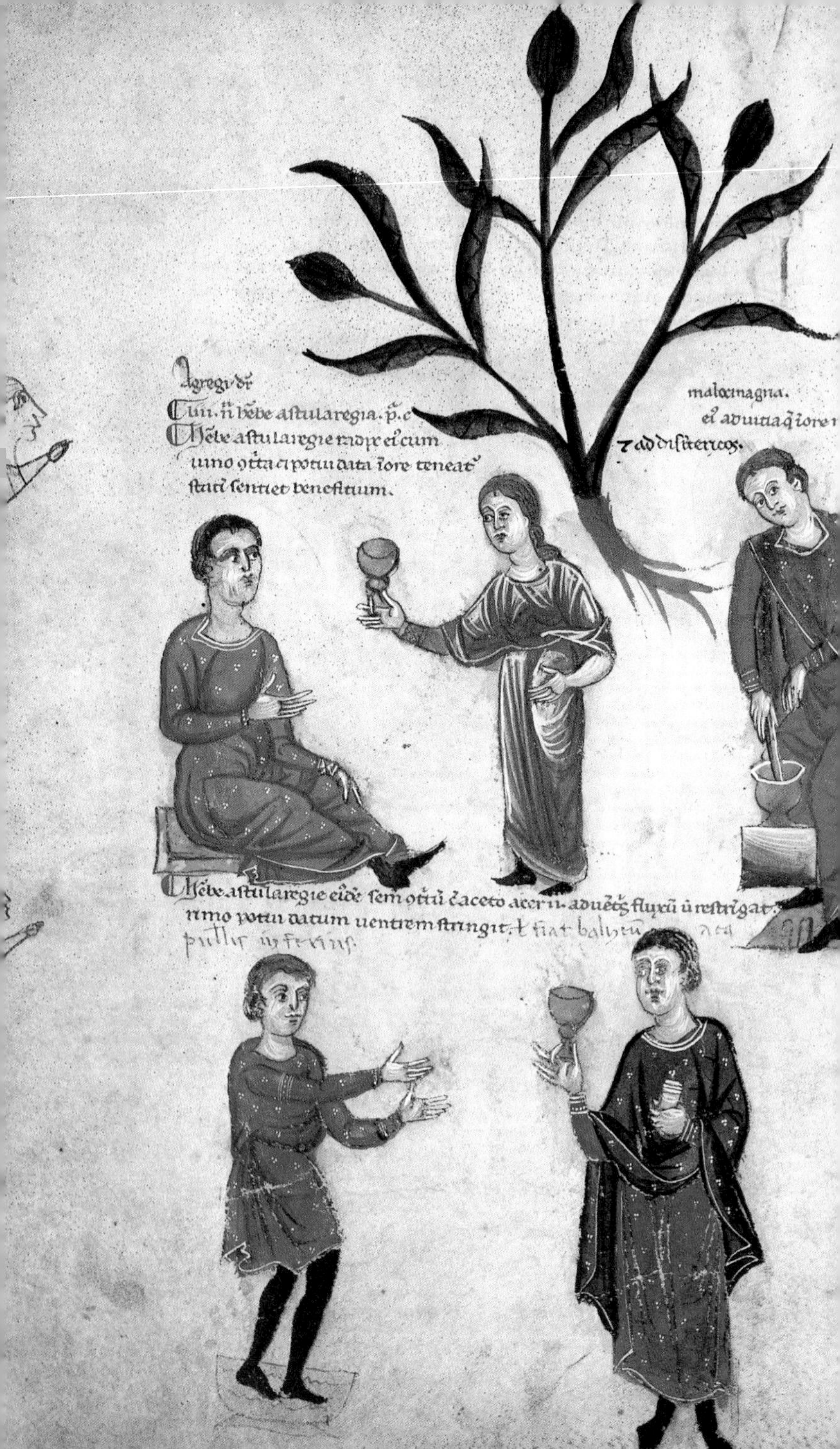

Agregi dr
Cliii. ħ hebe astula regia. p.c
Hebe astula regie radix ei cum
uino ottaci potui data iore teneat
stati sentiet beneficium.
malocinagna.
el aduitia q iore
7 ad dissentericos.
Hebe astula regie eide sem otiu c aceto acer ii. aduetis fluxu u restrigat.
rimo potu datum uentrem stringit.

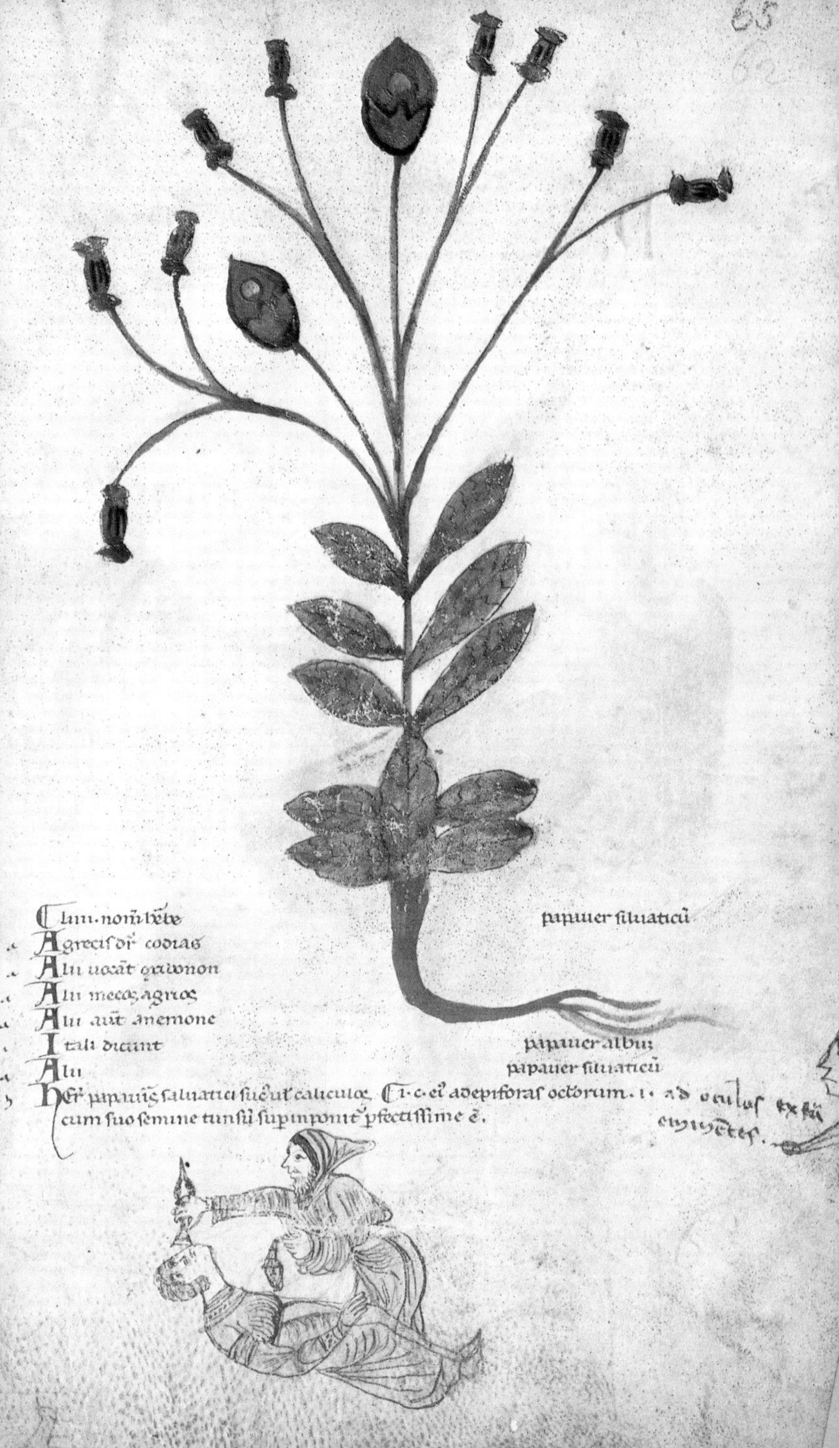
65
Clxiii. nom herbe
papauer siluaticu
A grecis dr codias
Alii uocat geraonon
Alii mecos agrios
Alii aut anemone
Itali dicunt
papauer albu
Alii
papauer siluaticu
Her papauis saluatici sucus calculos. Ci. c. ei ad epiforas oculorum. i. ad oculos
cum suo semine tunsu supinponit pfectissime e.

II. ad inmicranea ul' capitis dolorem.

Herba papauer siluaticu(m) contritum cum aceto inponis sedabit dolore(m).

III. ad somnu(m) qui no(n) dormiunt.

Herba papauer sil(uaticum) cum oleo contrita et fronti inducta ul' omni corpi-
mine somnu(m) egro adducit

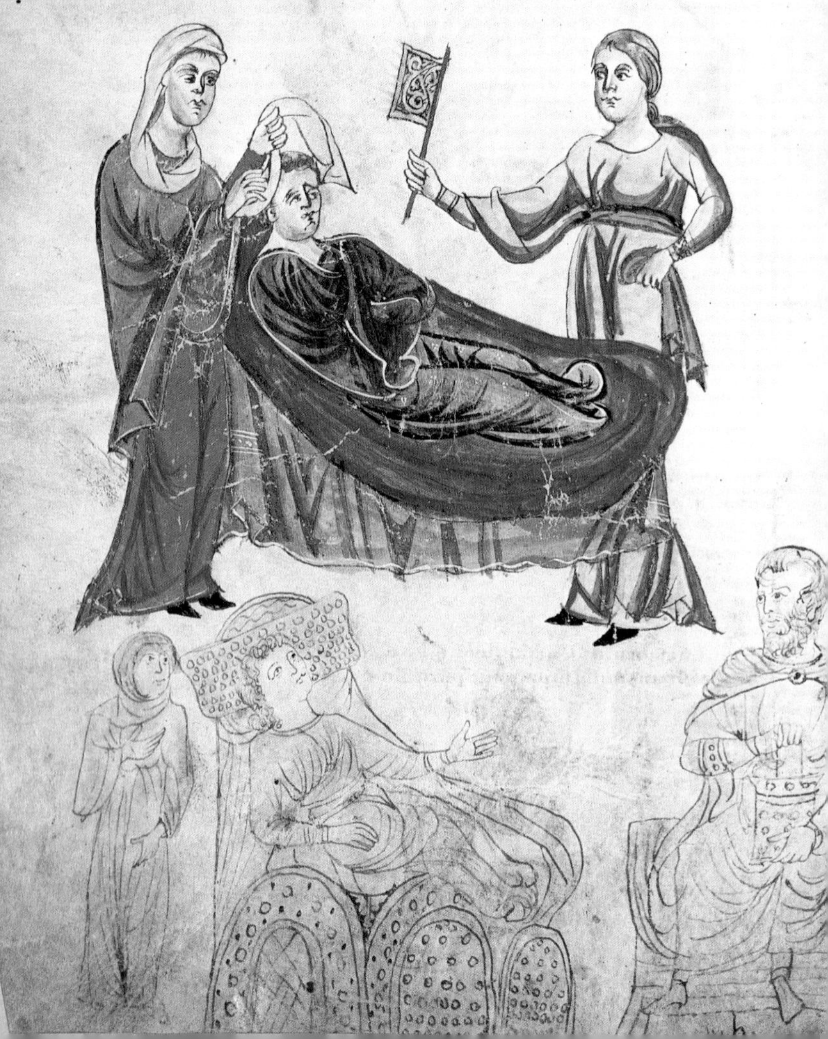

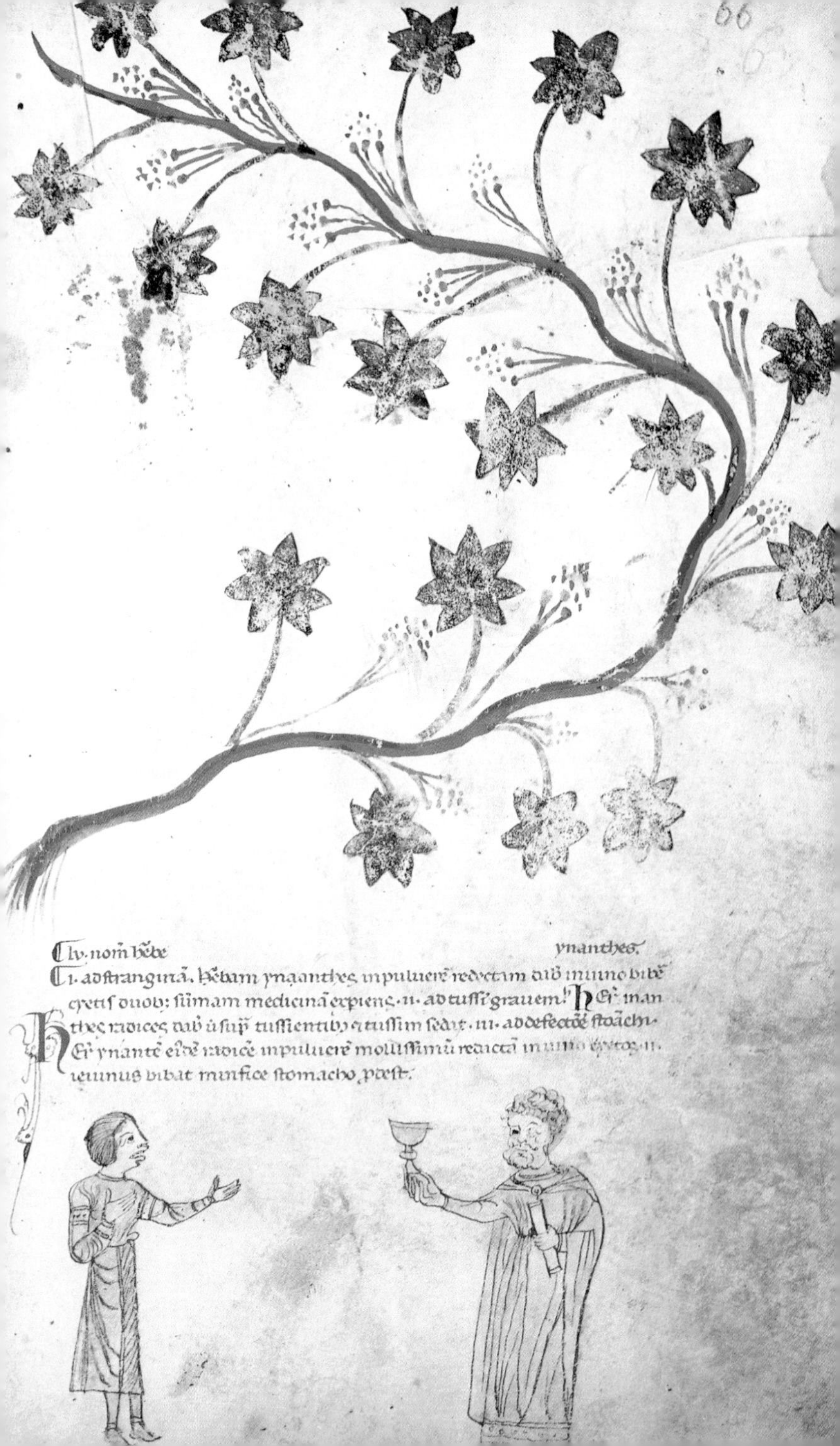

Clv. nomen herbe ynanthes.

C i. ad strangiriam. Herbam ynanthes in pulvere redactam dabis in vino bibere cyatis duos: summam medicinam experiens. ii. ad tussim gravem. Herbe inanthes radices dabis in super tussientibus et tussim sedat. iii. ad defectionem stomachi. Herbe ynantes eiusdem radices in pulvere mollissimum redactam in vino cyatos ii. ieiunus bibat mirifice stomacho prodest.

Cui nom̄ bēbē
Alii
Egypti dicitt
Propĥ
Alii
Alii ema
Ti cuta eł ad tuf
Hoī narcissi tusa et
ta corusū rustientibȝ ptde
facē bēbē narcissi flore soleo mit
rem dict̄in.

narcissū
aut onec̄ uocit
bulbo semetio̧
eptone dicunt
cynoglossa dicī
ema a nobrogo uocit
siceo̧ t colico̧
expssa a potin da
dicim̄. Si ali uolūsmū
tī expuges isimū minuie

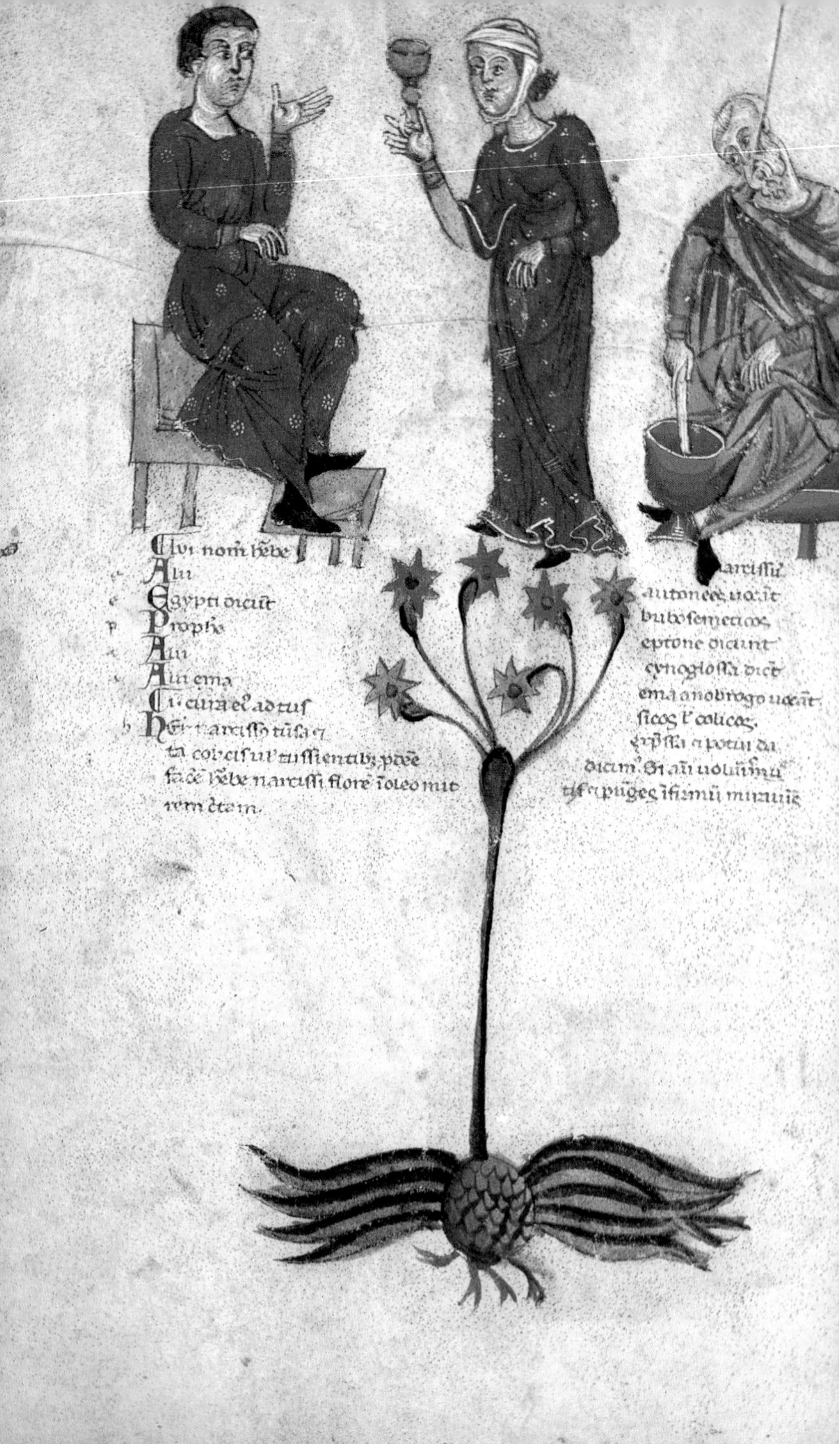

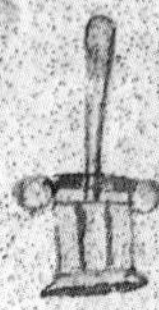

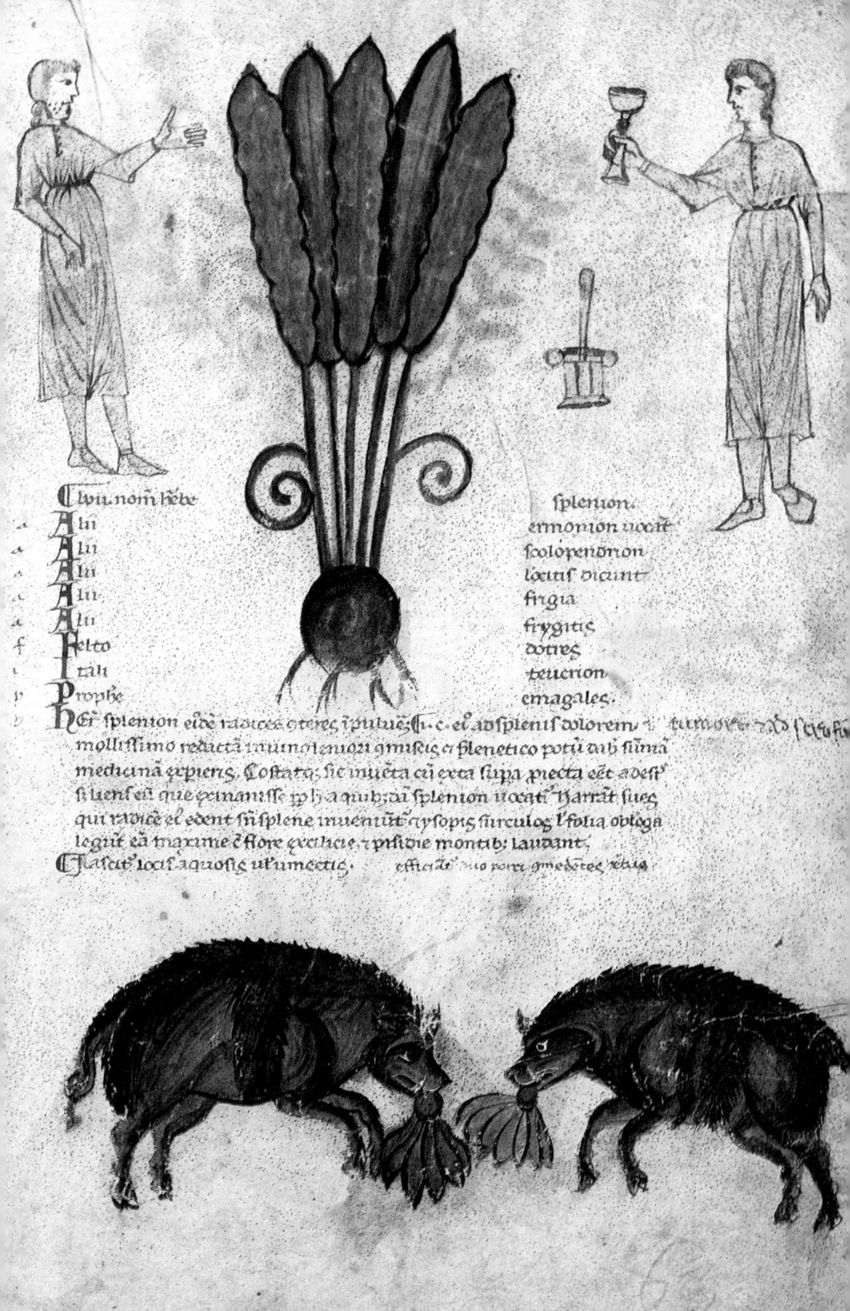

CLVII. nom̄ herbe splenion.
Alii ermonion uocāt
Alii scolopendrion
Alii locitis dicunt
Alii frigia
Alii frygitis
Felto dotres
Itali teucrion
Prophe emagales.

Herb splenion eidē radices cōteres ī puluē; sīi c. eī ad splenis dolorem et tumorem ad scrofu
mollissimo redactā ī uino lenuori cōmiscis et splenetico potū dab summā
medicinā experiens. Costatq; sic inuēta cū exta supa piecta eēt a desi
siliens eā que exinanisse sp h a quib; dā splenion uocatā. Narrāt sues
qui radicē eī edent sine splene inuenitt. Cysopis surculos l folia obloga
legit eā maxime ē flore excellicie. 7 psidie montib; laudant.
Nascit locis aquosis ut umectis. efficacē duo porci cōmedētes etus

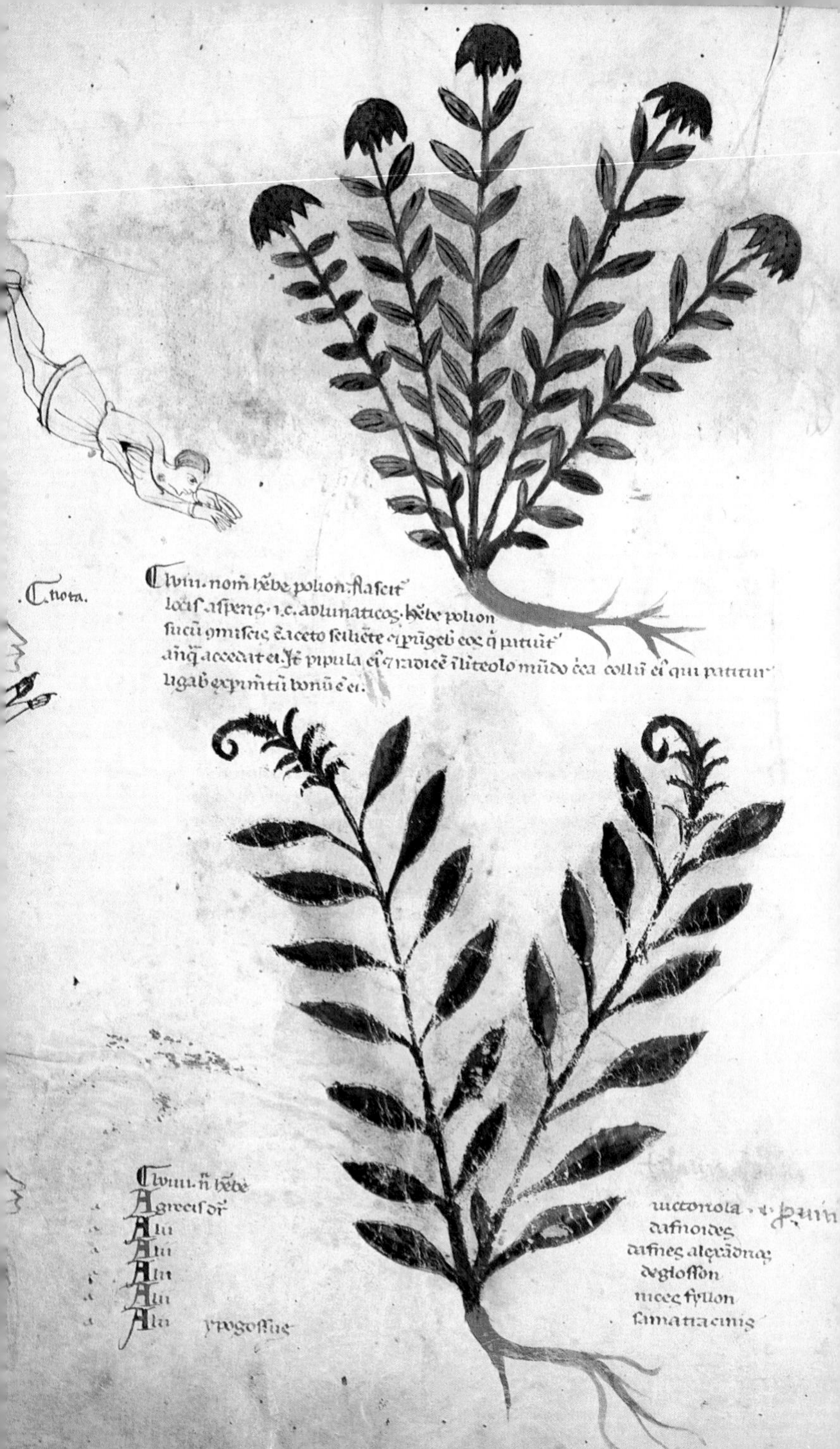
.C. nota.
Clviii. nom herbe polion. nascit
locis asperis. i.e. adlunaticos. herbe polion
sucu commisce cu aceto et lichte ei perunges eos q patiunt
antequa accedat ei. Ite pipula ei cu radice i liteolo mundo cu ea collu ei qui patitur
ligabis expimtu bonu e ei.
Clviiii. n herbe
Agrestis dr
Alii
Alii
Alii
Alii
Alii
Alii ypogossus
uictoriola
dafnoides
dafnes alexandrias
deglosson
necce fyllon
samatia cimis

Alii dafnites uocant. Alii stefanos alexandrinos. Alii dicunt dicopbiai. Itali dicunt uictoriae folium. Alii laurus alexandrinos. Alii uocant alexandrion coronam. Alii uictoriolam uocant. Alii pedeleonidia. i. e. est ad flegmata intercidenda.

Herbe uictoriole foliorum sucum expressum cum melle ieiuno dabis ut edat mirifice sanabit et toracem purgat. iii. Ad stomachi langorem. Herbam conferbiam siccam origano edat magnum beneficium sentiet. Herbe conferbie radicem ex aquis et mixtam teris cum mellis. C. iiii. Ad tussim partem dimidiam. piperis grana. xxv. castorei scripulum unum mirifice tussim sedat hoc argumentum intelligitur. Carne bubula concisa et in caccabo missa. Si herbe supscripte radicem tunsam miseris dragmas. ii. cocta bubula in unum coherebit.

Item contra fluxum sanguinis ex naribus mastice et retinuerit in ore.
Item si vena incisa fuerit pista et posita super curat.
Et teneat in ore tres ficorum ... sub lingua.

C.xxi. n. herbe
Romani dicunt

asterion
inguinale.

Nascaℓ incipias int peuascelixi aspera. Hec stella nocte tāq stella lucet eut qui uidet eam ignorans dicet fantasmata se uidere ꝗ metu plenus uidet. maxime aūt a pastorib; inuenit teco̅ pastores.

Sete asteran iacaset stentis manducare lu i. e. eℓ adeaducos na descrescente cum eno signu̅ ūginis euam hetam i collo hꝭ suspesa remediabit. fequce teptauinus ne dubites.

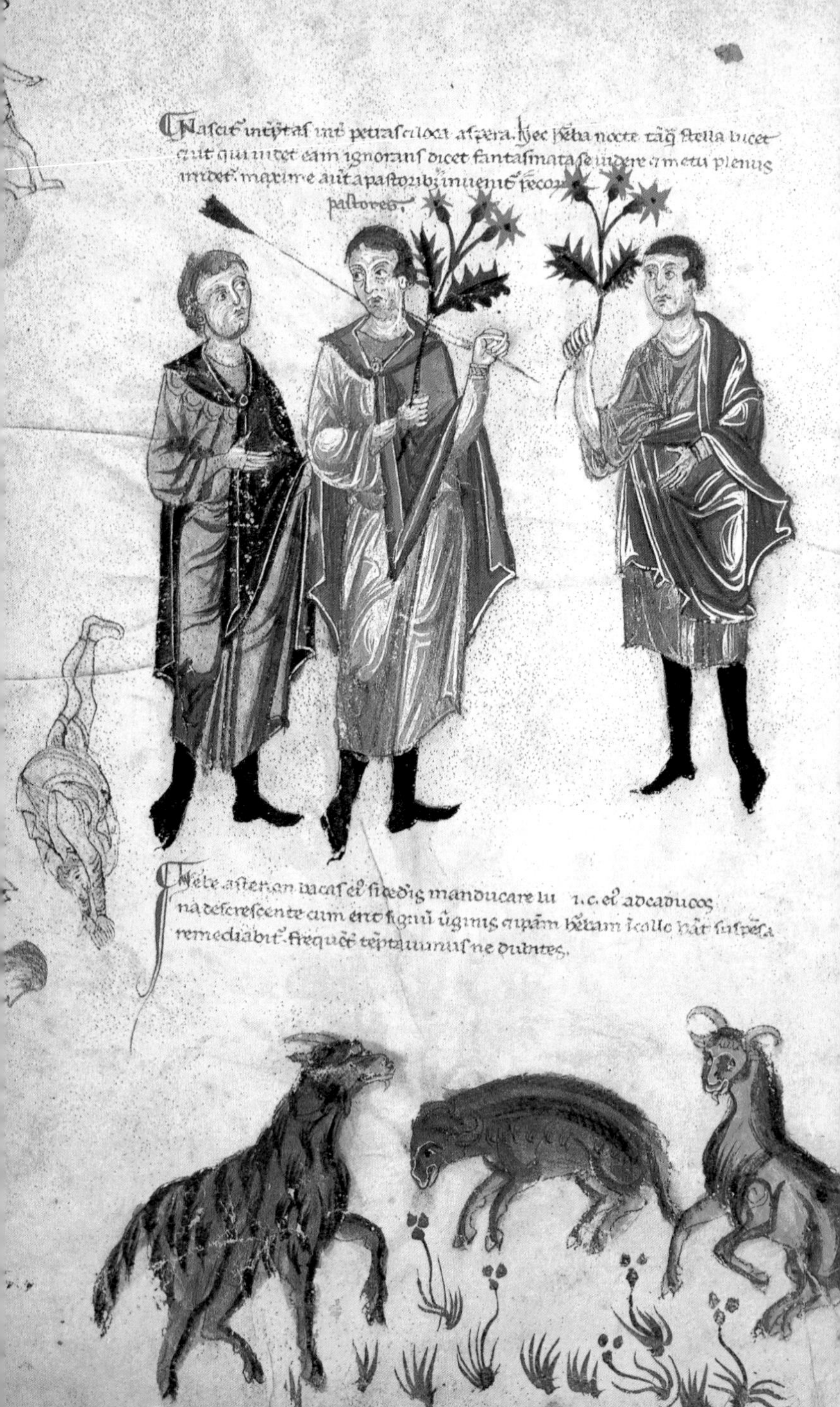

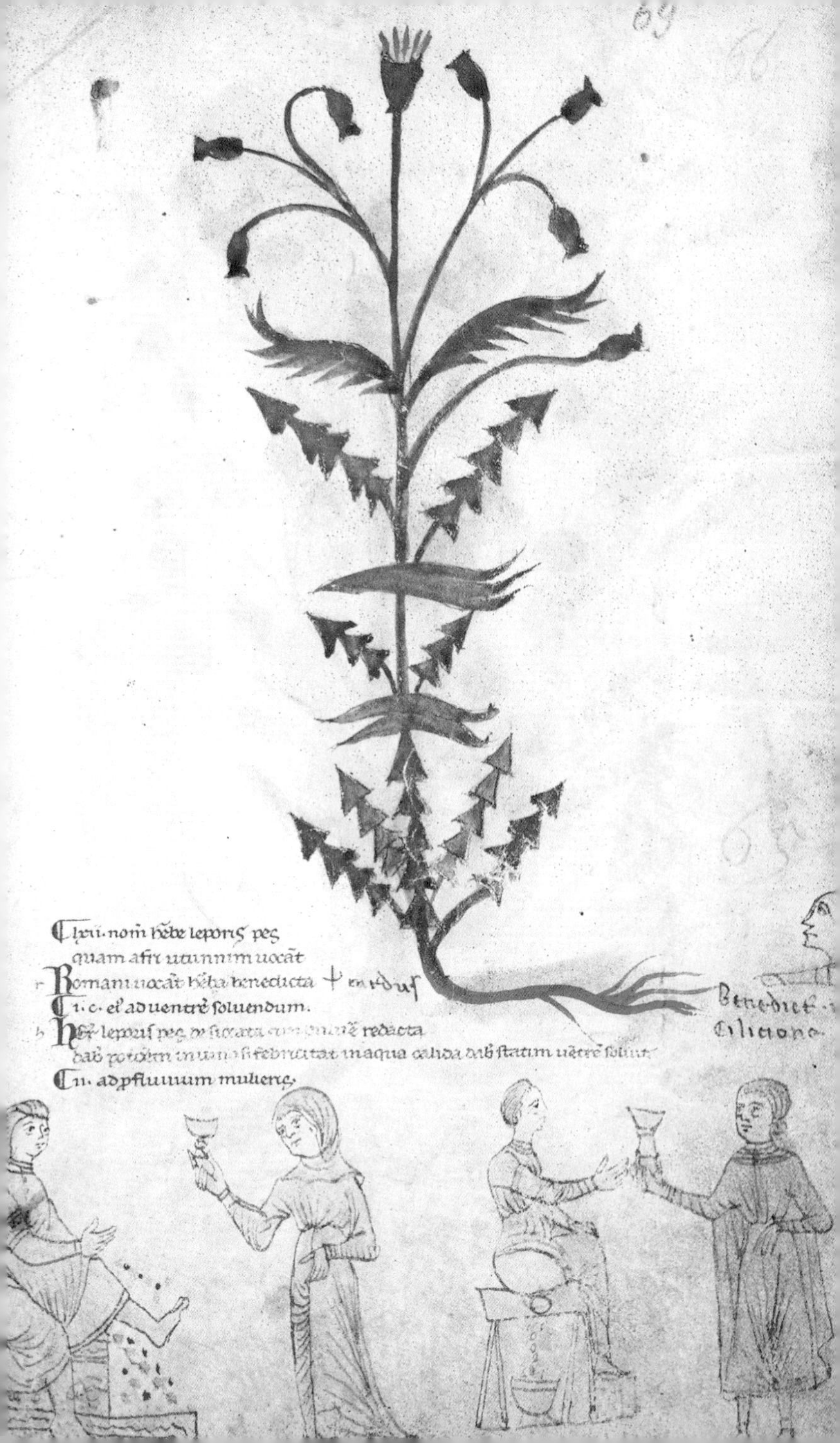
69
Clxii. nom herbe leporis pes
quam afri utinnim uocat
Romani uocat herba benedicta + cardus
C i. c. el ad uentre soluendum.
Herba leporis pes desiccata redacta
in aqua calida dab statim uentre soluit
C ii. ad pfluuium mulieris.
Benedict
Ciliciona

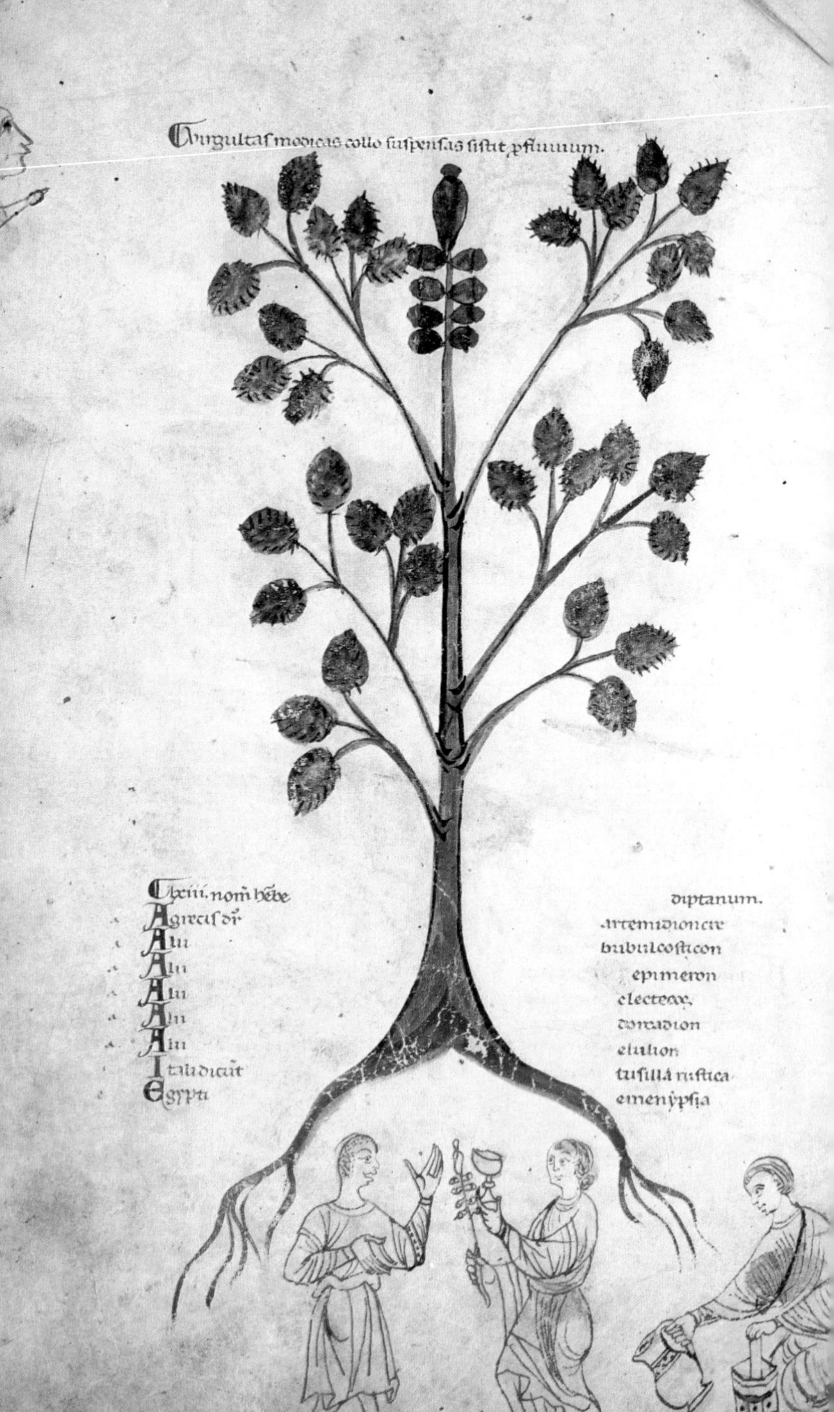
Surcultas modicas collo suspensas sistit profluuium.
Clxiii. nom herbe
A grecis dr
Alii
Alii
Alii
Alii
Alii
Itali dicunt
Egypti
diptanum.
artemidion ceir
bubulcosticon
epimeron
electrox
dorcadion
eliilion
tusillam rustica
emenypsia

Ciiii. qui uenenum sumserit.

h Herba diptamni sucus contusus et expressus potui datus efficacissime medetur. tanta autem uirtus est diptamni ut non solum interficiat serpentes, sed ubi ubi inueniuntur serpentes presentia sui eos interficit. Si odorem eius aduectu fuerit ubique fuerint serpentes mox interficit serpentem. Fertur et hoc exemplum. Capra uel ceruus inuentorem si gladio percussus fuerit ueniet ad herbam diptamnum mox pascit et sagitta excutiet. et plaga sanabit eis pascendo diptamnum.

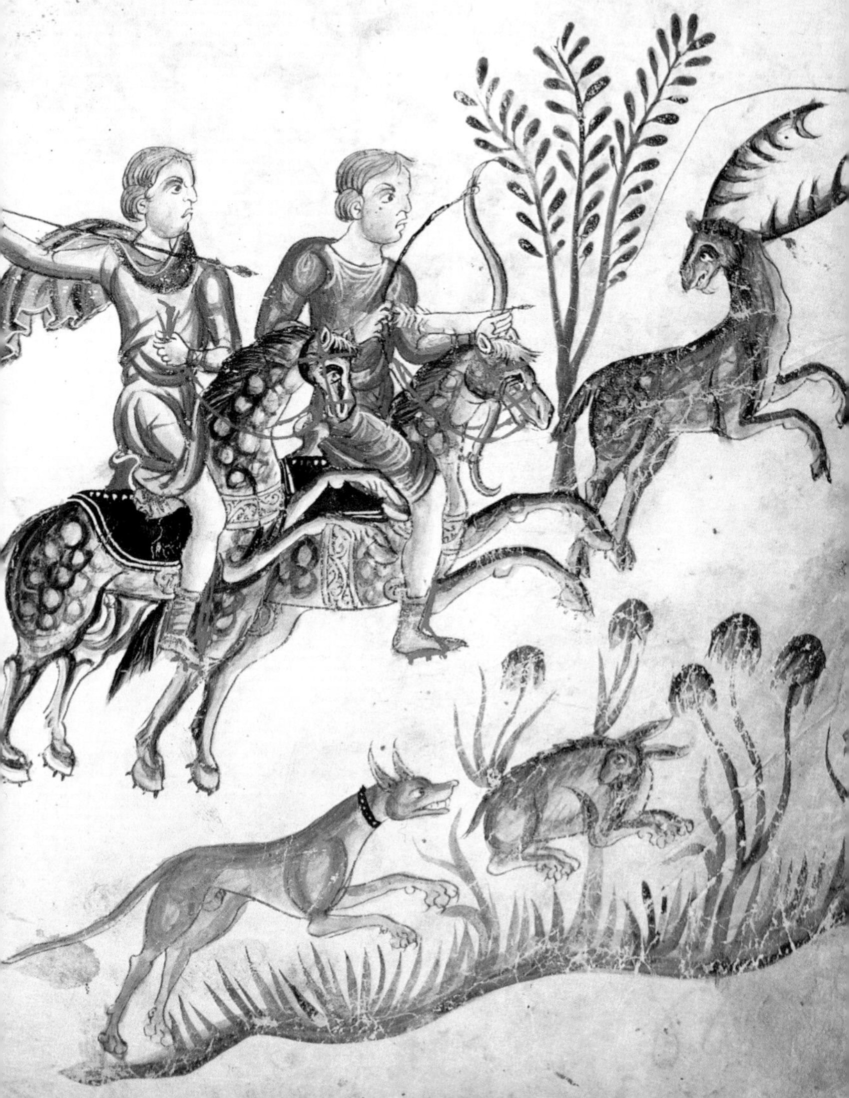

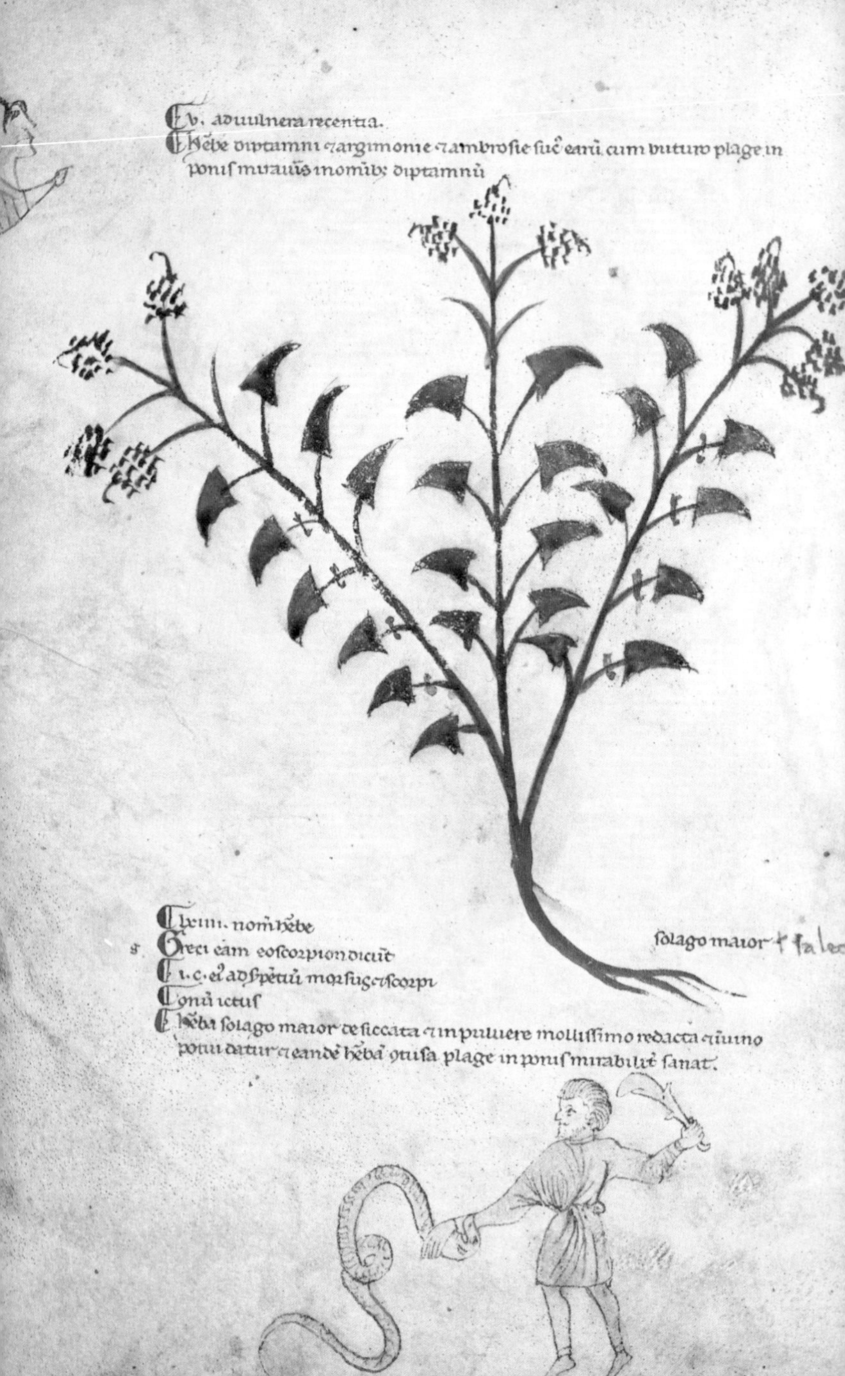

Cv. ad uulnera recentia.

Herbe diptamni et argimonie et ambrosie suc eam cum butiro plage in ponis mirabilis in omnibus diptamnu

Clxiiii. nom herbe

8 Greci eam eoscorpion dicunt

Ei c. el ad spetum morsu scorpi

Contra ictus

Herba solago maior desiccata et in puluere mollissimo redacta et uino potui datur et eandem herba contusa plage in ponis mirabiliter sanat.

solago maior t fale

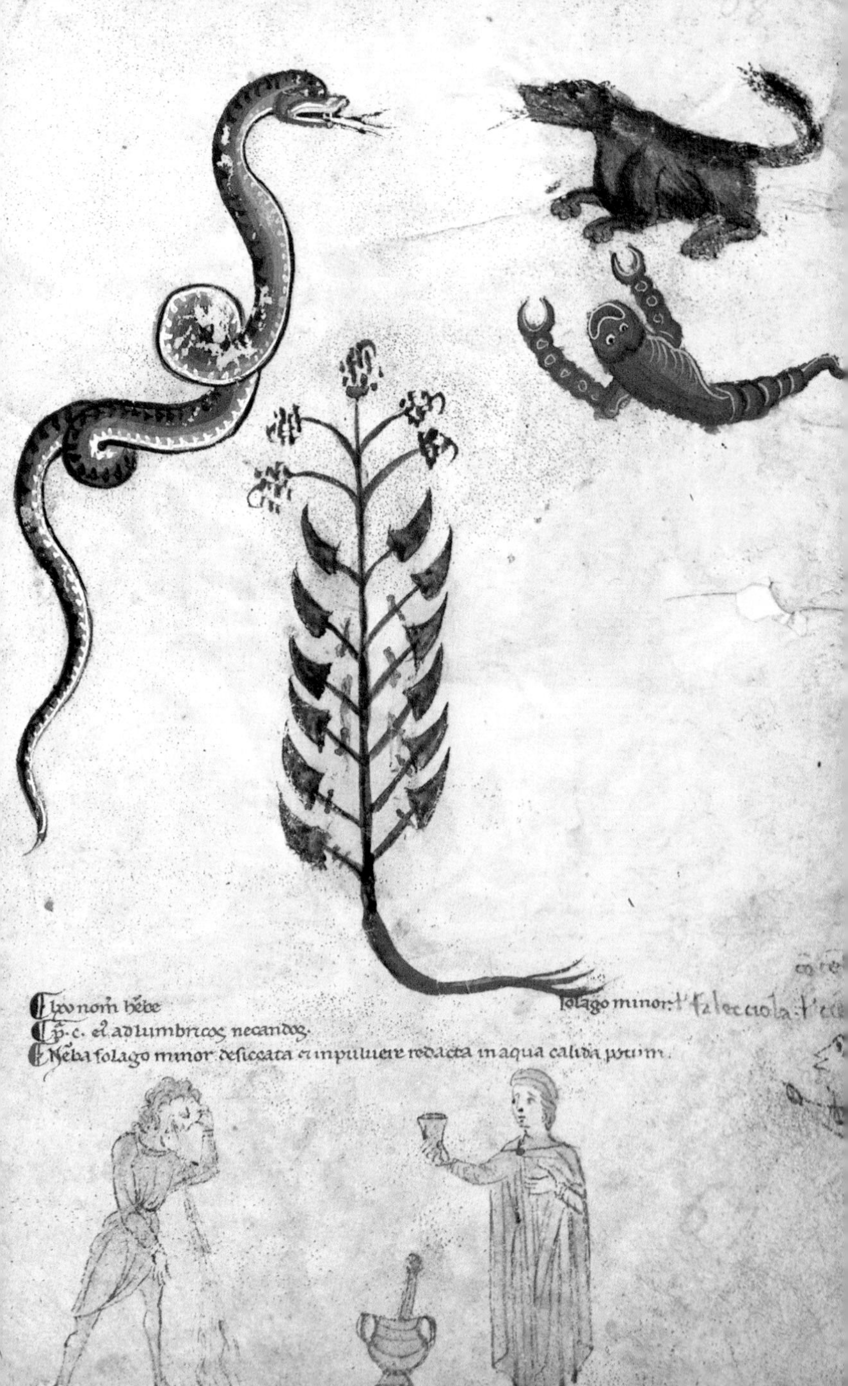
solago minor · l' falecciola · l'
C̄p̄ · c. el ad lumbricos necandos.
Herba solago minor desiccata et in pulvere redacta in aqua calida potum.

uita lumbrices interficit et foras eos expellit. legis eam estiuo tempore.

CIX. nom herbe peonia.

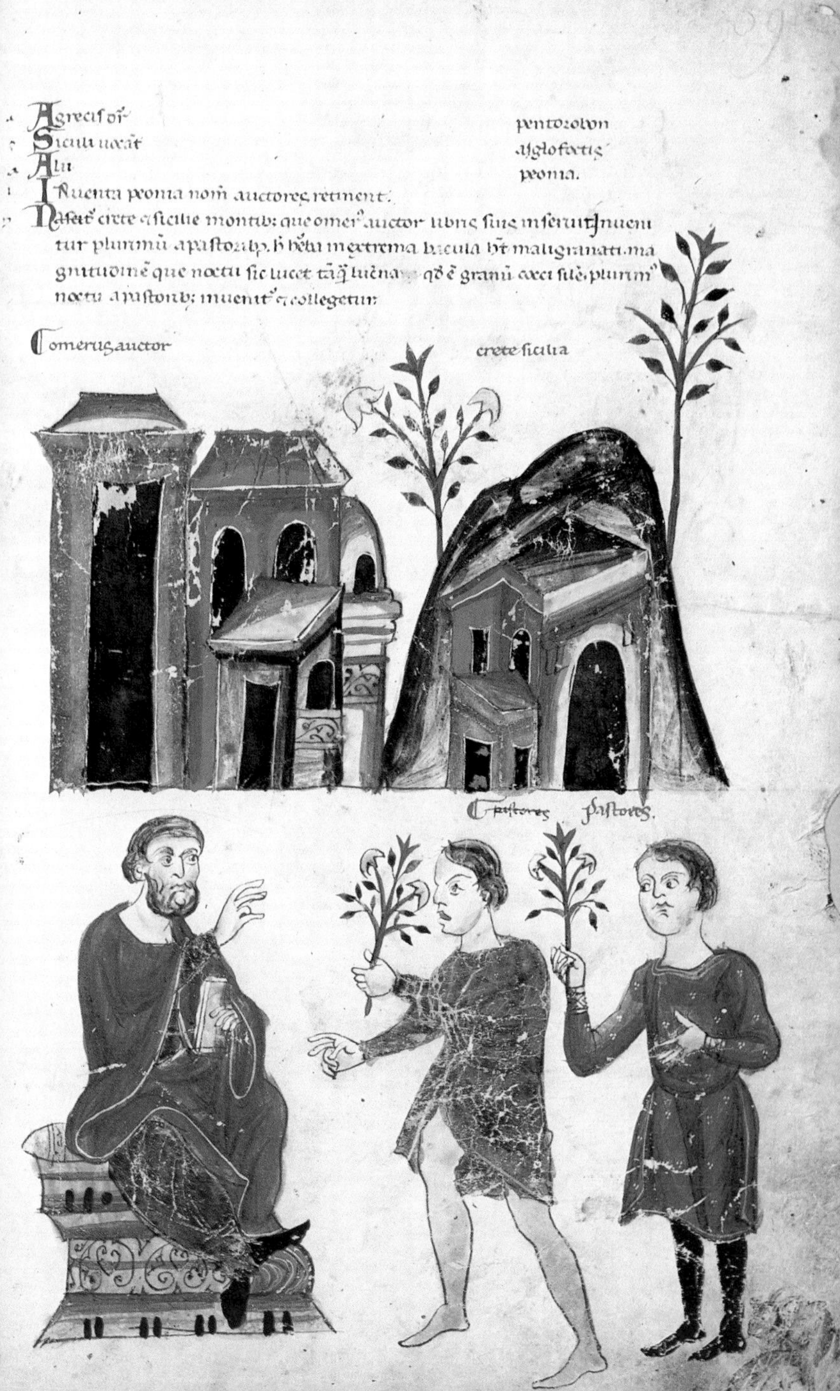
pentorobon
peonia.
Omerus auctor
crete sicilia
pastores
pastores

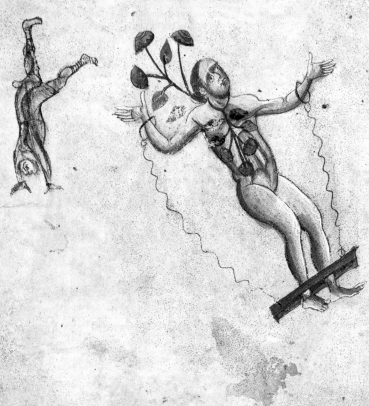

Ci. ad lunaticos qui cursu lune patiunt.
Herbe peonia lunatico iacenti in collo liget statim se eleuat ut sanus.
Et si eam secum huit. nuq ei malu accedit.

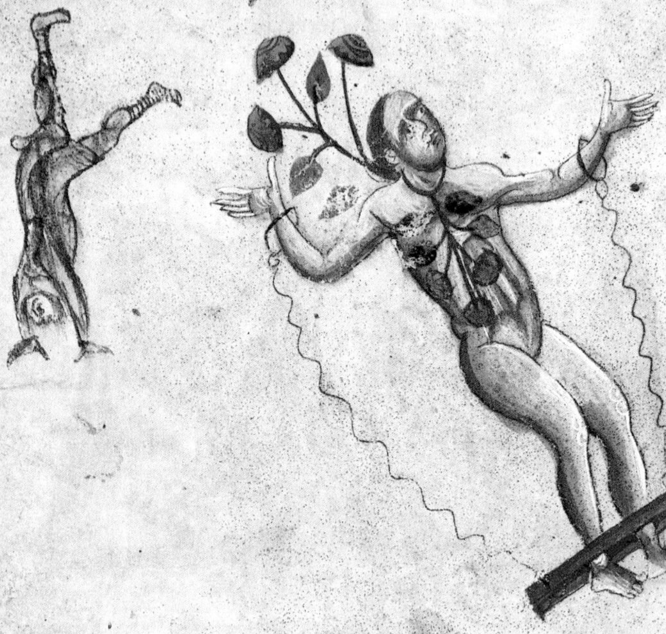

Herbe peonie radice pte abligabis de lino eum qui ii. ad sciaticos
patitur ecuiunges. Res e enim salutem mari si ea in manu e huius tepestate
opescet si mundus eam utatur.

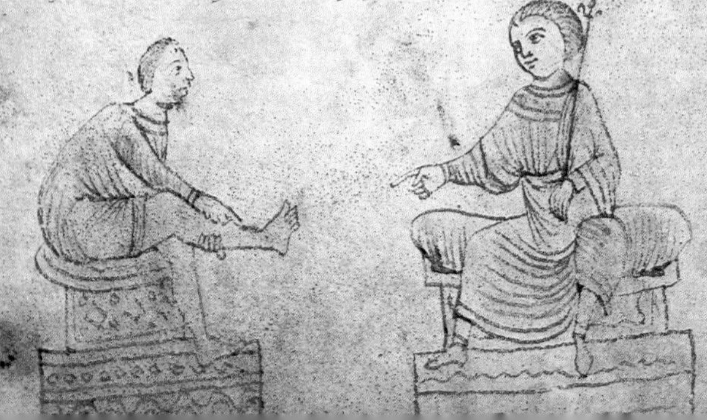

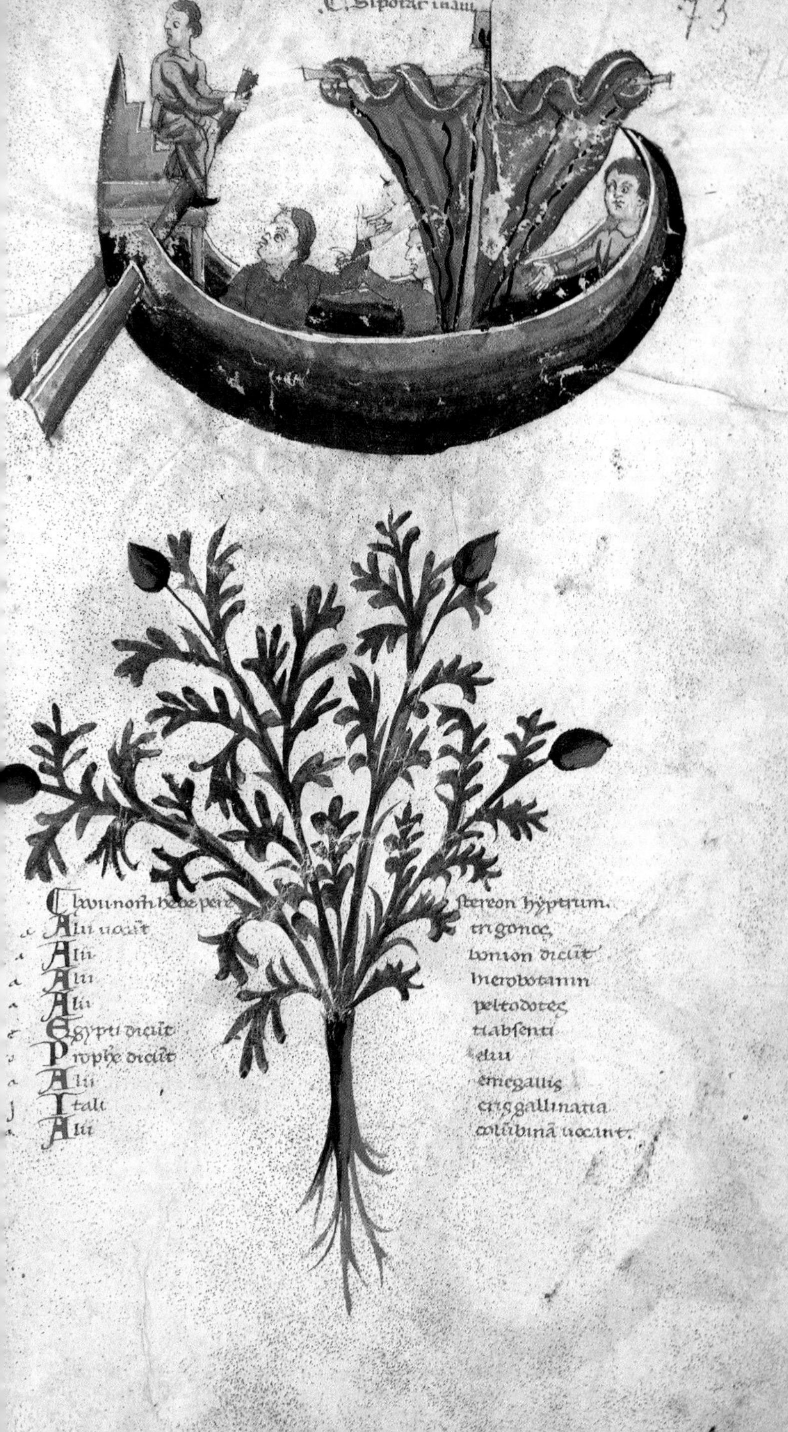

Clxvii. nom herbe peri	stereon hyptium.
Alii uocant	trigonoc,
Alii	bonion dicunt
Alii	hierobotanin
Alii	peltodotes
Egypti dicunt	tiabsenti
Prophe dicunt	elu
Alii	emegallis
Itali	crig gallinacia
Alii	columbina uocant.

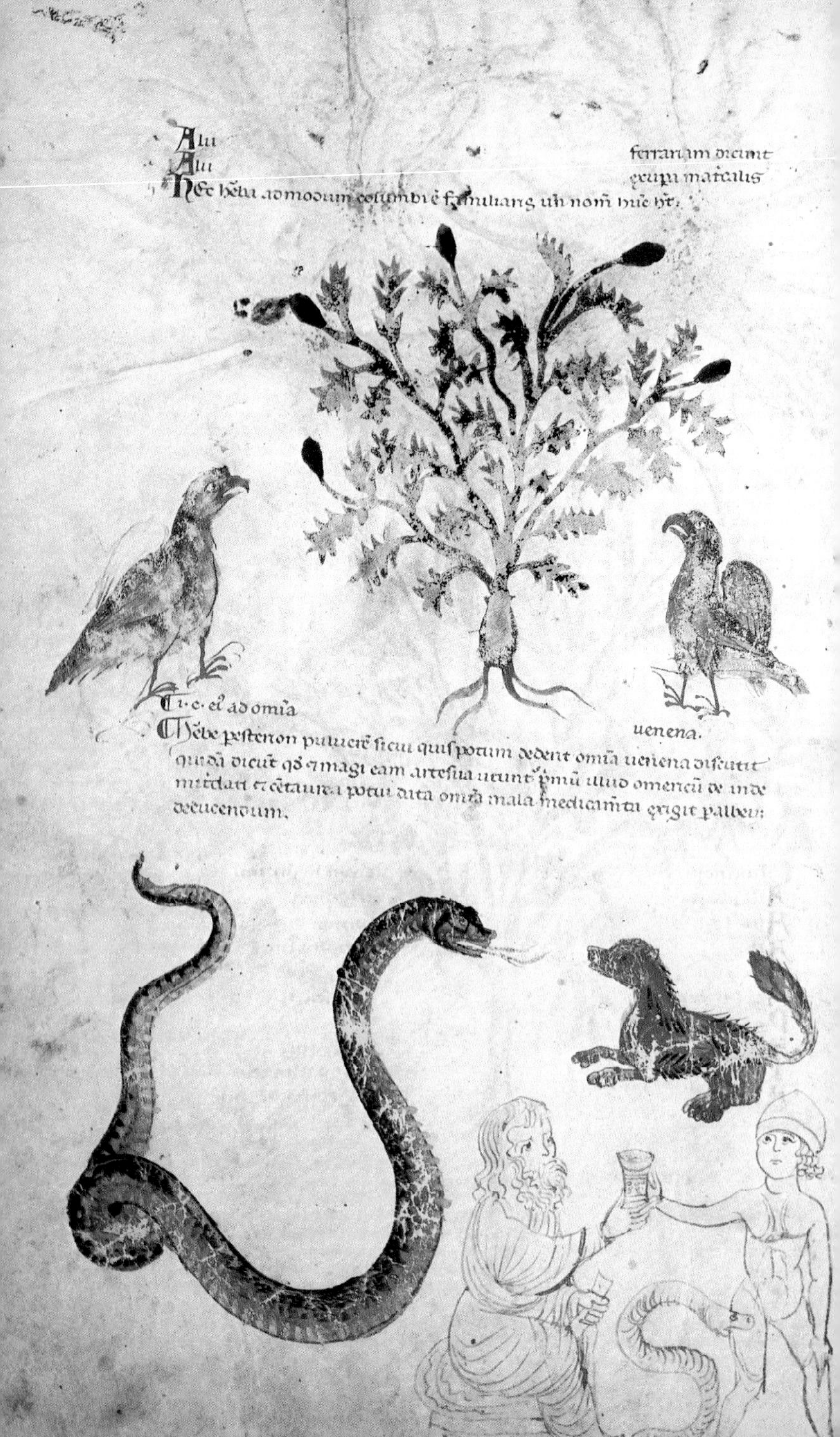

Alii ferrariam dicunt
Alii gerapa mascalis
Hec herba ad modum columbine similis [...] hoc nomen huic herbe.

C i. c. ei ad omnia uenena.
Herbe pesteron puluerem sicut quis potum dederit omnia uenena discutit
quidam dicunt quod et magi eam artesia utuntur primum illud omnem [...] de inde
medicum et centaurea potui data omnia mala medicamina exigit palbeu:
de ducendum.

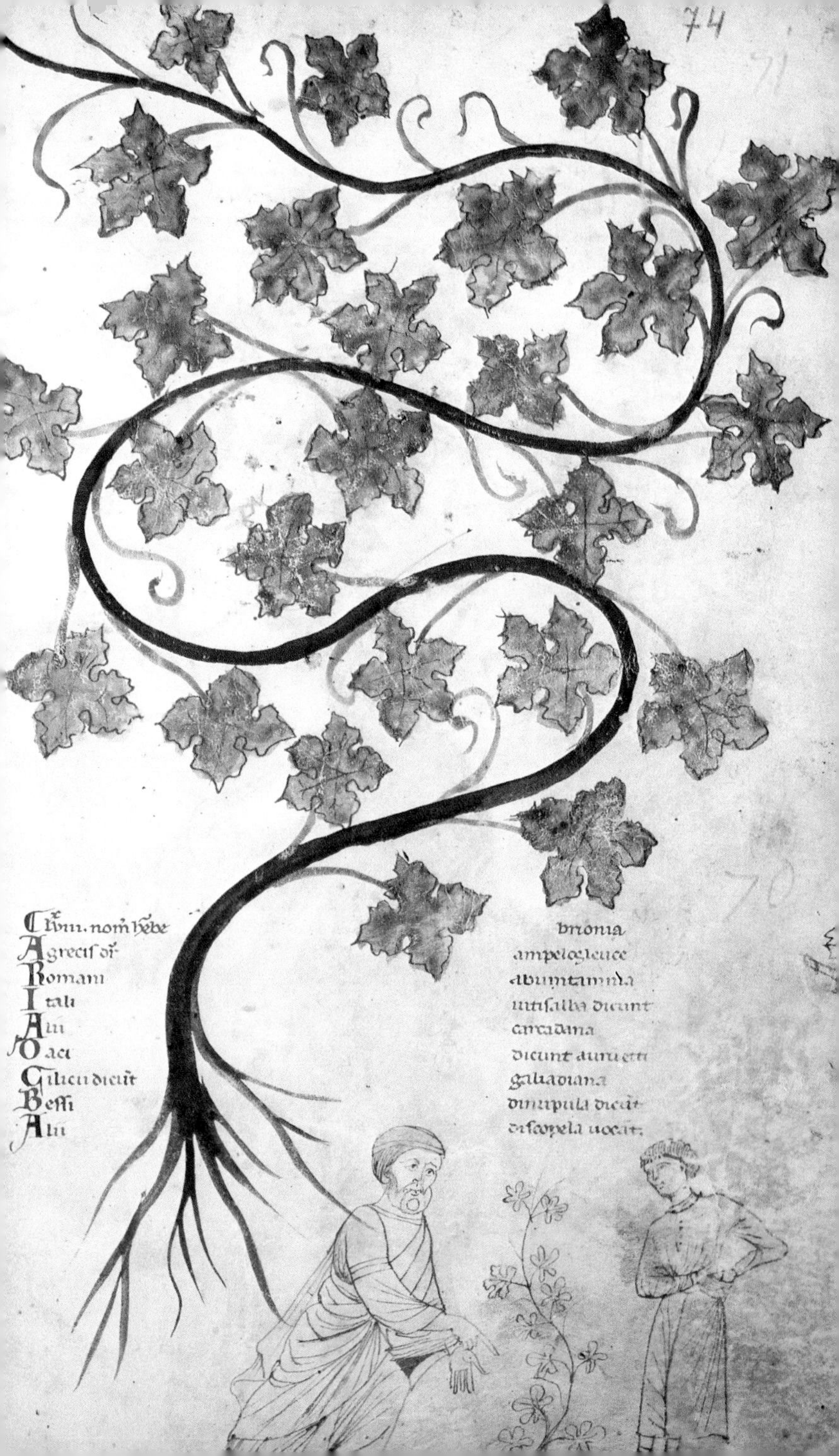
74
Cxviii. nom herbe
A grecis di
Romani
Itali
Alii
Daci
Gilicii dicunt
Bessi
Alii
brionia
ampelogleuce
uitis alba dicunt
cercadana
dicunt
galiadiana
dimpula dicunt
uocant

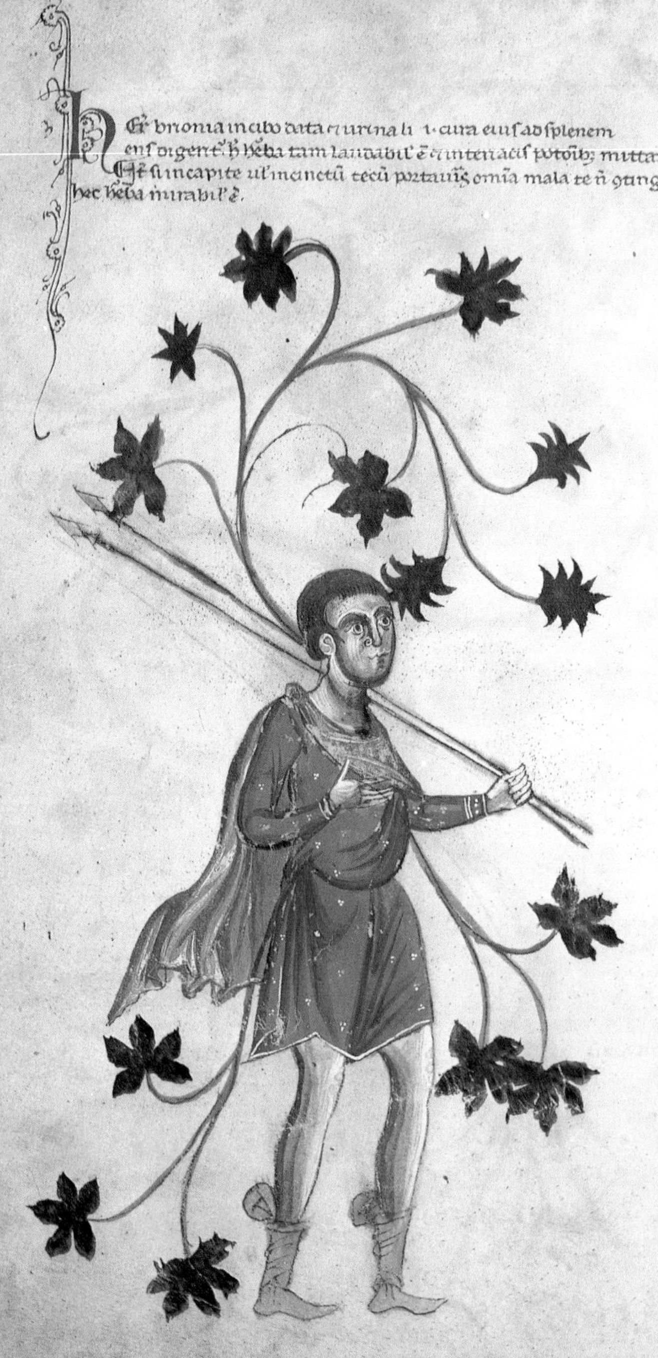
Hec brionia in cibo data et urina li. i. cura eius ad splenem
ens digerit. h. herba tam laudabil' e et in terraciis potoib; mittatur.
Est si in capite ul' in cinctu tecu portauis omia mala te n contingut
hec herba mirabil' e.

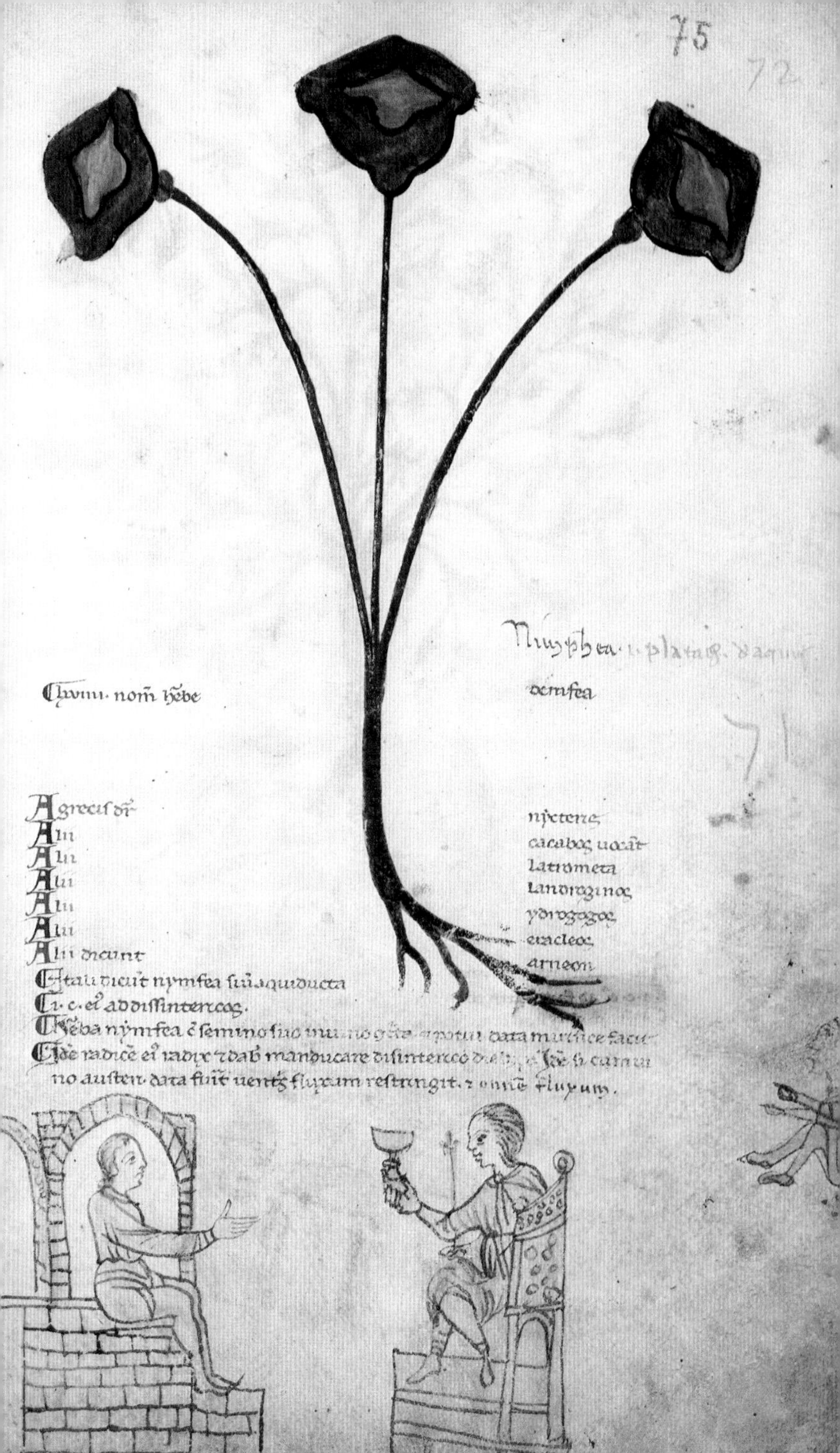
nom herbe
nemfea
A grecis dr nycteris
Ali cacabos uocant
Ali latrometa
Ali landriginos
Ali ydrogogos
Ali eracleos
Ali dicunt arneon
Itali dicunt nymfea siue aquiducta
ad dissintericos.
Herba nymfea
manducare dissintericos
no austero data fuerit uentris fluxum restringit. et omne fluxum.

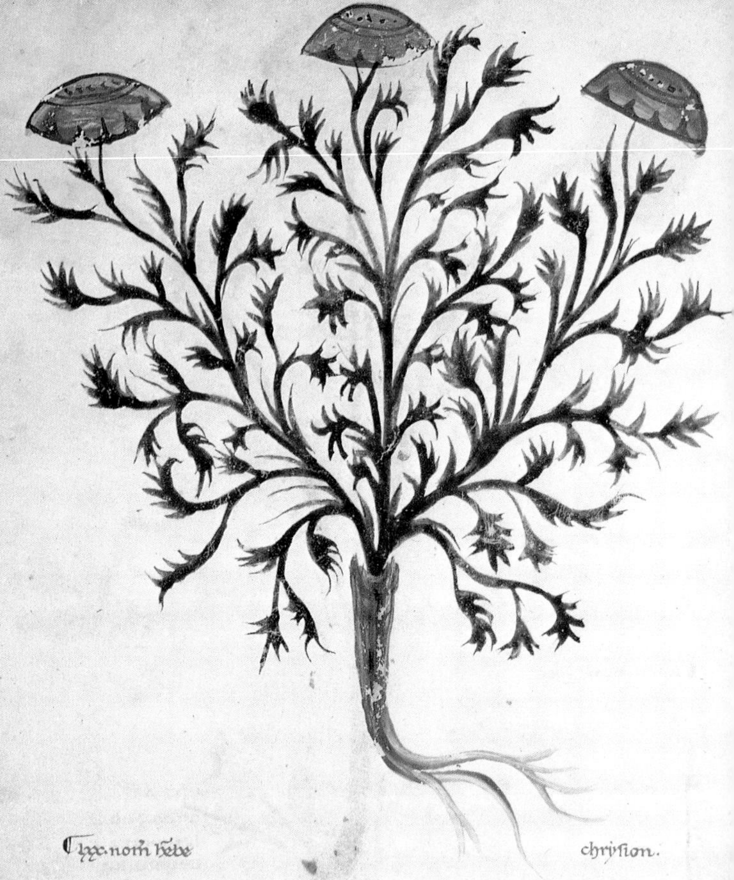

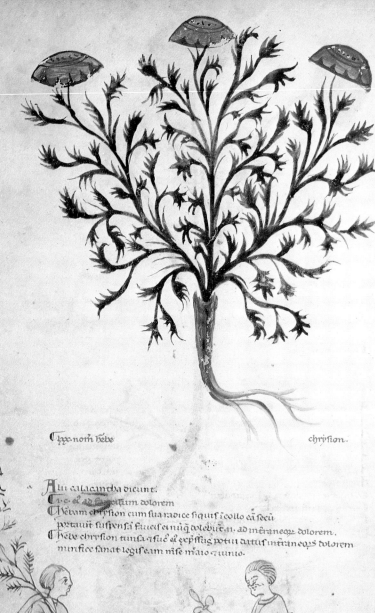

lxx. nom herbe chrision.

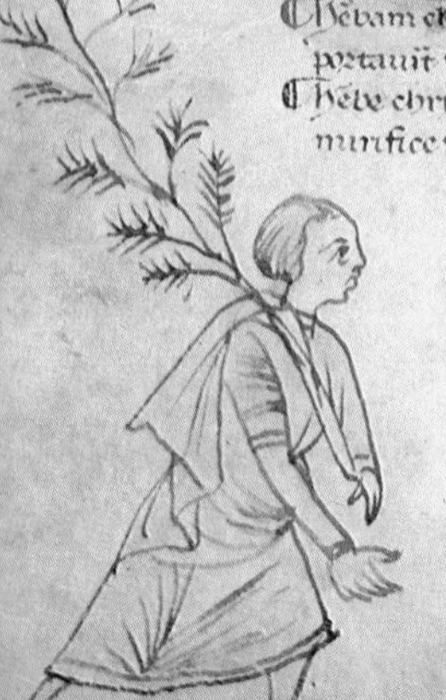

Alii callacantha dicunt.
i. c. e. ad faucium dolorem
Herbam chrysion cum sua radice si quis in collo eam secum
portauit suspensam fauces ei numquam dolebunt. ii. ad intraneorum dolorem.
Herbe chrysion tunsa et sucus eius expressus potui datus intraneorum dolorem
mirifice sanat. legis eam mense maio et iunio.

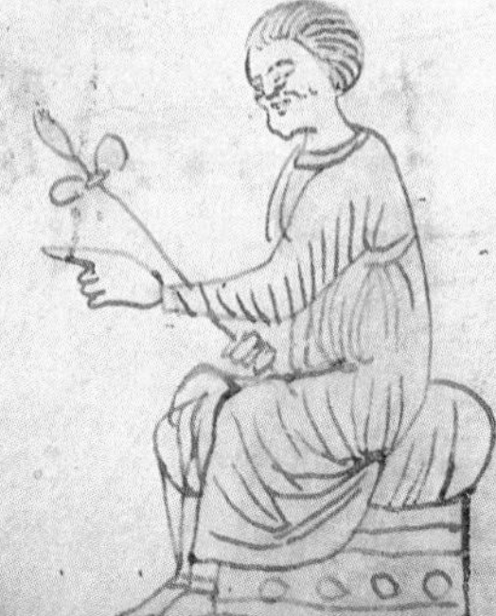

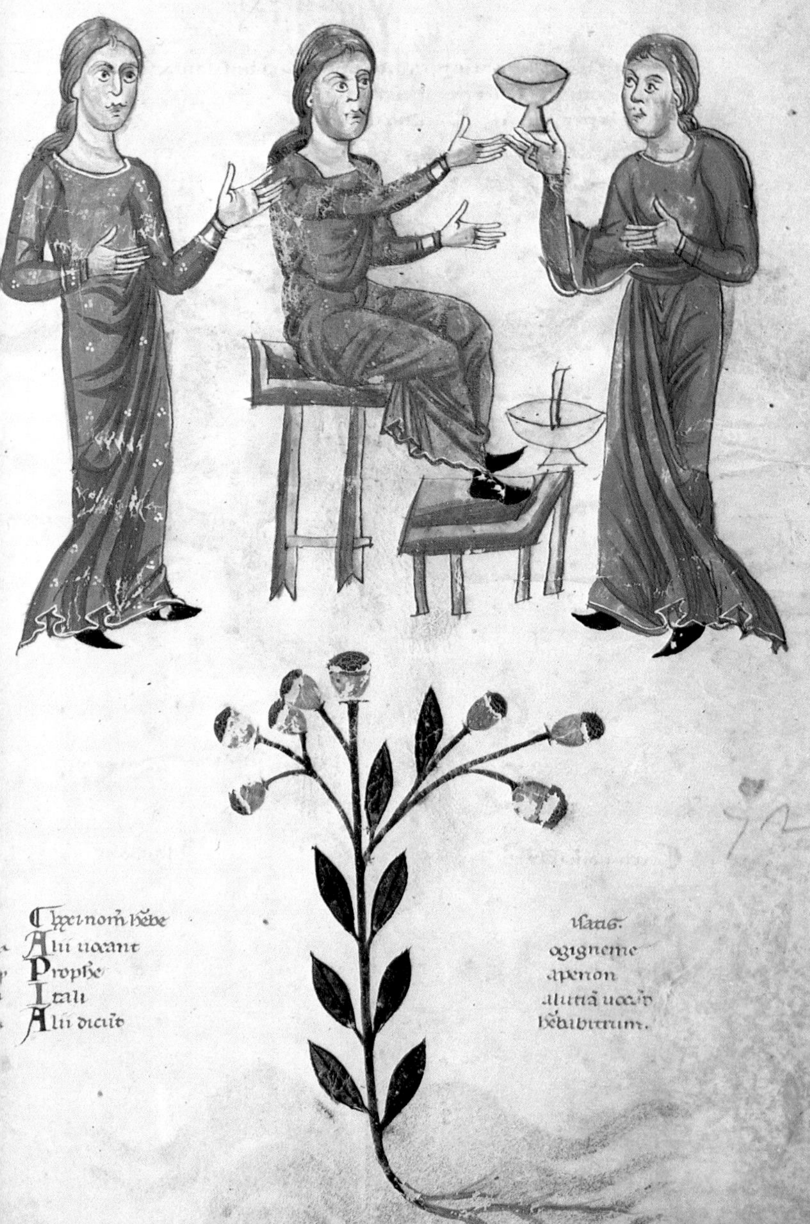

Herba isatis folium ɔtritum ⁊ impositum .i. cura eius ad morsū serpētis
dolorē mirifice tollet ⁊ uenenū statuet
Hec hēba mirabilis ē ad tincturam ueneti.

Clxxii. nom̄ hēbe

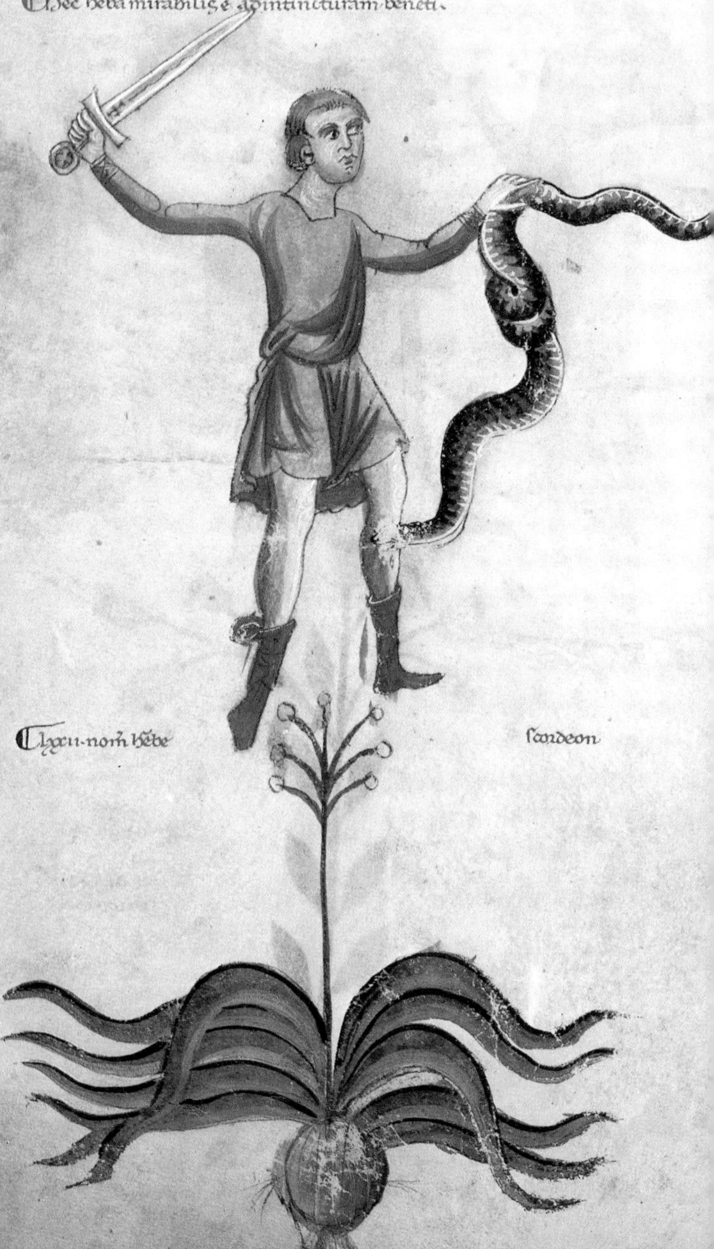

scandeon

Herba scordeon contrita cum oleo laurino CI. Ad neruorum dolorem
subacta perfectissime tollit dolorem
Vna cura eius si a serpente percussus erit.
Est herba scordeon decoquitur ius cum uino potum dabis ipsa autem contusa in pla
ga imponitur. Et herba scordeon alligata circa corpus hominis tollit cotidianas + pulsus
uel tertianas.

CXIII. nomen herbe ubascum.
A grecis dicitur flommos
Alii dicunt lychnites
Prophete dicunt hemorabdos
Daci uocant diessathel. Egypti neal. Itali ubascum dicunt
Nascitur locis sablosis et aggeribus. hanc herbam dicitur mercurius ulixin dedisse cum ad circen
uenisset adontim et nulla mala facta eius timuisset.

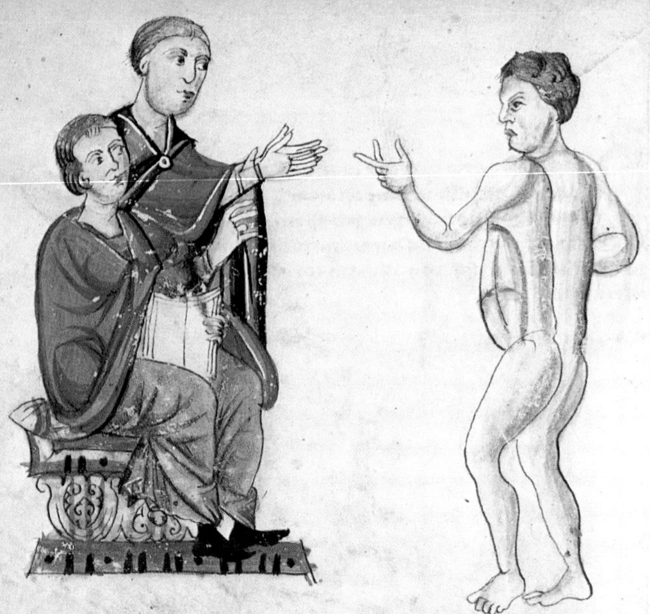

Herba ubasti uirgulam qui secum portauerit nul i. c. et ad occursus malorum.
lo metu terrebitur, neque bestia, neque occursus malorum molestabitur. Medicina ad podagram.
Herbam ubascum tusam atque impositam intra paucas horas dolorem adeo effica
citer sedat ut etiam ambulare se erigat audeat. Hanc oportet eam perpauce auctores pro
ficere affirmant.

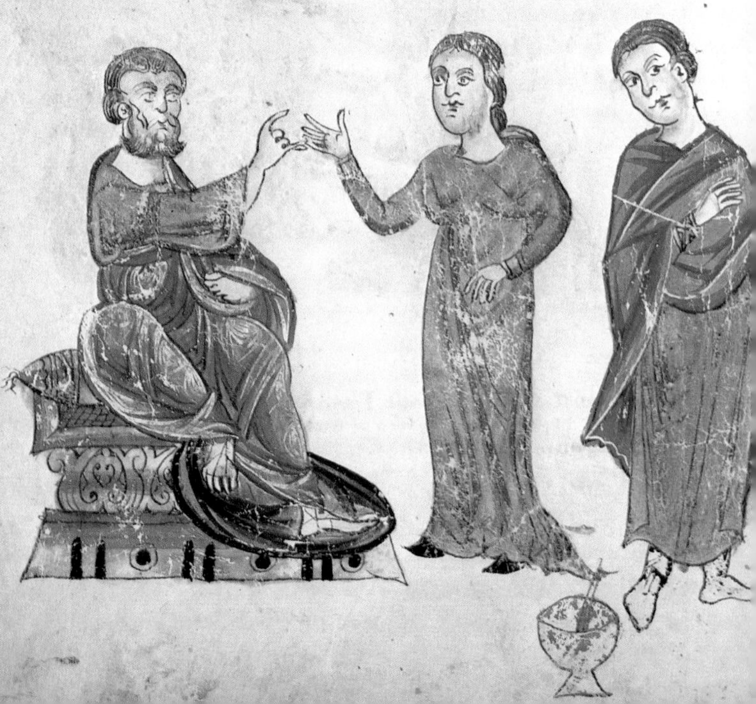

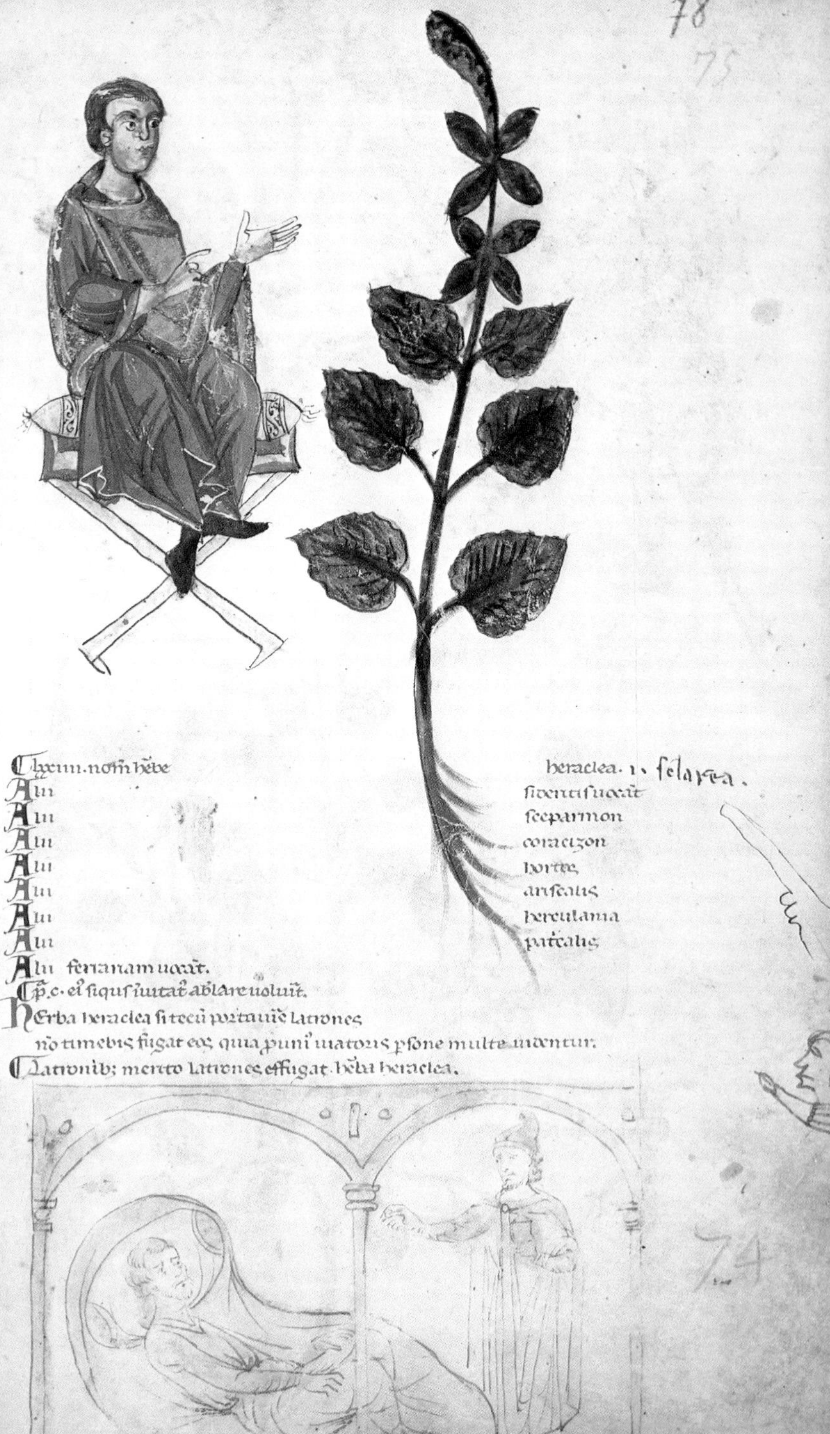

78
75

Clxxiiii. nomen herbe heraclea. i. sclarea.
Alii sideritis uocant
Alii sceparmon
Alii coracizon
Alii hortes
Alii ariscalis
Alii herculania
Alii patealis
Alii ferrariam uocant.
Cap. c. eis si quis iter facere uoluit.
Herba heraclea si tecum portaueris latrones
non timebis fugat eos, quia pueri uiatoris persone multe inueniuntur.
Cationib; merito latrones effugat herba heraclea.

74

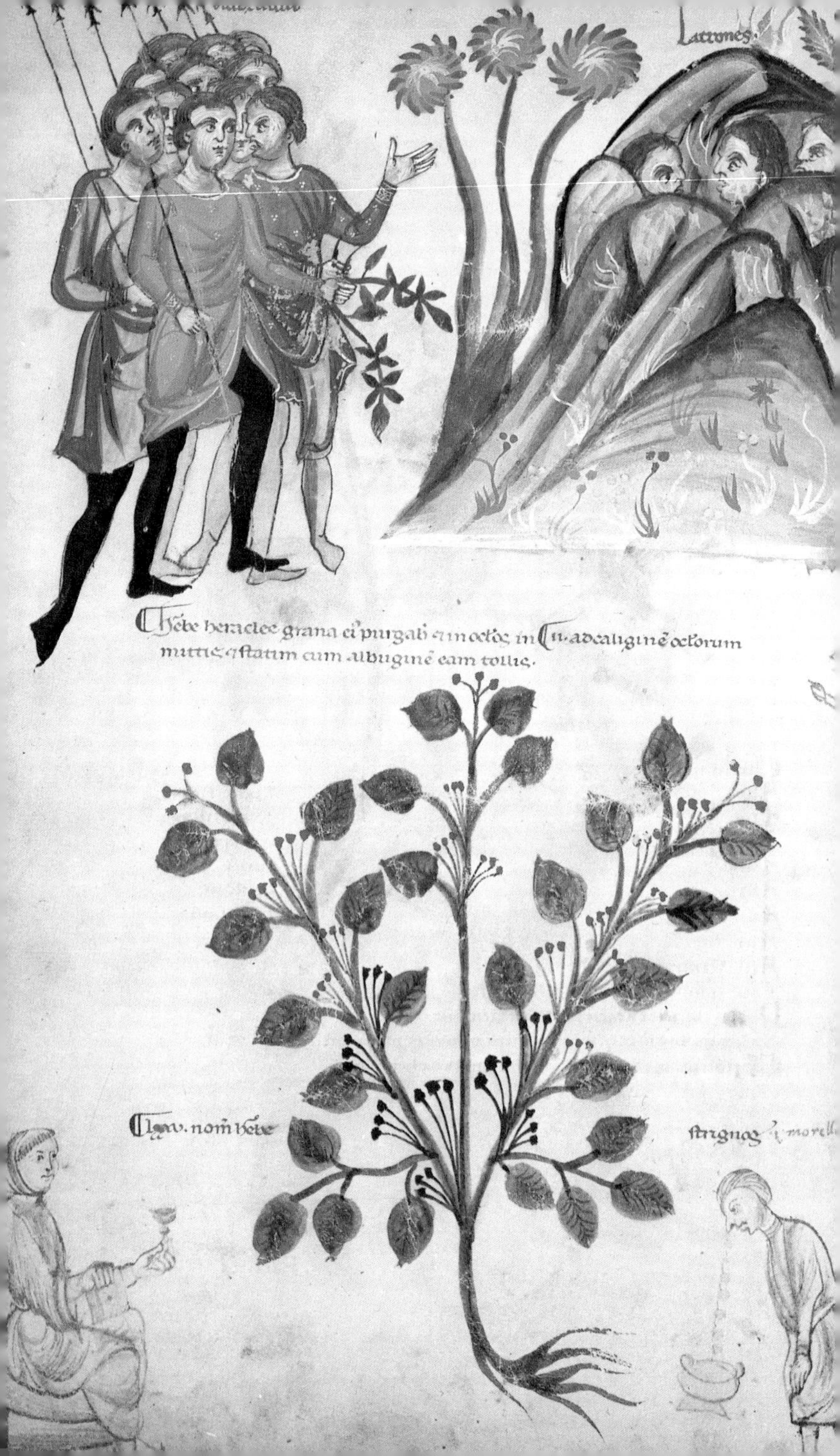
Latrones
Herbe heraclee grana ei' purgati cu in oclos in
CII. ad caliginē oclorum
mittis et statim cum albuginē eam tollis.
CLXXV. nom herbe
strignos i. morell

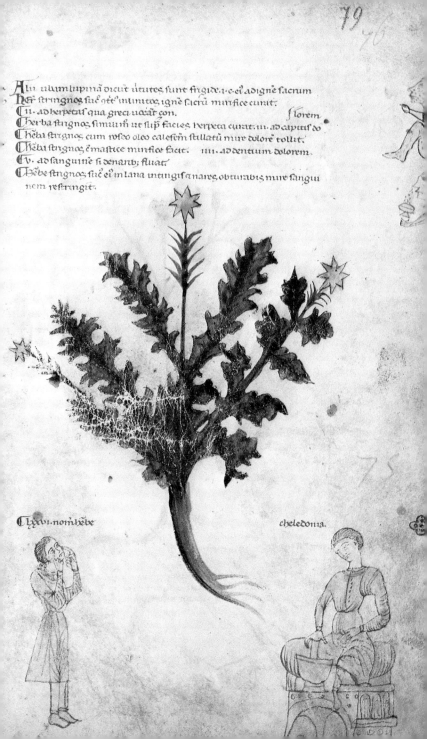

Alii uluam lupinā dicūt. ũtutes sunt frigide. i. c. ei ad ignē sacrum
Herba stringnos suc͡c gtt͡e inunitos. ignē sacrū mirifice curat.
C II. ad herpetas quas greci uocāt con. florem
C Herba strignos simul cū ut sup̄ facies herpeta curat. III. ad capitis do
C Herba strignos cum roseo oleo calefcm̄ stillatū mire dolorē tollit.
C Herba strignos ē mastice mirifice facit. IIII. ad dentium dolorem.
C V. ad sanguinē si de naribus fluat.
C Herbe strignos suc͡c ei in lana intingis et nares obturabis mire sangui
nem restringit.

C LXXVI. nom herbe

cheledonia.

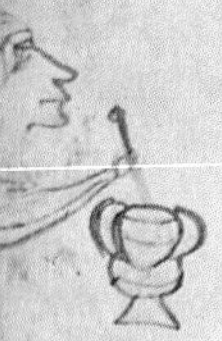

Alii glaucios uocant. Alii ypea dicunt. Egypti dicunt othonea. Daci ymotopi
Itali uninomina. Romani chelidonia uocant. I. Ad caligine oculorum q(uae) dulcedinem h(abe)t
et noctes et scabritudines et albuginem. oculorum extenuat facillime
Herbe chelidonie sucus cum sua radice conteres cum uino uet(ere) et melle attico et pip(er)
album inse bn contritu munges q(uo)d intuere perfectissime albugine curat frequent(er)
nos ipsi experti sumus. II. Item ad caligine oculorum
Herbe chelidonie succi uel flores expressi mixto cum melle attico mirifice
curat.

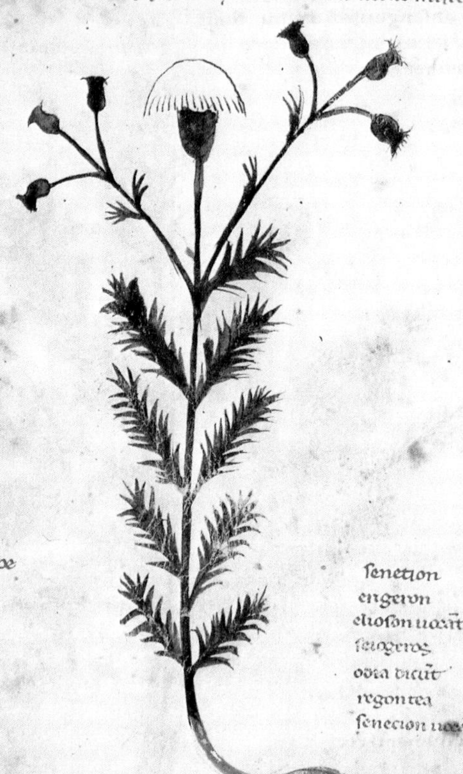

C.xxvii. nom(en) herbe senetion
A grecis dicitur engeron
Alii chroson uocant.
Alii seiogeros
Tusci odea dicunt
Alii regontea
Itali senecion uocant

Nascitur in tectis et circa parietibus.
I. c. et ad uulnera quamuis uetustissima
Herba senetion tunsa et subacta cum axungia ueteri inposita sanat uulnera.
Herb(a) senecion tusa cum axungia ue(tere). II. si quis ferro percussus fuerit.
tere sin sale et sem(en) quantum cerotum et plage inpositum facillime uulnera ad sanitatem
perducit.

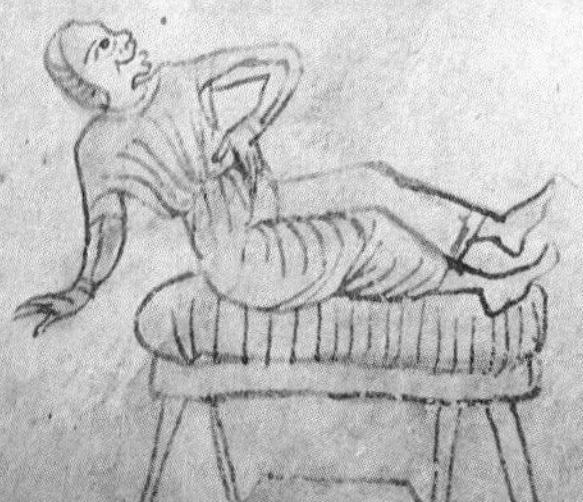

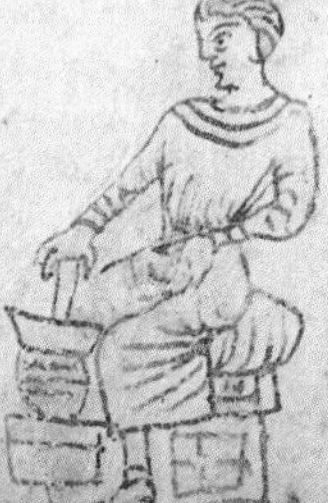

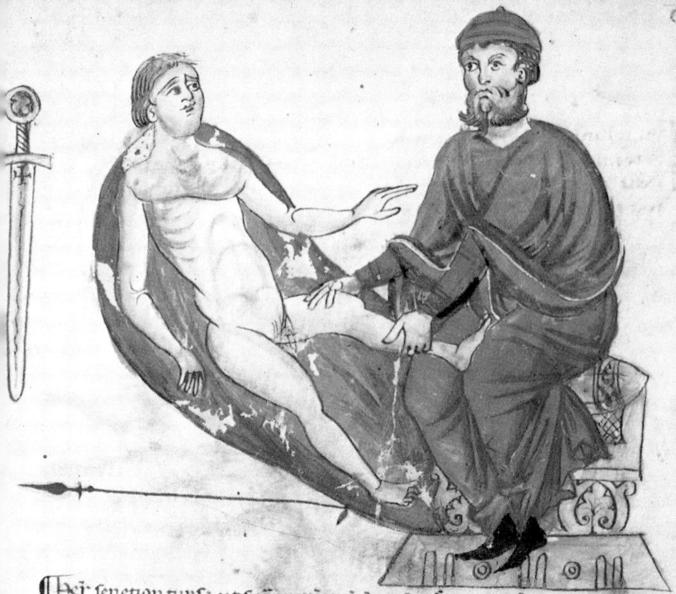

Herba senetion tunsa ut sup. inposita & sciatesma iii. ad omnis incatesmas
mirifice curat. It si eam simillime post meridie colligas & cu axungia idem
pises & imisceas inposita aprit uulnus & psanat. iiii. ad pedu timore l'dolore
aut idē neruorum. Herba senetion tunsa cu axungia & inposita pedu dolorem
tollit ul' neruorum potissime. v. ad stomachi dolore. Herba senetion ei flosculi
cu canota cotere usit malagme gen instomacho inpositu stomachi dolorem
pfecte tollit.

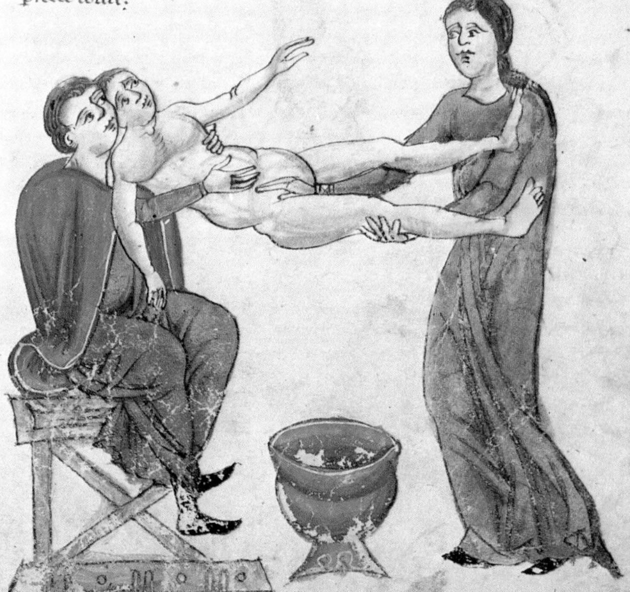

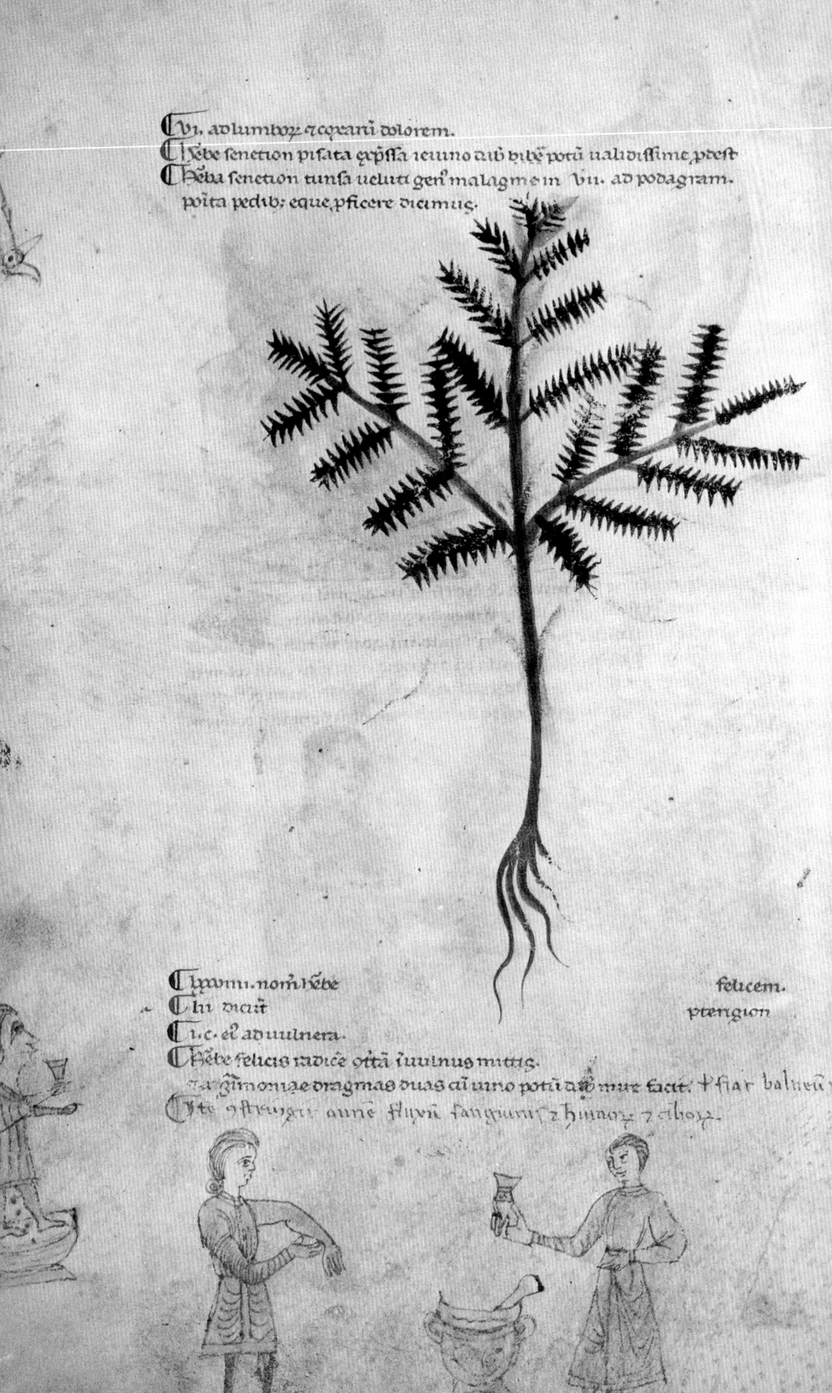
Cvi. ad lumborum et coxarum dolorem.
Herbe senetion pisata expressa ieiuno dabis bibere potum ualidissime prodest
Herba senetion tunsa ueluti genus malagme in vii. ad podagram.
posita pedibus aeque proficere dicimus.
Clxxviii. nomen herbe felicem.
Clii dicitur pterigion
Ci. c. ei ad uulnera.
Herbe felicis radice confracta in uulnus mittis.
et agrimoniae dragmas duas cum uino potum datum mire facit. + fiat balneum
Item constringit omne fluxum sanguinis et humorum et aliorum.

C ii. ad ramicē puo*ꝝ*.
C Hēba felicē si in esculi arborē inuenis tundis eam cum axungia ⁊ panno inducis ⁊ inponis ⁊ de fasciā sursū u*sq*ue ligab*is* quinto die sanabit*ur*.
C iii. ad dolorē femo*ꝝ* ul' sude.
C De hēba felice subfumigab*is* loca mirifice sanabu*n*t*ur*.
C iiii. Item de hēba felice
C Si q*ue*rea dē infantē languidū subfumigab*is* facillime ɔualescet infa*n*s.
C v. ad splenis dolorem.
C Hēbam felicē cū sua radice decocta usq*ue* ad t*er*tias ⁊ potui data splenē ɔsumit

ad scrofulas ... ⁊ glandulas ingula ⁊ ubicu*m*q*ue* fuerit ⁊ potui ingula ⁊ ... sit ... fluxu ... sub fumigata t' balneata ... t' ... t' cha taplasmata ... contra tumore*m* testiculo*rum* ... mebri*s*

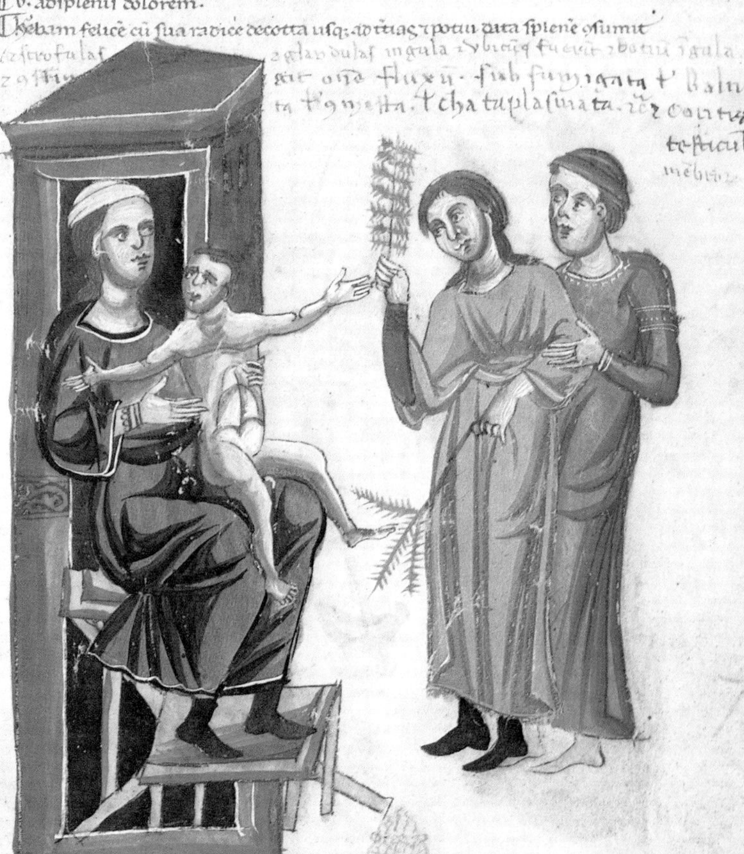

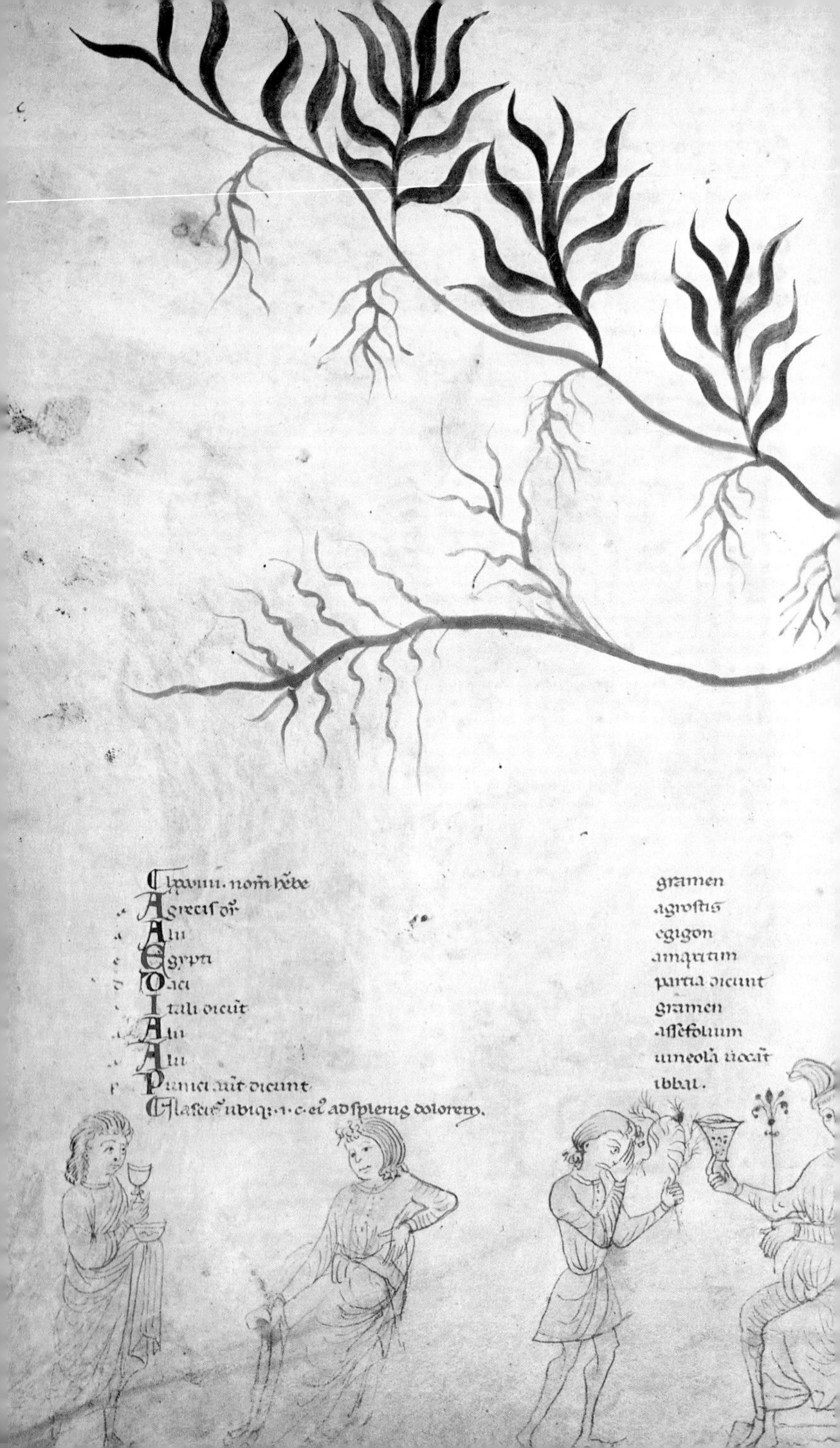
Clxxviii. nom̄ hēbe gramen
Agrecis dr̄ agrostis
Alii egigon
Egypti amqritim
Daci partia dicunt
Itali dicūt gramen
Alii assefolium
Alii uineolā uocāt
Punici aūt dicunt ibbai.
Nascit̄ ubiq; .i. c. ē ad splenis dolorem.

Herbe gramen decoquis et cū ei flos tenes et in panno linies et inponis ī splene mox sentiet beneficiū. II. Ad epiforas oclorū.

Herba gramī qđ in se ītinctiū h̄t nam et pulera diuidit. Decrescente luna sublatū quātū uoluis repositū habeto diligent. Ex ipīs lippis incipientibus in collū ligatū celeri ī pedēte epiforā discutere dicimus.

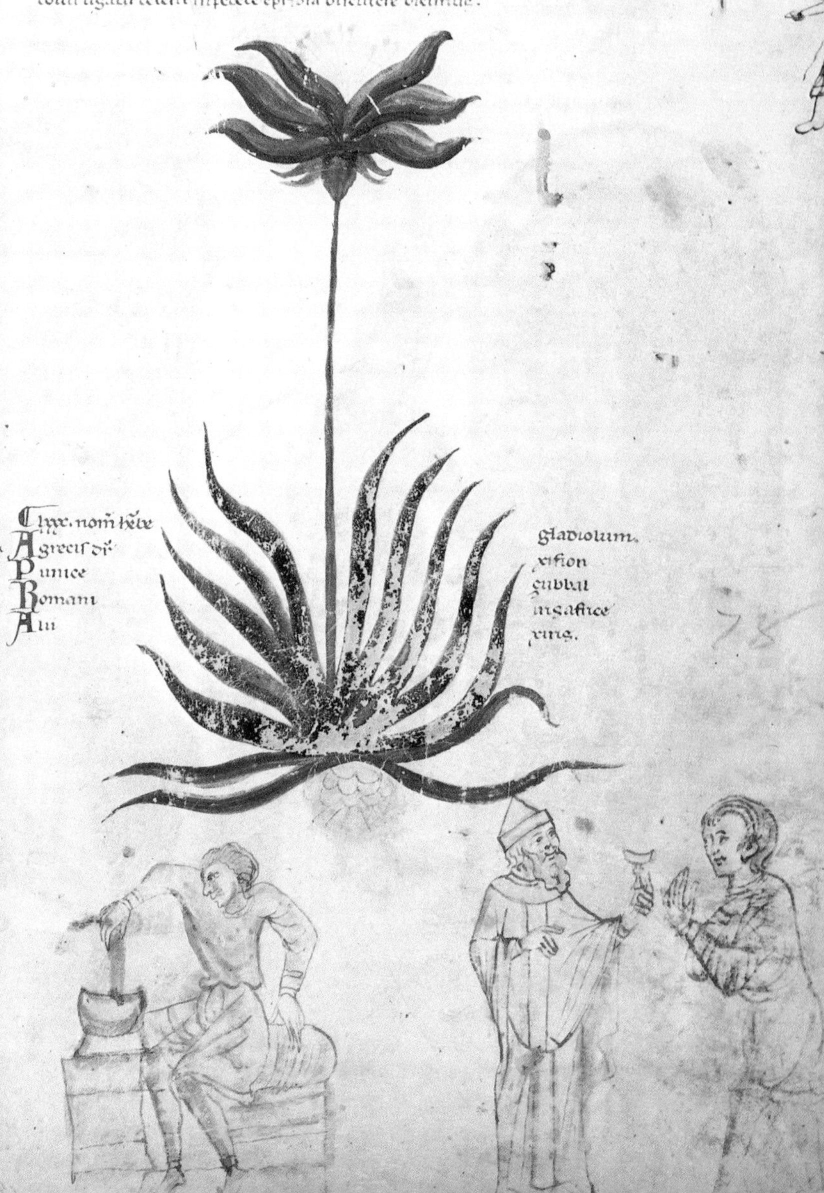

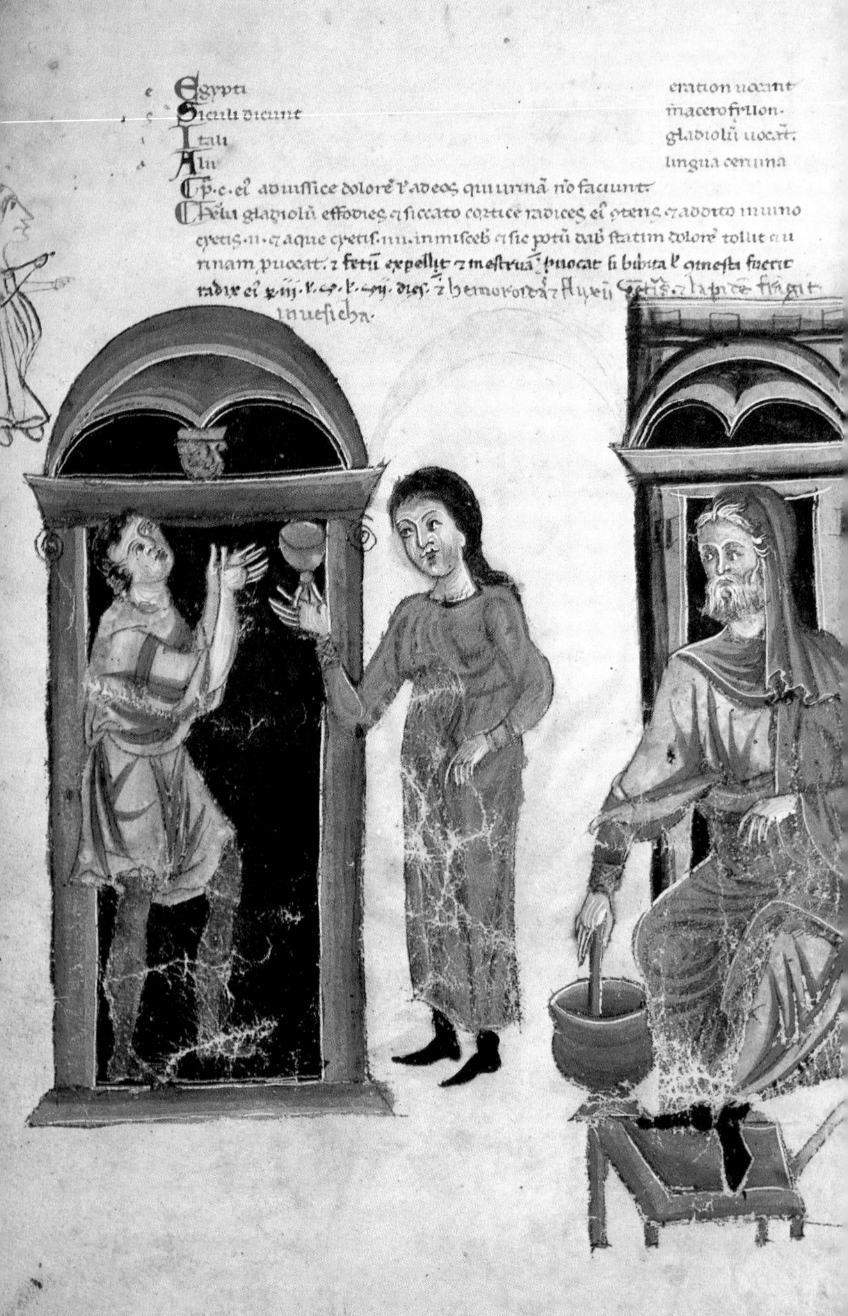
Egypti eration uocant
Siculi dicunt macero firllon.
Itali gladiolu uocant.
Alii lingua cervina
Cp. c. ei ad uissice dolore l' ad eos qui urina no faciunt.
Herba gladiolu effodies et siccato cortice radices ei contere et addito uino
cyetis .ii. et aque cyetis .iiii. inmisceb et sic potu dab statim dolore tollit et u
rinam puocat. et fetu expellit et mestrua puocat si bibita l' comesta fuerit
radix ei .xiii. l' .xv. l' .xvi. dies. et hemoroidas et fluxu cetis. et lapide frangit
in uesicha.

Cii. ad splenis dolorem. Herba gladiolum maturissime lectū et siccatū in puluere mollissimo redactū in uino leuissimo mixto potui datum mirifice dicimus splenē siccare. iii. ad coli dolorē uel precordium.

Herbe gladiolū bacas et tritas cū lacte caprino mel si asene fuūt tepefeci daš bibe fortis desinet dolor.

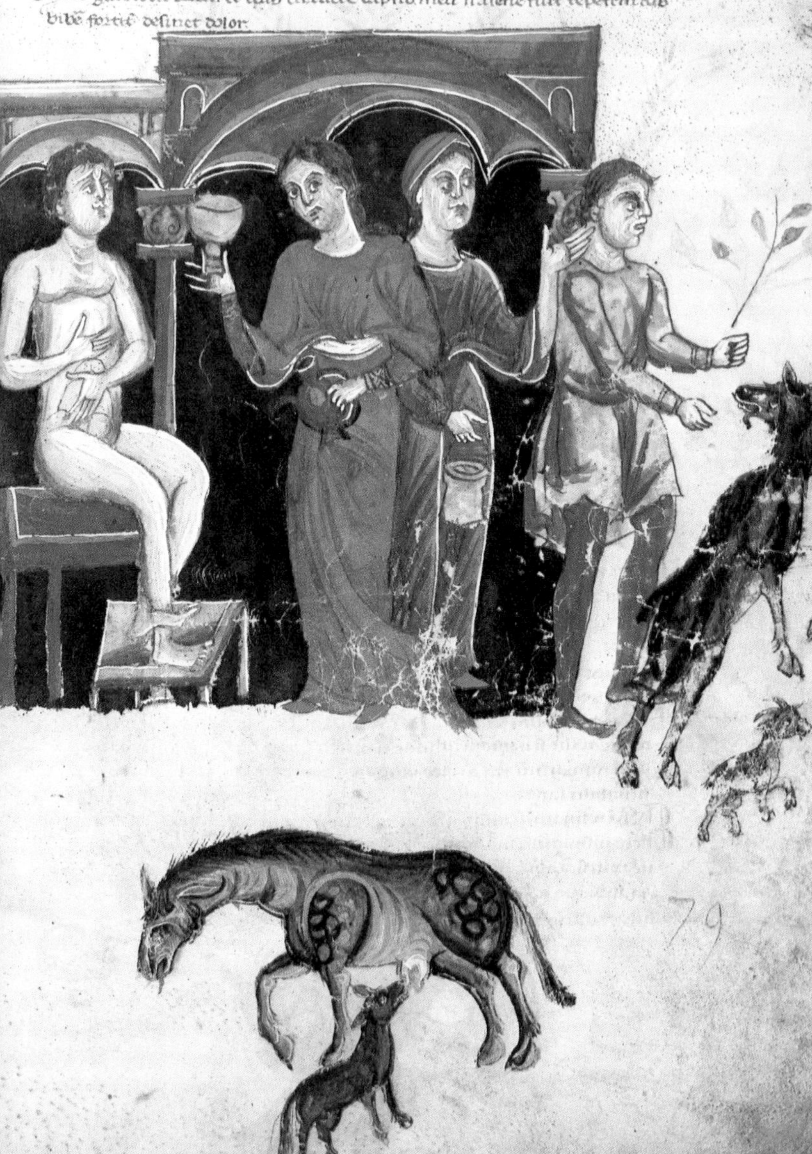

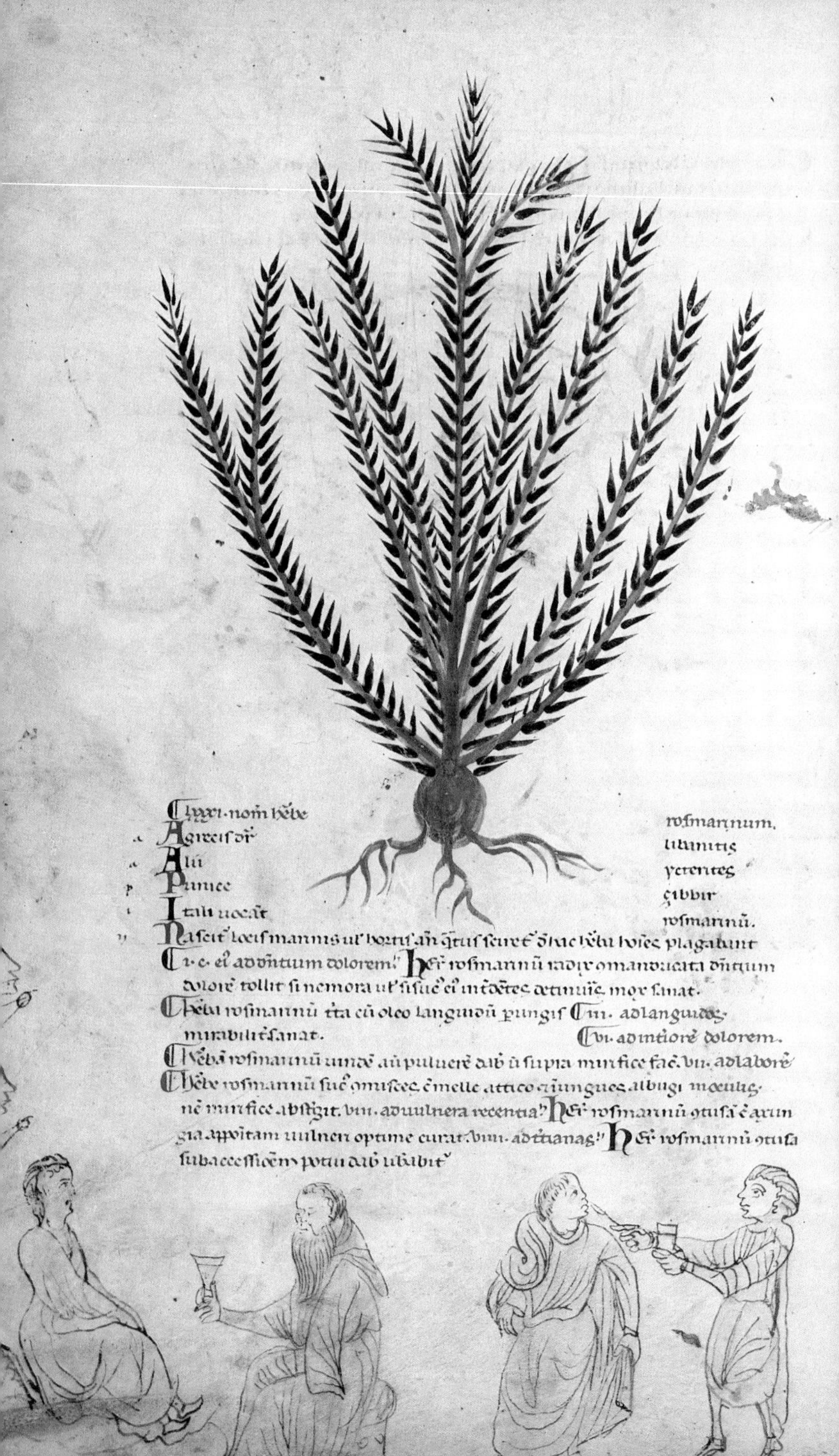

C.lxxxi. Nomen herbe rosmarinum.
Agrestis dicunt libanitis
Alii peterites
Punice zibbir
Itali vocant rosmarinum.
Nascitur locis maritimis uel hortis, an[illegible] quis seuerit. Ad hanc herbam homines plagabunt
C. i. c. ei ad dentium dolorem. Herba rosmarinum radix commanducata dentium
dolorem tollit si nemora uel sucum eius in dentes detinuisse, mox sanat.
C. Herba rosmarinum trita cum oleo languidum pungis. C. iii. ad languidos
mirabiliter sanat.
C. vi. ad interiorem dolorem.
C. Herba rosmarinum uiridem aut pulverem dabis in supra mirifice facit. vii. ad laborem
C. Herbe rosmarinum sucus commisces cum melle attico et iungues albugini in oculis
ne mirifice abstergit. viii. ad uulnera recentia. Herba rosmarinum contusa cum axun
gia apposita uulnera optime curat. viiii. ad tertianas. Herba rosmarinum contusa
sub accessionem potui dabis liberabit.

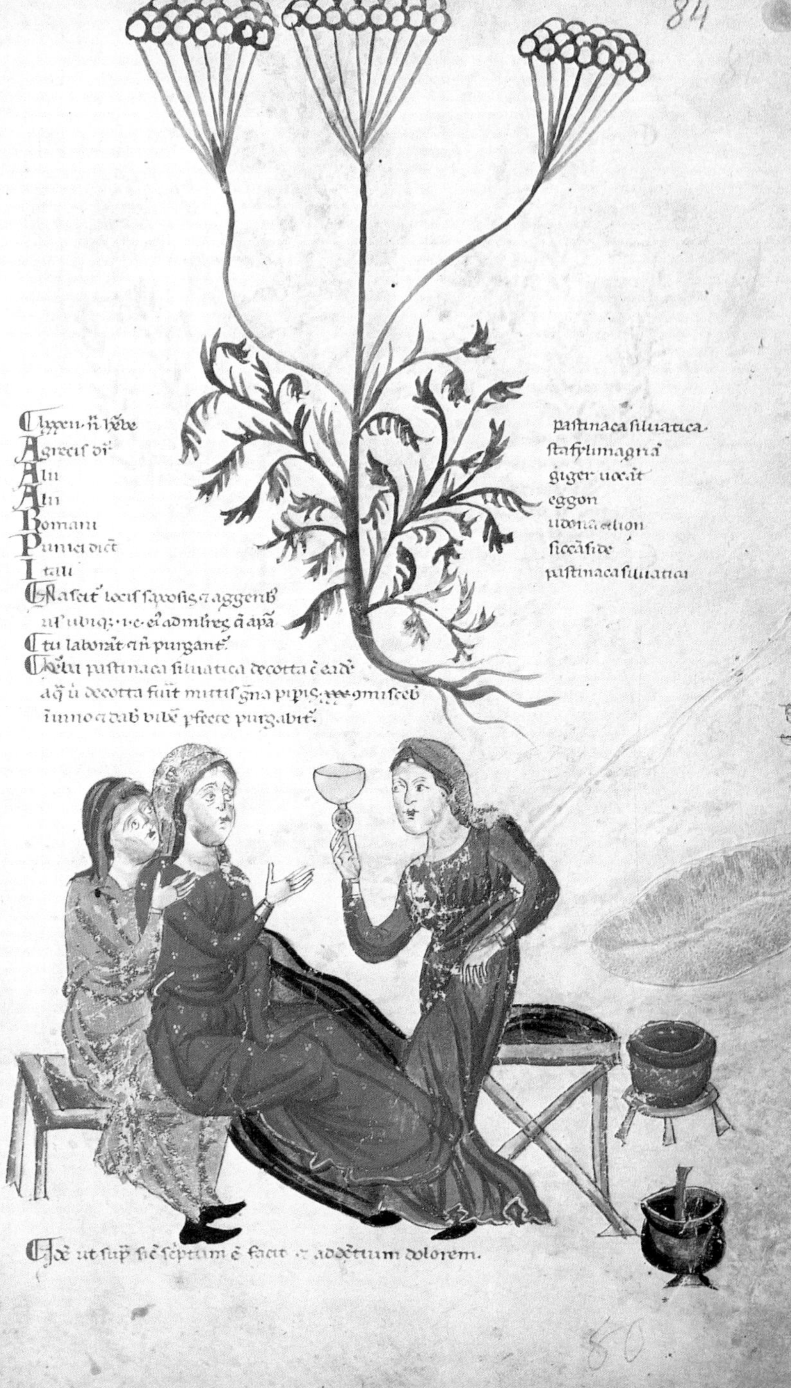
84
Agresti
Alii
Alii
Romani
Punici dicunt
Itali
pastinaca siluatica
giger uocant
eggon
pastinaca siluatica
pastinaca siluatica decotta

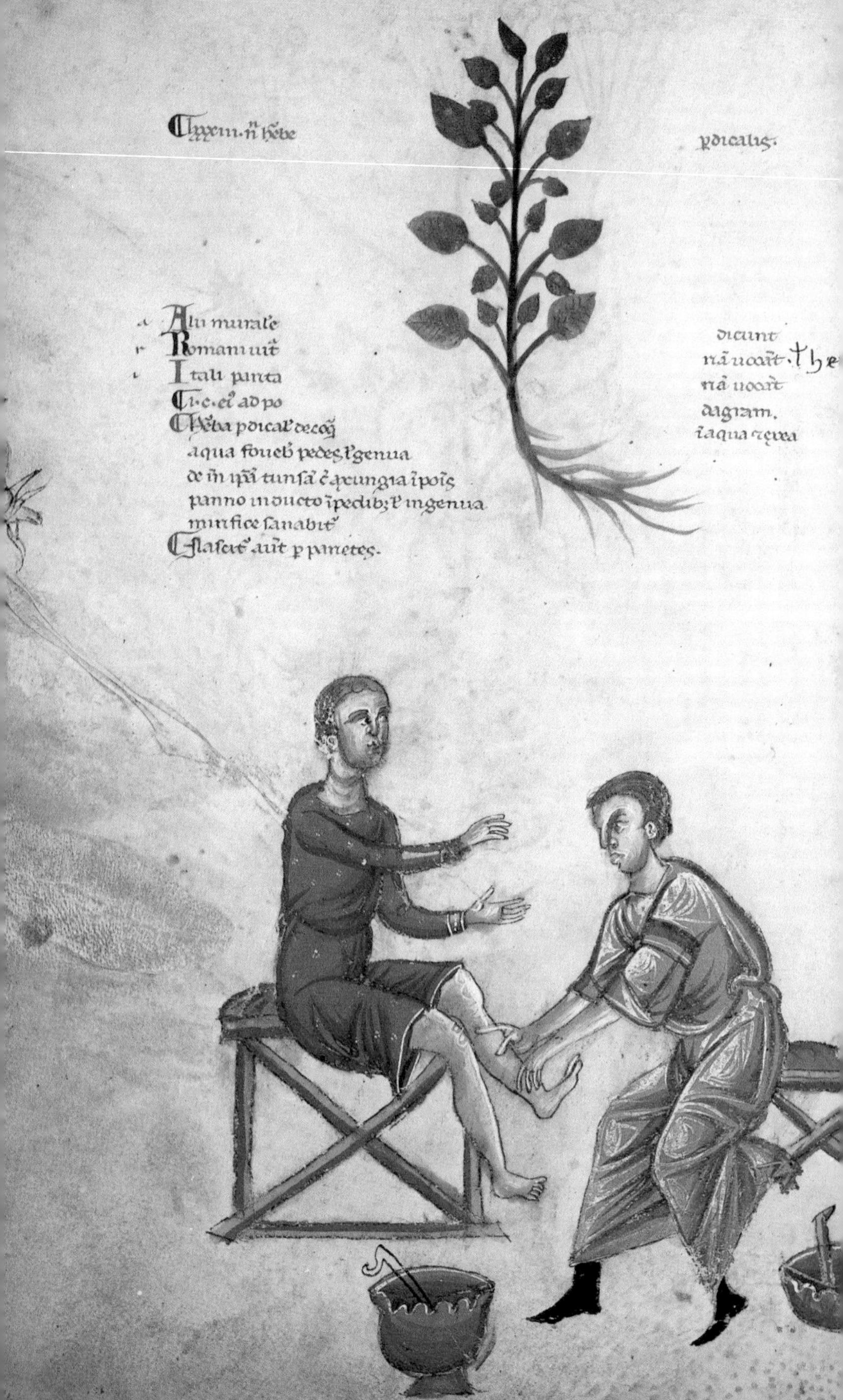
Cxxxiii. n herbe
pdicalis.
Alii murale
Romani uit
Itali parita
Ci. c. ei ad po
Herba pdical decoq
aqua foueb pedes l genua
de in ipa tunsa e qcungia ipois
panno inducto i pedib; l ingenua
mirifice sanabit
Nascit aut p parietes.
dicunt
na uocat. the
na uocat
dagram.
i aqua i qexa

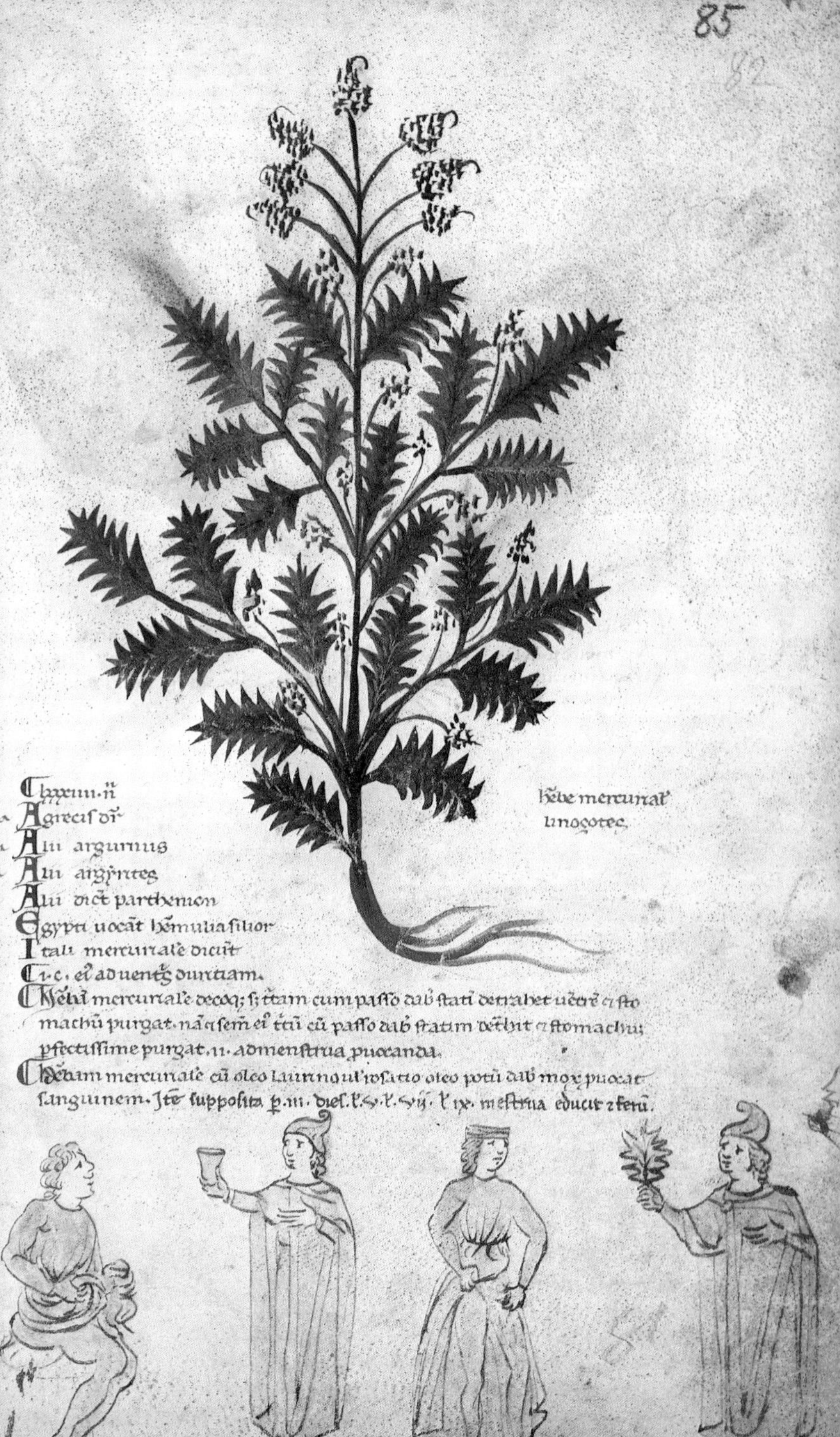
85
82
Cxxxiiii. h
Agrecis di
Alii argurinus
Alii argyrites
Alii dict parthenion
Egypti uocat hemulia filior
Itali mercuriale dicunt
C i. c. et aduentus duritiam.
Herba mercuriale decoq; s; tantum cum passo dab stati detrahet uentre et stomachu purgat. nam q semen ei tritu cu passo dab statim detrahit et stomachu perfectissime purgat. ii. ad menstrua prouocanda.
Herbam mercuriale cu oleo laurino ul rosatio oleo potu dab mox prouocat sanguinem. Item supposita p. iii. dies. l. v. l. vii. l. ix. mestrua educit et feru.
Herbe mercurial
linogotes.

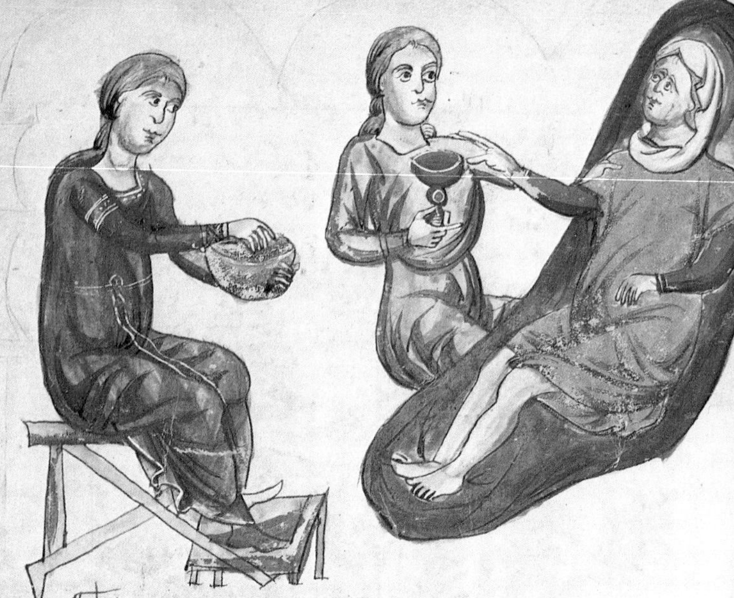

Herbā mercurialem otere cum uino albo, uetere .iii. ad oclorum uitia.
ex in oclos foueb. .iiii. siquis in aurē introierit.
Herbā mercuriale otere et sucum ei exp̄me et tepefcm in aurē stillab statim liberatur.

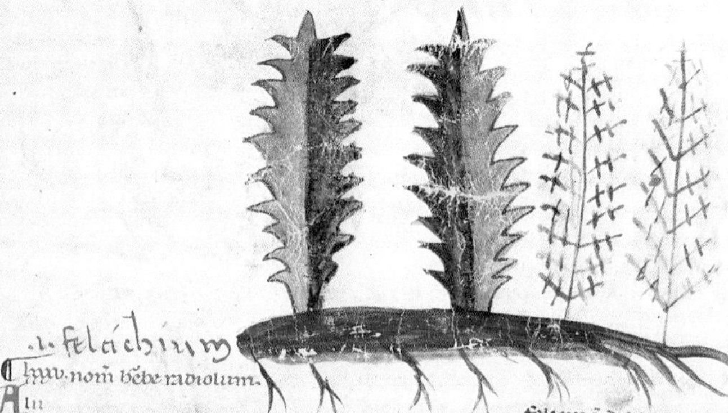

.i. felachinum

Lxxv. nomẽ herbe radiolum.

Ali felicinã dicunt

Similis ē felici q̄ fere in lapidetis nascit̄ ul' in parietes. huius folia singlis binos
binos ordines pr̄ectorum aureorum. .i. cura ei ad capitis dolorem.

Herbā radiolū otusam an cum o ſi purgatã ē aceto squillitico usq; adeo decotta
donec ñ pareat et perunto capitis dolorē tollit

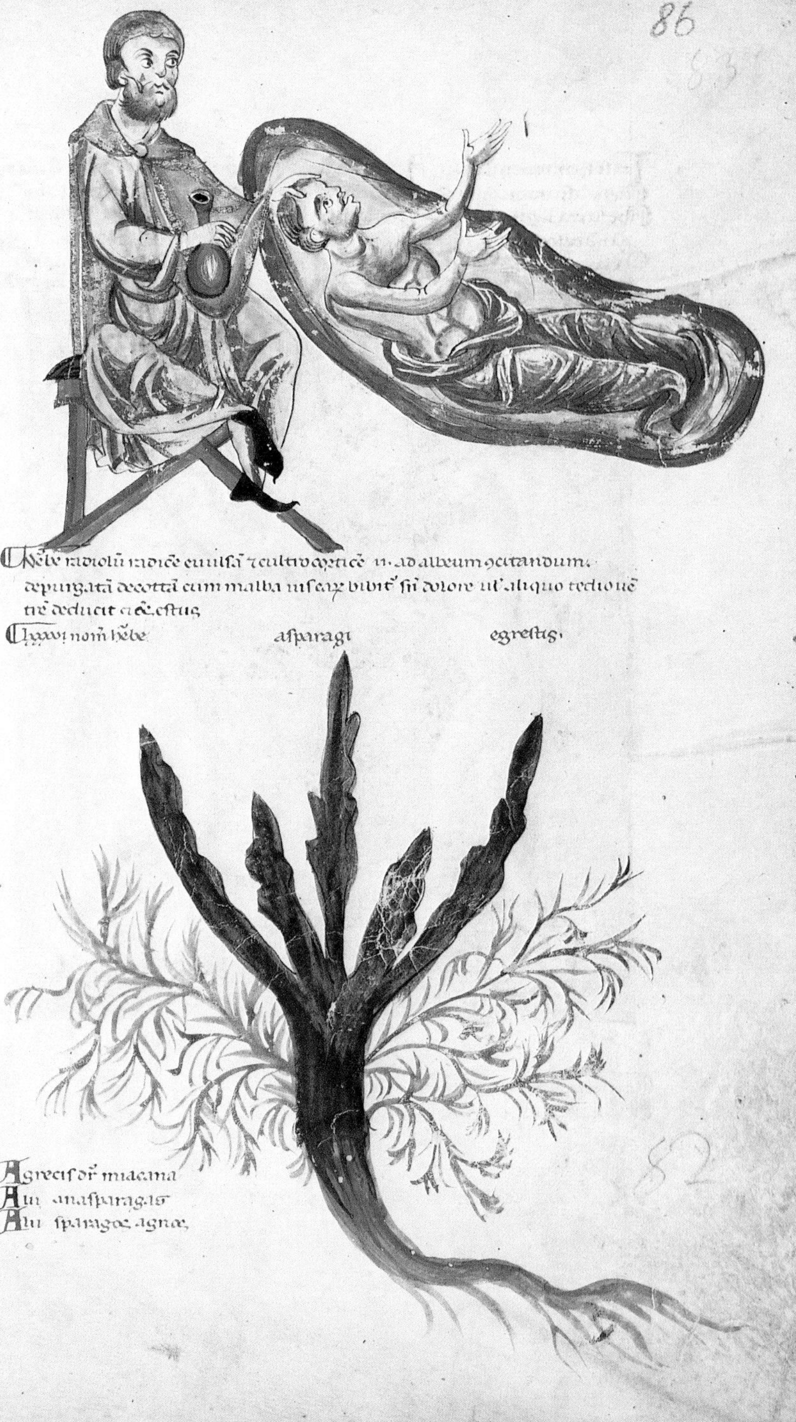
86
Herbe radiolum radicem euulsam et cultro rasticem ... ad albeum gectandum.
depurgatam decoctam cum malba inseat bibit sine dolore uel aliquo tectione
tre deducit ... estus
Cxxxvi nomen herbe asparagi egrestis.
A grecis dicitur miacantha
Alii anasparagas
Alii sparagoe agrioe

1 Itali sparagos rusticos: Alii sparagos nostros. p. c. et aurissice dolore retinore.

Herbe asparagi agrestis radicem decoq; in aqua sectario et dab bibe liberabit.

Ut supra ieiuno dab bibe dieb; vii. plurimis dieb; balneu utat infrigi
da no descendat n; frigida bibat. mirifice expiet. iii. ad dentiu dolorem

Herba asparagi agrestis otere et suc ei in ore detene dolore dentiu mitigat.

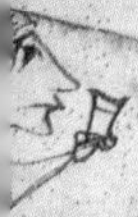

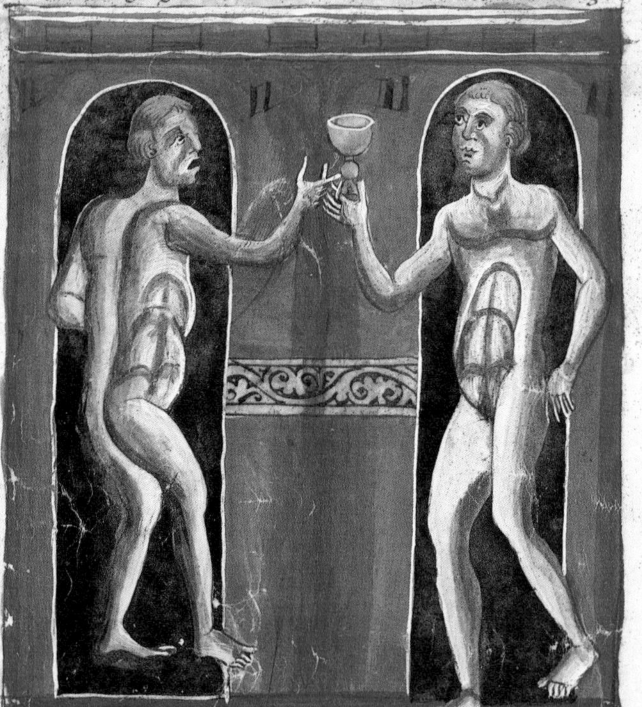

C iiii. ad elefantiosos.

Herbe asparagi radix ei tta sup inponit mire facit.

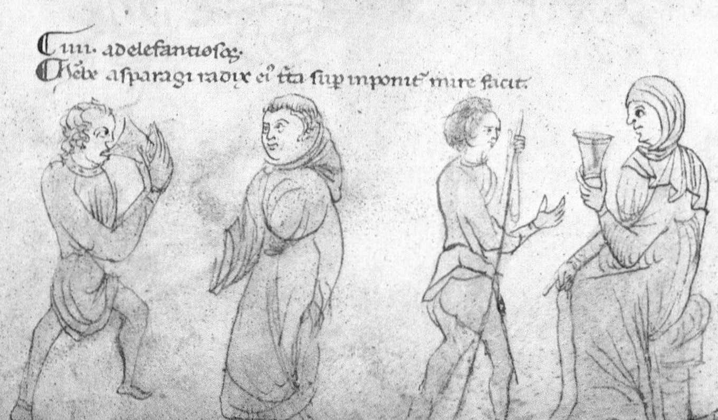

Herbe saparagi radix cocta cū uino potui data. V. Ad renū dolorem ualidissime prodest. VI. Siquis maliuolus deuotauerit hoīem herbe asparagi agrestis radicē desiccatā q cū aqua fontana delustrabis eum q resolutus erit.

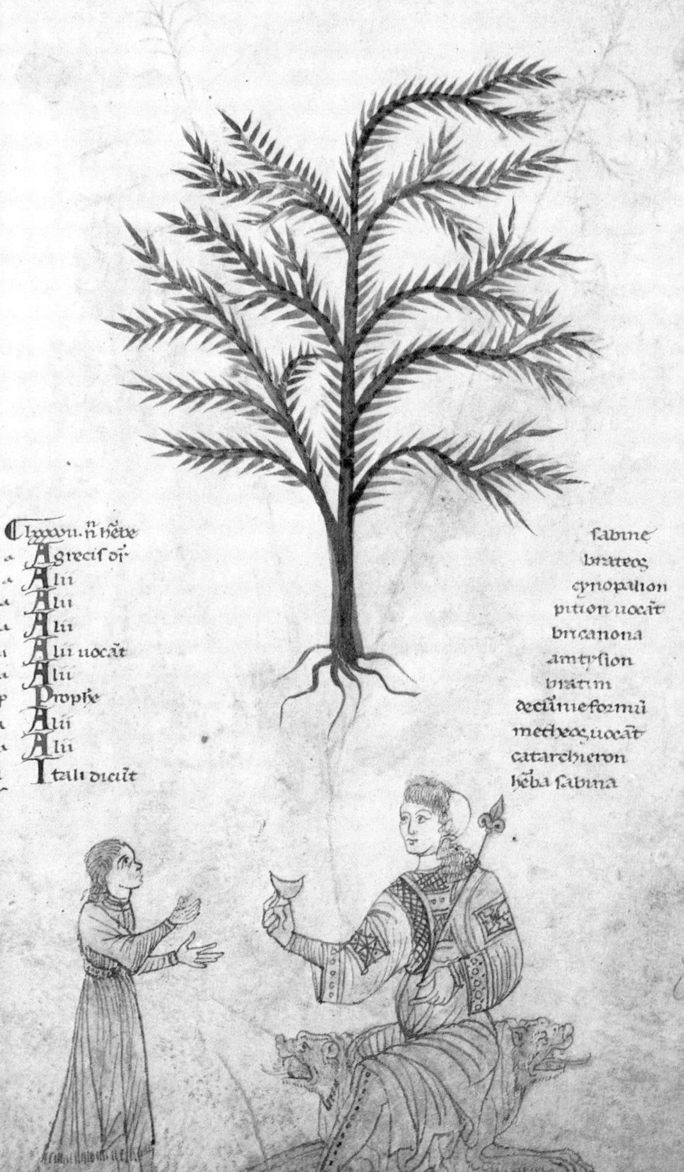

Cp̄. c. el. ad morbum regiū qd̄ ē auruginem.
Herba sabina dilignt̄ trita cum melle et uino et potui data aurugine discutit.
Herba sabina dilignt̄ trita ē aceto et oleo rosatio mix. ii. ad capitis dolorem.
ta capiti inlinita ualde prodest. iii. ad carbunculos uł igni sacrum.
Herba sabina trita cum melle et inposita mirabilit̄ sanat.

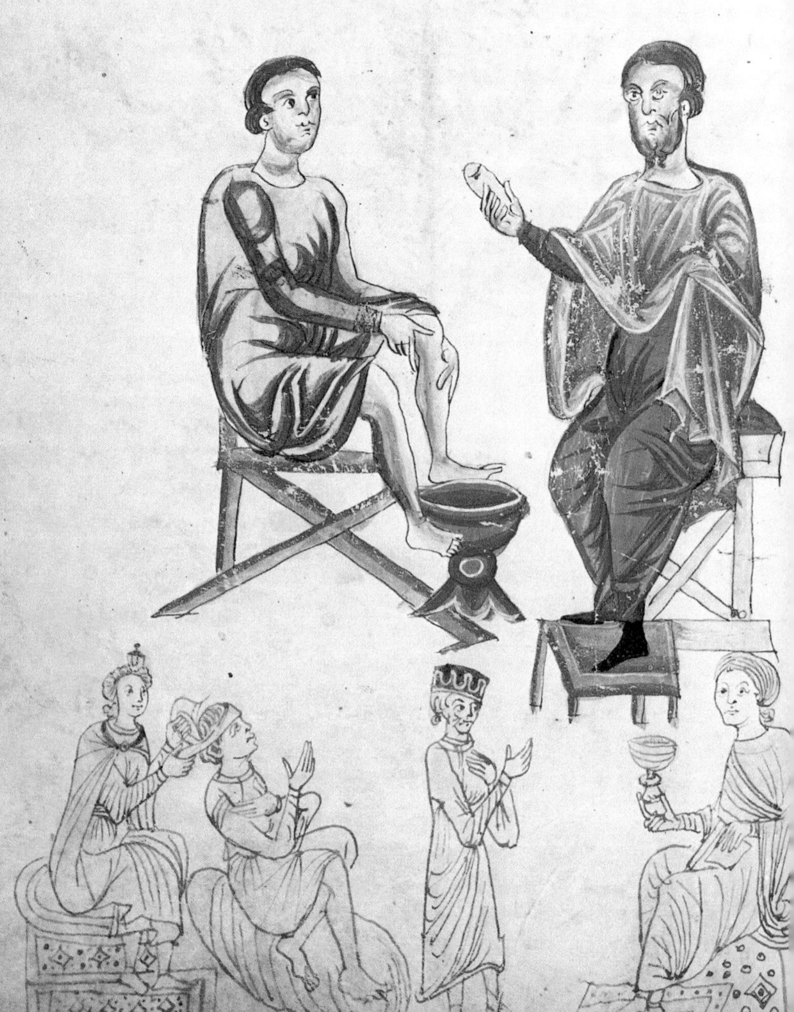

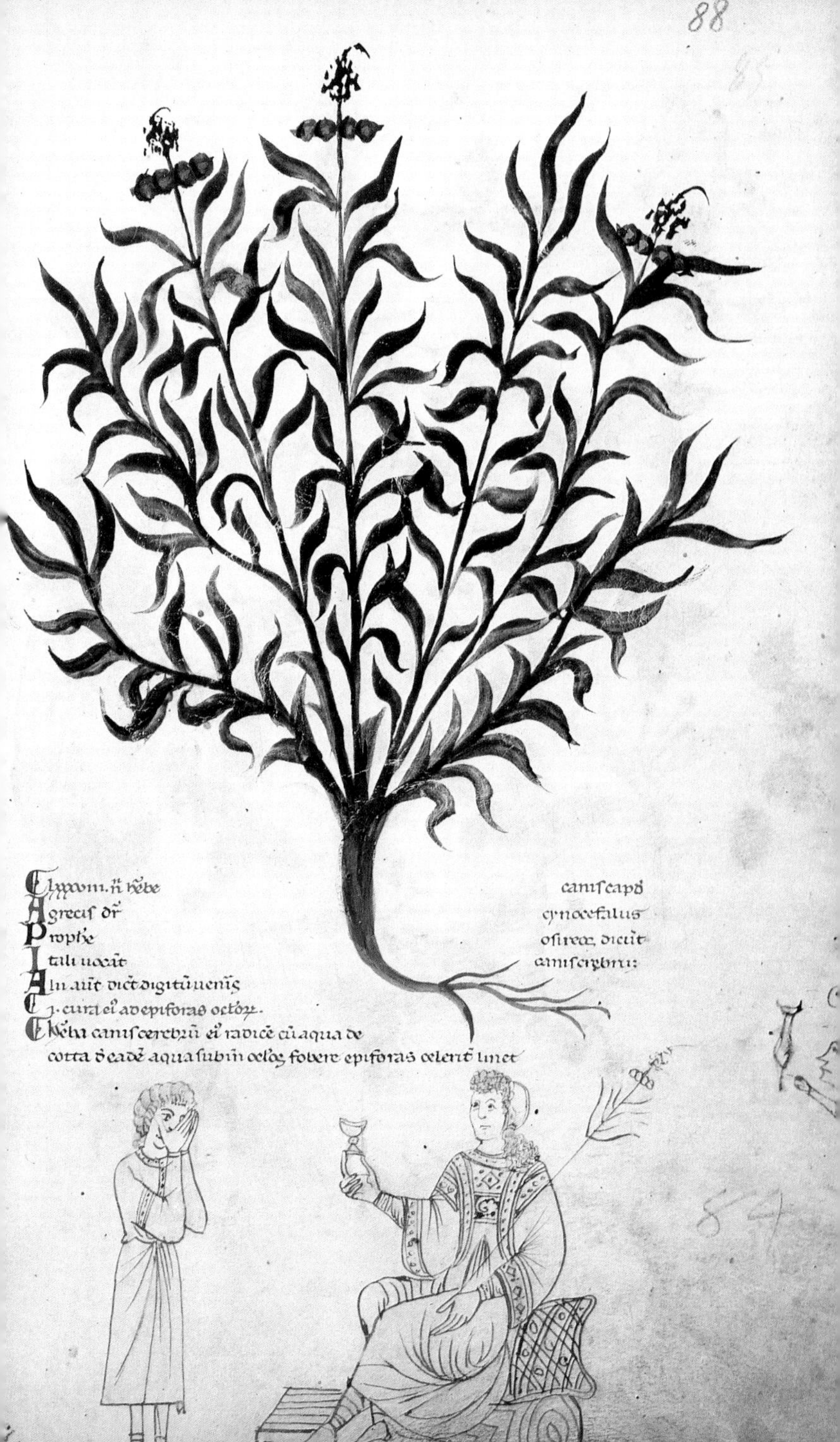

88
85
Clxxxviii. n herba canis caput
A grecis dr cynocefalus
Prophete osireos dicunt
Itali uocant canis cerebrum:
Alii autem dicunt digitum ueneris
C. cura ei ad epiforas oculorum.
Herba canis cerebrum et radicem cum aqua de
cotta de eadem aqua sub in oculos fouere epiforas celeriter linet
84

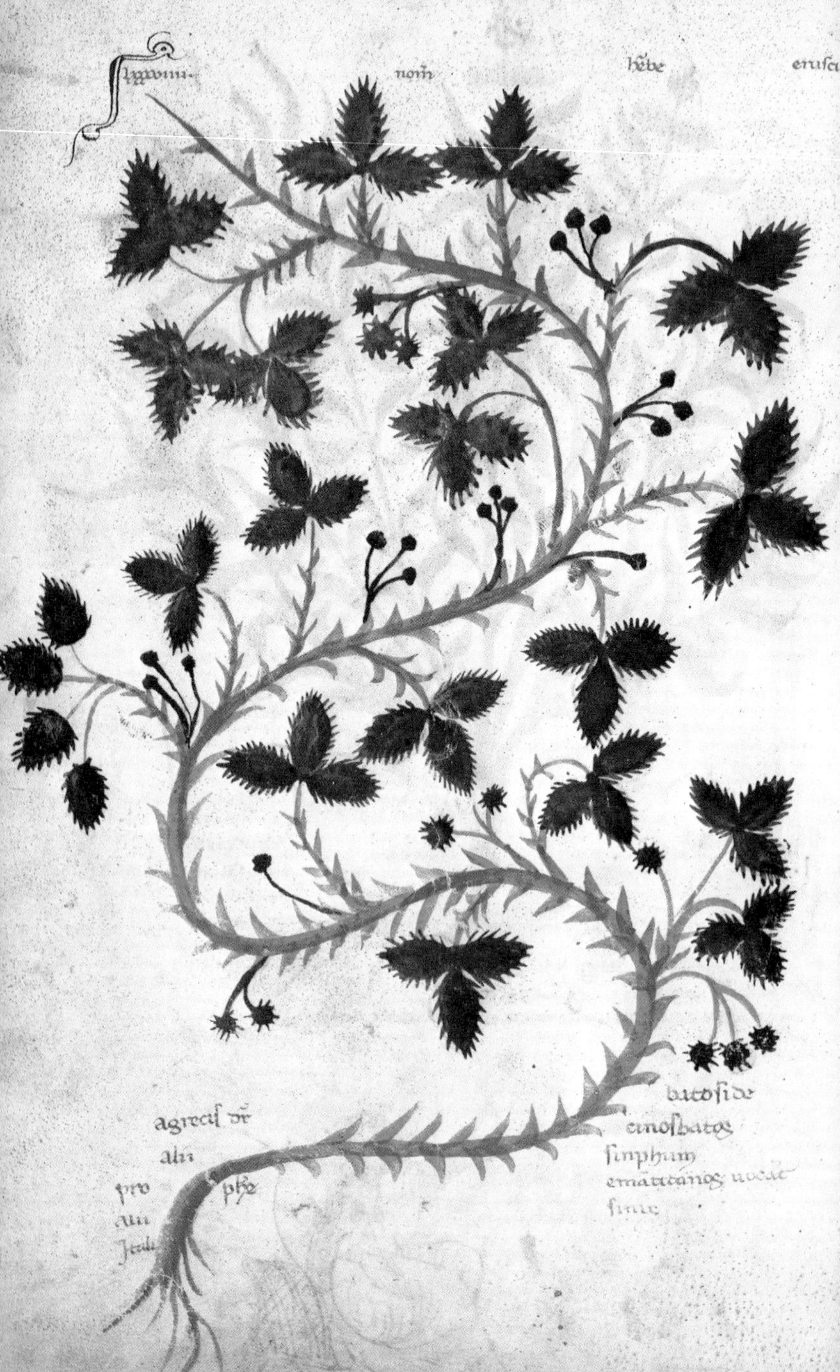

Lxxxviiii.
nom
hebe
erusa
agrecis dr
alii
pro
phe
alii
Itali
batosi de
cinosbatos
sinphium
ematitanos vocat
sinie

Romani rub' uocant. Alii mora siluatica. i. c. est ad aurium dolorem.
Herbe erusci cimas sucus expressus auriculis tepefactum et stillatum aurium dolorem libe-
rat et persanare dicimus. II. Ad emoroidas destringendas.
Herba erusci cimas. VIIII. et murte cimas idem. VIIII. maligranati sicci cortice
III. teres. decoquitur in se et acatesimas munge et eum iam refrigerauerit fomen-
tab' tres sum h' triduum facies mirifice restringit et sanat.

Herbe erusci cimas teneras ter septenas decoq; III. ad profluuium mulieris
in aq usq; ad tertias et per triduo ieiune potum dab' ita ut cotidie renoues. potioem

Herba erusci folia p se trita impon uentri mulieris sum s III. ad cadia... dolore sistit.

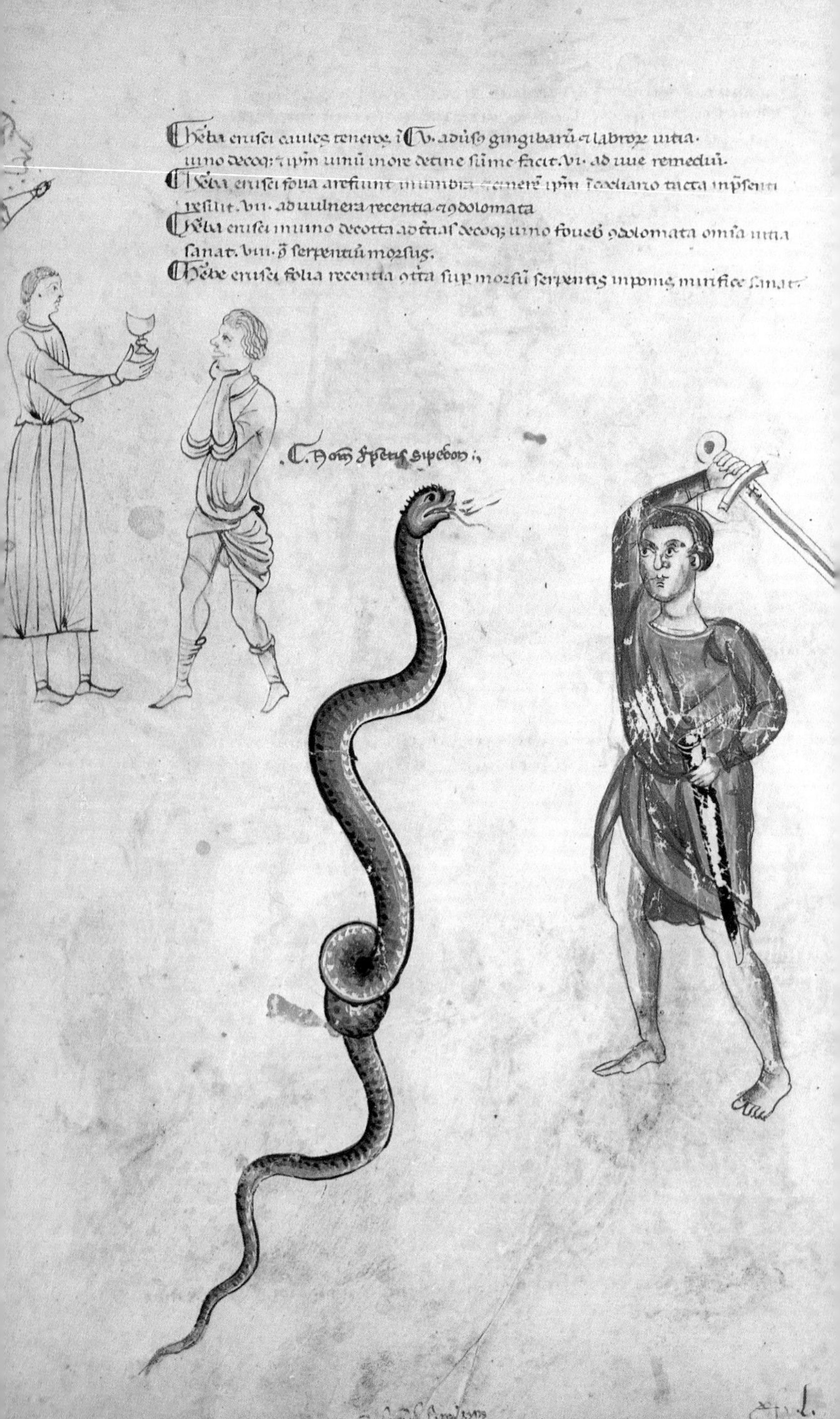
Herba erusci caules teneros. i. V. aduersus gingiuaru et labrorum uitia.
uino decoq: et ipsum uinu in ore detine sume facit. VI. ad uue remediu.
Herba erusci folia arefiunt in membra teneres ipsum in oxeliano tacta in presenti
resilit. VII. ad uulnera recentia et dolomata
Herba erusci in uino decotta ad tertias decoq; uino foueb dolomata omnia uitia
sanat. VIII. contra serpentium morsus.
Herbe erusci folia recentia cotta sup morsu serpentis inponis mirifice sanat.

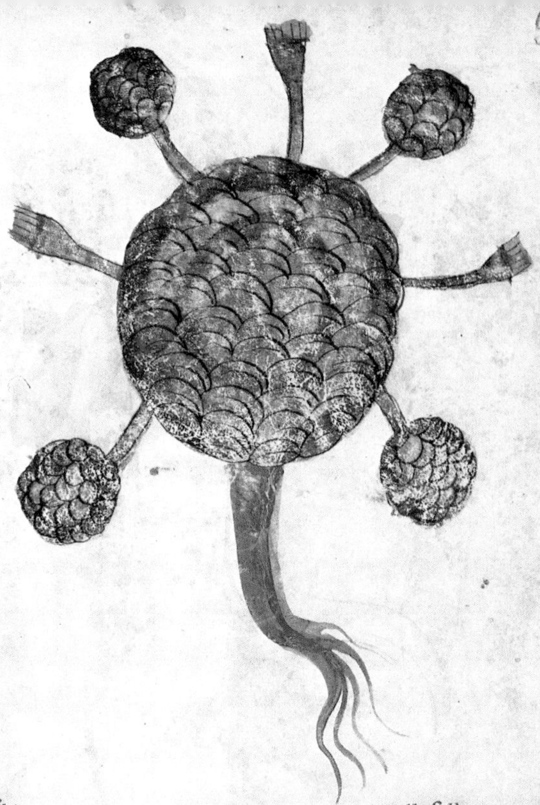

CXC. nom herbe mille follium
A grecis dr̄ miriofillon
Alii ambrosia uocant
Alii cyliofillon.
Alii chrisites
Itali dicunt millefolium
Galli mulicandos
Alii uincentiam
Daci diodela uocant
Alii militaris achill'
Alii supercilium ueneris. Alii ceruum siluaticum. Hanc herbam achilles inuenit unde
uulneribus ferro percussus sanabat unde achillea uocatur
Quod hac herba sanassi: melefon dicitur.

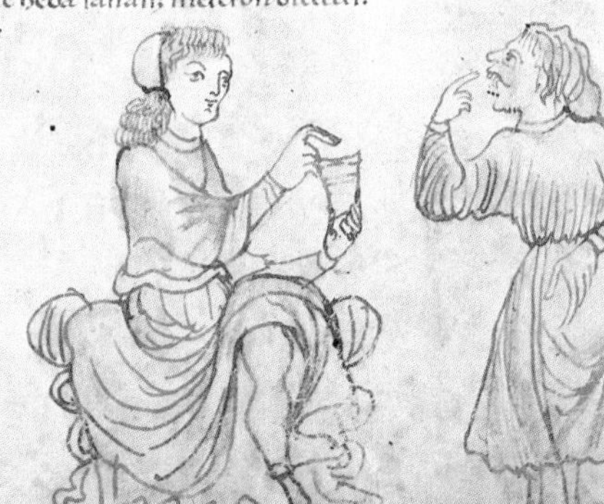

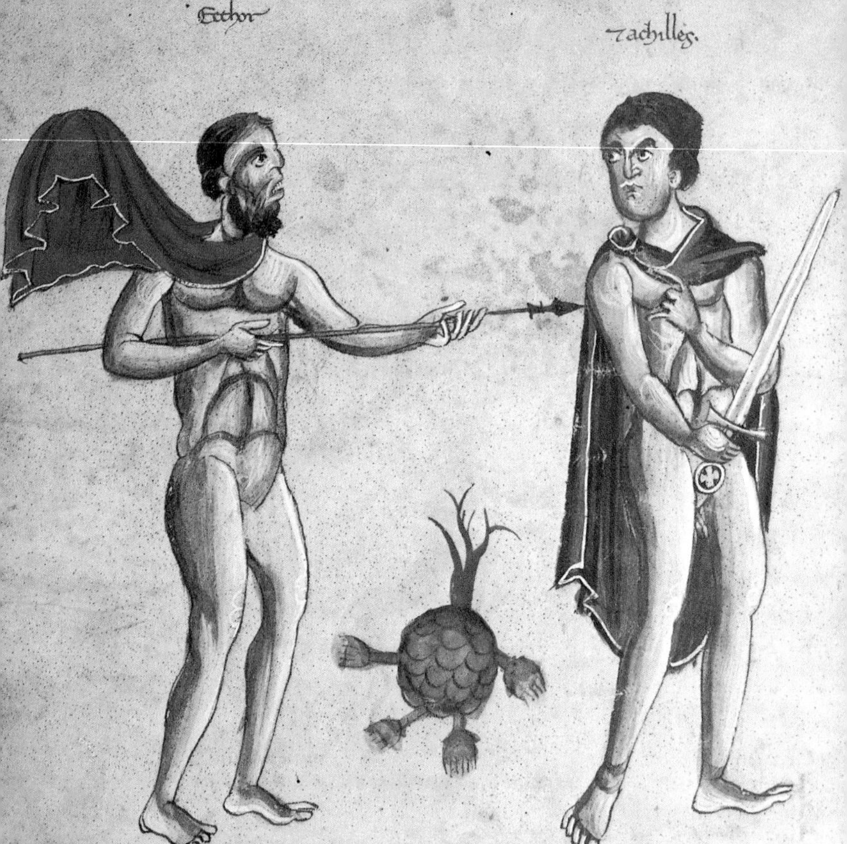

Ecthor

⁊ achilles.

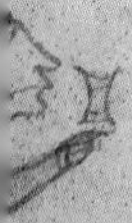

C i. cura el addentium dolorem

Hēbā millefolium cū butiro ɔmusce ⁊ oppone potent̄ dolorē tollit.

C ii. ad urinam difficultates

Hēba mille folium contere ⁊ sucus ei cum aceto dab bibē statim urinam fortit̄ pͧuocat.

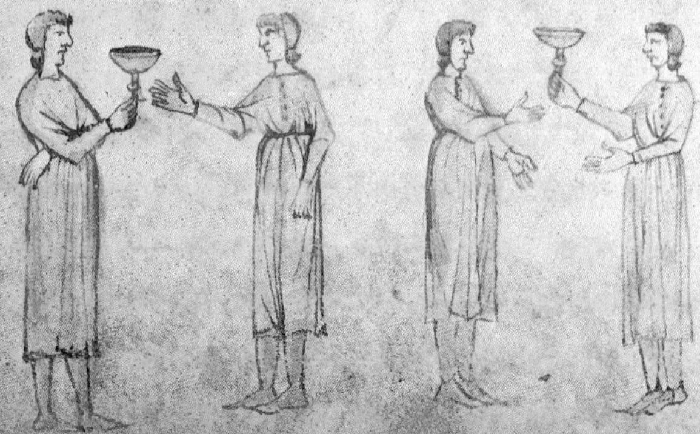

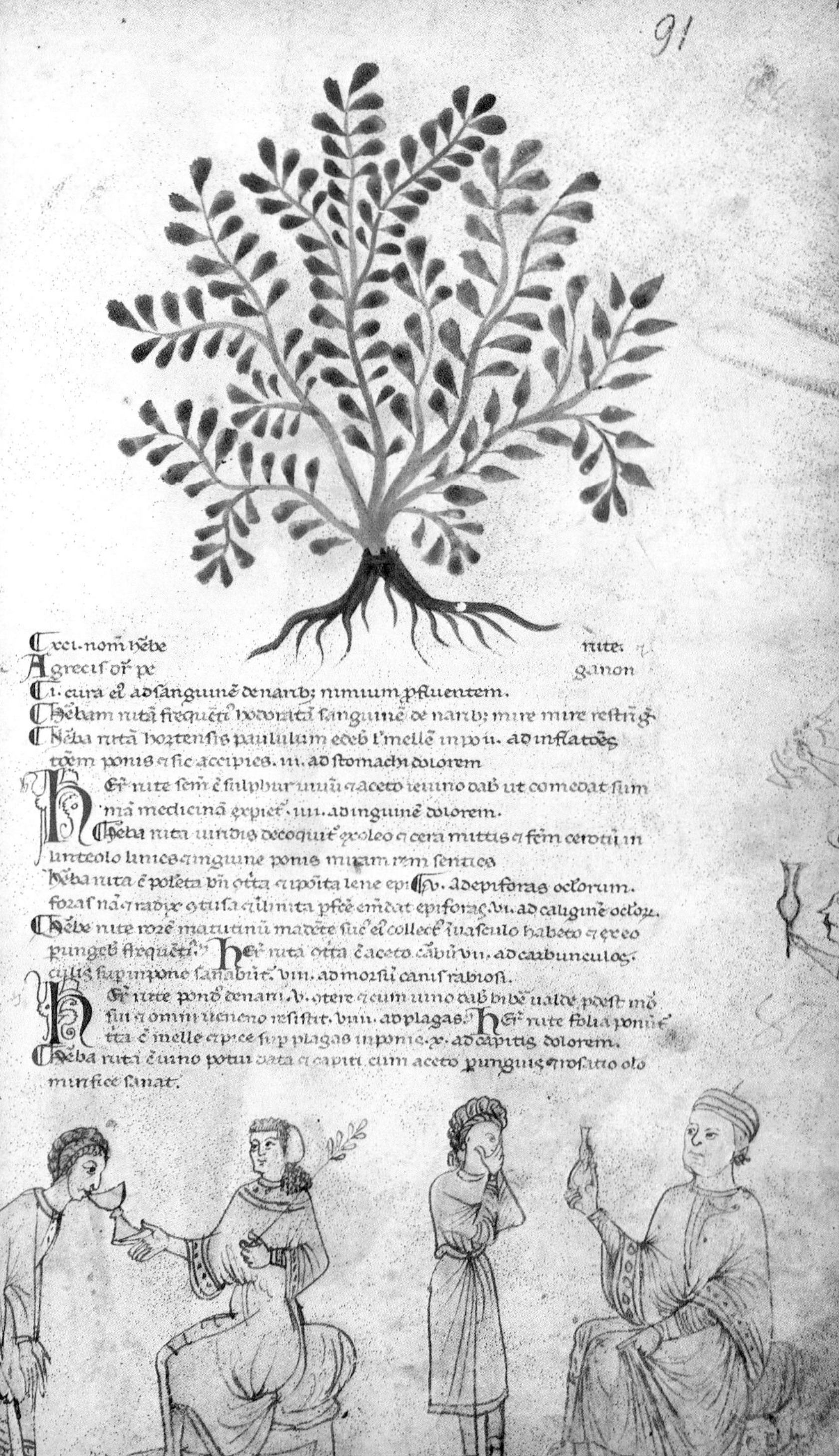
91

Cxci. nom hebe rute.
A grecis or pe ganon
Ci. cura el ad sanguinē de narib; nimium pfluentem.
Hebam rutā frequētī odoratā sanguinē de narib; mire mire restrīg.
Heba rutā hortensis paululum edeb l' mellē in po ii. ad inflatōes
toēm ponis et sic accipies. iii. ad stomachi dolorem
Her rute sem ē sulphur uiuū et aceto ieiuno dab ut comedat sum
mā medicinā expiet. iiii. ad inguinē dolorem.
Heba ruta uiridis decoquit ex oleo et cera mittis et fēm cerotū in
linteolo linies et inguine ponis miram rem senties
Heba ruta ē poleta vii otta et pōita lene epi fo v. ad epiforas oclorum.
foras nā et radix otusa et ūlinita pfcē emēdat epiforas. vi. ad caligine oclor.
Hebe rute roze matutinū madēte suc el collect i uasculo habeto et ex eo
punget frequētī. Her ruta otta ē aceto cābū vii. ad carbunculos.
culis sup inpone sanabit. viii. ad morsū canis rabiosi.
Her rute pond denari. v. otere et cum uino dab bibē ualde poest mo
sui et omni ueneno resistit. viiii. ad plagas. Her rute folia ponit
tta ē melle et pice sup plagas inponis. x. ad capitis dolorem.
Heba ruta ē uino potui data et capiti cum aceto punguis et rosatio olo
mirifice sanat.

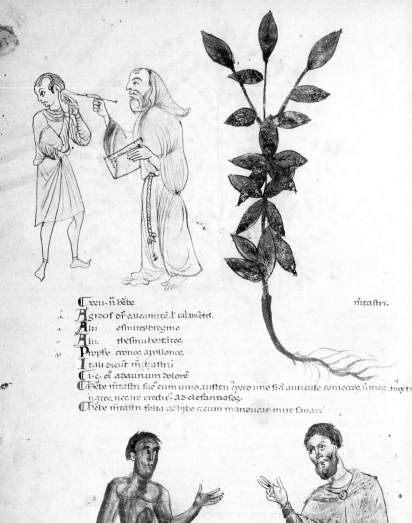

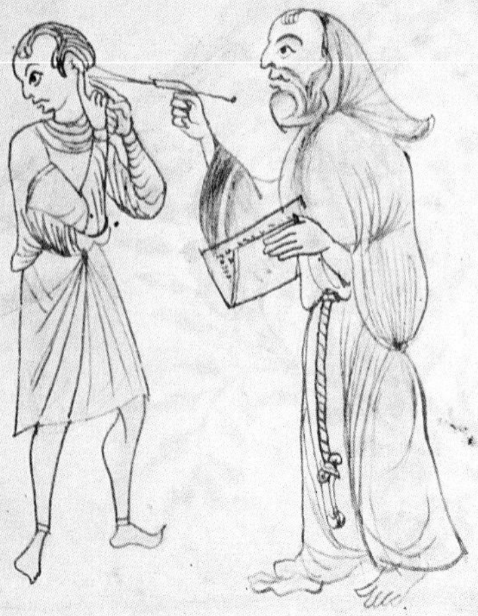

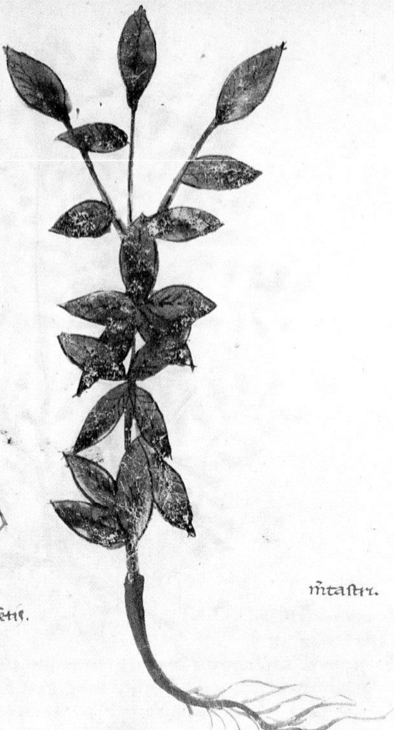

CXCII. Nomen herbe mentastri.

A grecis dicitur calcamitem. l. calamentis.

Alii osimites bregmo

Alii thesinu hortites

Prophete crones apollonos

Itali dicunt menthastri

Ci. c. est ad aurium dolore

C herbe mentastri sucus cum vino austeri cyato uno simul auricule coniectos, umores, intermixtos natos necare creditur. ad elefantiosos.

C herbe mentastri folia adhibe et cum manducat mire sanat.

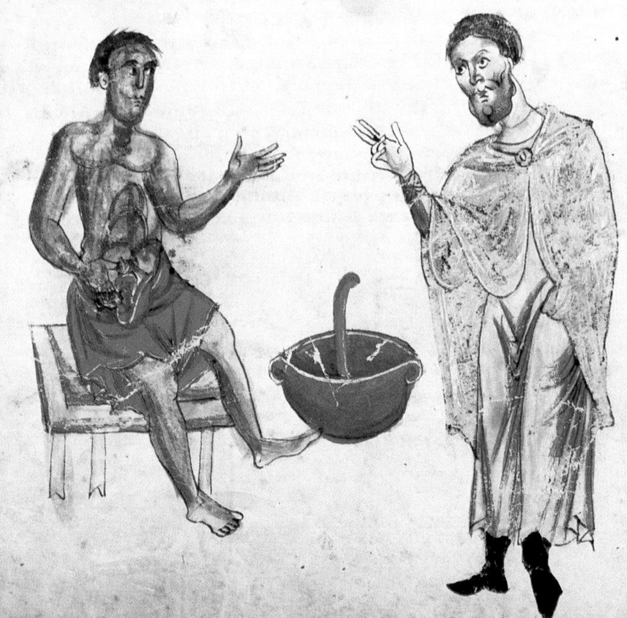

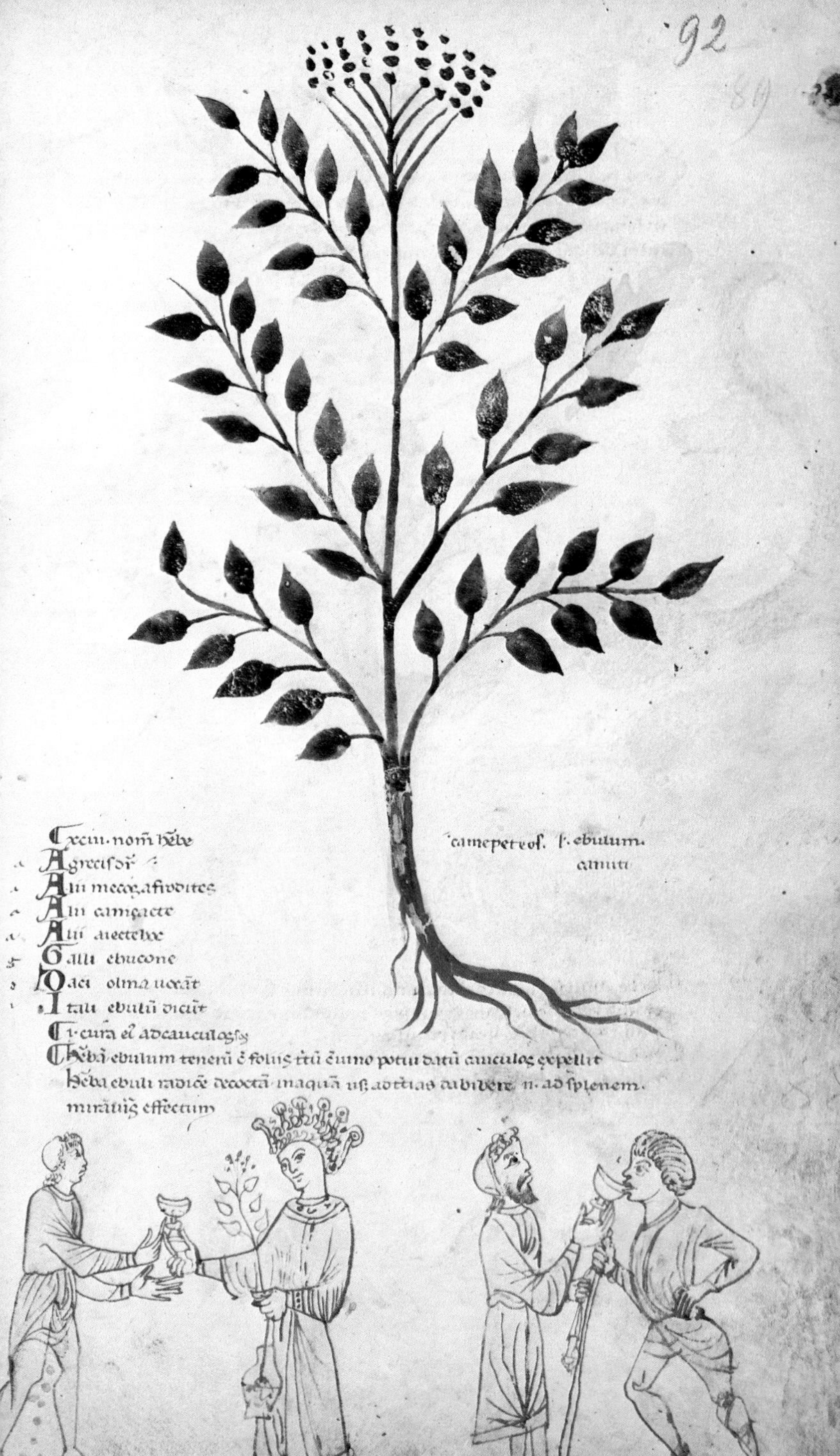
92
Cxciii. nom herbe
camepeteos. i. ebulum.
A grecis dr
camiti
Alii mecos afrodites
Alii camaacte
Alii aiectehoc
Galli ebucone
Daci olma uocant
Itali ebulum dicunt
C i. cura eius ad cauculos
Herba ebulum tenerum cum foliis tritum cum uino potui datum cauculos expellit
Herba ebuli radice decoctam in aqua usque ad tertias da bibere. ii. ad splenem.
mirabilis effectum

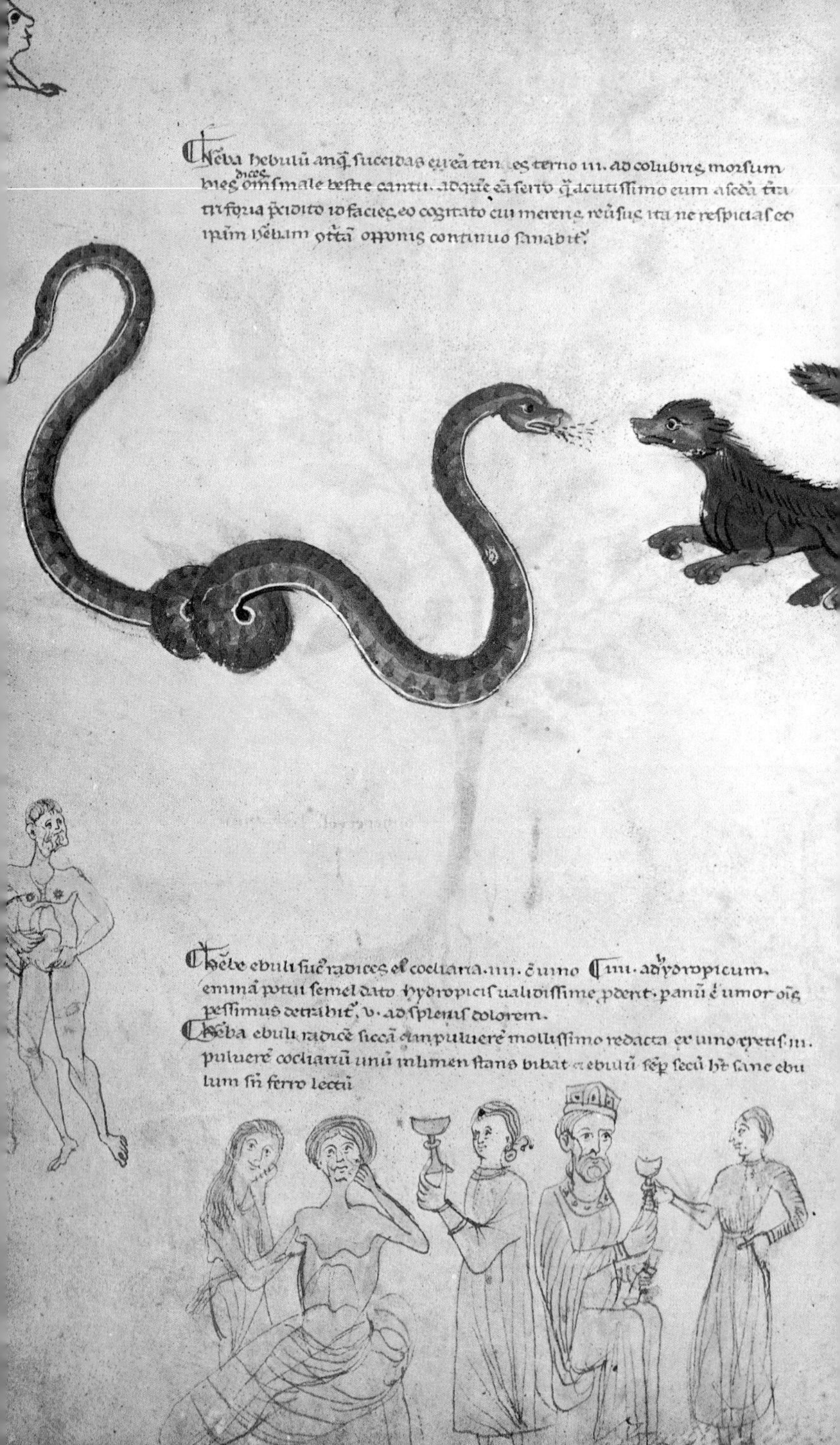
Herba hebulũ anq̃ succidas ex ea ten es terno iii. ad colubris morsum
hies omis male bestie cantu. adque ea ferro q̃ acutissimo eum asceda titi
ti forua pcidito id facies, eo cogitato eu merens, reu sus ita ne respicias eo
ipsum herbam gttã oppõis continuo sanabit.
Herbe ebuli suc radices el cocliaria. iii. c̃ uino C iiii. ad ydropicum.
emina potui semel dato hydropicis ualidissime pdent. paniũ e umor oĩs
pessimus detrahit. v. ad splenis dolorem.
Herba ebuli radice sicca puluere mollissimo redacta ex uino cyetis. iii.
puluere cocliariũ unũ in limen stans bibat ebuluũ sẽp secũ ht sane ebu
lum sñ ferro lectũ

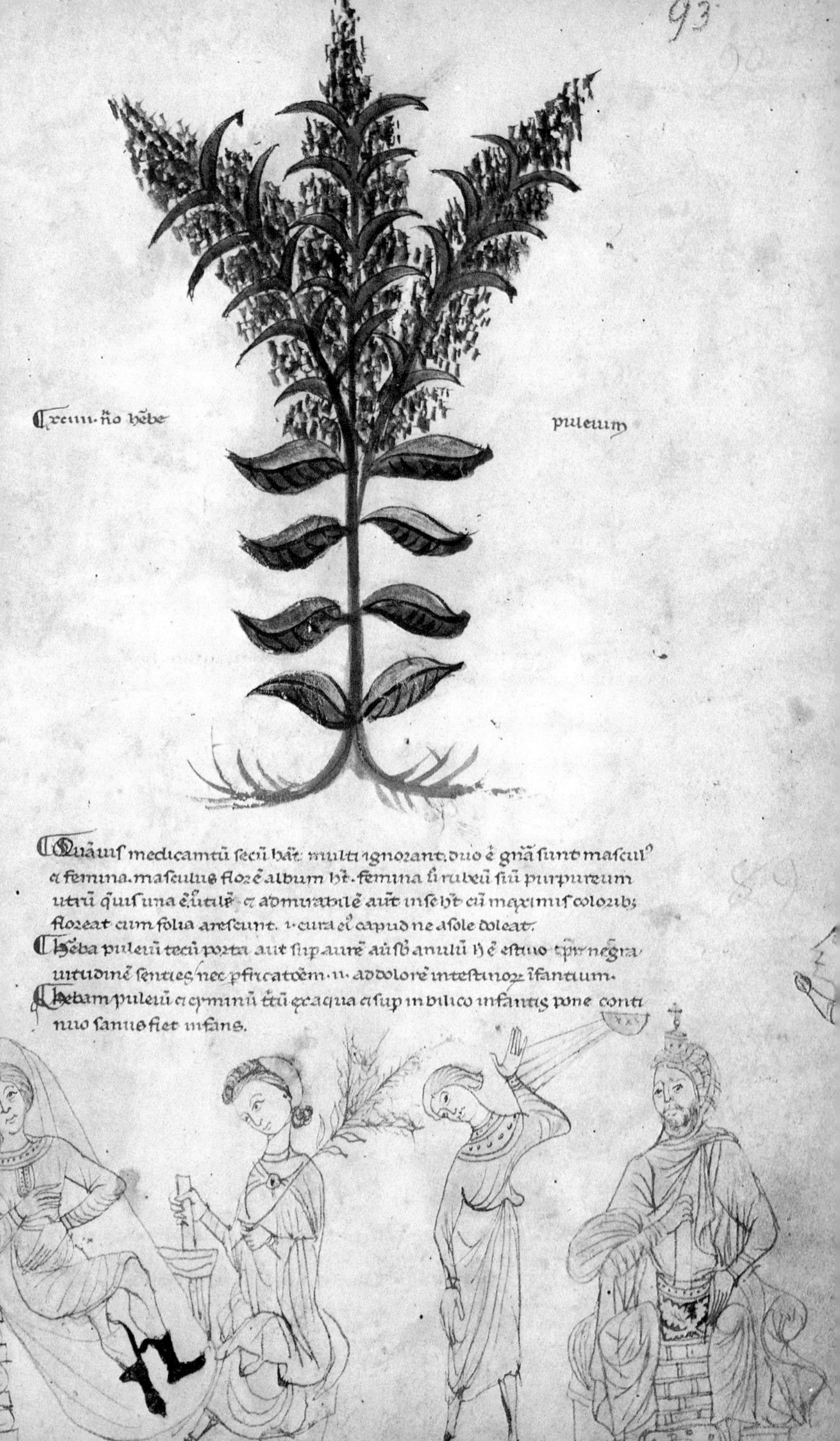
93

Cxciiii. Ño hebe

puleium

Quantas medicamtũ secũ hãt: multi ignorant. duo ẽ gnã sunt mascul⁹
et femina. masculus florẽ album ħt. femina ũ rubeũ siũ purpureum
utrũ quis una ẽ utilẽ et admirabilẽ aũt inseħt cũ maximis colorib;
floreat cum folia arescunt. I. cura eí capud ne a sole doleat.
Herba puleiũ tecũ porta aut sup aurẽ aũ sb anulũ ħ ẽ estiuo tpr negra
uitudinẽ senties nec pfricatoẽm. II. ad dolorẽ intestinoz ĩfantium.
Herbam puleiũ et cyminũ ttũ cũ aqua et sup inbilico infantis pone conti
nuo sanus fiet infans.

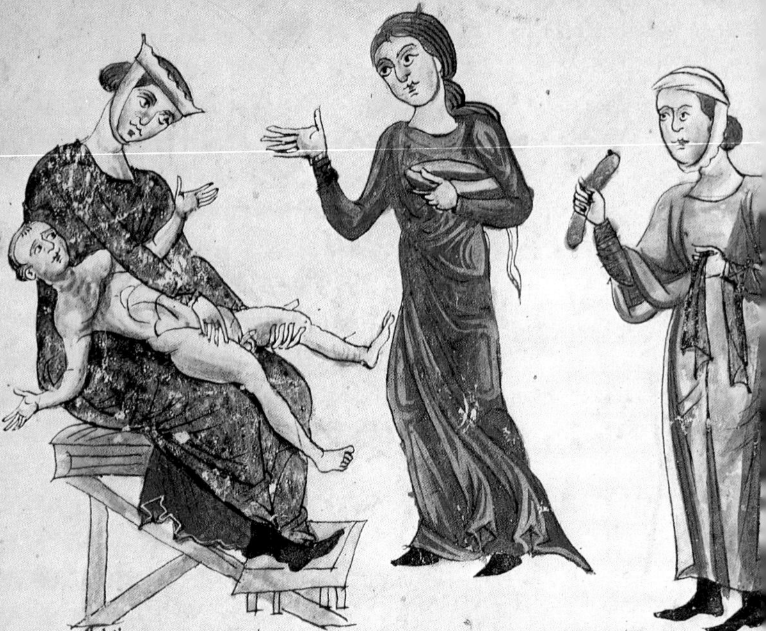

Herbam puleium tritum cum aqua aut aceto m. ad nausium stomachi potui dabis nausiam stomachi sedat.

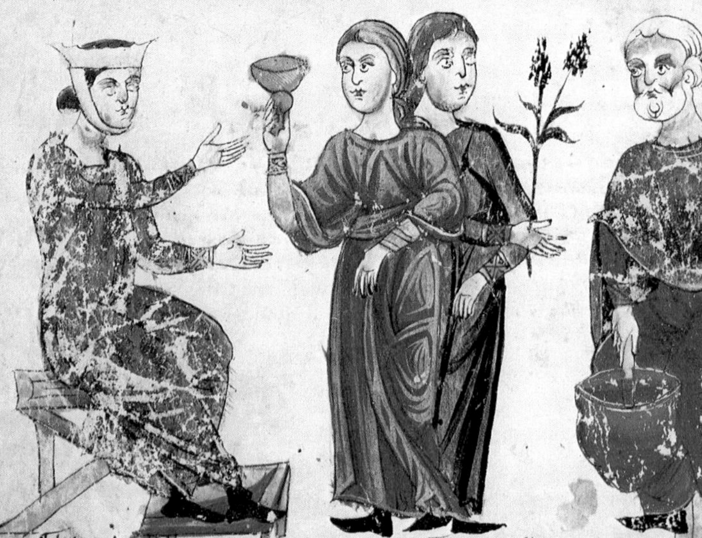

Herbam puleium mittis in aquā ferventē ma. iiii. ad ventris pruriginem. ceratū qui donec bibi possit optimū ē. v. adventris dolorē.

Herbā puleiū cōmasticato et in umbilicū religatis otinuo et dolorē tollit.

[V]. Herba puleium ramulos tres inuolutis in lana VI. ad temporas. an accessionem quod si coronam in capite habuit dolorem capitis tollit.

[VI]. Herbe pulei ramulos III. recentibus VII. Si infans in utero mulieris mortuus fuerit. qui odorem habet. tritum in uino ueteri quartam partem quantam dabit bibere mire sanat. VIII. ne in naue nauseris.

[IX]. Herbam puleum et absentium simul tere. cum aceto et oleo et nares frequenter tange.

[X]. VIIII. similiter mulier purgatur.

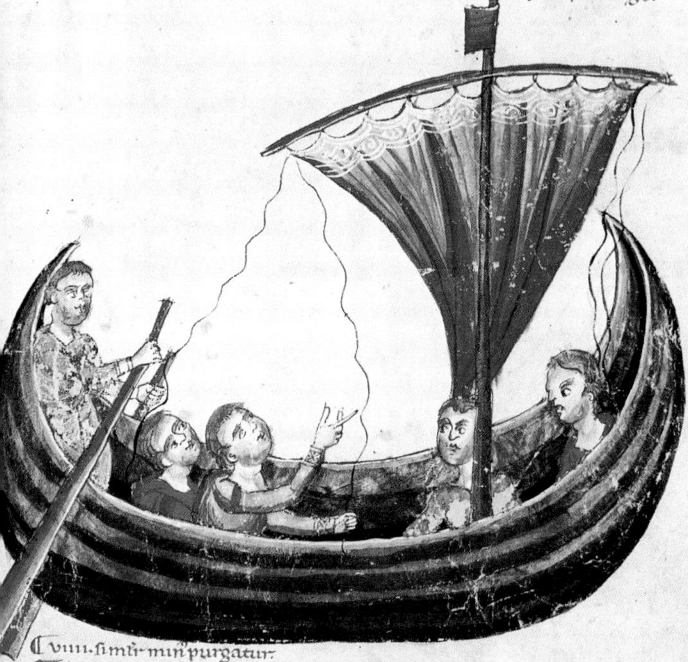

[XI]. Herbe pulei pondus semiuncia in quinnelli (?) cyatis. II. da ut bibat.

[XII]. X. si secunde a partu non secuntur.

[XIII]. Herbe pulei tres distinge eo das cum uino bono da ut bibat secundas secuntur.

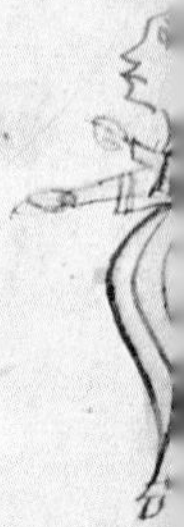

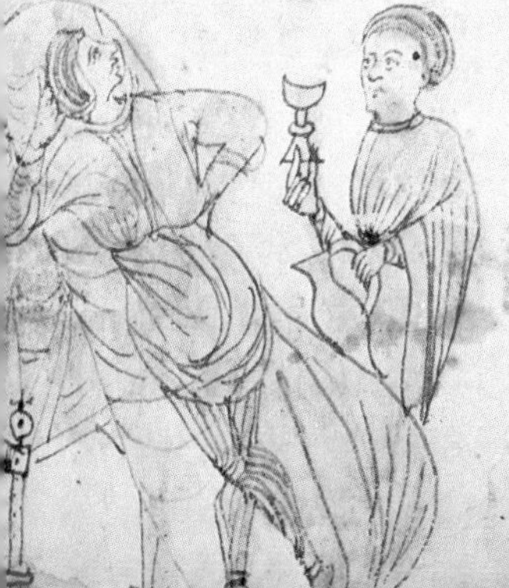

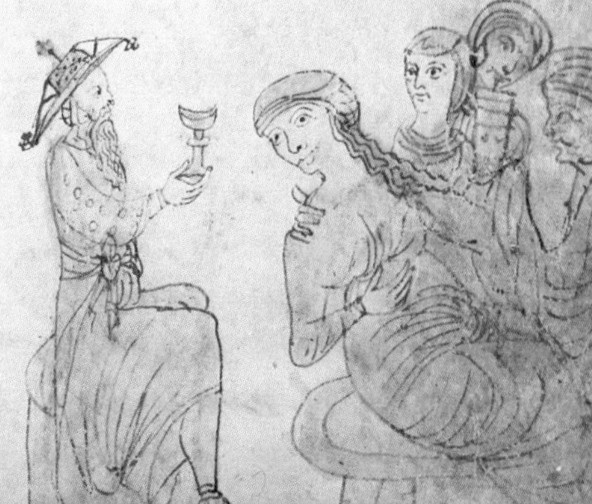

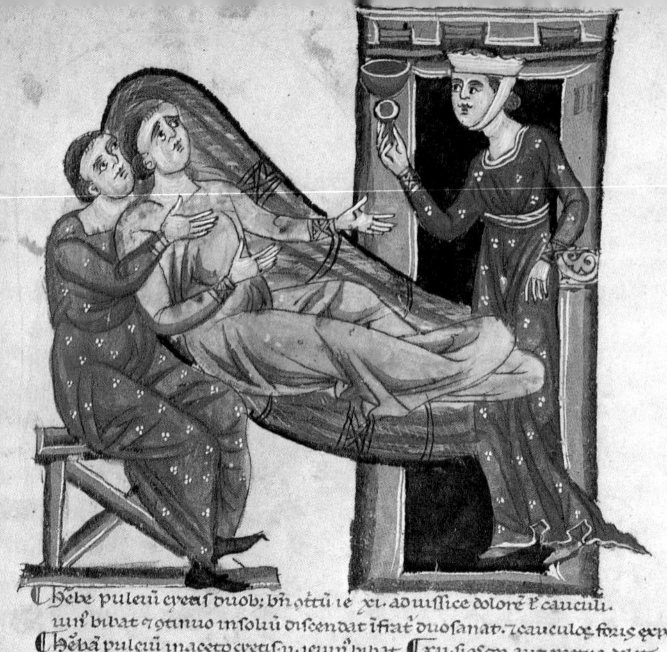

Hebe puleiũ cyatis duob; bñ ɔtritũ ie xi. ad uissice dolorẽ ł calculi.
uini bibat ꝯ ɔtinuo in soliũ discendat ĩfiat duo sanat. ⁊ calculos foris expelt.
Hẽbã puleiũ in aceto cyatis .ii. ieiuni bibat. xii. siqs cor aut pectus dolet.
liberabit. xiii. simili obticuerit. Hẽ puleiũ ɔtritũ ⁊ in puluerẽ redactũ lana
ɔtinuo in uultũ subiacẽt mire sanat. xiiii. ad stomachi dolorẽ sui iflatoẽm
Hẽbã puleiũ cũ aqua calida tritũ p se dab mire sanat aut intestinoꝝ dolorem.
Hẽbam puleium in ɔamelli quartario cyatis .ii. xv. ad morbũ articulorum.
ieiuno dab bibẽ eiciet ⁊ bile foris.

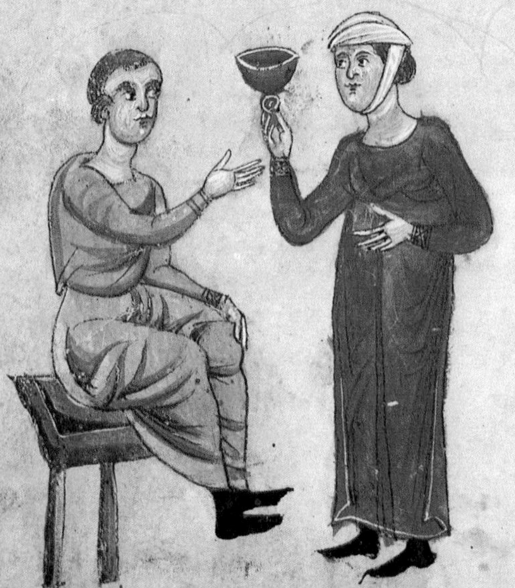

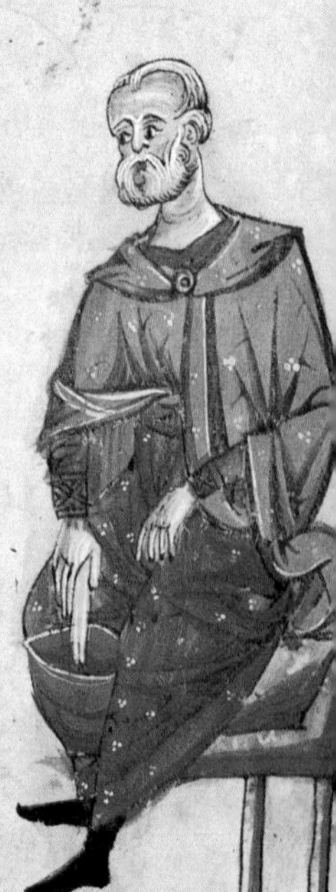

xvi. ad splenis dolorem.
Herbam puleium decoque in aceto et potui dabis magnum beneficium sentiet
et nequid pregnanti puleium dederis quia utile non est.
Herba puleium et piper equis ponderibus xvii. ad nesciam uel coxarum dolorem.
contritum in balneo perfricabis ubi dolet mire sanat.

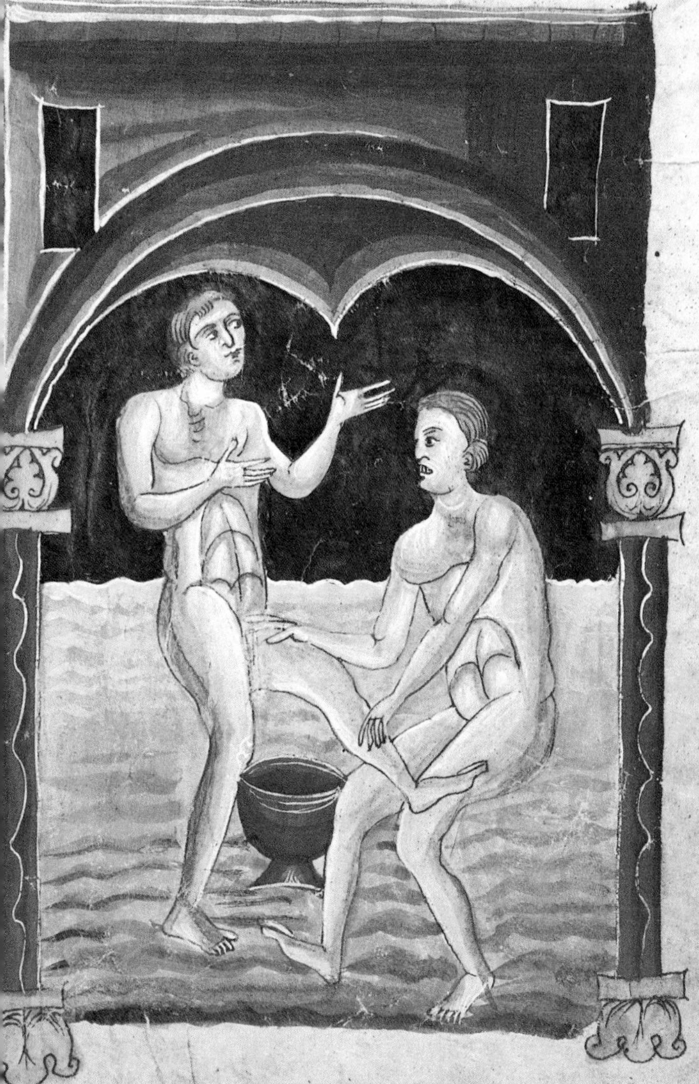

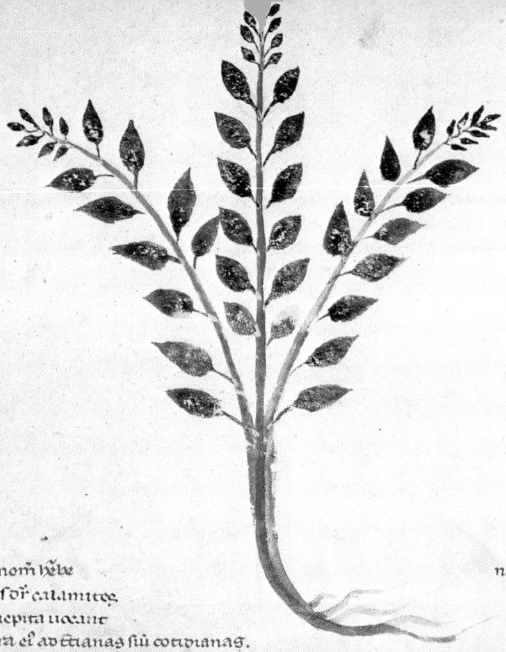

Cxcv. nom̄ h̄be nepita.

A grecis dr̄ calamites.

Itali nepita uocant

Ci. cura eī ad t̄tianas siũ cotidianas.

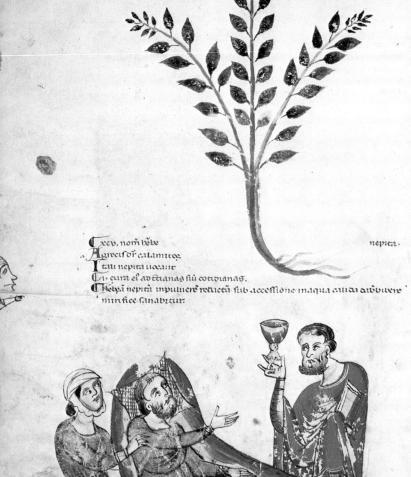

Herbā nepitā inpuluerē redactū sub accessione in aqua calida ad bibere mirifice sanabitur.

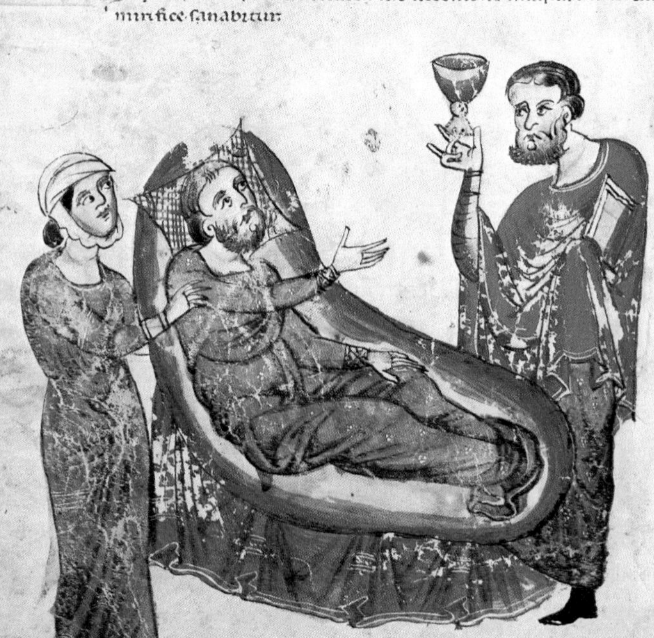

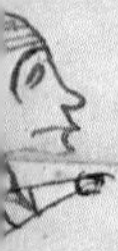

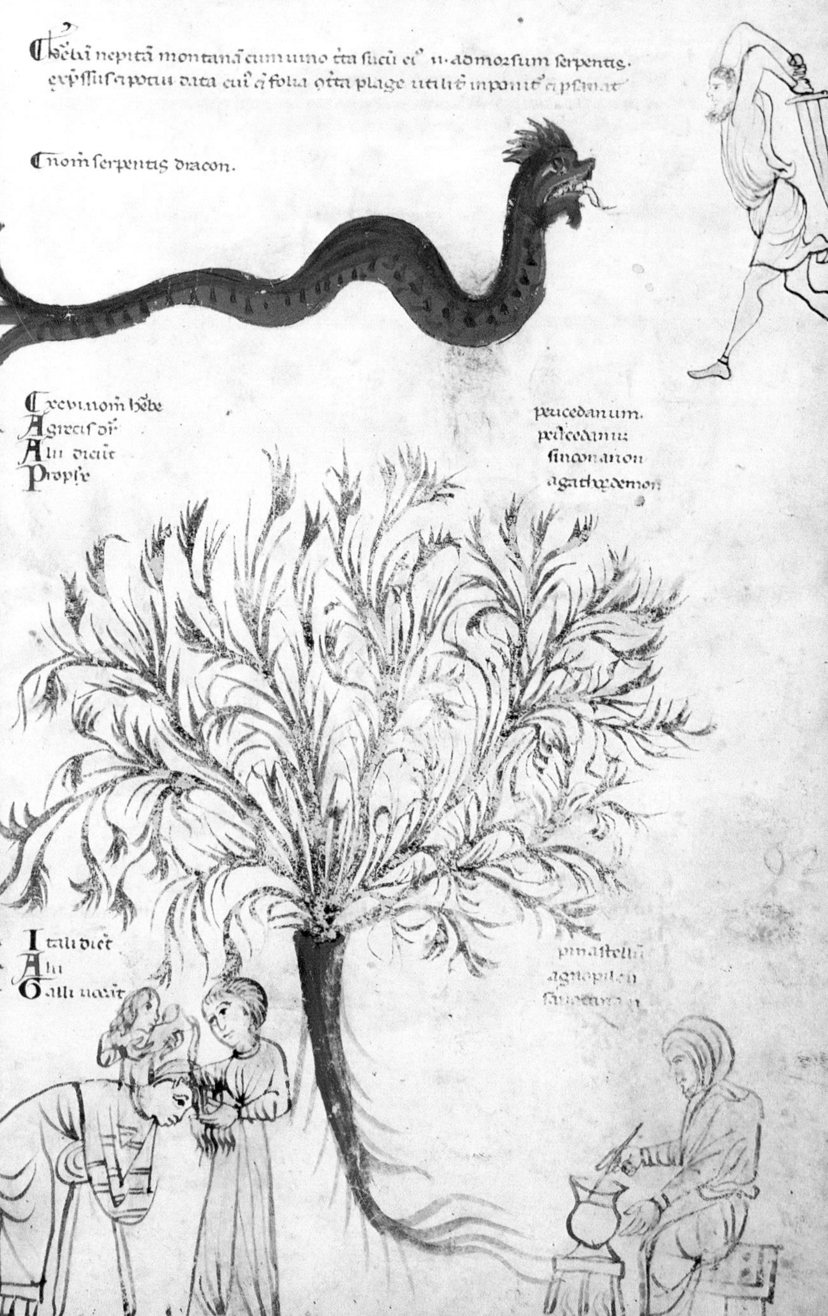

Cnom serpentis dracon.
peucedanum.
agathodemon
Itali dicūt
Alii
Galli uocāt

Scribe peucedanū incēdit mareet ēt ꝗ cura eī ad serpētes effugandos.
serpentes. odore suo. peucedanū cū bettonica eꝗ adipe cebino aū medulla
aceto mirto eadeꝗ; morsiu in poīta medeet. ıı. ad freneticos.
Item peucedanū cum aceto capite infuso summe facit.

Crevn. ꝗnete
Alii dict
Alii
Itali
Ct. cura eī admisisce

capane inule
cētauria paxelio
elenā unceat
inula cāpana
dolorem

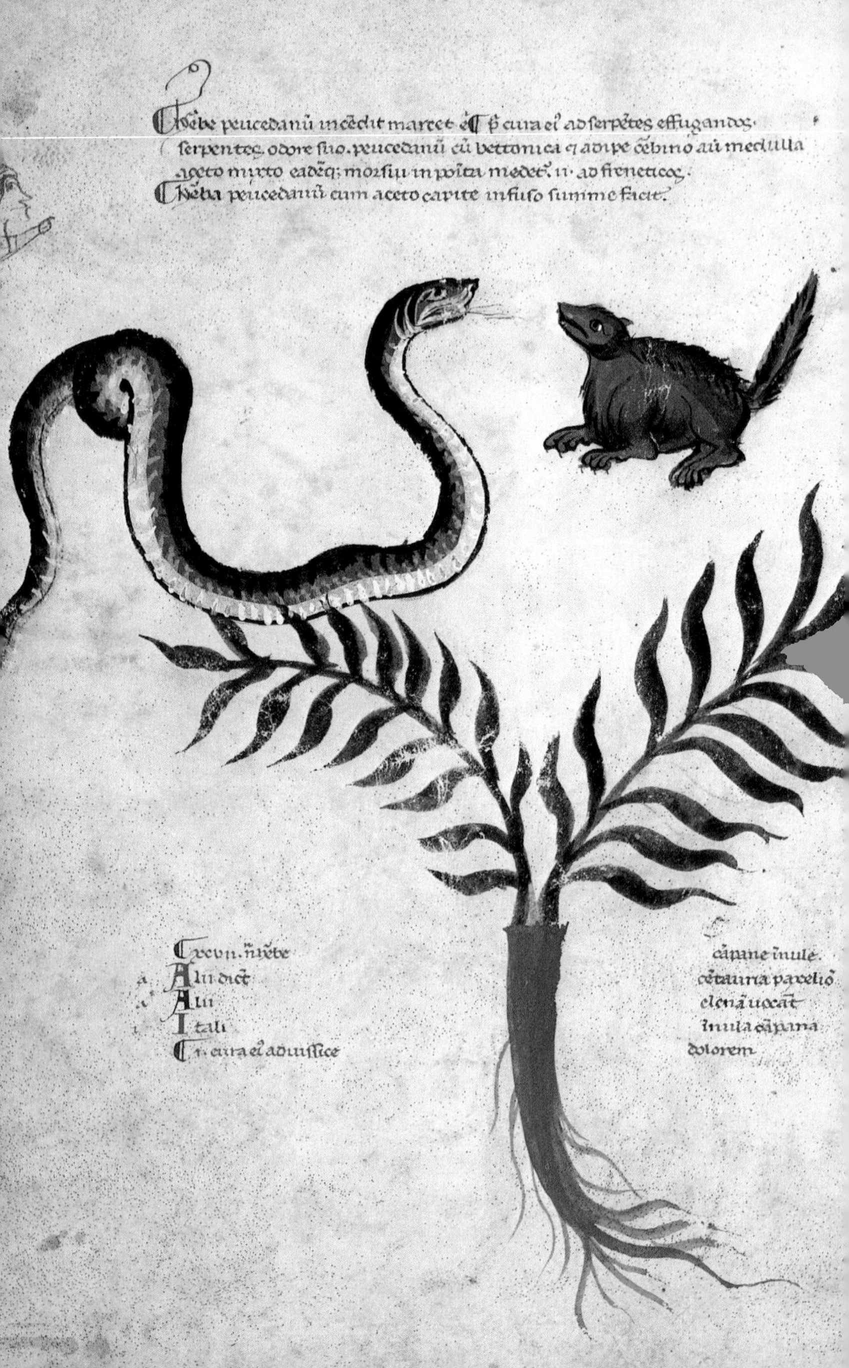

Herbe innule campane apii sem̄ (et) asparagi feniculi radices in unum contere et tepide potui dab(is) efficacit(er) p(ro)dest.

Herba innula comedat quib(us) dentes mobiles fu(er)int. ad dentium remedia. s(ed) ieiunus comedat quis ille stati(m) dentes confirmat.

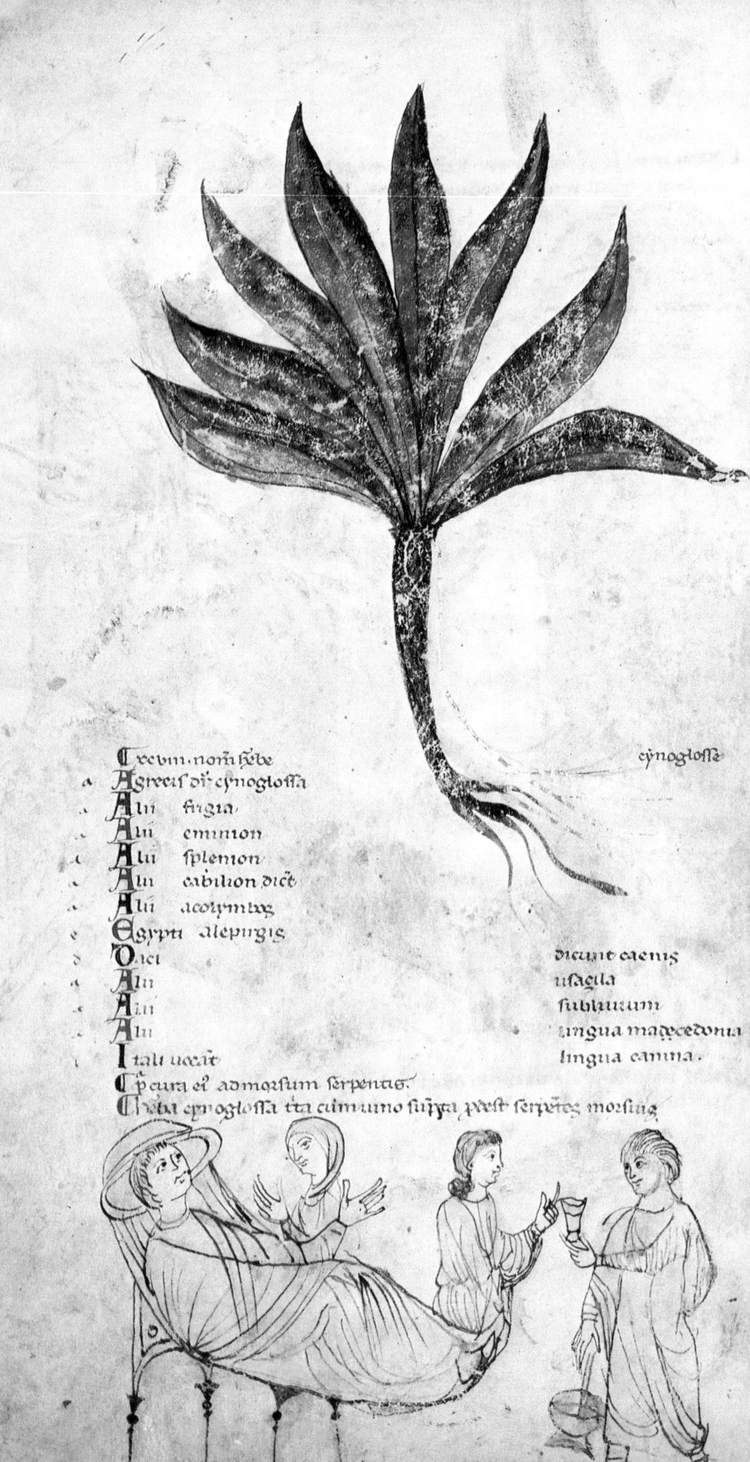
cynoglosse
Agrecis dicitur cynoglossa
Alii frigia
Alii eminion
Alii splenion
Alii cabilion dicunt
Alii acolymbos
Egypti alepurgis
Daci dicunt caenis
Alii usagila
Alii sublucium
Alii lingua magecedonia
Itali uocant lingua canina.
Cura eius ad morsum serpentis.
Herba cynoglossa trita cum uino sumpta prodest serpentis morsus

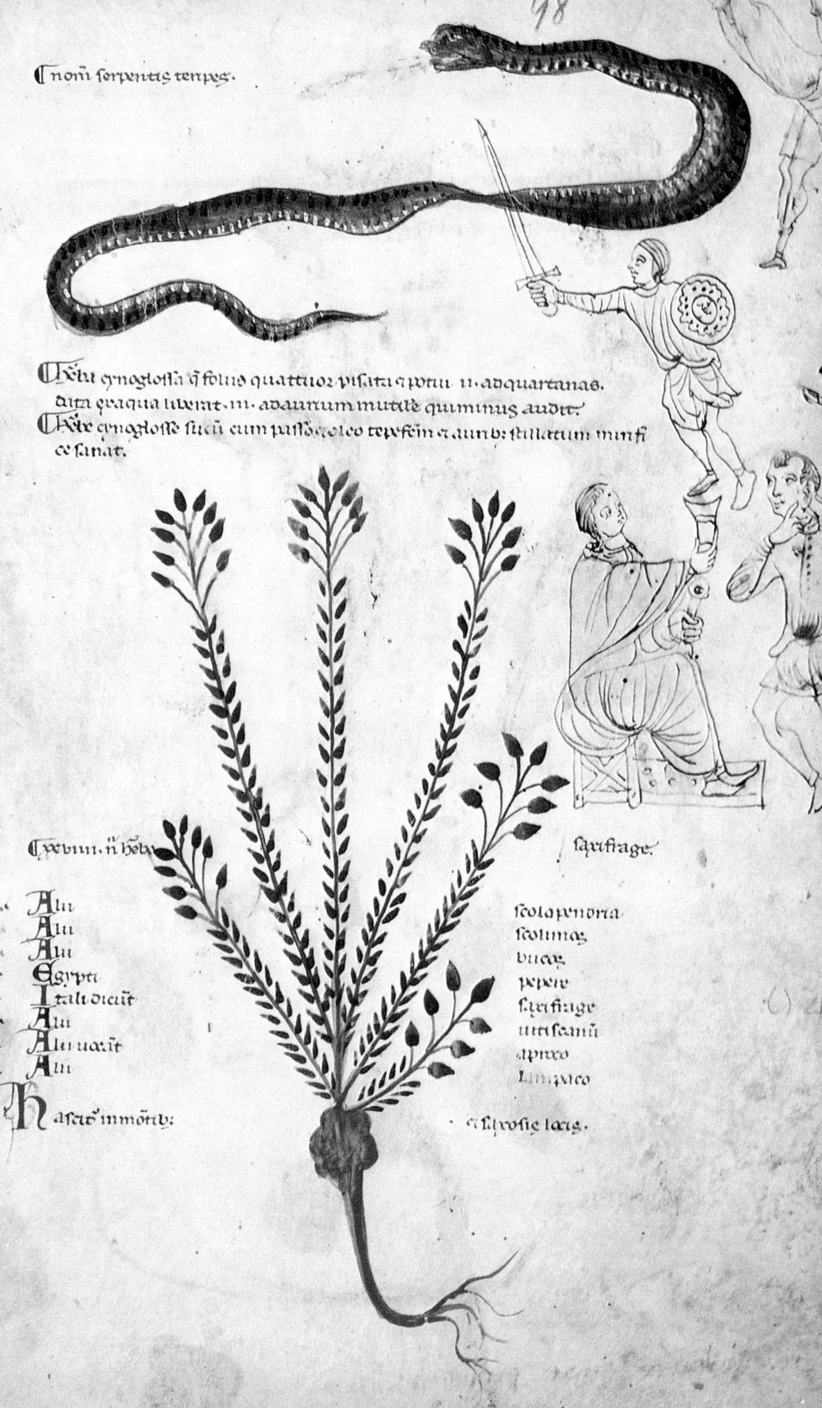
98
Nom̄ serpentis tenpes.
Herba cynoglossa q̄ foliis quattuor pisata & potui .ii. ad quartanas.
data & aqua liberat. .iii. ad aurium uitia quiminus audit.
Herbe cynoglosse sucū cum passo & oleo tepefem & auribus stillatum mirifice sanat.
xxviii. n̄ herba saxifrage.
Alii scolapendria
Alii scolimos
Alii bucas
Egypti pepere
Itali dicunt saxifrage
Alii uitiseanū
Alii uocant apinco
Alii limpaco
Nascitur in montibus & saxosis locis.

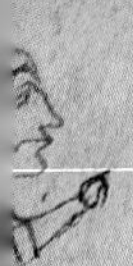

C. I. cura eius ad calculos expellendos

Herba saxifraga contusa cum vino bibendum dabis febricitanti aut cum aqua calida tam presens effectum ab expertis traditum ut eodem die perfectis electis que calculis ad sanitatem perducit.

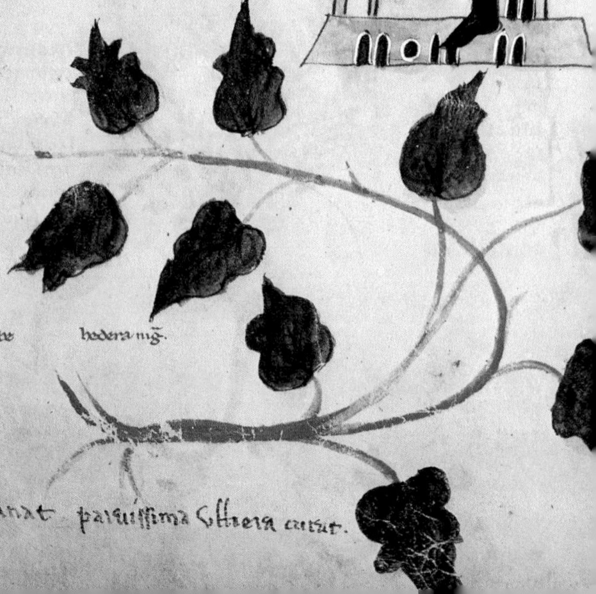

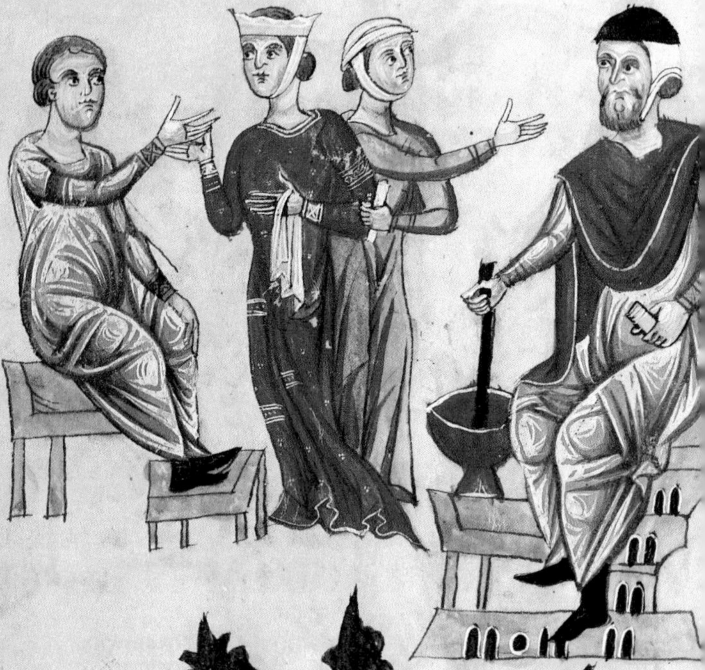

C nomen herbe hedera nigra.

C Hedera terrestris sanat pravissima ulcera cutis.

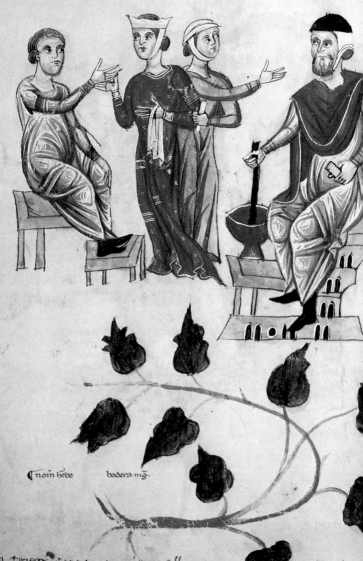

A grecis dr̄ cyssonmelles. Galli ballus seron. Daci arppria appellant.
Galli. Itali edera nigra. i. ad cauculos spellendos.
Her̄ edere bacas. vii. aut xi. contritas cū aqua ex potu data mirifice sanat.
Her̄ hedera cum oleo rosatio sucus eidē herbe mixt᷒ ii. ad capitis dolorem
in uno tempāb̄ et capū pungue mire fac̄. iii. ad splenis dolorem.
Her̄ hedere nigre bacas contere iii. v. inde. viiii. xi. xv. xvii. xviii. xxi. i uno
dab̄ bibere diuersis dieb; cū uino si absq; febricula fuīt. si aūt febricitat
in aqua calida dab̄ auxilio maximo liens hoc faciēs luna. xv.

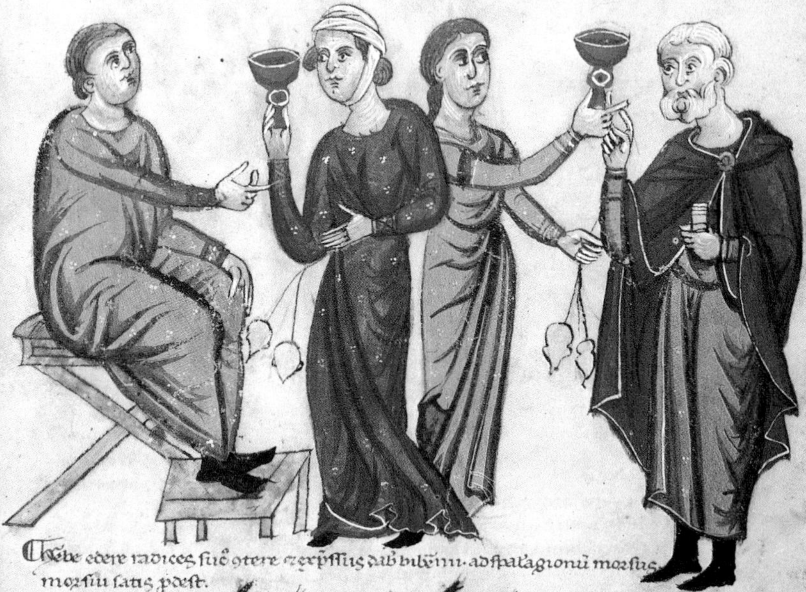

Herbe edere radices suc᷒ contere et expssus dab̄ bibere. iiii. ad spalagionū morsus
morsui satis pdest.

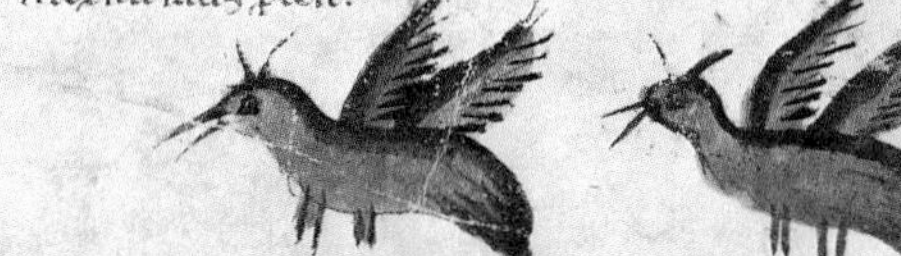

Hedera cū uino decotta sup ulcera si īponit᷒. v. ad ulcerū remedia.
mirifice sanat. vi. ad nares male olentes. Her̄ edere suc᷒ vincolatū in
fundūt nares male olentes emēdat. vii. ad aurīū dolorem.
Herbe edere suc᷒ mundissime liquat᷒ cū uino aurib; stillatis medet᷒.
viii. Capū ne a sole doleat. Her̄ edere folia mollissima trita cū aceto et
rosatio adiūcto omnē dolorē fronti linies dolor capitis abscedit.

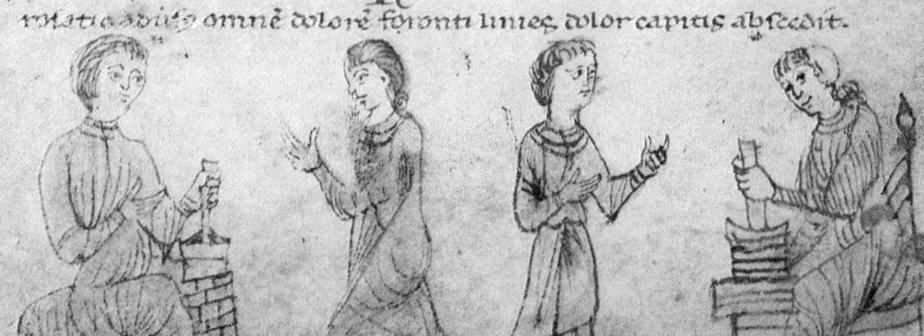

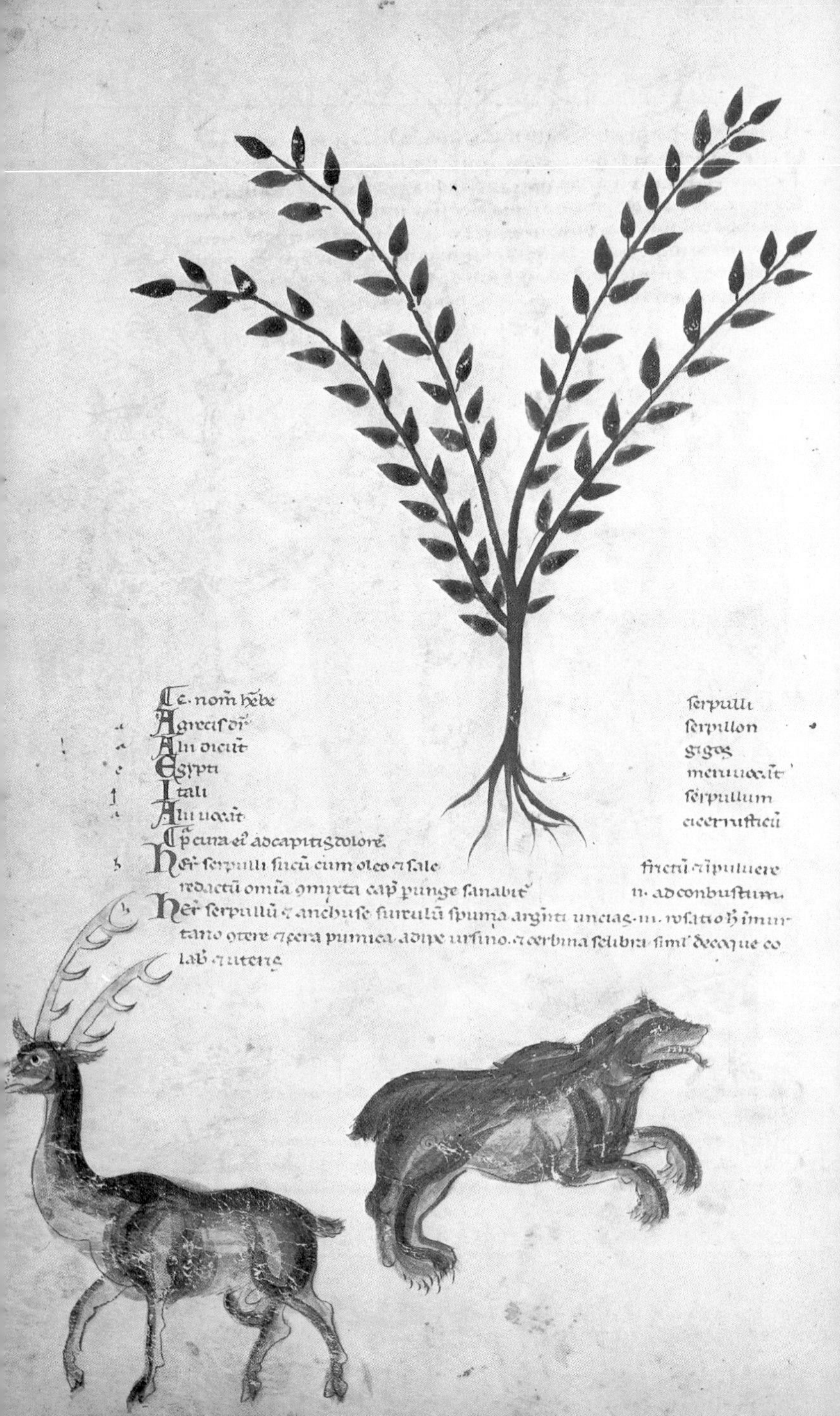
Le. nom hebe serpulli
Agreci dr serpullon
Alii dicunt gigos
Egypti meru vocant
Itali serpullum
Alii vocant cicer rusticu
Cp cura ei ad capitis dolore.
Her serpulli sucu cum oleo et sale frictu et ipuluere
redactu omia commixta cap punge sanabit n. ad conbustum.
Her serpullu et anchuse surculu spuma argenti uncias iii. rosatio h simur
tano cere et cera punica adipe ursino. et cerbina selibra simul decoque co
lab et utere

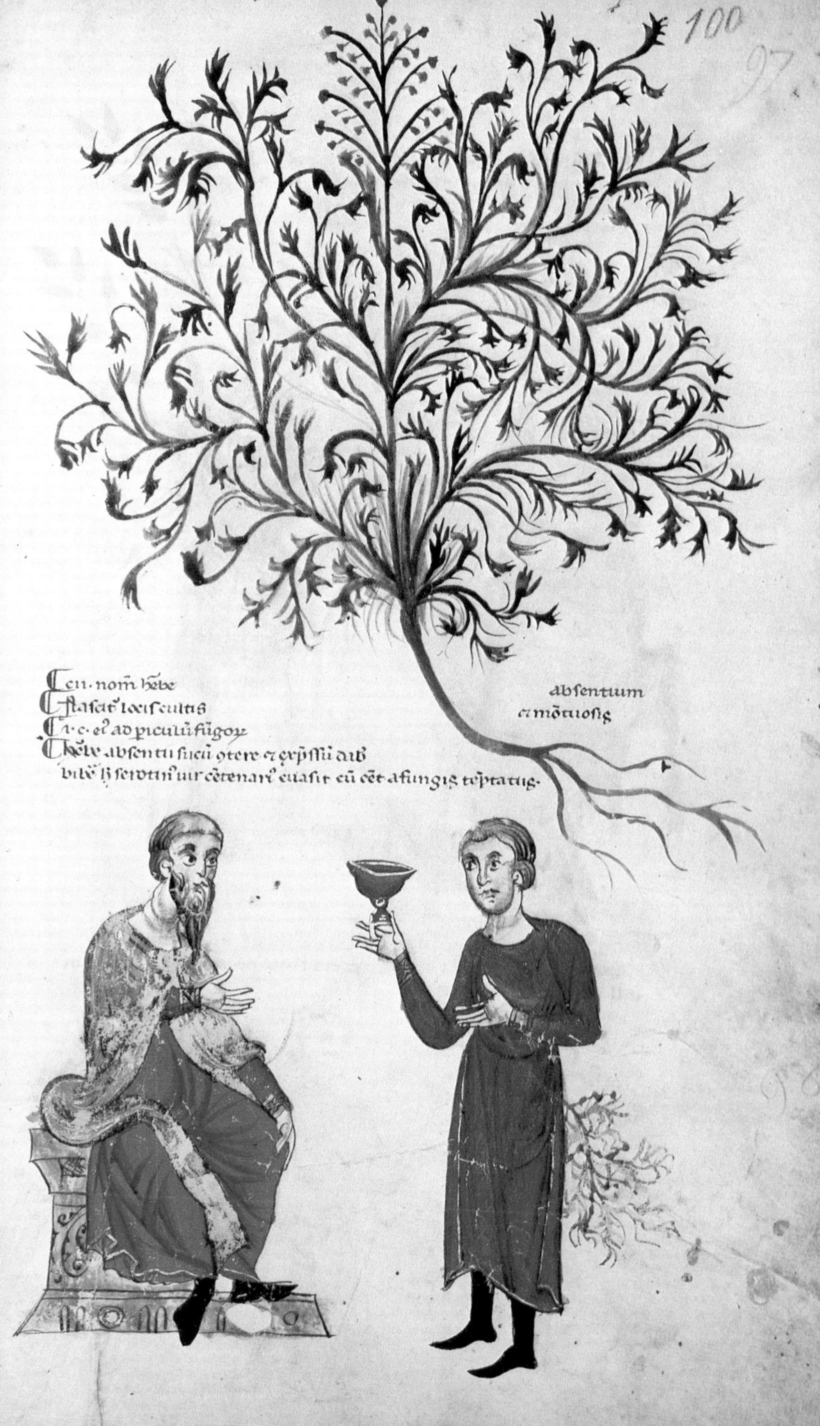
100
97
CIII. nom herbe
Nascitur locis cultis
Ad ... ad periculum frigoris
... absentii sucum ... et expressum ...
absentium
et montiosis

Herba absentiũ inaqua decotta ⁊ inpanno CI. ad liuores tollendos
inducta ⁊ inpo̅sita liuores tollit. si corp' teneru̅ fuit cum melle inpone

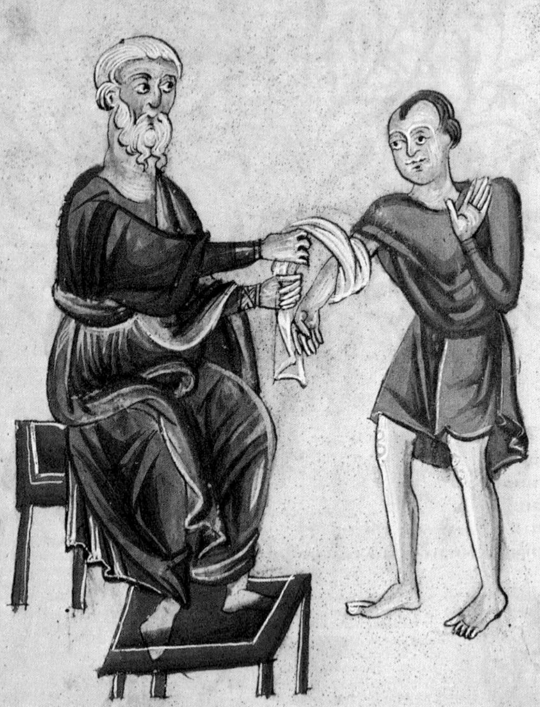

Herba absentium ⁊ marrubiũ ⁊ lupinor' molit' III. ad lumbricos
equis ponderib: inaqua mulsa decotta t' inuino austeri inpo̅ita in
uillico necat lumbrices.

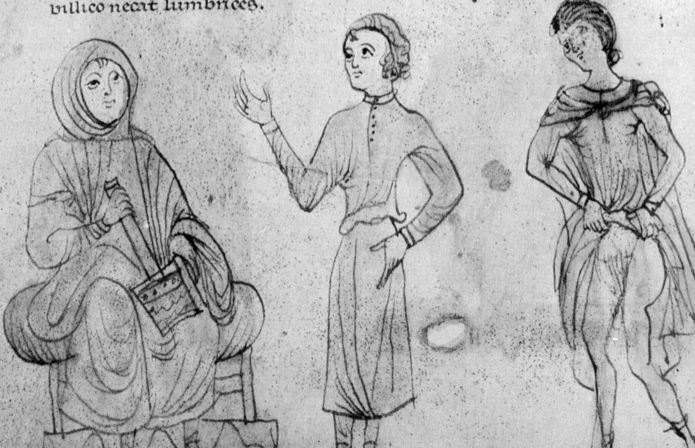

Herbe absentium surculu sumis et isemi cinc iiii. adiguis t' ittigis molestia tu porta mire sanat

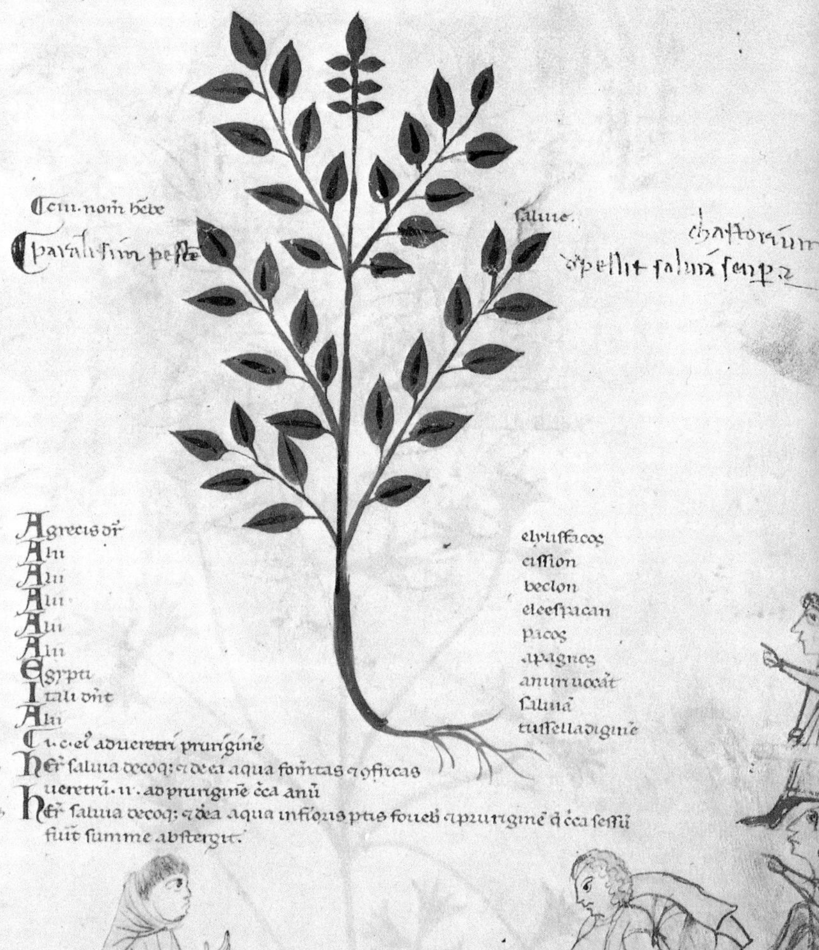

Cem. nom herbe
Paralisim peste

saluie.

chastorium
d'pellit saluia semp.

A grecis dr — elelisfacos
A li — elisfacon
A li — beclon
A li — eleesfacan
A li — pricos
A li — apagnos
E gypti — anun uocant
I tali dnt — saluia
A li — tussella digine

C.i.c.e. ad ueretri pruriginē
H erb saluia decoq; et de ea aqua fomtas et ofricas ueretrū. ii. ad pruriginē ēca anū
H erb saluia decoq; et dea aqua infiōus ptis foueb et pruriginē q ēca sessū fiut summe abstergit.

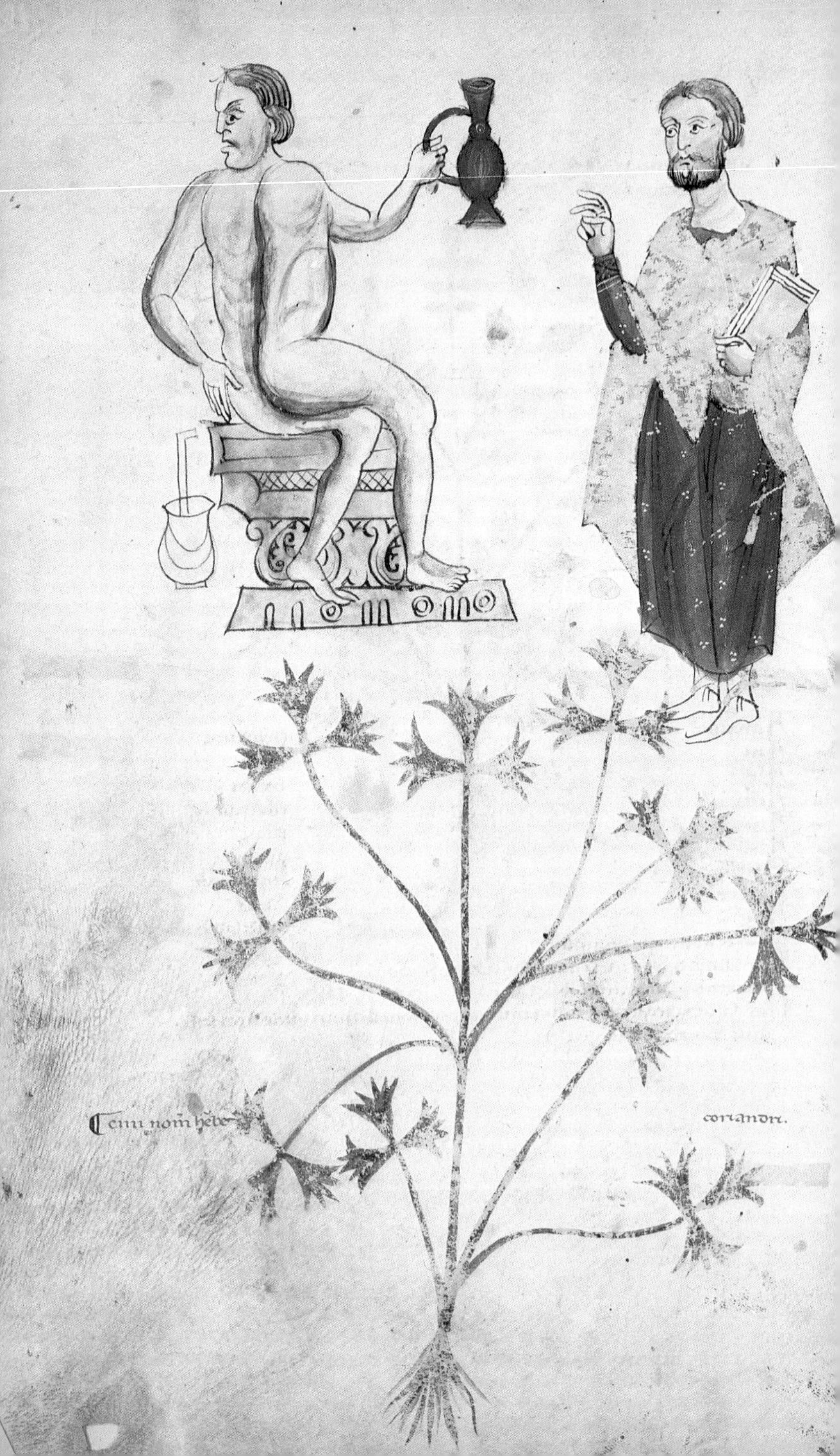
Ciiii nom̄ hēbe
coriandri.

Ci. cura eius ad lumbricos.

Herba coriandrum decoquitur ad ttiasin oleo in capite mittitur.

mulier ut cito pariat.

Herbe coriandri sem̄ grana. xi. aut. xiii. et in linteolo mundo filo de tela alligab et puer aut puella ūgo ad fem̄ sinistrū. prope singuine teneat et mox ut omia partus fuit pactus remedia cito tollat ne intestine equantur.

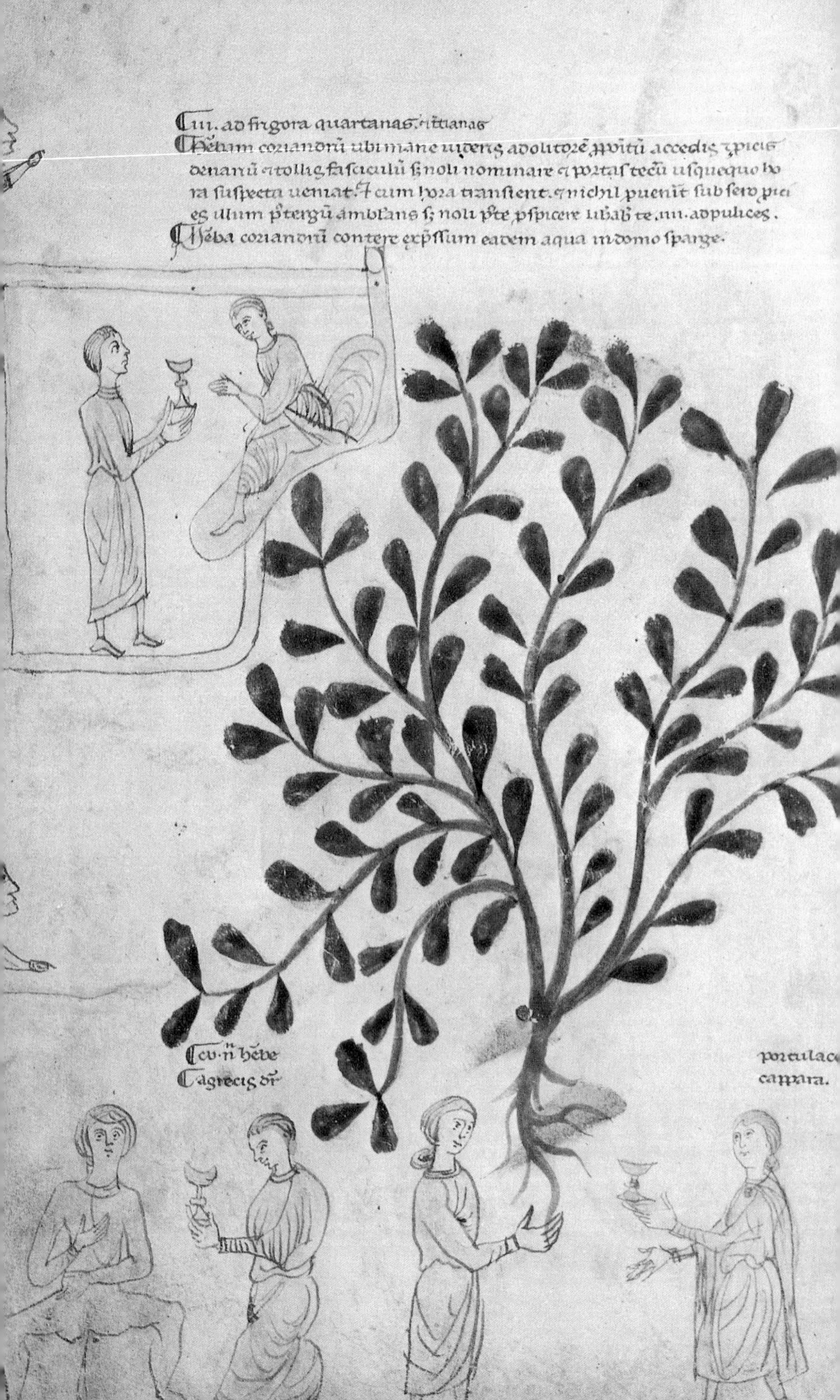

Ciii. ad frigora quartanas et tertianas

Herbam coriandrũ ubi mane uideris ante solis ortũ accedis et precis denariũ et tollis fasciculũ sed noli nominare et portas tecũ usque quo hora suspecta ueniat. Et cum hora transierit et nichil pervenit sub sero pieces illum per tergũ ambulans sed noli post te perspicere liberabis te. iiii. ad pulices.

Herba coriandrũ contere expressum eadem aqua in domo sparge.

Cv. nomen herbe Agrecis dicitur

portulac[a]
cappara.

Alii andremas. Prophe emadirog. Daci lax dicunt. Itali portulaca
Alii procastrium. Alii amarantos
Ci. cura est ad sanguine nimium pfluentem.
Herba portulaca sumpta vin ccu oxygaro conmede oportet pfluentem san
guinem cohibet. ii. ad stomachi arduram.
Herba portulaca cum aceto conmedat munfice. sanat

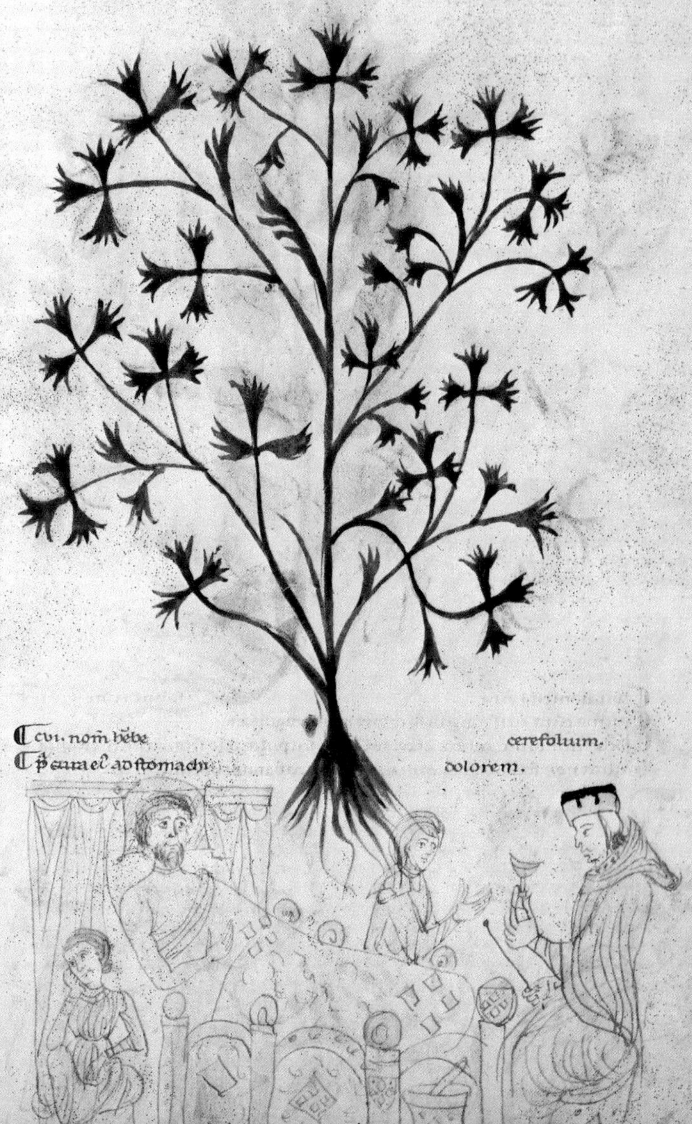

Ccvi. nom herbe cerefolium.
Cpe cura est ad stomachi dolorem.

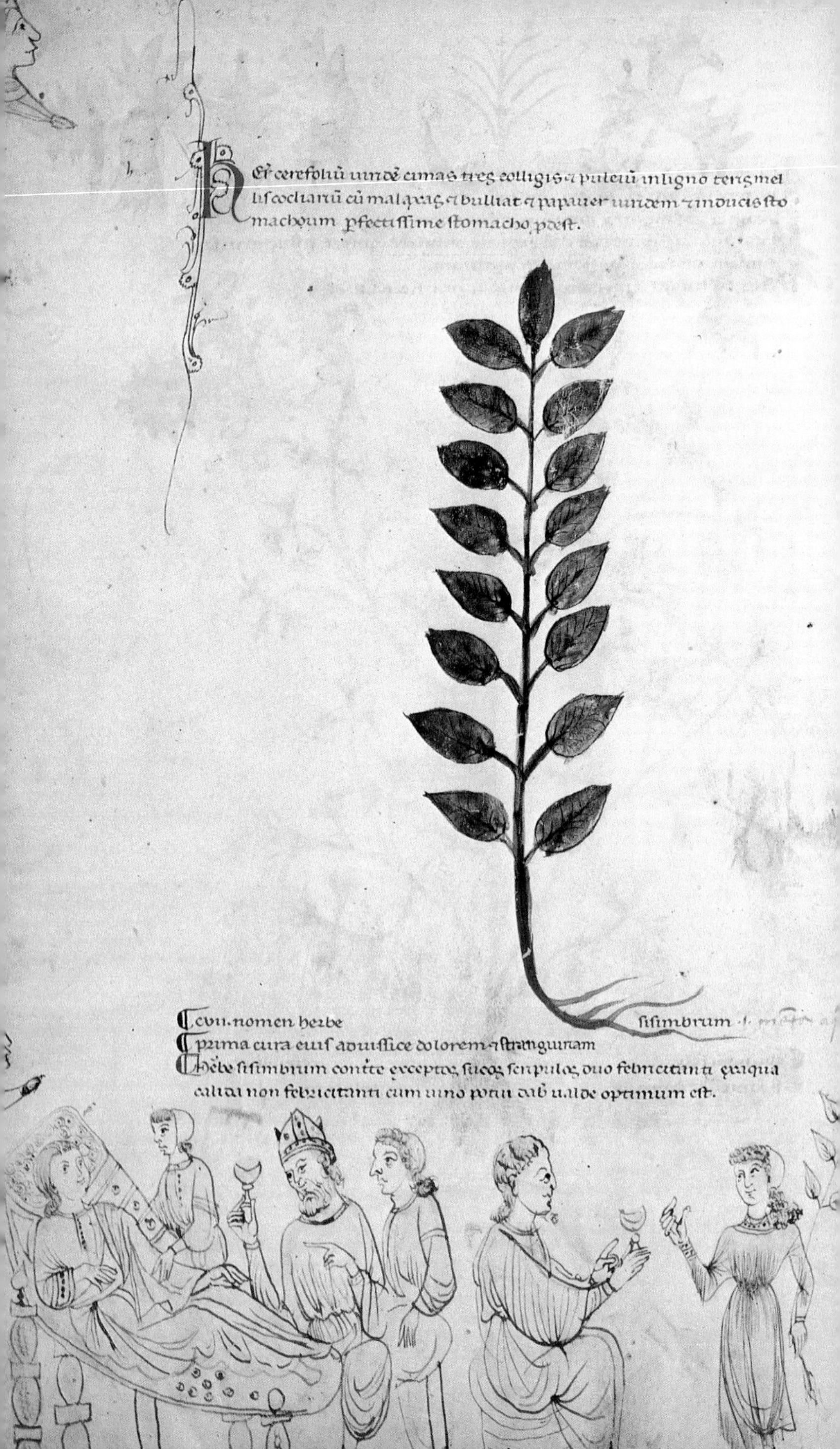

Hec est cerefoliū uirīdē cimas tres colligis et puleiū in ligno teris mellis coclearū cū mal quac et bulliat et papauer uiridem et inducis stomachorum pfectissime stomacho prodest.

CVII. nomen herbe sisimbrium

prima cura eius ad uissice dolorem et stranguiriam

Herbe sisimbrium contrite exceptos sucos scripulos duo febricitanti ex aqua calida non febricitanti cum uino potui dabis ualde optimum est.

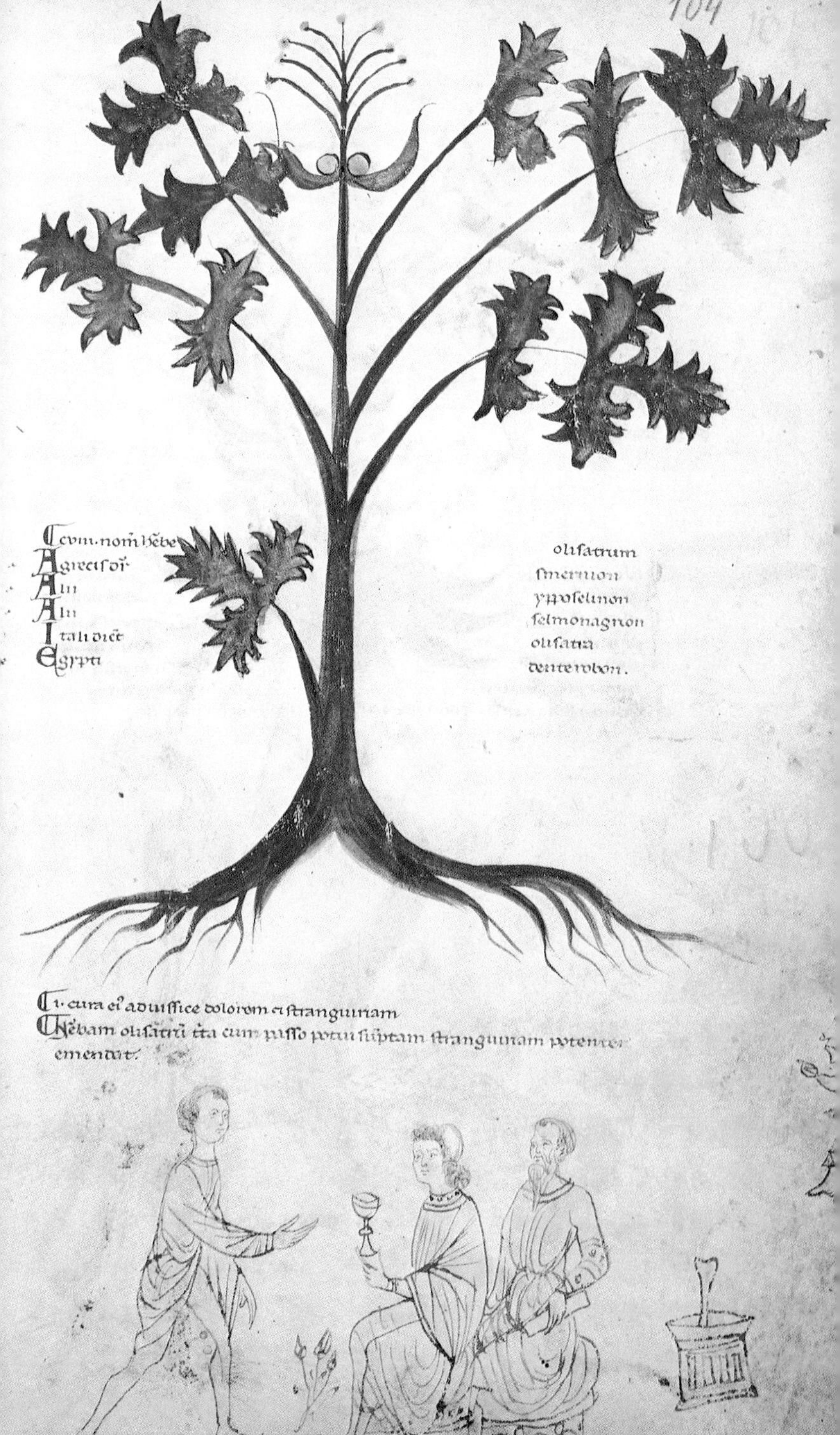
104
CVIII. nom herbe
A grecis dr
Alii
Alii
Itali dicit
Egypti
olisatrum
smernion
yppóselinon
selmonagrion
olisatra
dentérobon.
CI. cura ei ad uissice dolorem et strangurian
Herbam olisatri trita cum passo potui sumptam strangurian potenter
emendat.

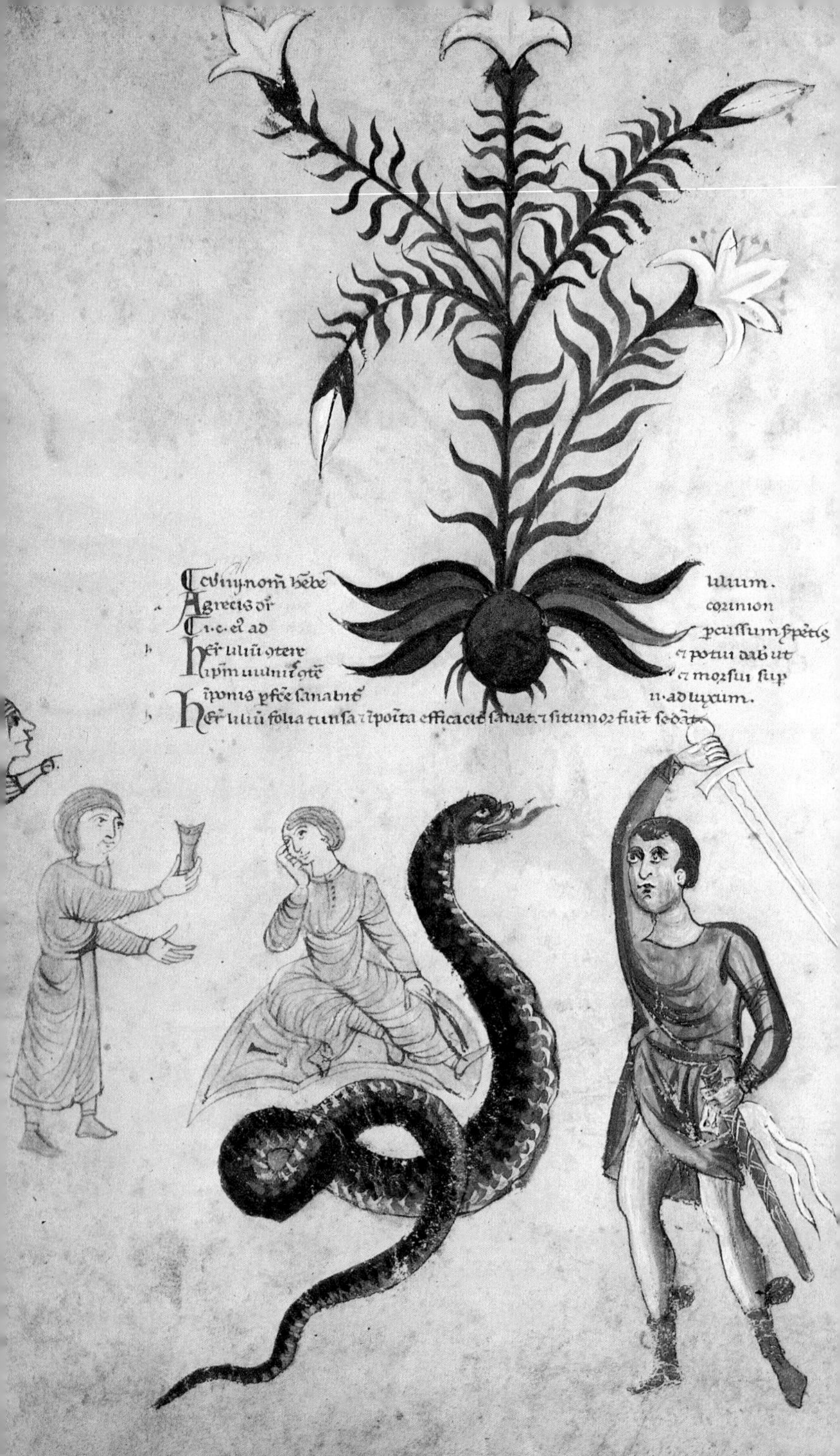
CVIIII. nom̄ hebe lilium.
A grecis dr̄ corinion
T i.e. ē ad pcussum sp̄etis
Heȓ liliū cōtere et potui dab̄ ut
ipm uulnus cōtē et morsui sup
iponis pfc̄e sanabit̄ in ad luxum.
Heȓ liliū folia tunsa & ipoita efficacit̄ sanat. & si tumor fuit sedat.

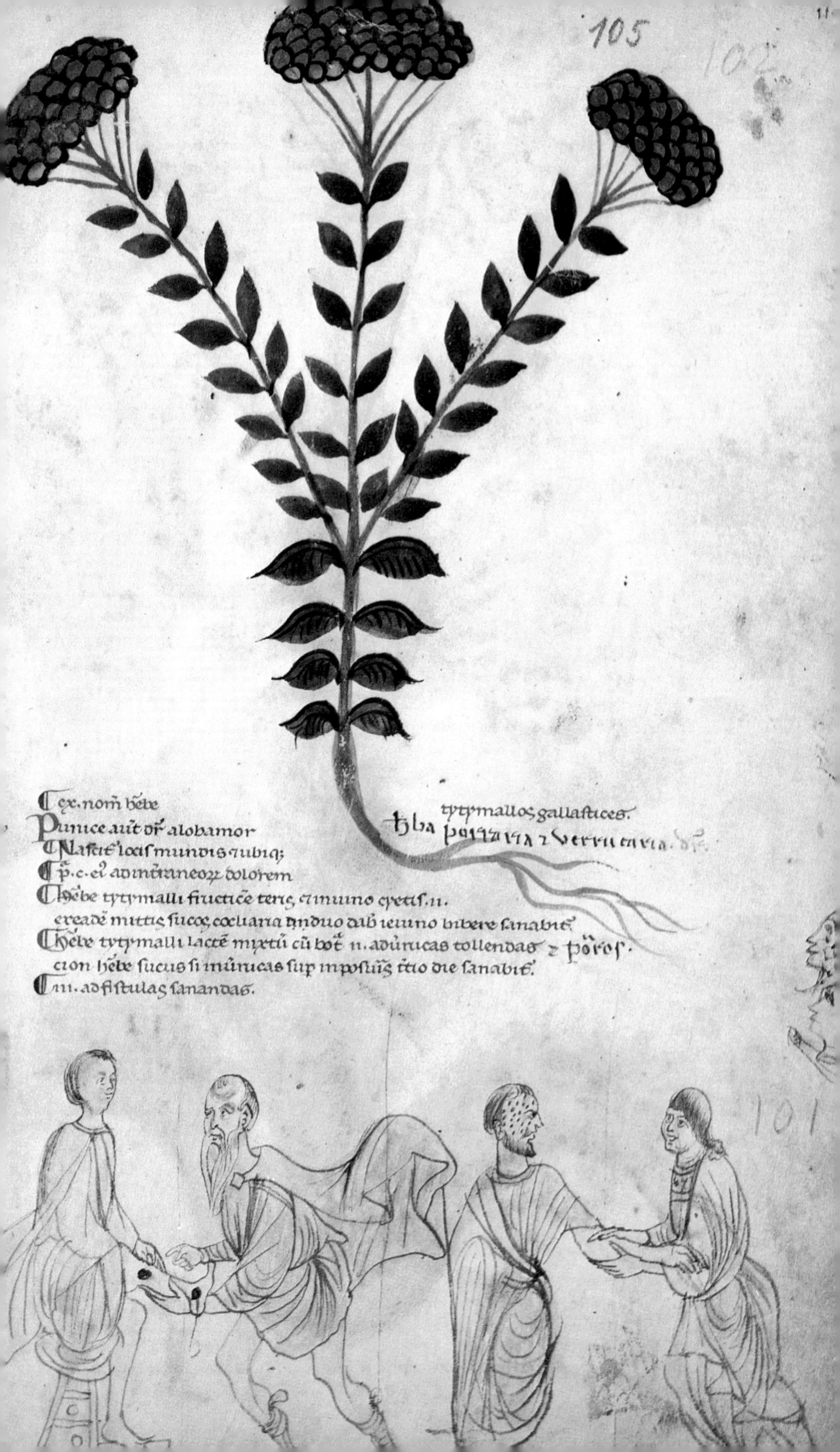
105

102

C. cx. nom̄ h̄ebe

Punice aut̄ d̄r alobamor

C. Nascit̄ locis mundis 7 ubiq;

C. p̄. c. el ad intraneoꝝ dolorem

C. h̄ebe tytymalli fructice teris, 7 in uino cyetis .ii.
ex ea dē mittis sucos, cocliaria qn duo dab ieiuno bibere sanabit.

C. h̄ebe tytymalli lactē mixtū cū bot .ii. ad uerrucas tollendas 7 poros
cion h̄ebe sucus si in uerrucas sup̄ inpositus t̄tio die sanabit.

C. iii. ad fistulas sanandas.

H̄ba tytymallos gallastices. porcacla 7 uerrucaria. d̄r.

101

Her tytymalli sucu murino mixti si eximis de in cetene foíntis obligato
sanabit mirifice in adlepiosas. Her tytymalli floscum resina decocta
inlinitur post expti sumus.

Cexi nom hebe es. du siluaticum
Alii dñt camenon
Haisi e spiraus eiusta unas
inauissimi eáte stoachi
Her alioi siluaticu ñoñt incaipte issimo medulla unnio dub eozguno edit

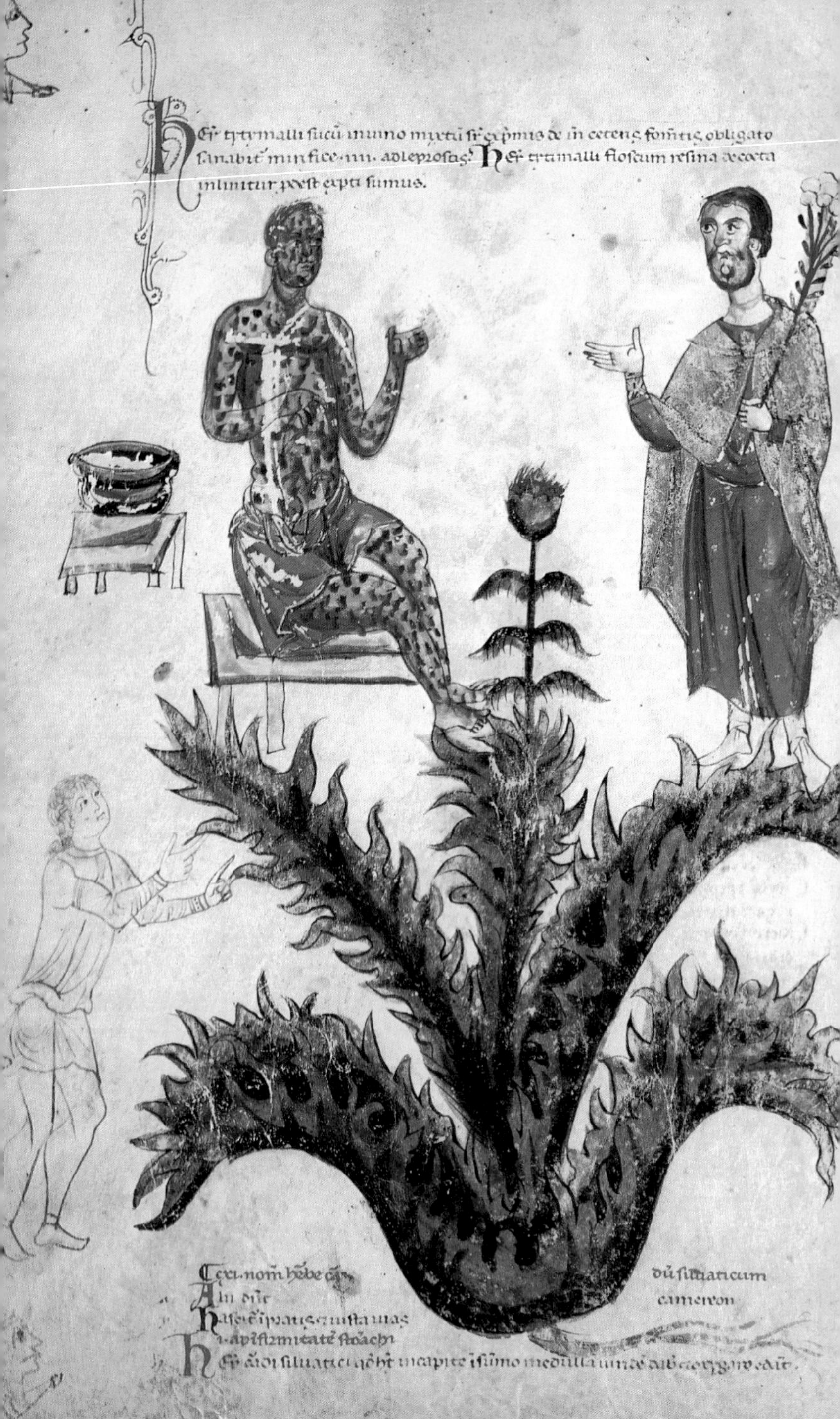

Cii. ad occursus malorum ut non timeas.
Herbam cardum siluaticū si sole nouo fuit luna in capricornio tollis et quam
diu eum tecum portaueris nihil mali tibi occurrit.

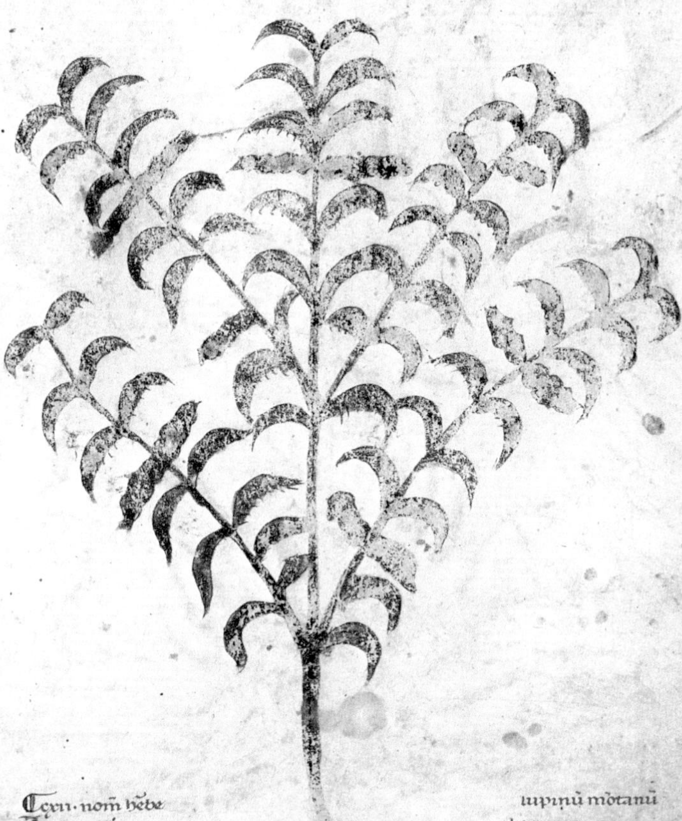

Cxii. nom herbe lupinū mõtanū
A grecis dr thermosagrios
Nascitur sec sep̄ & in locis sabulosis
Ti. c. ei ad liminis ... ut teneas
Herba lupinū mõntanū tere c̄ erto et dato
cum aceto exectū unū bibe sine mora eiciet idē infanti cū absentio [illegible]
in bilicū inposit. pfc̄e medet̄.

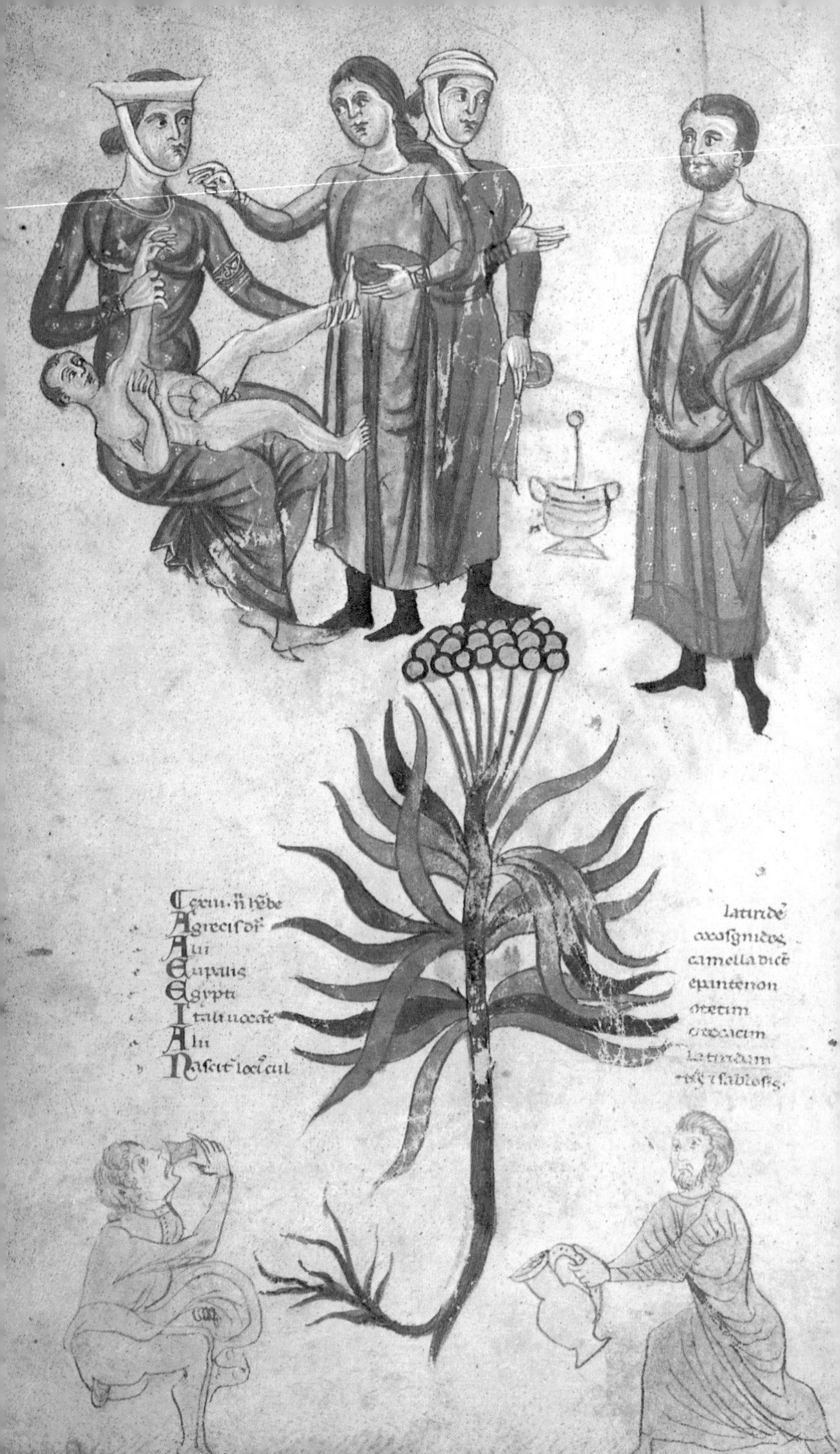
Cxxiii. n hebe
A grecis dr
Alii
Eupalis
Egypti
Itali uocat
Alii
Nascit locis cul
latin de
camella dicit
epantenon

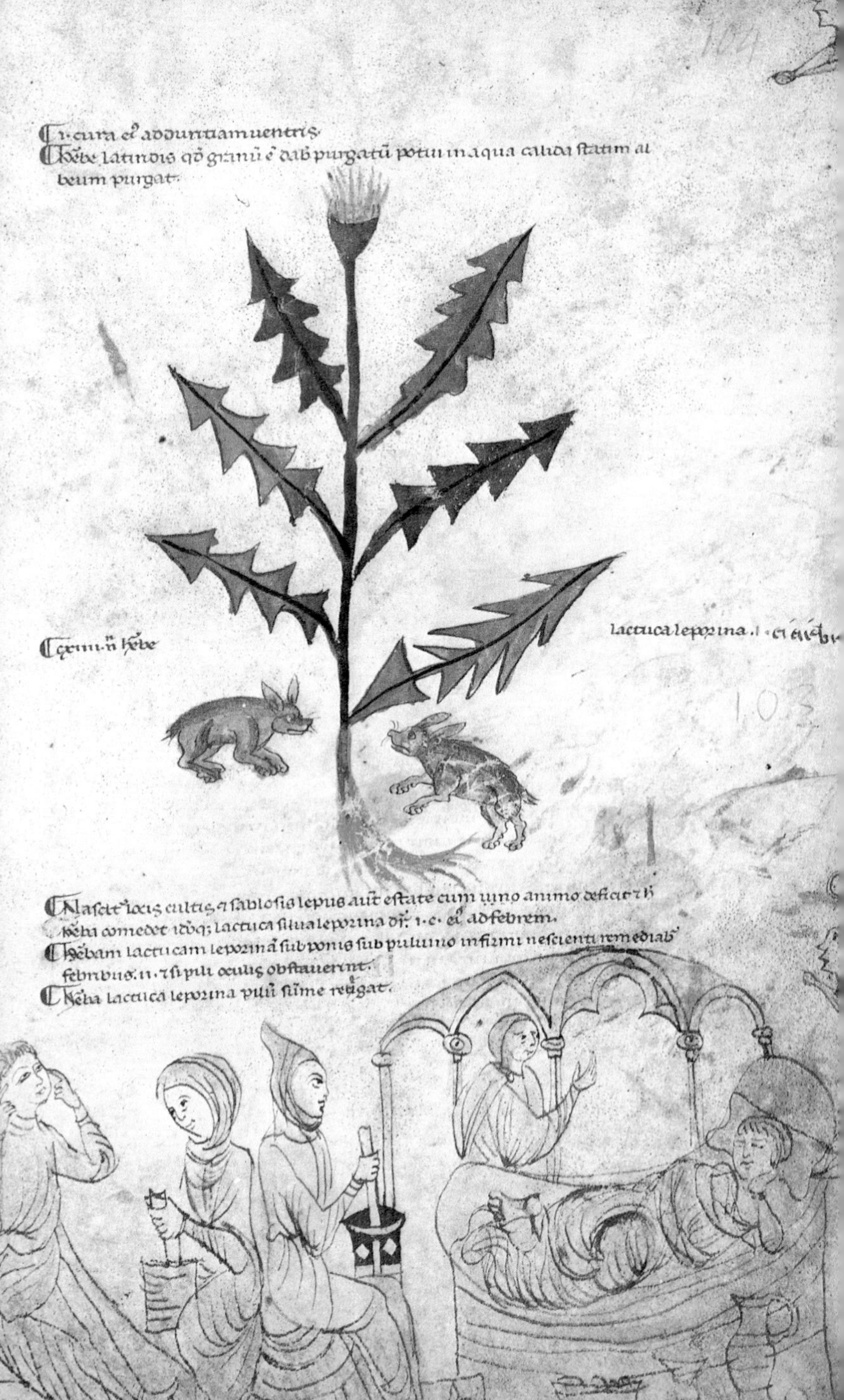

i. cura est ad adunitiam uentris.
Herbe latiridis quod granum est dabis purgatum potui in aqua calida statim al
beum purgat.
lactuca leporina
Nascitur locis cultis et sabulosis
lepus aut estate cum nimio animo deficit
herba comedet ideoque lactuca siluatica leporina dicitur. i. e. est ad febrem.
Herbam lactucam leporinam sub ponis sub puluino infirmi nescienti remedia
febribus. ii. et si pulli oculis obstauerint.
Herba lactuca leporina pullum sume religat.

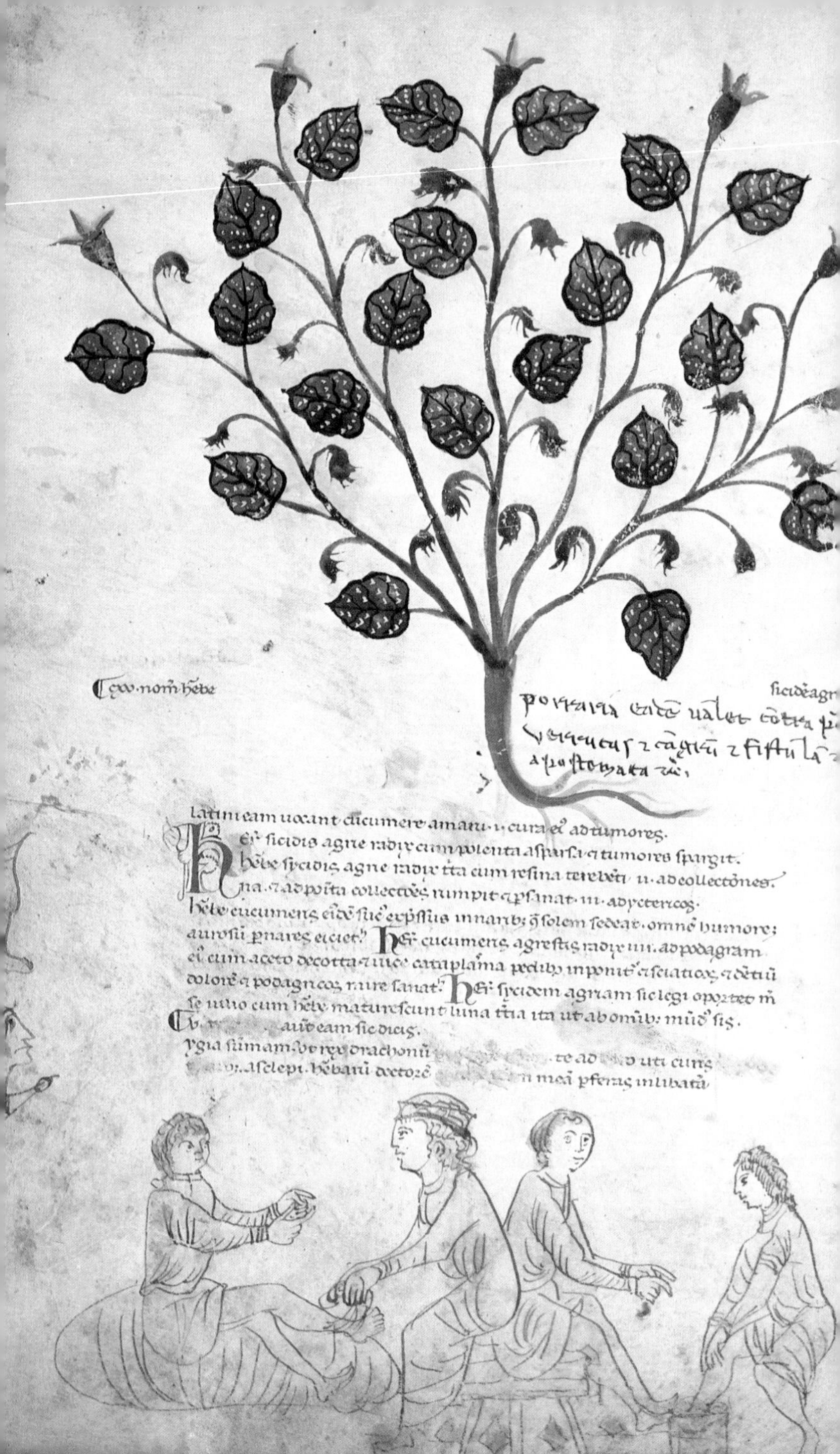
C.xx. nom herbe
latini eam uocant cucumere amaru. i. cura ei ad tumores.
Herba sicidis agrie radix cum polenta asparsa et tumores spargit.
Herbe sycidis agrie radix trita cum resina terebenti. ii. ad collectiones.
... et adposita collectiones rumpit et persanat. iii. ad yctericos.
Herbe cucumeris eius sucus expressus in naribus qui solem sedeat. omne humore;
auriosii pnares eiciet. Herba cucumeris agrestis radix iiii. ad podagram
ei cum aceto decotta et inde cataplasma pedibus inponitur et sciaticos et dentium
dolore et podagricos rauire sanat. Herba sycidem agriam sic legi oportet in
se uno cum herbe maturescunt luna tertia ita ut ab omnibus mundus sis.
... aute eam sic dicis.
ygia sumam. ... drachonum ... te ad ... uti cum
... Asclepi. herbarum doctore ... n mea pferas inlibatu

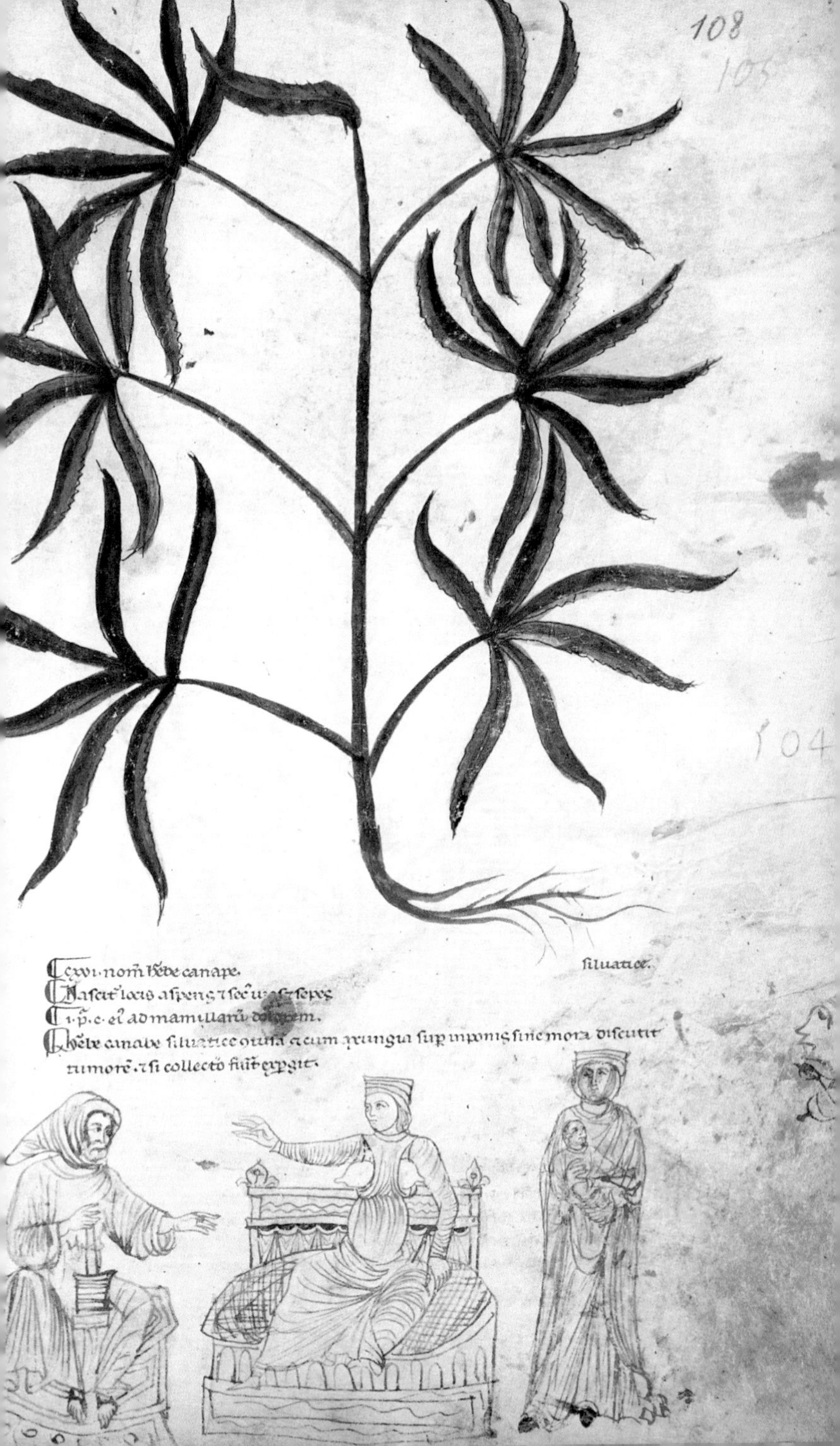
108
105
104

Cxvi. nom herbe canape. siluatice.
Nascit' locis asperis 7 sec' uias 7 sepes
C i. p. c. ei ad mamillarum dolorem.
Herbe canabe siluatice contusa et cum axungia sup inponis sine mora discutit
tumorem. 7 si collectio fuit expurgit.

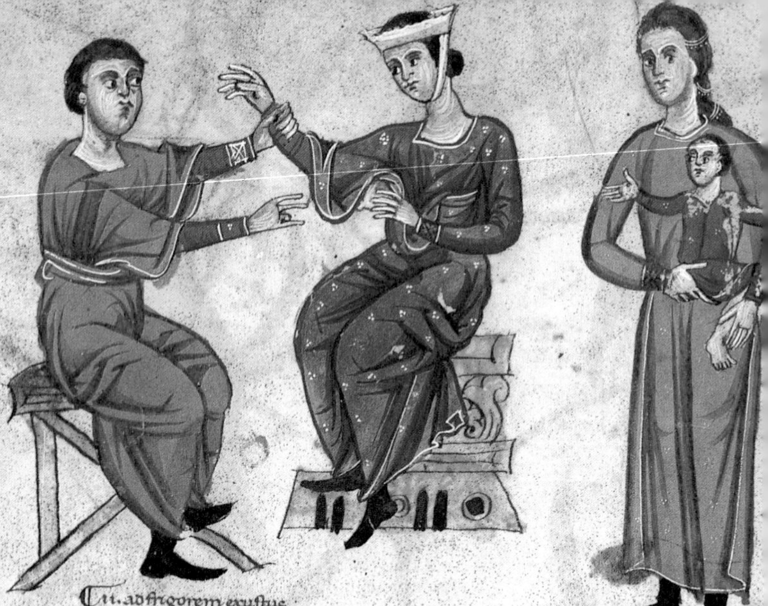

C.ii. ad frigorem excussus
C Cannabi siluatici fructū contritum cum ūtice sem̄ et acetum et sup īponī
mirauilis effectum bonum.

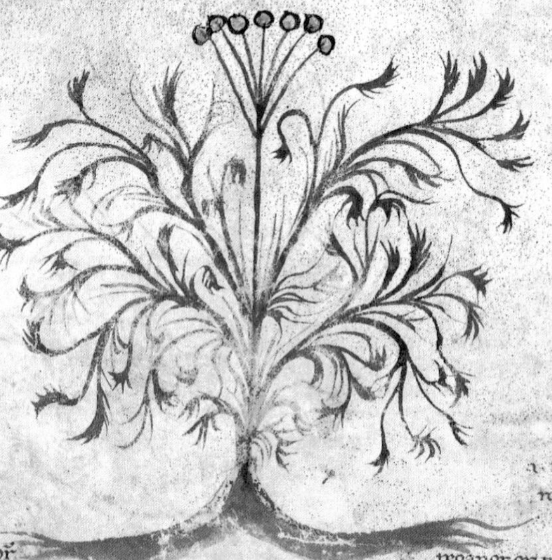

a. pigamu
ruta mōtan

C.xxvii. nom̄ herbe

a Agrecis dr̄ peganon orinon
n Nascit̄ ī mōtib; locis asperis. i. p̄. cura eī ad caligine ocl'orum.
h Herba rute montane folia eidem decocta ī uasculo uitreo mittis, uinu ueteris
7 īmisceb' et sic īungueb' sanaberis. ii. ad p̄ecordior̄ dolore. Herba rutā mōtanā
ōtundes et ī uas ligneo de īn add' trib; digitis et p̄nde potuīs mitte ī calice uini

cyatũ unũ ⁊ aque calide cyatis duob; bibere ⁊ ^aib^ contineat se modice in lecto perfectissime sanat. iii. ad caliginem oclorum? Herb̃ rute montane sucus cũ suco feniculi ⁊ melle mixtũ caligine oclo͞r inunctõem detergit

iiii. ad igni sacrũ ⁊ acoras q; puero͞r capita nudat

Herbe rute siluatice manipulũ mollẽ nouã ⁊ aque minas tres mellis eod; adicies ⁊ inferbescat aqua cum melle. idem ꝑ triduo facies bibẽ ⁊ plures potens sanare. v. ad qui urinam face non possũt

Herbe rute siluatice caliculos nouẽ ⁊ tere ⁊ radices aqua cyatos. iii. aceti eminã subferbeat ⁊ tinuo da ut bibat in dieb; viii. sanabitur

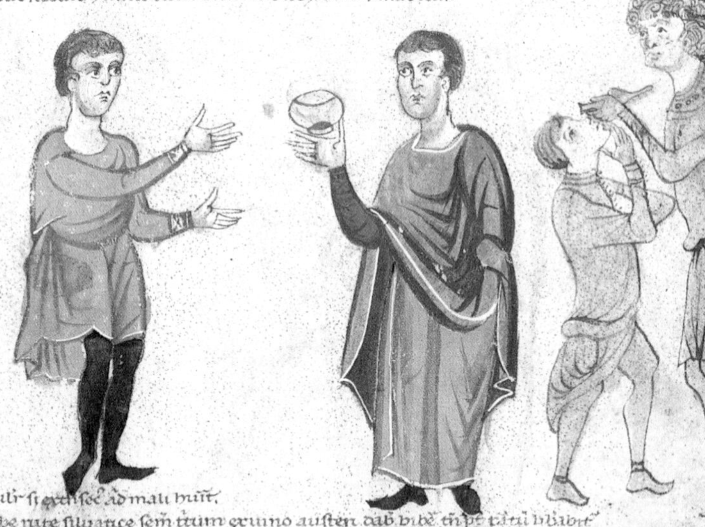

Mulier si ⁊ tinsec ad mali huiũ.

Herbe rute siluatice sem̃ ⁊ trium ⁊ cu uino austen. dab; bibẽ ⁊ iꝑ ꝑtũ libabit

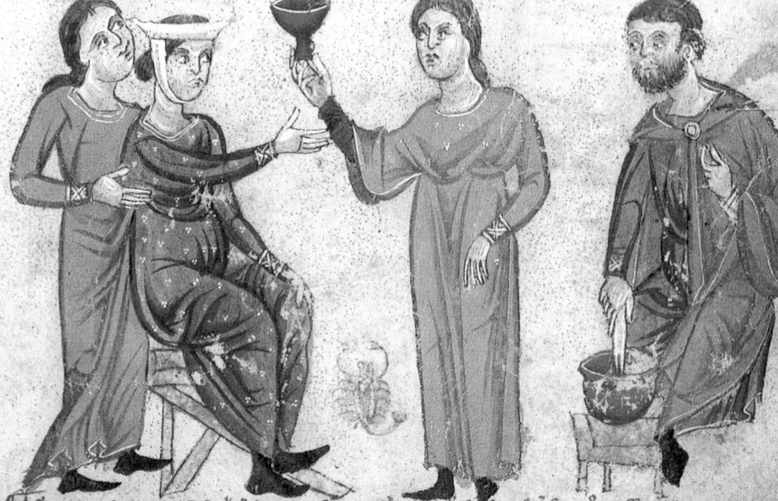

Herbe rute siluatice sem̃ ⁊ trĩ cũ uino aspero dab; bibẽ libab; vii. si q̃ scorpi ꝑcussꝰ erit.

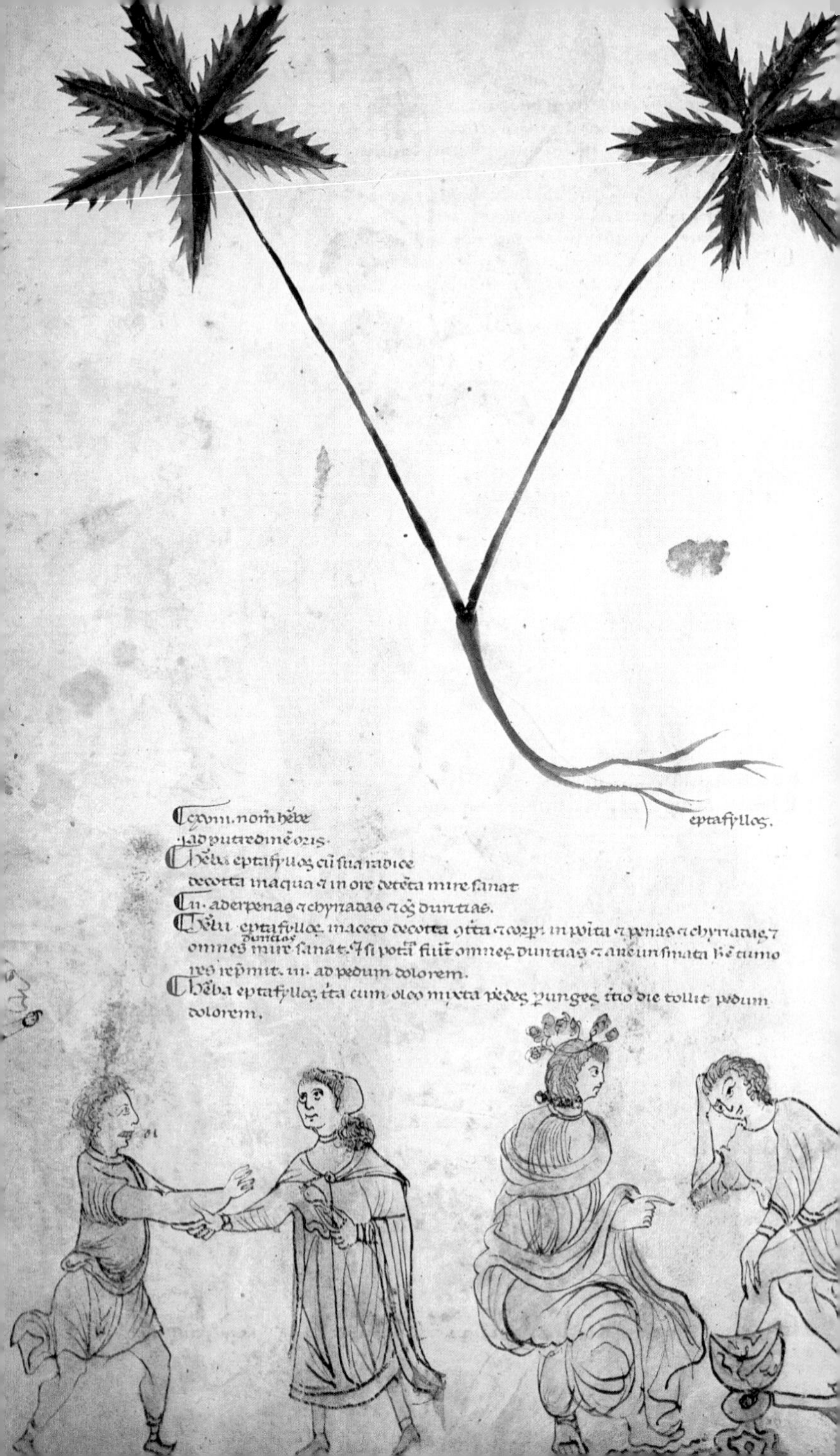

CXVIII. nom̄ herbe eptafyllos.
I. ad putredinē oris.
Herba eptafyllos cū sua radice
decotta in aqua et in ore detēta mire sanat.
II. ad erpenas et chyriadas et omnes duritias.
Herbe eptafylloc in aceto decotta contrita et corpori inposita et penas et chyriadas et
omnes mire sanat. Et si potū fuerit omnes duritias et ancunsinata reprime tumo
res reprimit. III. ad pedum dolorem.
Herba eptafyllos trita cum oleo mixta pedes unges tertio die tollit pedum
dolorem.

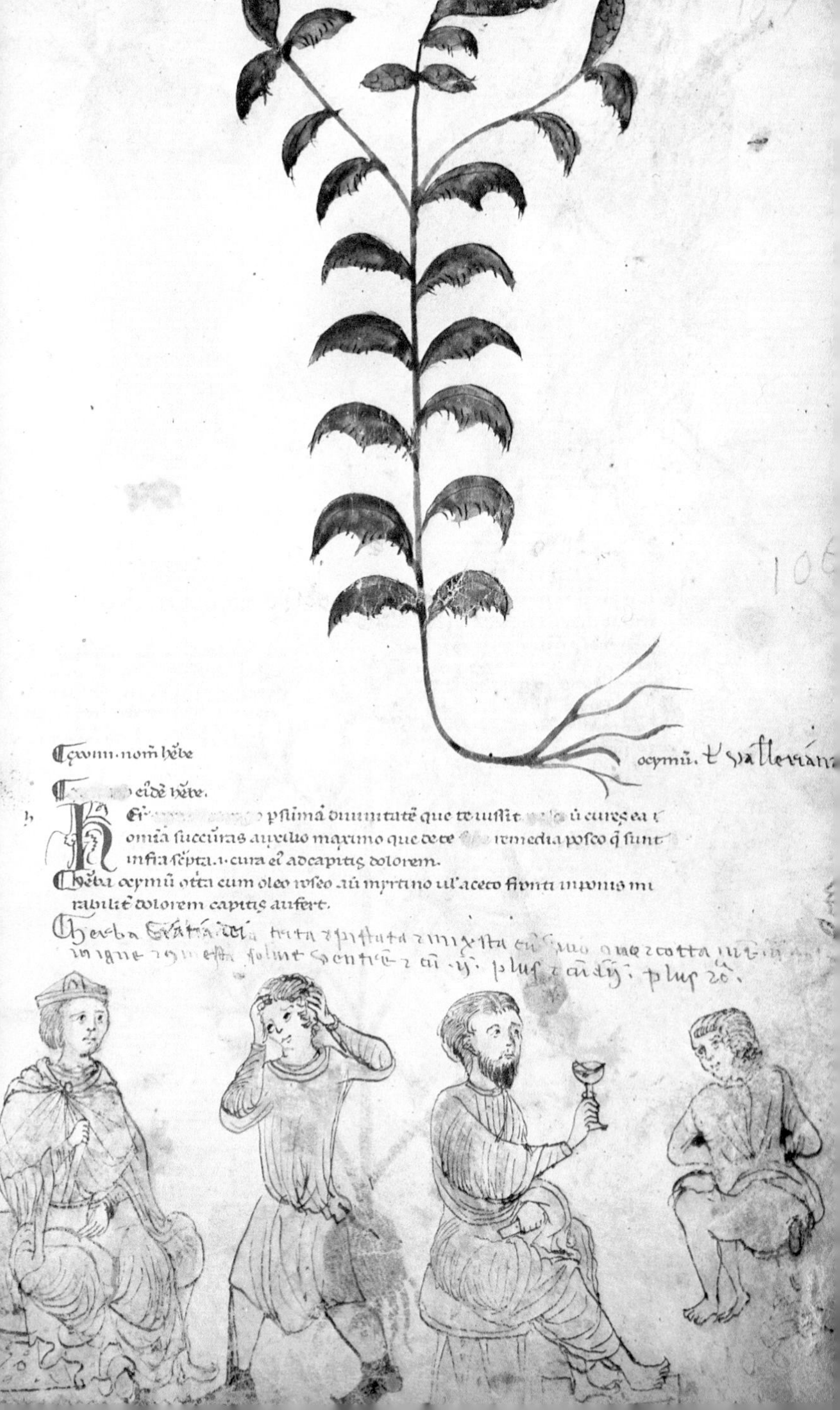
ocymū. t vallerian
omīa succurras auxilio maximo que de te
remedia posco q̄ sunt
infra scripta. i. cura eī ad capitis dolorem.
herba ocymū trita cum oleo roseo aū myrtino ul' aceto fronti inpositis mi
rabilit' dolorem capitis aufert.

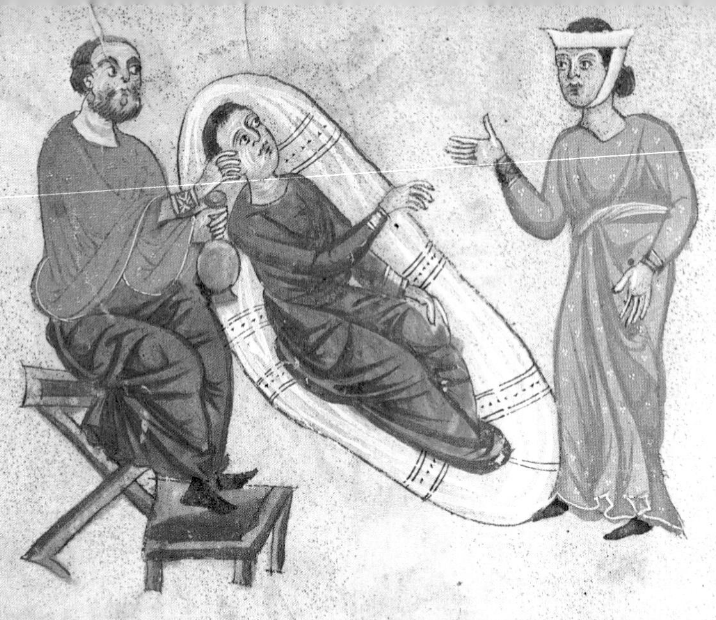

Cu. ocymũ in malo granati corticẽ suc̃ da ũ bibit u. ad epiforas oclorũ. mirabiliter sanat.

Ad acquirendã gratiã cuiusque psone luna pma ante solis ortũ vade ad hbã q
uocat grã dei ul' italoriana uel ocymũ qui flores ht et teneas eam
i manu dicas In noie patris cõiuro te. In noie filii inuenio te In noie
s. s. giuro te. In noie trinitatis colligo te et iterũ teneas
eã cũ manu dicens euangeliũ s. Iohis et cũ dixeris v
caro fcm ē et qc̄ erudiatu

Cxxx nom herbe

apium.

Agrecis dr̄ selmon.

Herapiu [...] ut uenias ad me cum tius u
tutib; erea m pites que ate sid9 [...] cura ei ademsforas oedrium.
Herapiu ortii bn̄ cum pane molle qoelis supponis mimbuie facit.
[...] adduntiam stomachi.
Herapuim decoq: maqua z erea aqua da ut bibat statim opescit

Cepti nom hēte chrysoeantig.

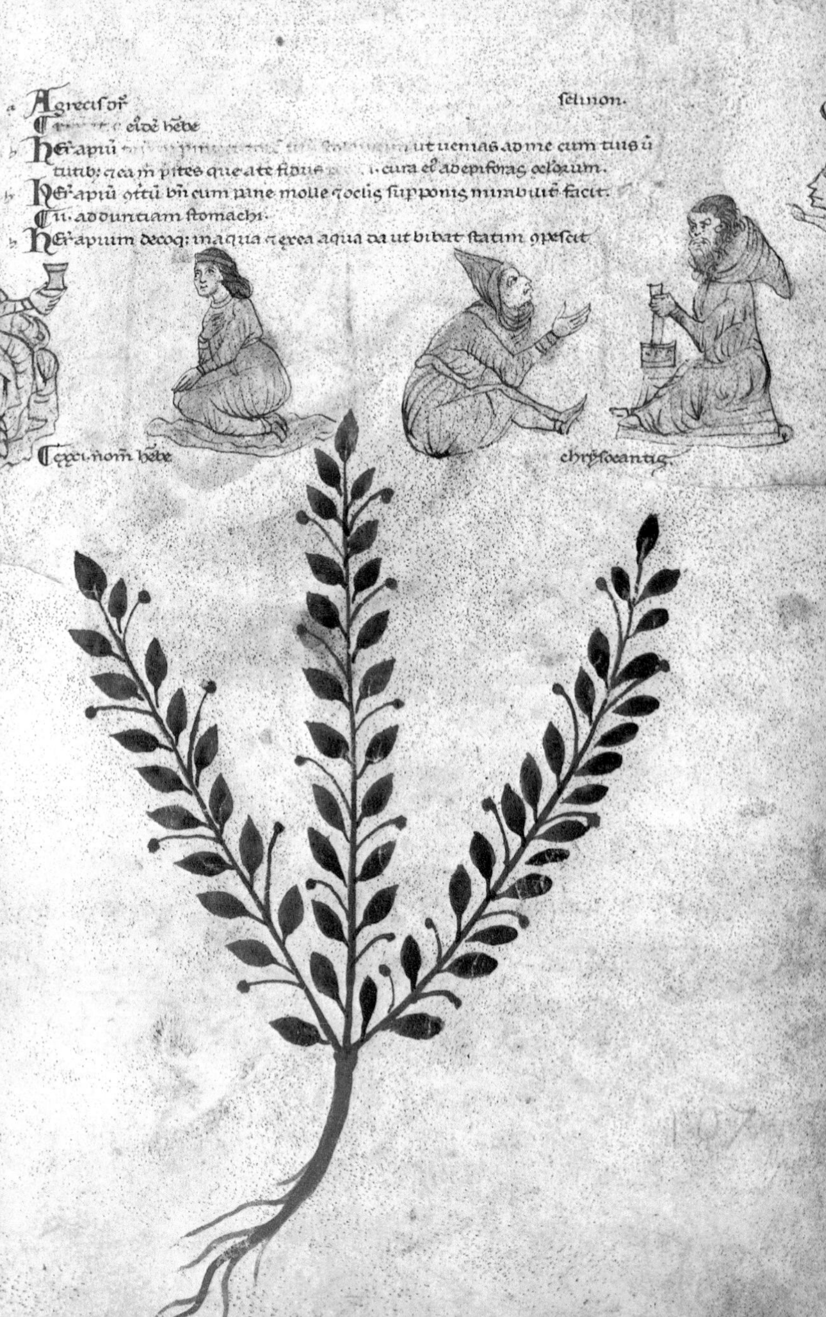

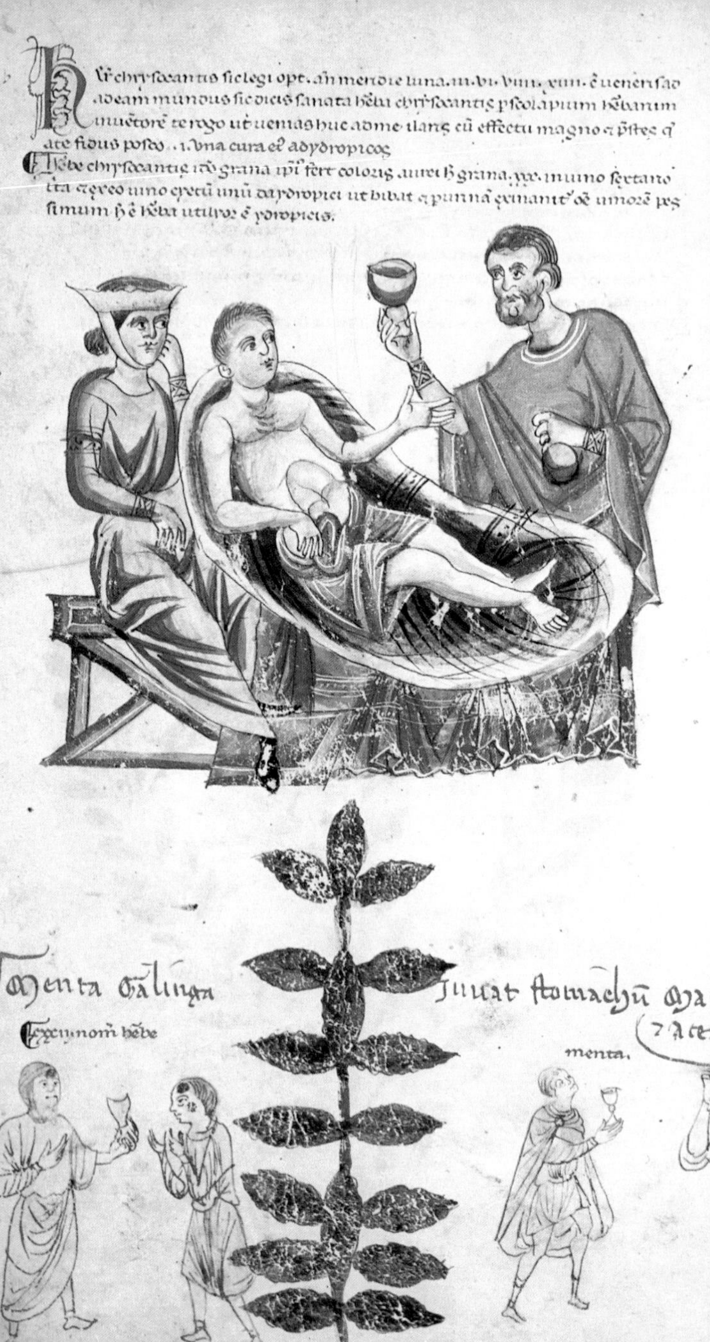
Hic chrysocantis sic legi opt. an mense luna .iii. vi. viii. xiiii. e uenerisad
ad eam mundus sic dicis sanata herba chrysocantis p scolapium herbarum
inuentore te rogo ut uenias huc ad me ilans cu effectu magno et p̄stes q̄
a te fidus posco .i. una cura est adydropicos
Herbe chrysocantis iiii grana ipsi fert coloris auri h grana .xx. in uino sextario
ita cereo uino epotu unu ad ydropici ut bibat et p urina eiciat oē umore pes
simum h ē herba utilis ē ydropicis.

Menta Gallinaria

Iuuat stomachu Mat

Ex xxv nom herbe

menta.

A grecis di

hydiesmon

C[illegible] eidem herbe. Herba hydiesmu ut [illegible] cao cures omnia que dicte sunt infra septa legis eam mane prima celo [illegible] .i.c. ad ignem sacrum.
Herba hydiesmu sucus expresso cum sulphure et aceto et de pinna linies mirauilis effectus bonum.
Herba hydiesmu contrita et in potu desiccat umo[rem]. Cap. ad ulcera in capite habitibus res et tineas.

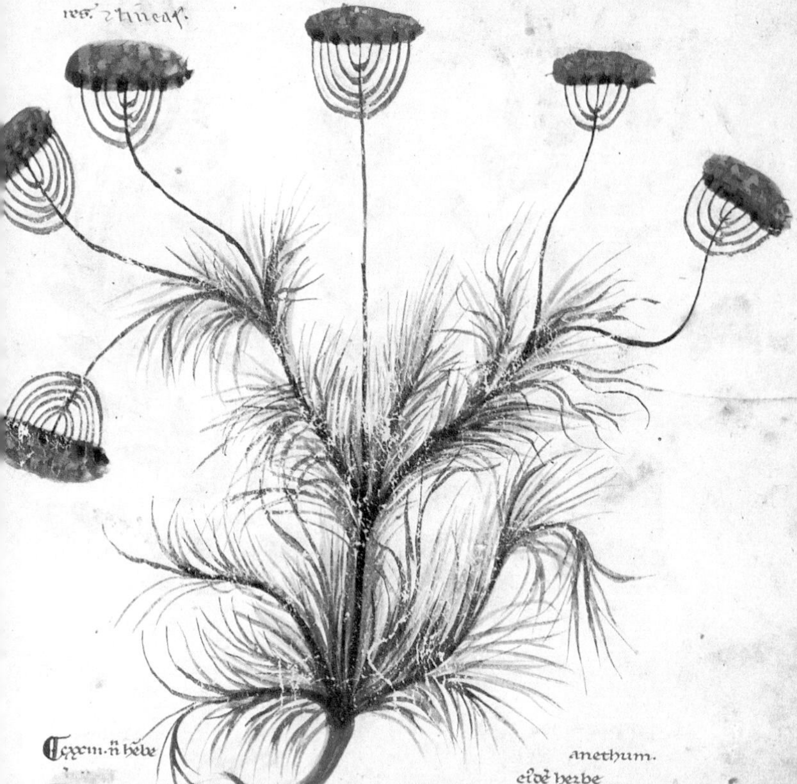

Cap. xcim. nomen herbe anethum.
[illegible] eidem herbe
Herba bona sanata [illegible] etre quod sod obsecro ut hec in inadiutorium sit ut remedius et curam a[illegible] manum [illegible]
Herba anethum comburere et puluerem eius commisce cum .i.c. ad ventris dolorem melle et uini fouens et aqua et myrtino calido lauas et sic medicamentum fecit in inities.
Herba anethi flos cum oleo decoque et caput punge sanabitur. Cap. ad capitis dolorem et dolor absceditur.

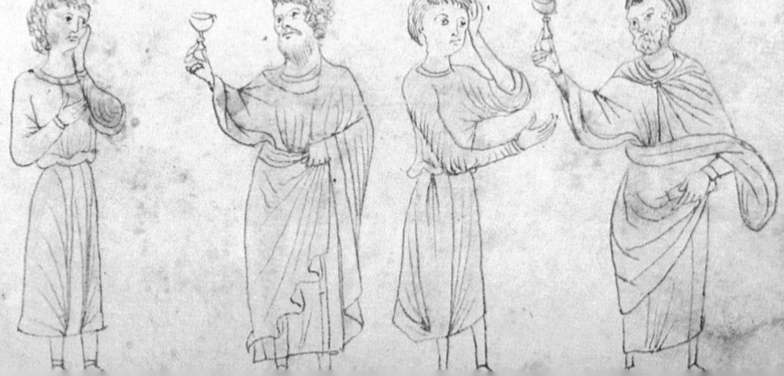

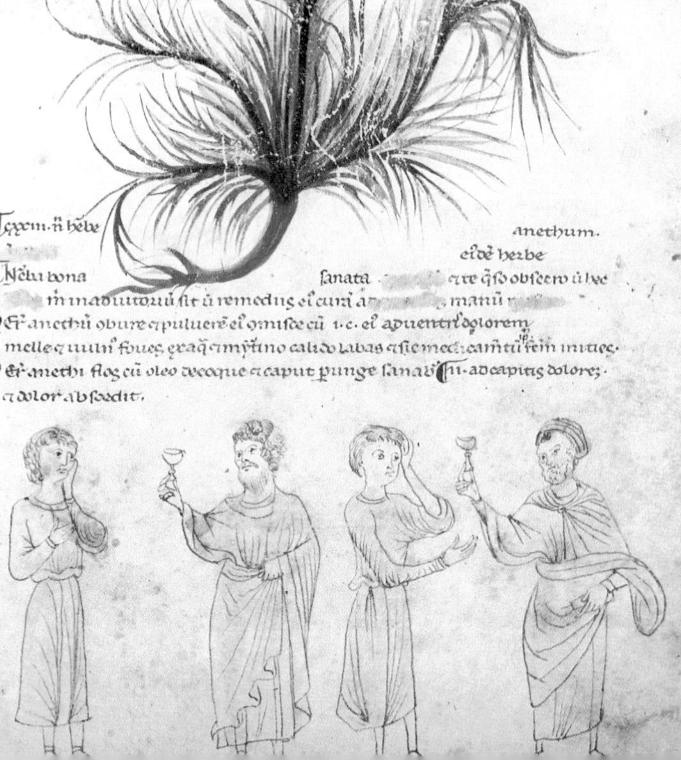

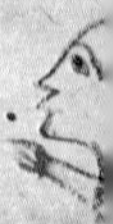

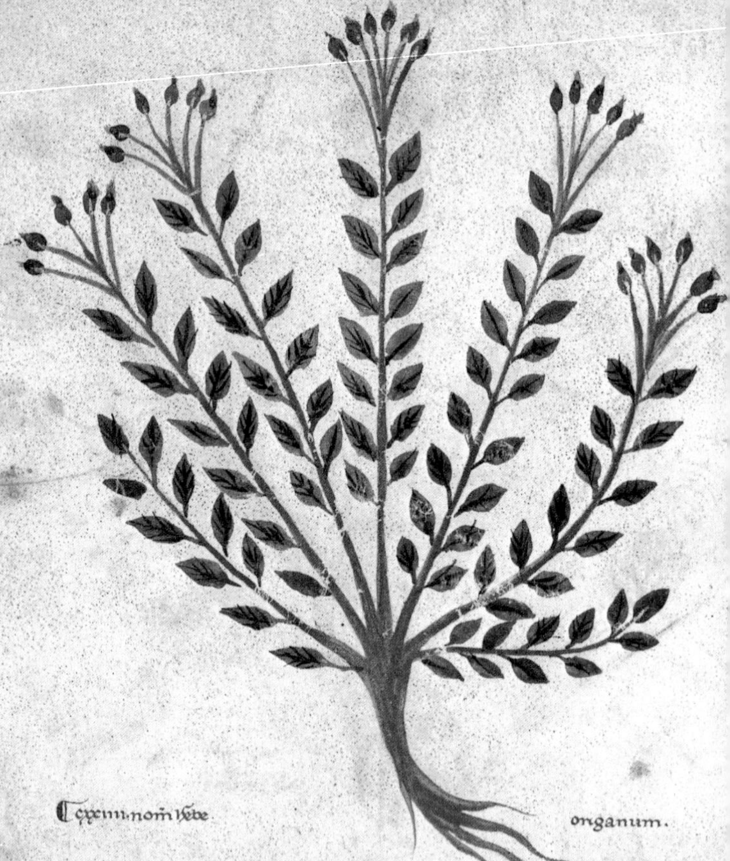

Cxxxiiii. nom herbe organum.

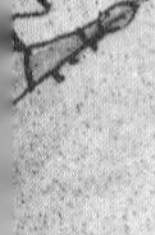

I, cura est ad tussim.

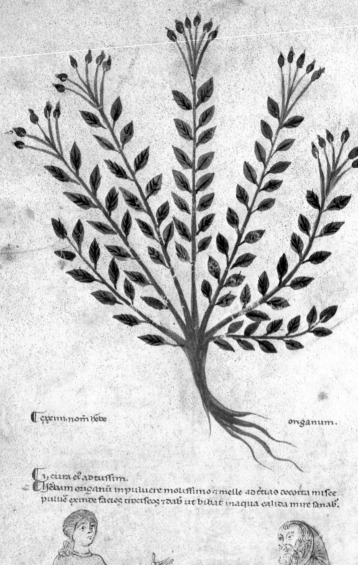

Herbam origanũ in puluere molissimo cũ melle ad tertias decotta misce puluerẽ exinde facies trociscos 7 dab ut bibat in aqua calida mire sanab.

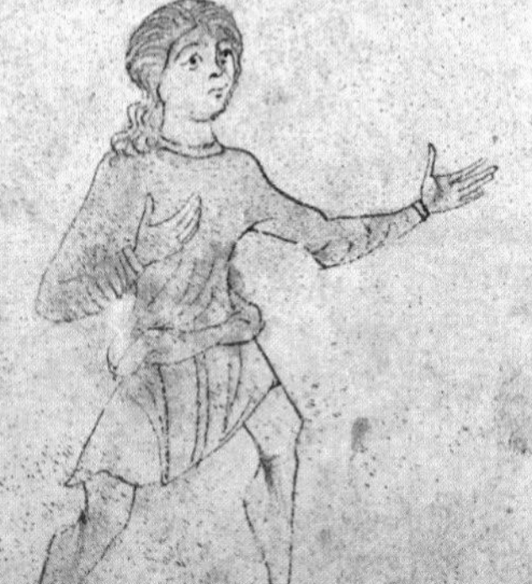

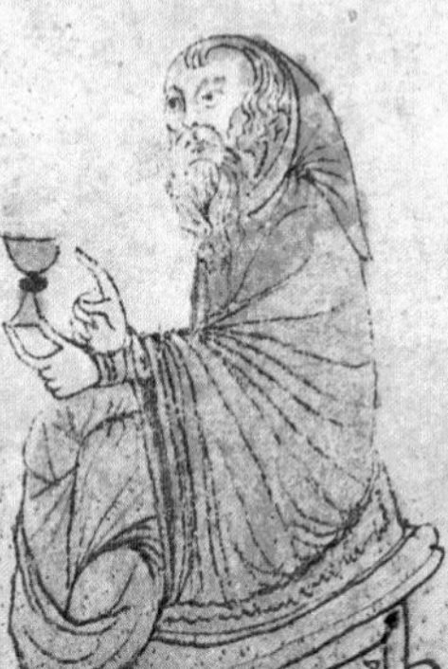

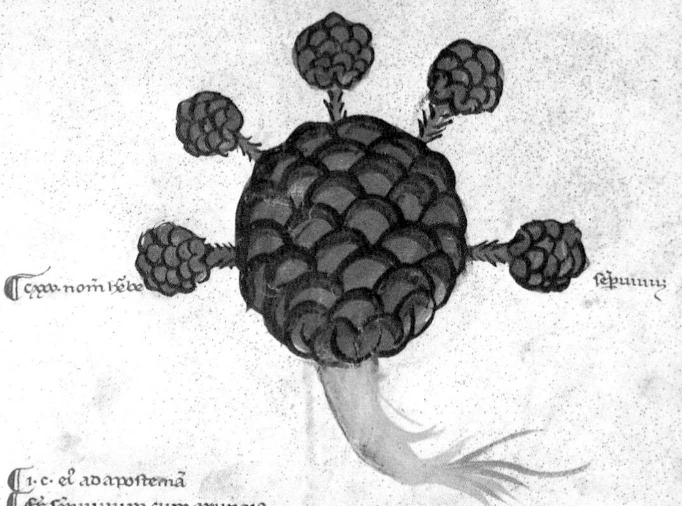

C I. c. el ad apostema
Ed sepuiuum cum axungia
et pane et coriandrū simul' contere facies ueluti
malagma et sup inponis mire facit
C herbam sepuiuum et sisimbrium et argimonia et coraulū ūgīnē simul' tritum
ad mixto cyfine et aqua matale celeste dab bibe mirauis effectum.

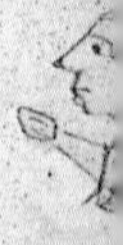

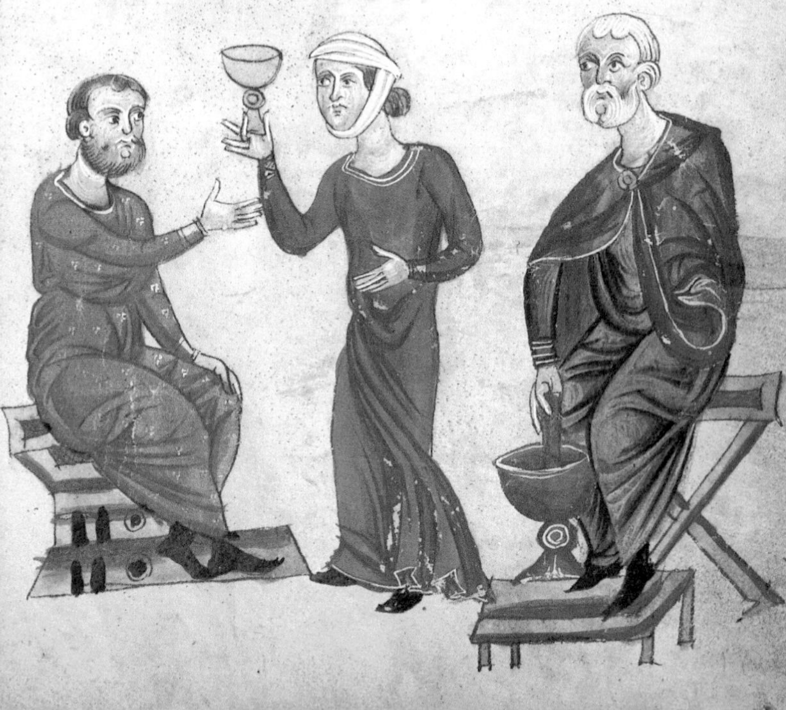

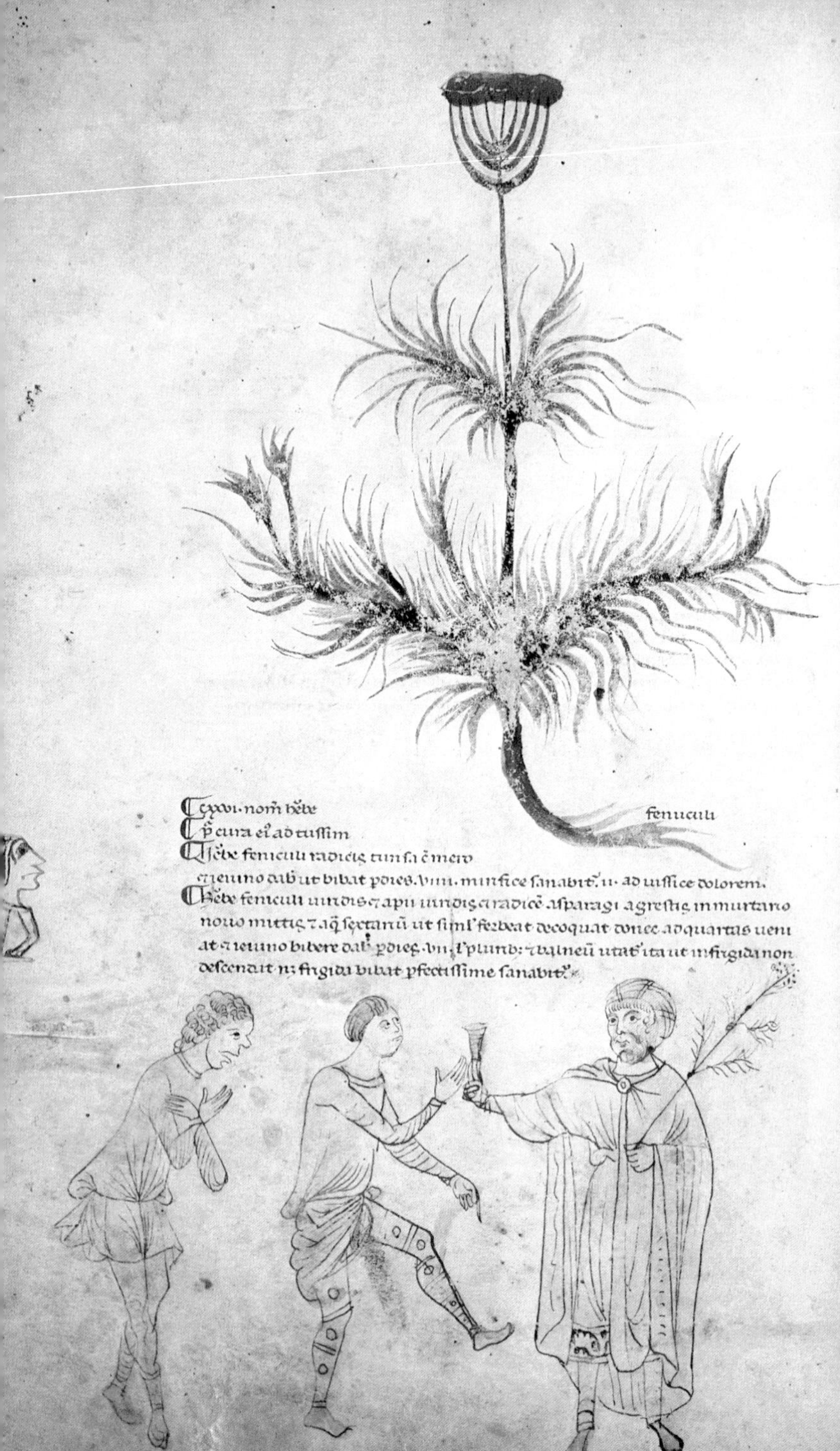
feniculi
C.xxvi. nom herbe
Cp cura ei ad tussim
Herbe feniculi radicis tunsa c mero
et ieiuno dab ut bibat potes .viii. mirifice sanabit. .ii. ad uesice dolorem.
Herbe feniculi uiridis et apii uiridis et radice asparagi agrestis in murtario
nouo mittis et aq sextaniu ut simul ferbeat decoquat donec ad quartas ueni
at et ieiuno bibere dab potes .vii. l plurib; et balneu utat ita ut in frigida non
descendat nec frigida bibat pfectissime sanabit.

C.xxvii. nomen herbe ertsion.

mons ÷ sinai.

Precatio eiusdem herbe

HEr[illegible] ut adsis me rogante et cum gaudio [illegible] tua p̄sto sit et ea [illegible] psanes que scolapius aut chiron centaur magr̄ medicine [illegible] nit. nascit in gallia in monte siracti figuram h̄t apii. florē similem nasturtii septē radicib; totidē ramulis ip̄a aūt patula humo aspergis minimis que omni tempore florens ē. sem̄ h̄t tamquam fabam.

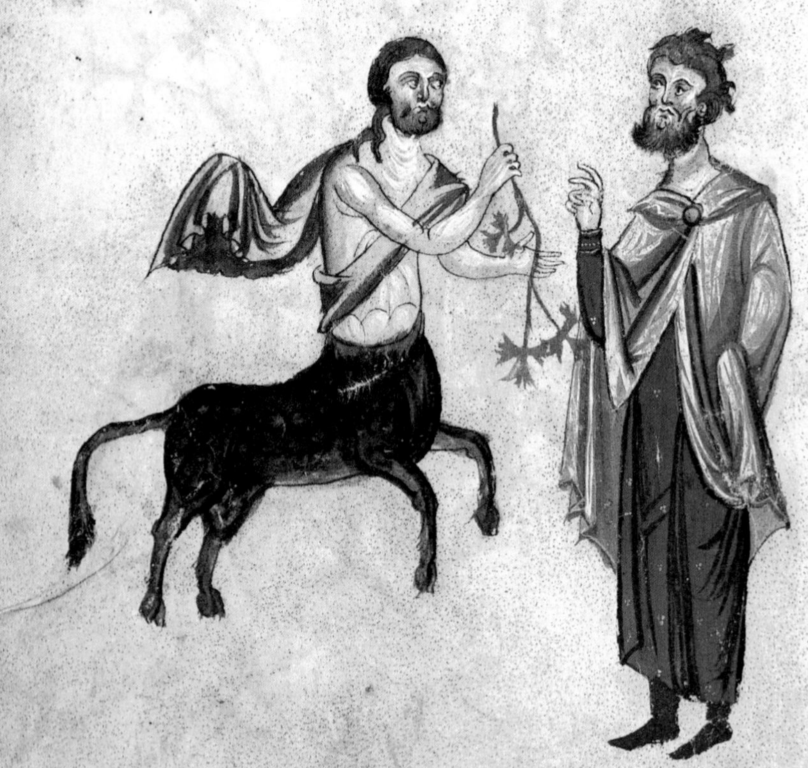

Heba erision pista uelud malagme genus ¶ Vna .c. ei ad ptysicos. inposita sanat sucus eius potui datus & mirauilis iuuate ei.

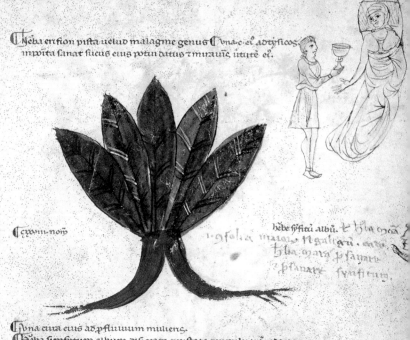

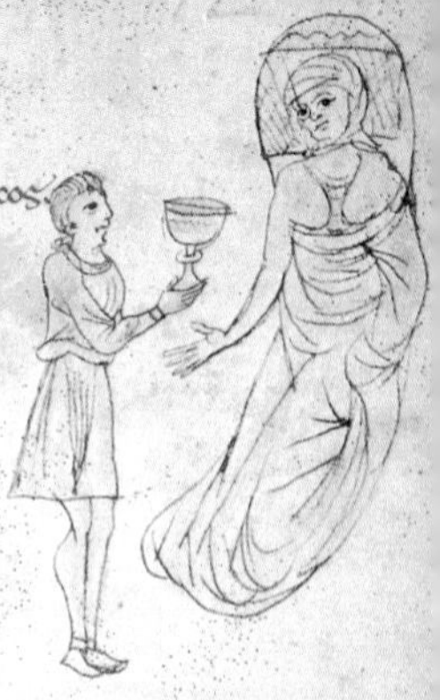

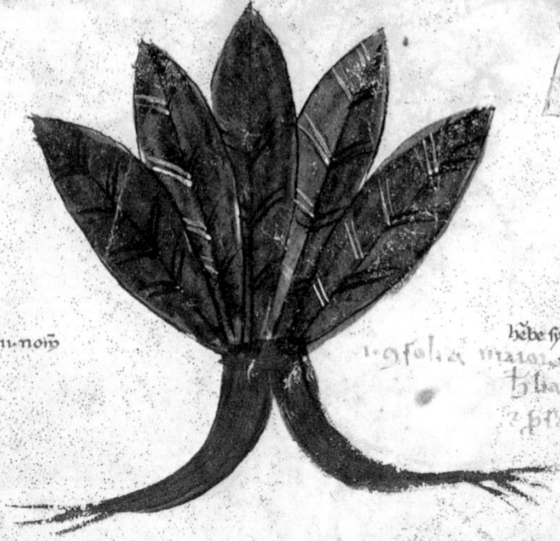

¶ cxxviii. nom

hebe syfitu albu. [illegible]
l. consolida maior. [illegible]

¶ Vna cura eius ad profluuium mulieris.
Heba simfytum album desiccata et pistata et in puluere redactam et in uino potui data mox restringit sanguinem [illegible]

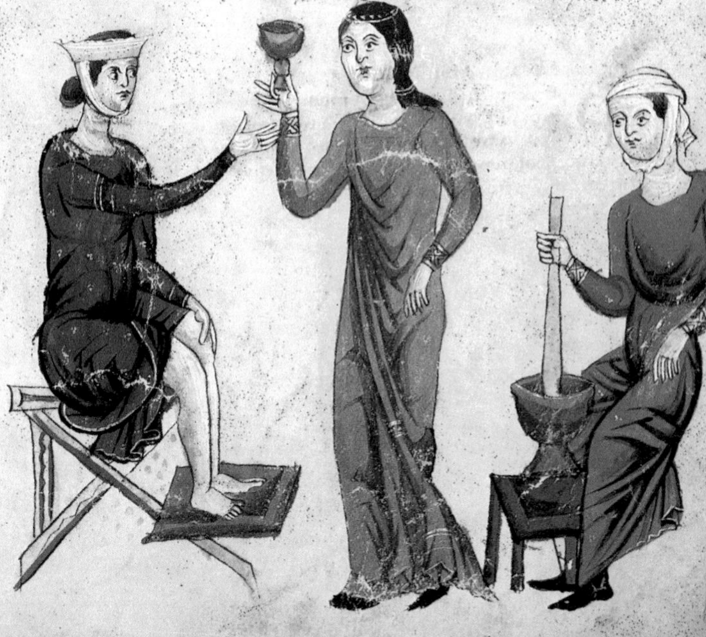

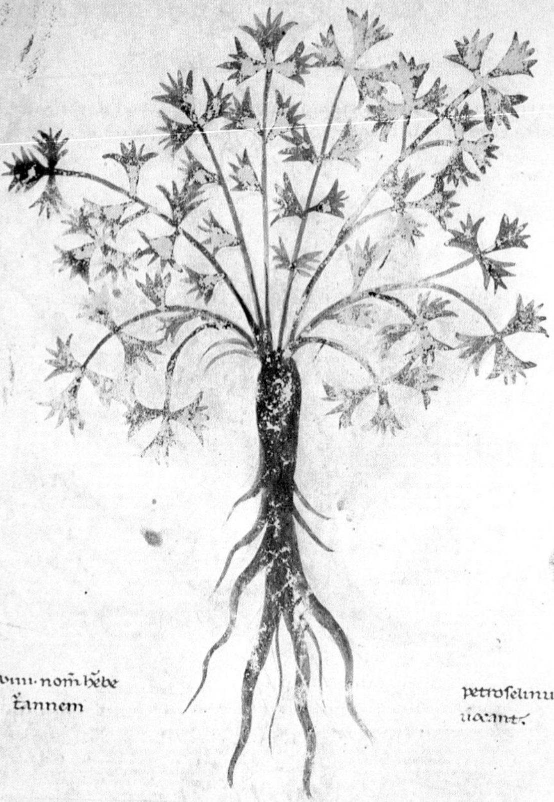

Cxxviii· nom hêbe petroselinum.
Alii tannem uocant.

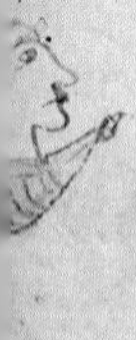

C i· cura eius ad serpentium morsus.

Hêrbe petroselini pulverem mollissimum drag[…] potu dab(is) et ipsa cõ
trita plage inposita miraueris bonum effect [illegible] ii· ad neruorum dolorẽ.
Hêrba petroselinum tunsam et fractam uice cataplasmate et inpositi
neruorum dolorem sanat. Hec aut(em) hêrba folia h(abe)t similia coriandro odorẽ
bonum.

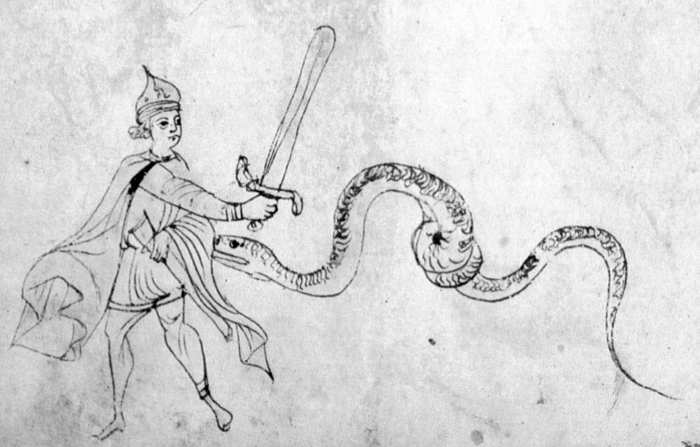

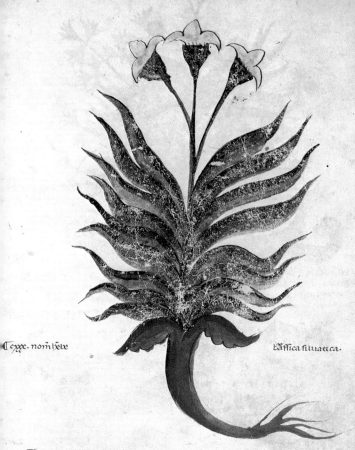

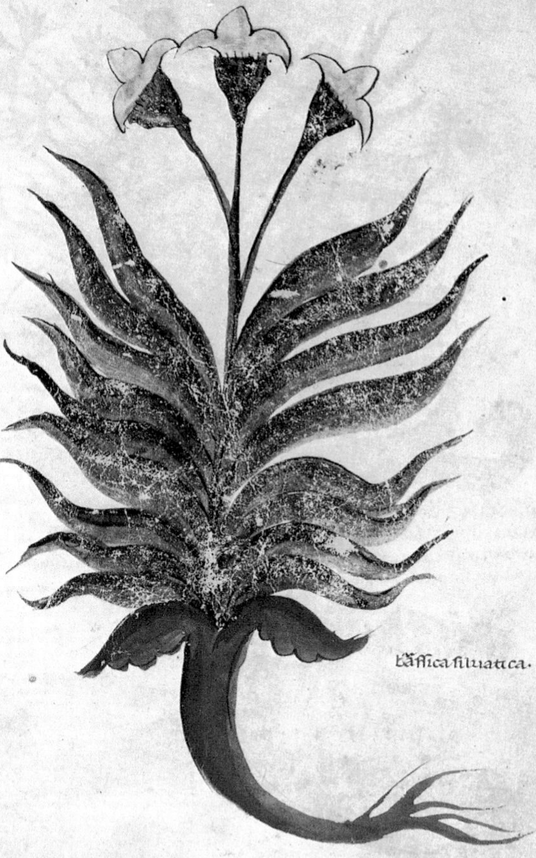

C xxx. nomen herbe

brassica siluatica.

i. cura p ad tumores.
Herbe brassice siluatice folia el cum axungia ueteri pistata et inmixta
quasi malagma inducis in linteolo grosso aut in aluta et inponis sanab'
ii. ad lateris dolorem.
Herba brassica siluatica idem facies que ut supra quam si uetustissima
fuit efficatior erit.

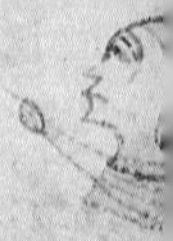

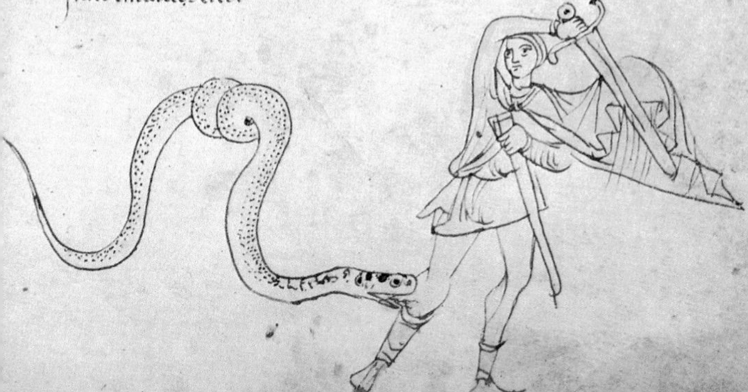

¶ xxxi. n herbe   basi

¶ Sic legi op̄ ũ q eã leg̃ p̄ossidet salutē suã ⁊ uadat mũd abolitis; uestes hãt itactas mũdas nec ē uada
mli ĩstruata eũ ptigat. ãn ne auro qeũ iq̃nat ē q̃ herbã ḷege cœpit sic anq̃ ad eã uelat hãt q̃rei
lia ĩ manu suã ⁊ aq̃ fontana ge tib; ĩ p̄fic ⁊ rea de aq̃ d̃ ramulo q̃ri purificet se ⁊ aspargat ita ut sol r
git manu dextra sic peet. [illegible] sc̄a tellus ⁊ cetera q̃ in capite scripta sunt. vn menticis ē eni
contra fidem xp̄ianam.

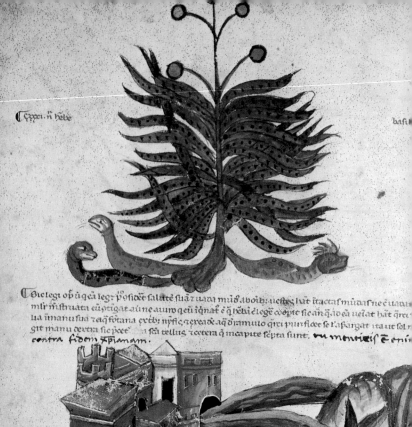

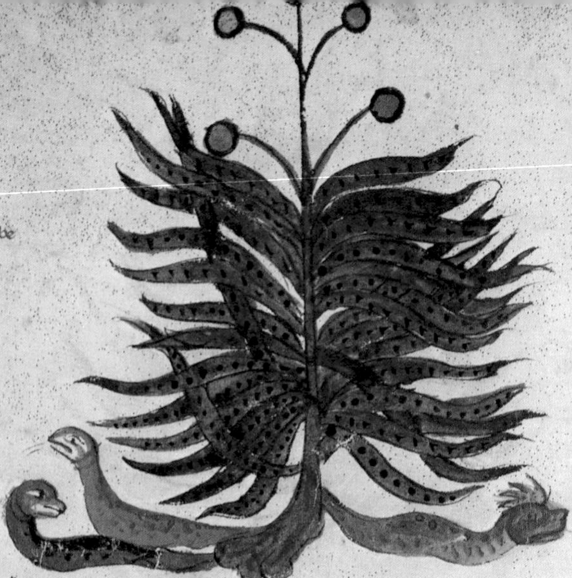

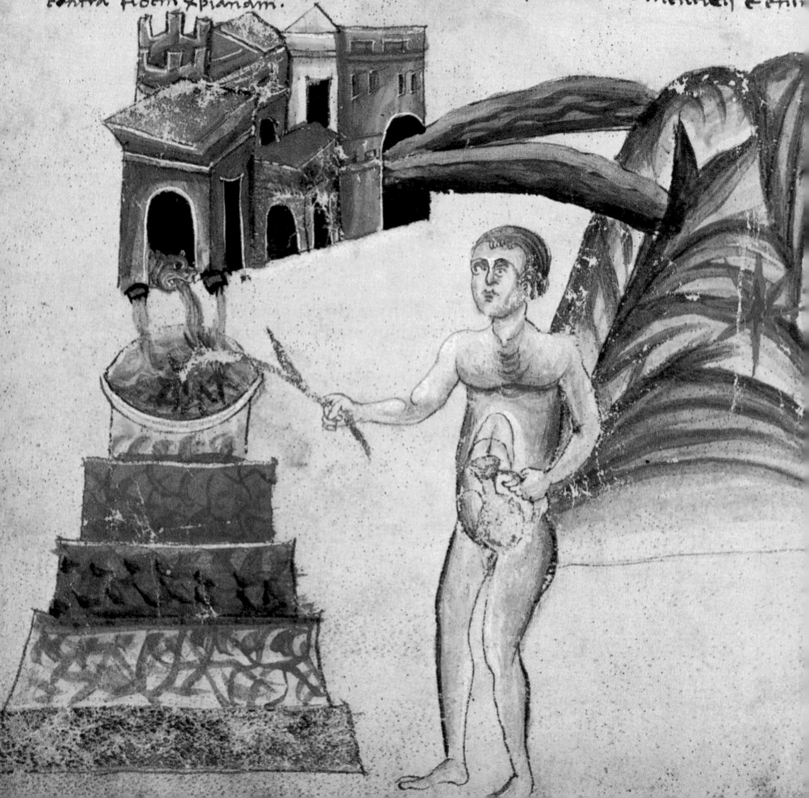

Herba basilisca illis locis nascitur ubi fuerit serpens basiliscus. non est unum genus eorum sed tria sunt tantum. unus est olochrysus. alius est stellatus capite aureo. tertius est sanguineus ut mineum. et ipse capite aureo. Hos omnes herba basilisca optinet; facile si quis eam herbam secum habuerit hos omnes serpentes optinet; et nec ulla mala ei nocere possunt. olochrysus autem qui dicitur chryse quod viderit insufflat et incendit. Stellatus autem qui est chrisocefalus asteritis. hic quem viderit peresçit et occidet. tertius autem qui est amatitis et chrisocefalus quod viderit vel percusserit defluescet et ossa ipse remanebunt omnis violentias eorum. hec herba regula optinet. Si quis hoc eam secum habuerit. ab omnibus generationibus serpentium erit tutus. est autem herba talis similis salici foliis oblongioribus et angustis guttis asperis nigrioribus. Radix eius pedes ursi similis lacte habens aurosum simile chelidonie. flore autem chrysococcu qui eam leget mundus circumscribet eam auro argento. corno cervino ebure. dentes apruno. corno taurino et fruges mellitas in vestigio pone.

Presidium pastillorum auxilium sanitatis quod utebatur imperator Augustus quem potio dat fortitudinem omni corpori in quo aliud firmi non est nec stomachi dolorem patietur. nec renes nec epar neque splenis nec renium neque cordis nec sciatice erit. non latus ei dolebit. nec pulmones. nec aliquis spasmum patietur. nec tussis nec pfricatore. nec coli dolorem nec dissinteriae erit nec ydropitia eum temptabit. aut suspirium. facit et ad colica et ad omnes humores. et ad pectoris dolorem et ad thoracem et prodest omni corpori qui usus hoc fuerit pastillum. faciet ad pericula mortalia liberabit qui venena acceperint et ab omni periculo liberabit et omnia mala expellit accipitur quam pastilli genus. Compositio eius talis est.

Feniculi sem.	uncia	.i.	Gumme	uncia	.i.
Cumini tibaici	uncia	.i.	Tymi	uncia	.i.
Pulei	uncia	.i.	Origani	uncia	.i.
Piperis albi	semiuncia		Abrotani	uncia	.i.
Piperis nigri	uncia	.i.	Citri sem.	uncia	.i.
Melilis fasci herba que est salvia	uncia	.i.	Camedrios	uncia	.i.
Cassie	uncia	.i.	Boniadessidis .i. barba iovis	uncia	.i.
Rape sem.	uncia	.i.	Nardostachie	uncia	.i.
Iunci sem.	uncia	.i.	Eupatorii	uncia	.i.
Sciriradices herba est capsella	semiuncia		Ciperi	semiuncia	
Trifolii sem. quod in campis nascitur	semiuncia		Amomi	uncia	.i.
Serpilli sicci	semiuncia		Gentiane	semiuncia	
Aristolochie longi	uncia	.i.	Rute agrestis sem.	uncia	.i.
Eruce sem.	uncia	.i.	Petroselini	uncia	.i.
Acori	uncia	.i.	Sceanne radices herba est sasane sive azmocea	ʒ	.i.
Agrimonie radix	semiuncia		Dracontee radices	uncia	.i.
Mellis attici quantum sufficit					

Hec omnia contundunt manu et in pulvere mollissimo redactum reponitur in pixide eneam aut cornea. accipitur autem in magnitudine avellane singulis et ante lucem. hoc qui usus fuerit incolomis perseveret usque ad diem definitionis sue.

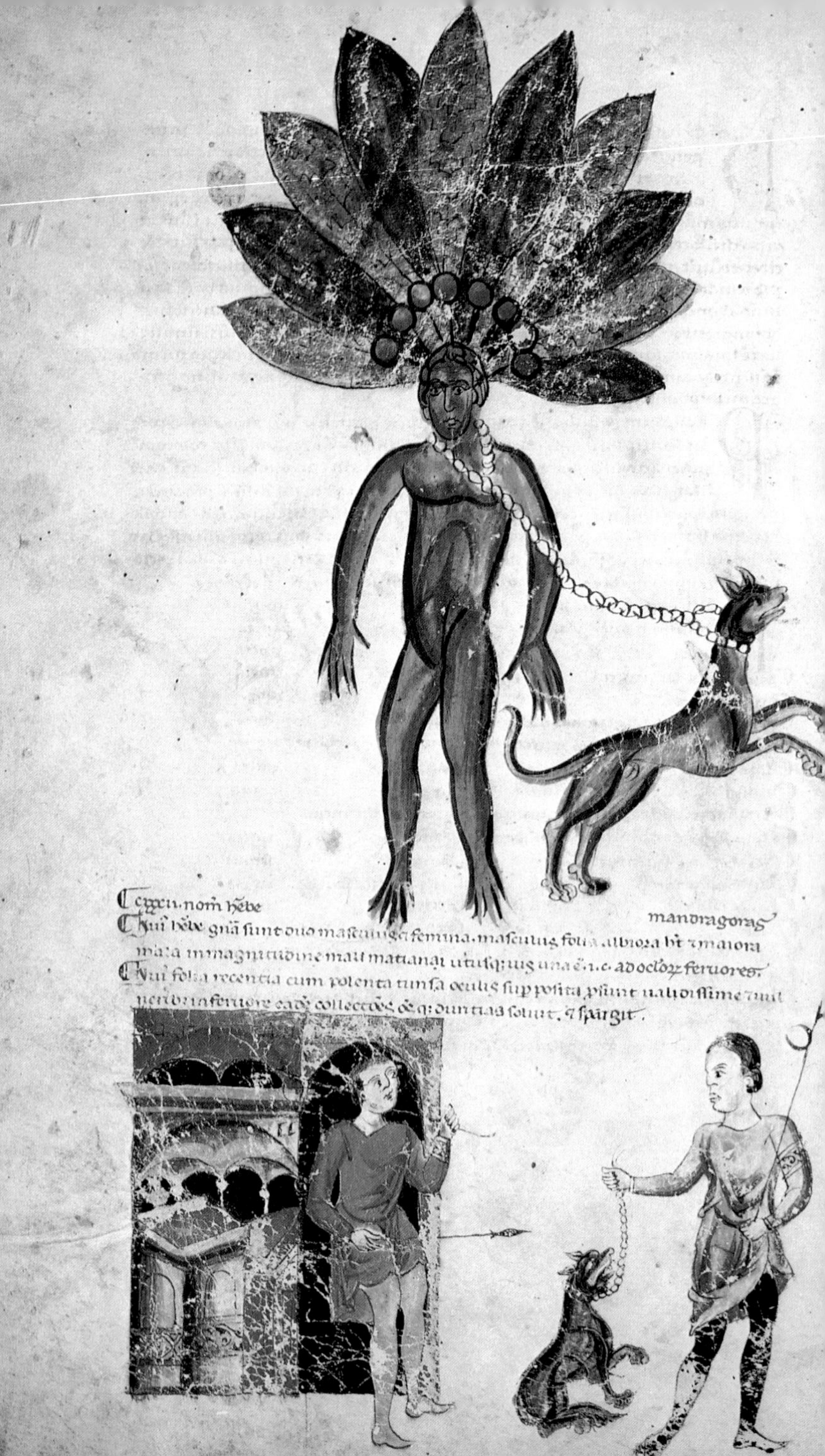

Cxxxii. nom herbe

mandragoras

Huius herbe genera sunt duo masculus et femina. masculus folia albiora habet et maiora mala in magnitudine mali matiani utriusque ius una est. i. c. ad oclorum feruores.

Huius folia recentia cum polenta tunsa oculis supposita prosunt ualidissime et uulneribus inferiore eadem collectiones et quidem duritias soluit, et spargit.

Septē dieb: leuit infirmitas siu ulceratē oeg...tu. ad stigmata corporum.
eadem in sales candidas reseruata. hanc ipsam in medendi in omnib: ht
Radix eius cum aceto trita 7 inlinita ignē sacrū curat. iii. ad ignē sacrum.
Radix ei cum oleo aut cum oleo melle īposita morsū. ad morsū serpentis.
sum serpentis sedat. v. ad chiriadas.
Folia eius trita cum aqua 7 inposita chiriadas discutit. vi. ad articlo dolores.
Cum polenta trita 7 inposita articlo dolorē sedat. mala a... psi siu plesficiant
ul edant soporē torporēq: ut uocē auferant faciunt. sic coque ex cortici radici
tte 7 expssus in uas fictili ul in sole ignito decoquit ita ut adsidue agitetur
donec fiat crassitudo mellis coact ad medicine usū reponat radices 7 sicce re
seruant plurib: usib: pfutura.. Mandragora briuses est masclē
et alia ē femina. Siuus ut mli hāt masclm da ei d masclō. Siuus puella da ei de
Explicit medicinal librum. femina pēsātē ...ariū unū.

Hergaticum platonis feliciter.

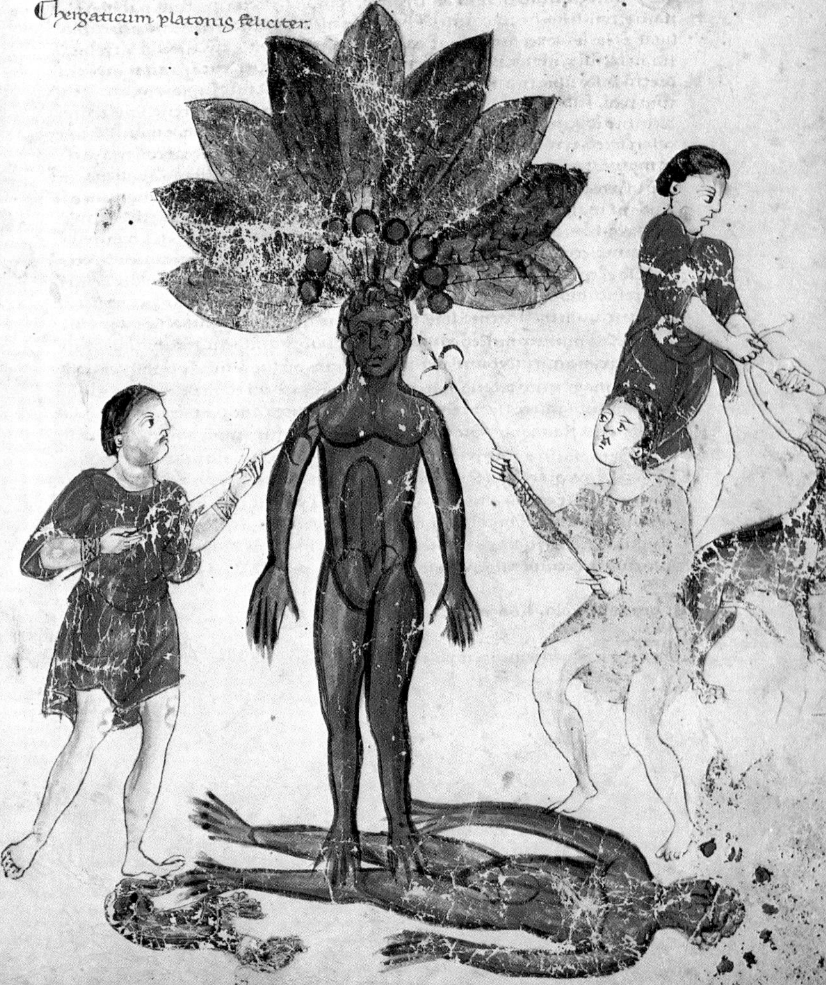

Incipit libellum medicinale in grauiu factu de melle bestiola quam alii taxonem uocant.

De taxo.

Rex egyptiorum octauiano augusto salutem plurimis exemplis expertus sum uictoriam tuam et prudentiam. hinc tamen arbitror numquam incidisse manus tuas tante utilitatis uirtutes; quod ab asclepio acceptum est quam est magnus cuius edictisque meis exercitum meum meruerim. conuersione tue conditio dignum opere pretium iudicabimus.

Bestiola quadrupedem quam taxonem appellatis. quam et mellem uocant. et ideo nequis maleficus tetuozque nocere possit nec defectoribus; quod exercitu meo in armis contigit quam prendis et ieiuno extrahis dentes eius magnus huius. et cum extrahens has preces dices. butabar torthon. hydran. cemalis. meton bozbow. nadison thaflaniozden. hnouies dices uiba. et hos dentes mellis pertundes et exauro in brachio ligabis et. et tunc adherentibus sicut corpus nec sidus nec canicule tempore nocebit nec pestilentia. nec occursus malorum nocere poterit. Aut si quod fuerit statim dentem rumpit. pedem eius dextrum hisdem uerbis incantabis. et in quoque contentione uel pugna fueris superior eris et huius tecum ipsum pedem. et adipem quoque eius hisdem uerbis incantabis et quecumque egrum unxeris statim febre detrahit. iodum taxat eum qui uitalis sit est. nam non progat tempus si maior morbus fuerit cum fuit celeriter recedit. tere uellum eius decoquis in olei sextarios tres. defebeat dominum tertia per eius rameaneat et reliquum plocat et si quis capitis uel pedum dolorem uexatur ab alieno curetur caput uel pedes liabis. et si antiquus dolor fuerit et eis proderit. qui comitiali morbo uexatur et quod insanabile uidetur. et quod inueteratum fuerit proderit in uase rude cum ferbescit. has preces dices. hozner: laxi abcol fececisitias et ioz. hodienlaecaon: uetet ceu libera. pellem eius canibus: ecudari ne pestilentia laboret. Ex ea pelle caligulas in callecto abeto et exsolo eius curato pedes et non laborabunt. sic maleficium fuerit. et non potuerit diebus; ueneriiti testiculus eius cum melle decoque et ex aqua fontana fontana lique perenni si ieiunus per triduum bibat remediatur. sicut deficere non possit sanguis eius sic omnibus; notum est. cum sale minuto misceb equis et mulis et bubus; et quibuscumque animalibus et quadrupedibus; maxime qui uidebuntur pestilentia laborare per triduo continuo per cornum coicito pro ut fuerit magnitudo pecoris. statim remediabitur. Iocinera eius circa fines urbis tue. aut circa fundos urbis aut circa secundum tinunum fundi tui. plures autem partes habet iocineris quam alie quadrupes. has a grandine non pielutatur. cor eius ad ipsam portam obrue per quam turpe uel aut uenire consuisti omnem pestilentiam carebit et si et si ad antiquitus fuat expiabit.

Et pellem eius decoque ex aqua fontana domum lustra ex ramis lauri et et domini tue proderit. uolo ut credas amice rex. Hunc bestiolum perpetuo pace ipso romano si castimonialibus carne eius his diebus; quicumque usi fuerint. et ex eo quod urbem lustrant. et ad portas singulas defoderit. omnem pestilentiam remota maxime ab igne tutum erit. non erit periculum exercitibus tuis prodest aduersus pestilentiam quam barbaris inferent

De mele bestiola. liber medicine in breui factum explicit

Incipit liber medicine sexti placiti ex animalibus et auibus.

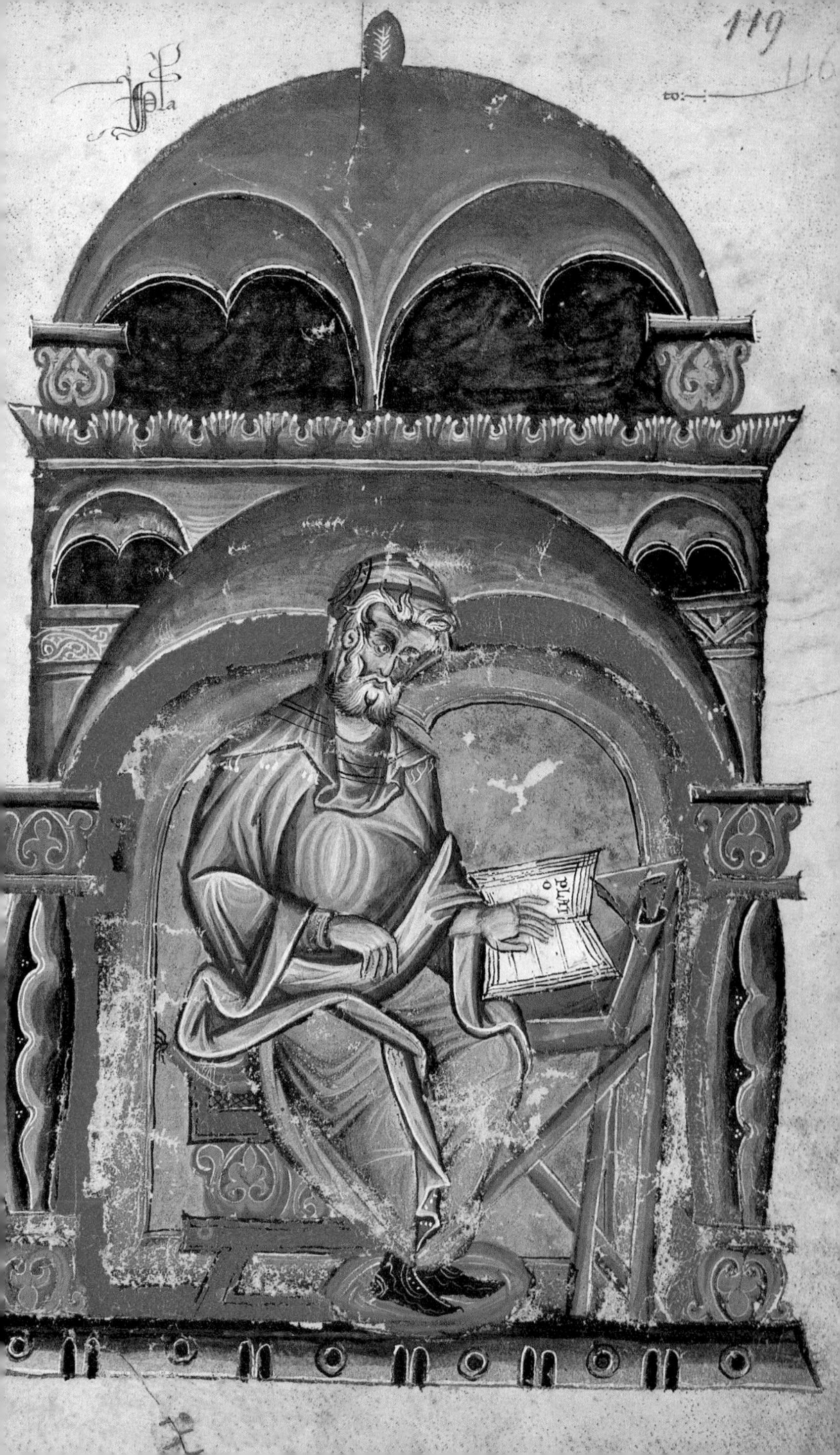
119
116
PLAT
O

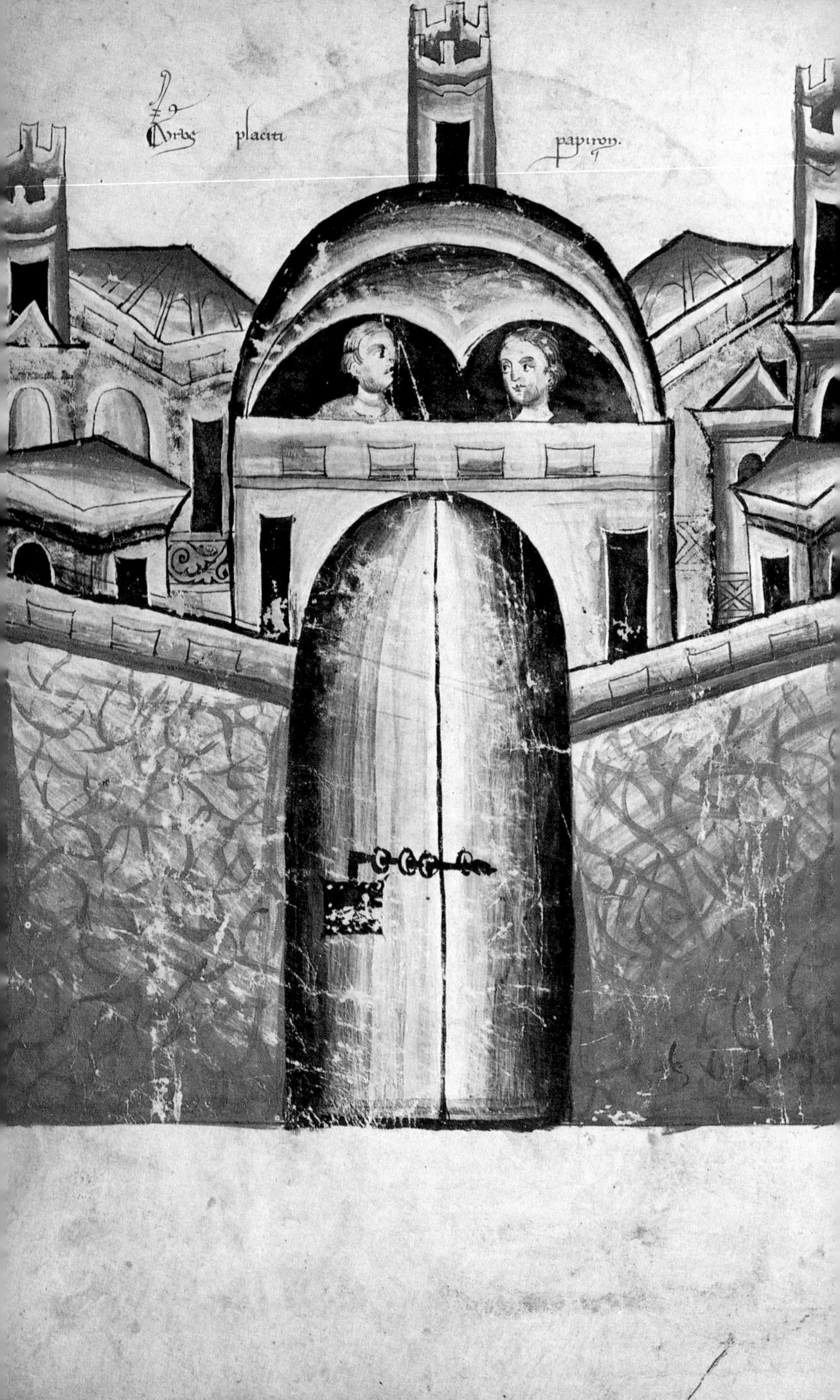
Urbs placiti
papiron.

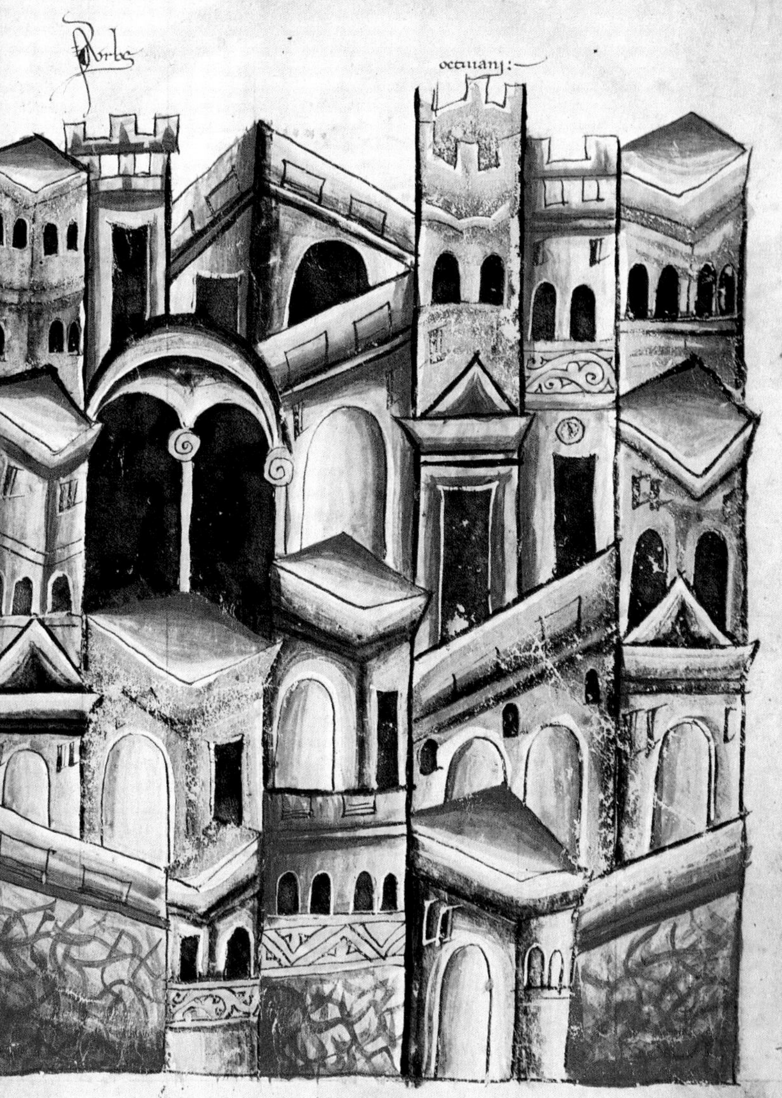
Urbe
octauianj:

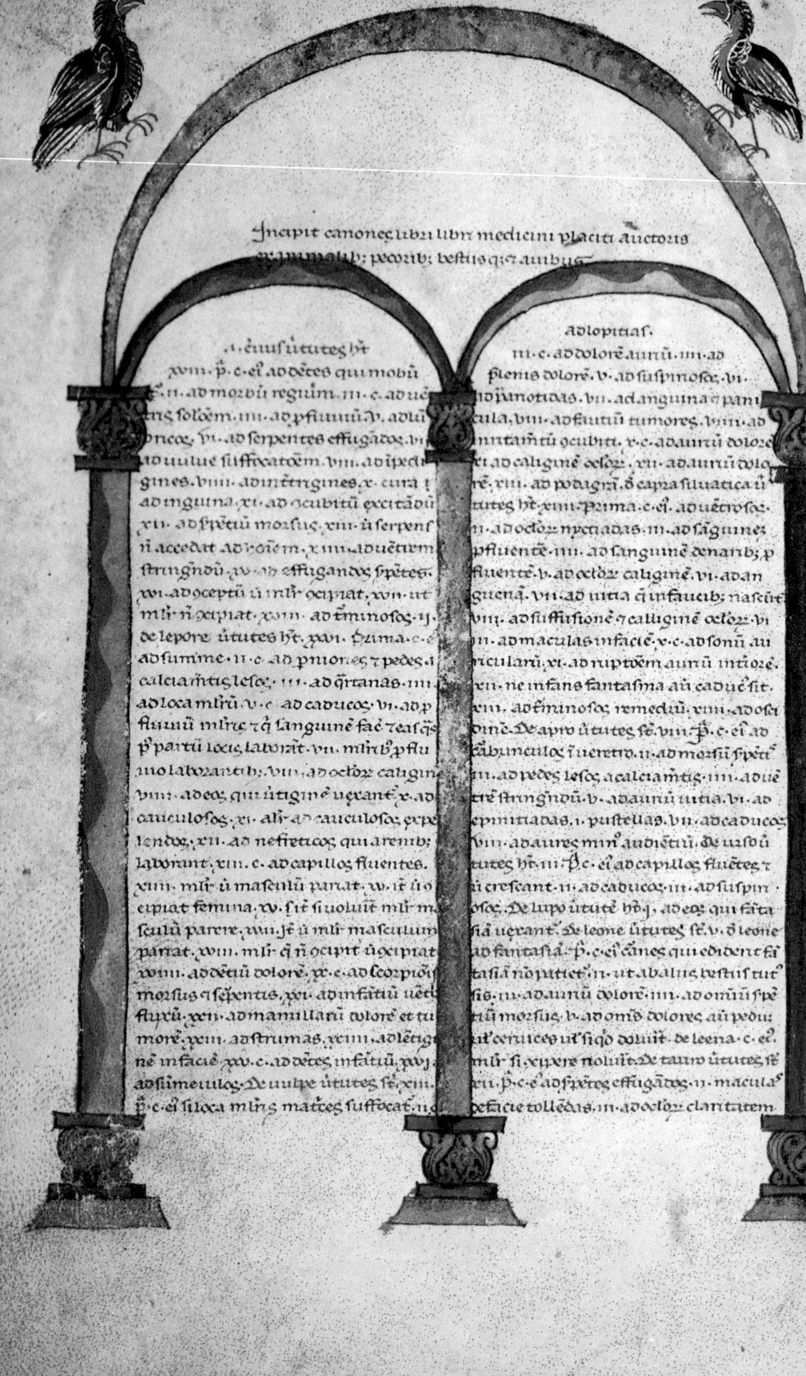

Incipit canones libri libri medicini placiti auctoris

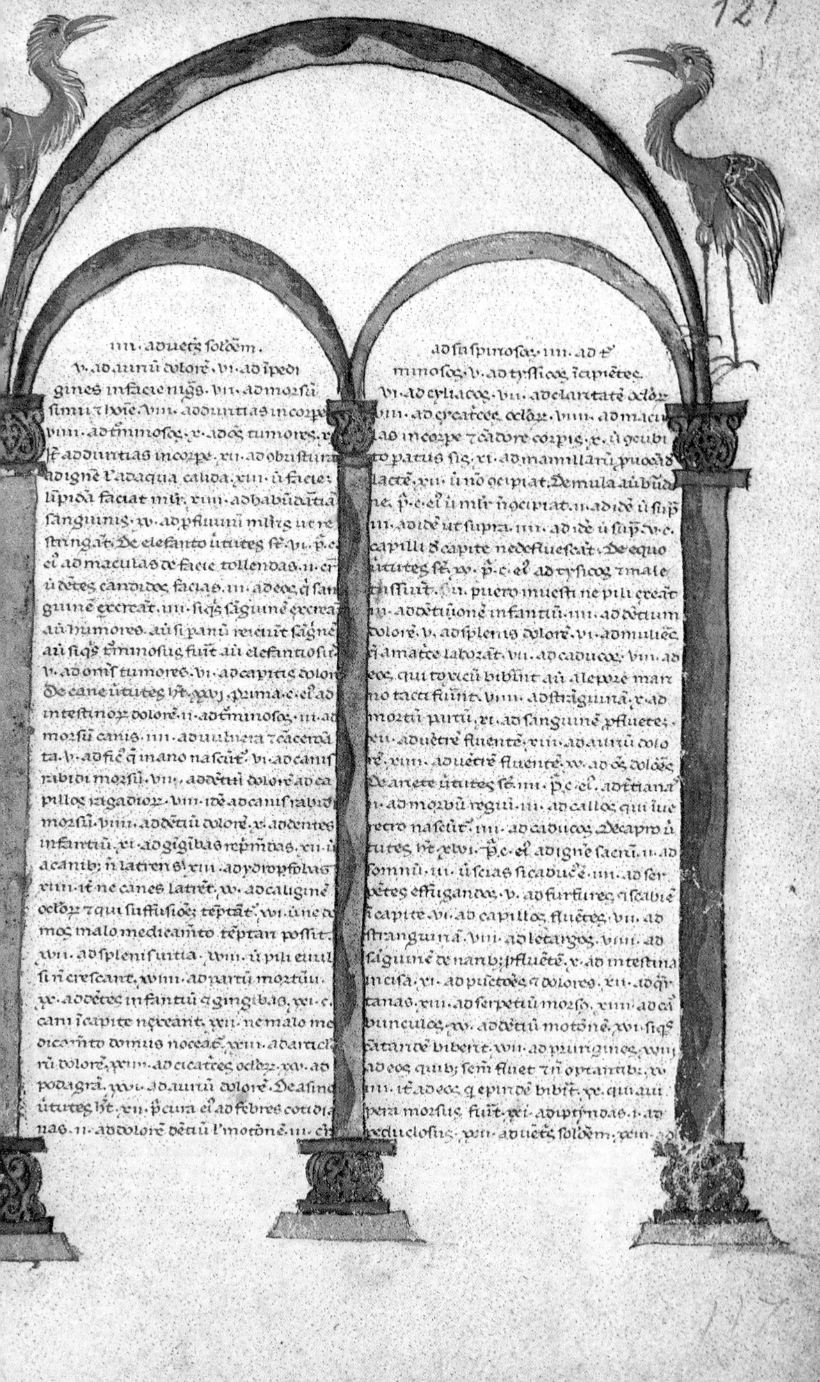

iiii. ad uetꝰ solōem.
v. ad aurium dolorē. vi. ad impedi
gines in facie nigs. vii. ad morsū
simii ꝛ hoīe. viii. ad uitias in corpe
viiii. ad tinniosos. x. ad oēs tumores. xi
ꝯ ad uitias in corpe. xii. ad obustum
ab igne ł ab aqua calida. xiii. ut faciē
lipidā faciat mlr. xiiii. ad habūdātiā
sanguinis. xv. ad pfluuiū mlris ut re
stringat. De elefanto uirtutes sc̄. vii. p̄. e.
el. ad maculas de facie tollendas. ii. ut
dētes candidos faciat. iii. ad eos q sāg
guinē excreāt. iiii. siqs sāguinē excreat
aut humores. aut si panū reiecit sāgnē
aut siqs tinniosus fuit aut elefantiosus
v. ad omīs tumores. vi. ad capitis dolorē
De cane uirtutes sunt xxvi. prima e. el. ad
intestinorū dolorē. ii. ad tinniosos. iii. ad
morsū canis. iiii. ad uulnera ꝛ lacerā
ta. v. ad fic q in ano nascitur. vi. ad canis
rabidi morsū. vii. ad dētiū dolorē ad ca
pillos nigradios. viii. itē ad canis rabidi
morsū. viiii. ad dētiū dolorē. x. ad dentes
infantiū. xi. ad gīgibas rep̄mitas. xii.
a canib; n latrent. xiii. ad ydropsolus (?)
xiiii. it ne canes latret. xv. ad caliginē
oclorū ꝛ qui suffusiōe; teptāt. xvi. ut ne d
mos malo medicamto teptari possit.
xvii. ad splenis uitia. xviii. ut pili ciuil (?)
si n crescant. xviiii. ad partū mortuū.
xx. ad dētes infantiū ꝗ gingibas. xxi. c.
cani in capite n creant. xxii. ne malo me
dicamto domus noceat. xxiii. ad articlo
rū dolorē. xxiiii. ad cicatrices oclorū. xxv. ad
podagrā. xxvi. ad aurium dolorē. De asino
uirtutes sunt. xii. p̄cura el. ad febres cotidia
nas. ii. ad dolorē dētiū ł motōnē. iii. ch

ad suspiriosos. iiii. ad te
minosos. v. ad tysicos ꝗ capietes.
vi. ad cyliacos. vii. ad clāritatē oclorū
viii. ad cicatrices oclorū. viiii. ad macu
las in corpe ꝛ calore corpis. x. ut genub
to patus sig. xi. ad mamillarū puocād
lactē. xii. ut nō cōcipiat. De mula aut būd
ne. p̄. e. el. ut mlr n cōcipiat. ii. ad idē ut sup.
iii. ad idē ut supra. iiii. ad idē ut sup. v. e.
capilli d capite ne defluescāt. De equo
uirtutes sc̄. xv. p̄. e. el. ad tysicos ꝛ male
hussiunt. ii. puero inuesti ne pili creāt
iii. ad dētitionē infantiū. iiii. ad dētium
dolorē. v. ad splenis dolorē. vi. ad mulieres
q amatrce laborāt. vii. ad caducos. viii. ad
eos qui toxicū bibūt aut a lepore mari
no tacti fuint. viiii. ad strāguiriā. x. ad
mortuū partū. xi. ad sanguinē pfluetē.
xii. ad uētrē fluentē. xiii. ad aurium dolo
rē. xiiii. ad uētrē fluentē. xv. ad oēs dolores
De ariete uirtutes sc̄. iiii. p̄. e. el. ad ttiana
ii. ad morsū regui. iii. ad callos qui iue
retro nascitur. iiii. ad caducos. De capro u
irtutes sunt xvi. p̄. e. el. ad igne sacrū. ii. ad
somnū. iii. ut scias si ca duc e. iiii. ad ser
pētes effugandos. v. ad furfures ꝗ scabie
ꝗ capite. vi. ad capillos fluētes. vii. ad
strāguiriā. viii. ad letargos. viiii. ad
sāguinē de narib; pfluētē. x. ad intestina
incisa. xi. ad pectoris dolores. xii. ad q̄r
tanas. xiii. ad serpētiū morso. xiiii. ad ca
runculos. xv. ad dētiū motōnē. xvi. siqs
catarītē biberit. xvii. ad purigines. xviii.
ad eos qui; sem fluet ꝛ n optantib;. xv
iii. it ad eos q epindē bibit. xx. qui aut
pera morsus fuit. xxi. ad ptysicas. i. ad
reduclosus. xxii. ad uētrē solōem. xxiii. ad

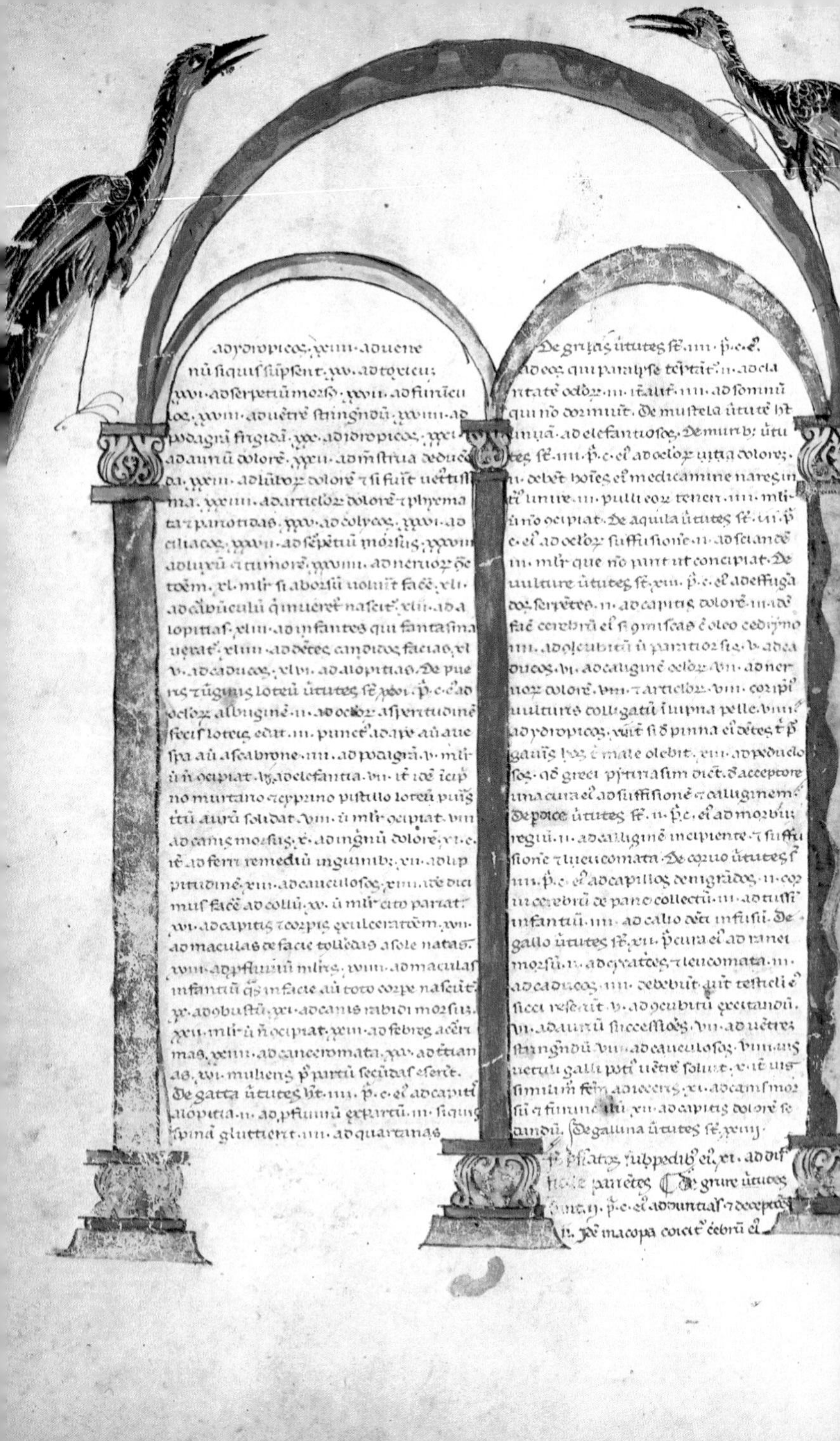

ad ydropicos. xiiii. ad uene
nu siquis sumpserit. xv. ad torcion;
xvi. ad serpentiū morsus. xvii. ad siniculos
los. xviii. ad uentrē stringendū. xviiii. ad
podagrā frigidā. xx. ad idropicos. xxi.
ad aurium dolorē. xxii. ad menstrua deducē
da. xxiii. ad latoꝝ dolorē et si fuit uetustis
ma. xxiiii. ad articloꝝ dolorē et plyrema
ta et parotidas. xxv. ad colycos. xxvi. ad
celiacos. xxvii. ad serpentiū morsus. xxviii
ad lupū et tumorē. xxviiii. ad neruoꝝ cō
tēm. xl. mlr si aborsū uoluerit facē. xli.
ad calu uniculū qui nuerit nascit. xlii. ad a
lopitias. xliii. ad infantes qui fantasma
uexat. xliiii. ad dentes candidos faciās. xl
v. ad caducos. xlvi. ad alopitias. De pue
ris et fugiunt loteū uirtutes sunt xxxi. ꝑ. c. e. ad
oculoꝝ albuginē. ii. ad oculoꝝ asperitudinē
feces loteis edit. iii. pumeces ad aures aut aue
spa aut ascabrone. iiii. ad podagrā. v. mlr
ut n ocipiat. vi. ad elefantia. vii. it idē sic in
no murtano et pprino pistillo loteū puis
tritū aurū solidat. viii. ut mlr ocipiat. viiii
ad canis morsus. x. ad ingnū dolorē. xi. e.
it ad ferri remediū inguinib. xii. ad lip
pitudinē. xiii. ad carcuculos. xiiii. ut ē dici
mus facē ad collū. xv. ut mlr cito pariat.
xvi. ad capitis et corporis exulcerationē. xvii.
ad maculas de facie tollēdas a sole natas.
xviii. ad pfluuiū mlris. xviiii. ad maculas
infantiū qs in facie aut toto corpe nascunt.
xx. ad obustū. xxi. ad canis rabidi morsus.
xxii. mlr ut n ocipiat. xxiii. ad febres acerri
mas. xxiiii. ad cancromata. xxv. ad tertian
as. xxvi. mulieres ꝑ partū secūdas eferre.
De gatta uirtutes sunt. iii. ꝑ. c. e. ad capitis
alopitia. ii. ad pfluuiū ex partu. iii. siquis
spina glutierit. iiii. ad quartanas.

De gritas uirtutes sunt. iiii. ꝑ. c. e.
ad eos qui paralysi temptant. ii. ad cla
ritatē oculoꝝ. iii. item aliud. iiii. ad somnū
qui n dormiunt. De mustela uirtutē ht
unā. ad elefantiosos. De muribus uirtu
tes sunt. iiii. ꝑ. c. e. ad oculoꝝ uitia colore;
ii. debet homines eius medicamine nares in
ti linire. iii. pulli eoꝝ teneri. iiii. mlr
ut n ocipiat. De aquila uirtutes sunt. iii. ꝑ.
c. e. ad oculoꝝ suffusione. ii. ad sciancos
iii. mlr que n potest ut concipiat. De
uulture uirtutes sunt. xiii. ꝑ. c. e. ad effuga
das serpentes. ii. ad capitis dolorē. iii. ad
facē cerebrū eius si comisceas cū oleo cedrino
iiii. ad recubitū ut pariat oꝝ sic. v. ad ca
ducos. vi. ad caliginē oculoꝝ. vii. ad ner
uoꝝ dolorē. viii. et articloꝝ. viii. corpi
uulturis colligatū in supina pelle. viiii.
ad ydropicos. uiit si de pinna ei dētes ꝑ
gauis hoc e male olebit. xii. ad peducu
los. quod greci ptiriasim dicūt. de accepitore
una cura eius ad suffusionē et caliginem.
De pice uirtutes sunt. ii. ꝑ. c. e. ad morbū
regiū. ii. ad caliginē incipiente et suffu
sione et leucomata. De coruo uirtutes s
iiii. ꝑ. c. e. ad capillos denigrandos. ii. co
ui cerebrū de pane collectū. iii. ad tussi
infantiū. iiii. ad calio dēti infusū. De
gallo uirtutes sunt. xii. ꝑ cura eius ad ranei
morsū. ii. ad ꝑratides et leucomata. iii.
ad caducos. iiii. debebunt quit testiculi e
sicci reserat. v. ad recubitū excitandū.
vi. ad aurium successiones. vii. ad uentrē
stringendū. viii. ad carcuculos. viiii. ius
uetuli galli poti uentrē soluit. x. it ius
simili in fēm adicens. xi. ad canis mor
sum et firmine illum. xii. ad capitis dolorē se
dandū. De gallina uirtutes sunt. xiiii.
ꝑ essatos sub pedib ei. et. ad dif
ficile parientes. De grue uirtutes
sunt. ii. ꝑ. c. e. ad uncias et decrepitos
ii. de macopa coicit cebrū ei.

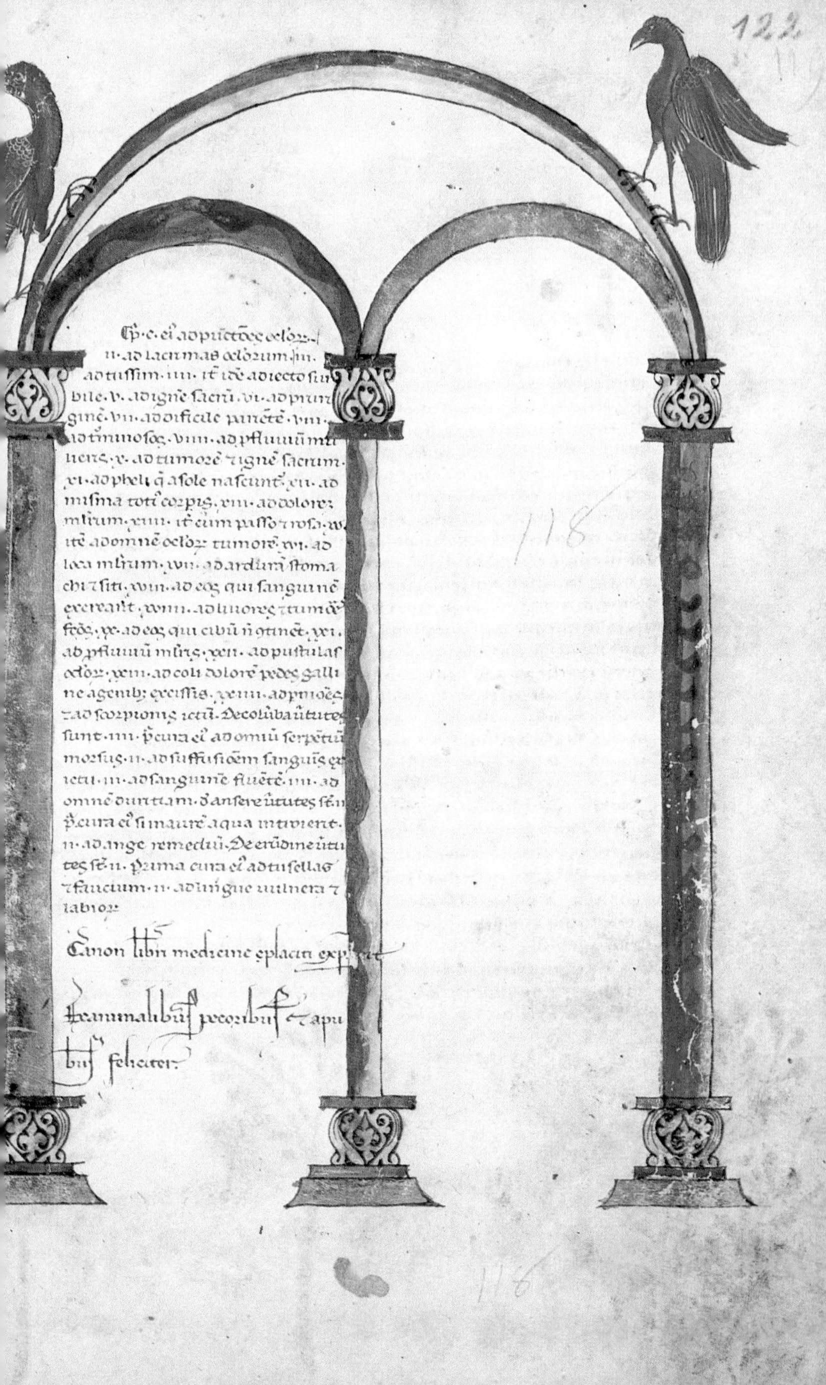

Cp. c. est ad purgationem oculorum.
ii. ad lacrimas oculorum. iii.
ad tussim. iiii. item idem adiecto sim
bile. v. ad ignem sacrum. vi. ad prurı
ginem. vii. ad oficiale paruentem. viii.
ad tinniosos. viiii. ad profluuium mu
lieris. x. ad tumorem et ignem sacrum.
xi. ad pheli que a sole nascuntur. xii. ad
infirma totius corporis. xiii. ad dolorem
mulierum. xiiii. item cum passo et rosa. xv.
item ad omnem oculorum tumorem. xvi. ad
loca mulierum. xvii. ad ardura stoma
chi et siti. xviii. ad eos qui sanguinem
excreauerit. xviiii. ad liuores et tumores
fractos. xx. ad eos qui cibum non continent. xxi.
ad profluuium mulieris. xxii. ad pustulas
oculorum. xxiii. ad coli dolorem pedes galli
ne agentibus excissis. xxiiii. ad pinioes
et ad scorpionis ictus. De columba uirtutes
sunt. iiii. Prima cura est ad omnium serpentium
morsus. ii. ad suffusionem sanguinis ex
ictu. iii. ad sanguinem fluentem. iiii. ad
omnem duritiam. De ansere uirtutes sunt. ii.
Prima cura est si in aurem aqua introierit.
ii. ad angue remedium. De erundine uirtu
tes sunt. ii. Prima cura est ad tusellas
et fancium. ii. ad linguae uulnera et
labiorum.

Canon libri medicine explicit explicit

Item de animalibus pecoribus et apu
bus feliciter.

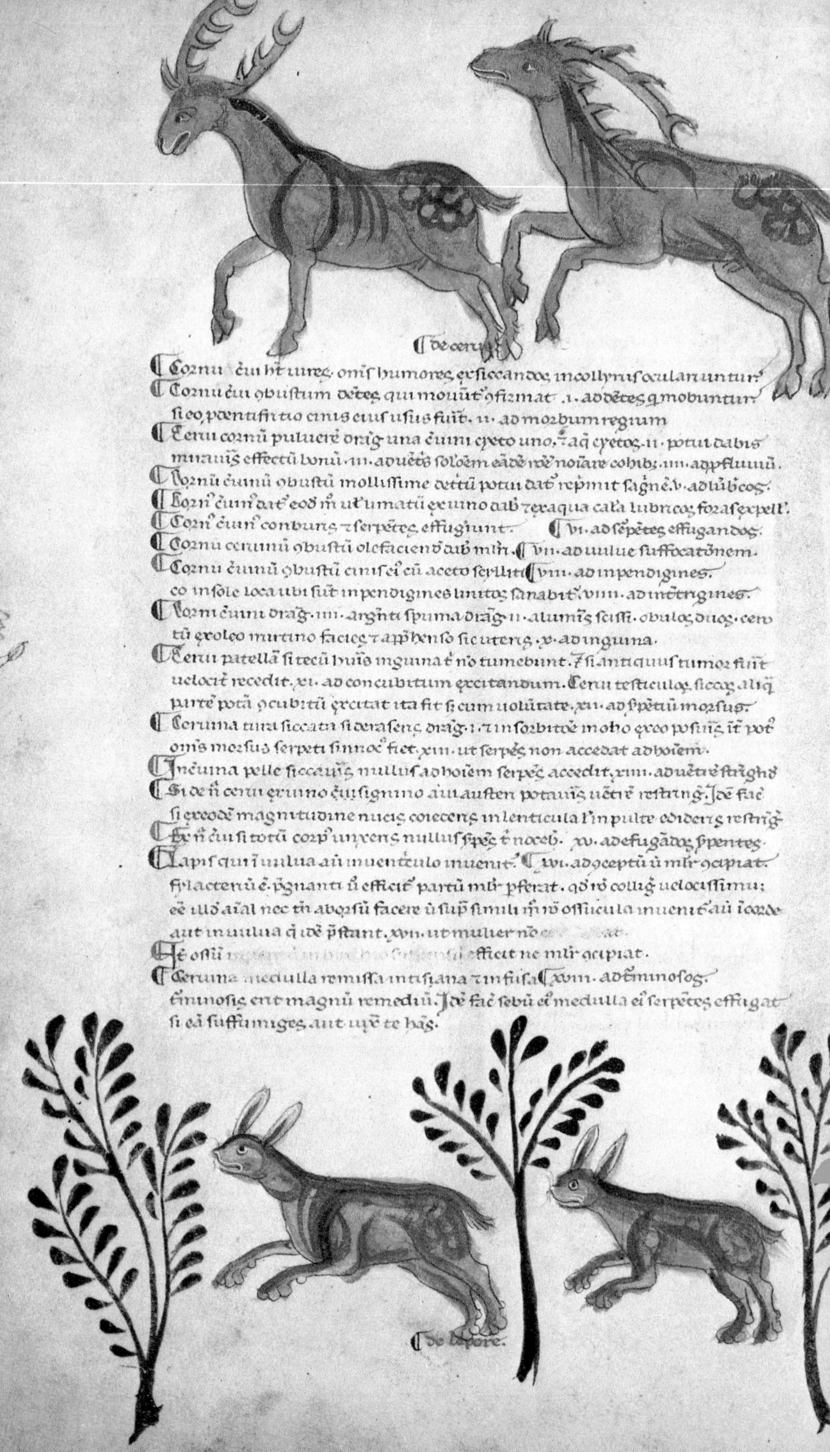

¶ de ceruo

¶ Cornu ceui hit uires. omis humores exsiccandos. in collyriis ocularii utuntur.
¶ Cornu ceui combustum dentes qui mouent confirmat. i. ad dentes q mobuntur.
si eo perfricatio cinis eius usus fuit. ii. ad morbum regium
¶ Cerui cornu puluere drag. una cum uino exeto uno. aq ex etos. ii. potui dabis
mirauis effectu bonu. iii. ad uentris solutionem eadem ratione notare cohib. iiii. ad profluuiu.
¶ Cornu ceruinu combustu mollissime contritu potui dat reprimit sagne. v. ad lumbricos.
¶ Cornu ceuin dat eod m ut umatu ex uino dab. 7 ex aqua calida lubricos foras expell.
¶ Corn ceuin conburis 7 serpetes effugiunt. ¶ vi. ad serpetes effugandos.
¶ Cornu ceruinu combustu olefaciendo dab mlri. ¶ vii. ad uulue suffocationem.
¶ Cornu ceruinu combustu cinis ei cu aceto sertilitu ¶ viii. ad inpendigines.
eo in sole loca ubi sunt inpendigines linitos sanabit. viiii. ad intertrigines.
¶ Cornu ceuin drag. iii. argenti spuma drag. ii. aluminis scissi. obulos duos. cero
tu ex oleo mirtino facies 7 apphenso sic uteris. x. ad inguina.
¶ Cerui patella si tecu huis inguina t no tumebunt. 7 si antiquus tumor fuit
uelocit recedit. xi. ad concubitum excitandum. Cerui testiculos siccos aliq
parte pota concubitu excitat ita fit si cum uoluntate. xii. ad serpentu morsus.
¶ Ceruina tinia siccata si deraseris drag. i. 7 in sorbitione mobo exeo posuis. it pot
omis morsus serpeti sinnocuus fiet. xiii. ut serpes non accedat ad hoiem.
¶ In ceruina pelle siccauis nullus ad hoiem serpes accedit. xiiii. ad uentre stringend
¶ Si de n cerui ex uino cu signino amu austen potauis uentre restring. Ide fac
si ex eode magnitudine nucis coiecens in lenticula l in pulte ediderit restring.
¶ Pene n eiu si totu corp unxeris nullus serpes t noceb. xv. ad efugandos serpentes.
¶ Lapis qui i uulua au inuenitulo inuenit. ¶ xvi. ad ceptu u mlr gcipiat.
filacteriu e pgnanti u efficit partu mlr pferat. qd ro collig uelocissimu
ee illo aial nec tn abeesu facere u sup simili isti ro ossicula inuenit au icorde
aut in uulua q ide pstant. xvii. ut mulier no [illegible]
¶ Et ossu [illegible] efficit ne mlr gcipiat.
¶ Ceruina medulla remissa intis[illegible] ana 7 in fusa ¶ xviii. ad tinnosos.
tinnosis erit magnu remediu. Ide fac sebu ei medulla ei serpetes effugat
si ea suffumiges aut iux te hab.

¶ de lepore.

Leporis cerebrum potatum ex uino sub meulos emdat. Idem leporis pulmo sup posit et adligatus dolore oclorum sedat. ii. ad pmiones et pedes calciamentis lesos.

Idem pulmo adferet remedium. iii. ad qrtanas. Lepori uiuenti cor sublatum et qrtanaris collo l brachio suspensum emdat. iiii. ad loca mulierum.

Leporis cor tritum siccum et potatum locorum mirum dolore sedat. v. ad caducos.

Leporis cor siccum rasum p testria et cum turis mana tritum ex uino albo potui datum per dies. vii. emdat. Visum qui sepius cadunt dieb; xxx. detur crescente aut luna cotidie potione deb; com ex uino. vi. ad pfluuium qd sanguinem facit et ad eas qs p ptum locus laborat

Leporis cor rasum ex aq calida dat bibere cum feminia tra fortiter repmit

Remedium est eis qui sanguinem exercant. vii. mulierib; pfluuio laborantib;

Fel leporis claritate oclorum et imminentium caligine. viii. ad oculorum caliginem. discutit. viiii. ad eos qui utiginem uexat. Hac idem commiscet leporis fel et iecur mustele drag. iii. castori drag. i. mirre drag. iiii. et h omia aceto optimo colligit et in dab drag. i. bibere ex aceto mulso aut melle au passo. x. ad caucul[osos].

Leporis renes inse ofecti sicci cotti derasi potui dati psunt caucul[osis]. [x]i. ad ...lendos.

Leporis sanguinem et pellem totam in latere crudo oburis. xi. alr ad cauculosos fel u incinere gutat et in aqua calida potui dab coelianum u unum ieiuno et stati ofricat lapidem et foras eicit. h experimentum si cognoscere uolueris mittis in aq coelianum puluis et lapidem quale uolueris ponis in eadem aq continuo liquescit u mireris uirtutem.

Leporis renes sic rudi digluttiant emdat. xii. ad nefreticos qui arenib; laborant si caueat dum trasgluttit ne dente tangat. au siqdam noluit illos crudos sumere eodem in cocti edant. xiii. ad capillos fluentes. Leporis uentrulum cottum in sartagine in mixto olo mirtino i pourus capillos fluentes contin; et cogit crescere.

Leporis uulua si desiccata fuit et rasa in potione effic. xiiii. u mlr mascl; pariat. simul mr masculum siml biberit. si e mr sola bibit infans nec femina n; masculum nascet. xv. it u ocipiat femina. Lepus incidit et sanguis q uulua fundit dat in liniat e n de quagulo ei. xvi. it si uoluit mlr masculum parere.

Leporis testiculum p purgatoem suam mlr e uino trasuoret masculum pariet.

Leporis quagulum dat oboli duob uiro femina. xvii. it u mlr masculum pariat. aut quadriplo dieb; bibere ee debet aut quagulum de lepore masculo.

Ex quagulo leporis sic accipient drag. iiii. ipo. xviii. mlr qm ocipi ut ocipiat. idem masculo et femina uiro u de masculo. femina de femina. et p ocubitum abstinere se debet ab omi acrimonio et a fungis et a balneo et cibis et ab puctoib; it initia.

Leporis quagulum auricule infundit desinit dolor. xviiii. ad dentium dolorem.

Leporis quagulum ex uino potum aduso uenena. xx. et ad scorpiois morsus et serpentis resistet et discutit. xxi. ad infantium uentris fluxum.

Leporis quagulum inlinitum in fissinam mlris ex uino febricitanti aut ex aq calida idem facit et maiorib; cum pulure galle. xxii. ad mamillarum dolorem et tumorem.

Leporis quagulum ex uino cum melle in potum remittit. aut ex uino au ex posca bn capitellum si sin tangas. xxiii. ad strumas. Leporis quagulum ex uino falerno ilinitu; cum lana marina et impositum et mlrib; inde pesus fit. xxiiii. ad lentigines in facie.

Leporis sanguine lentigines de facie purgat. xxv. ad dentes infantium

Leporis cerebrum decottum si dentes sub in tagas sin dolore crescuit. xxvi. ad sumeulos.

Leporis testiculum dat totus i uino potum idem patrius ei locum mirum ad potum fac u ocipiat.

119

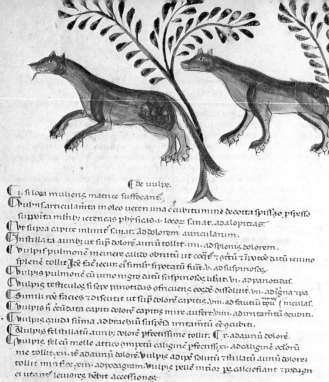

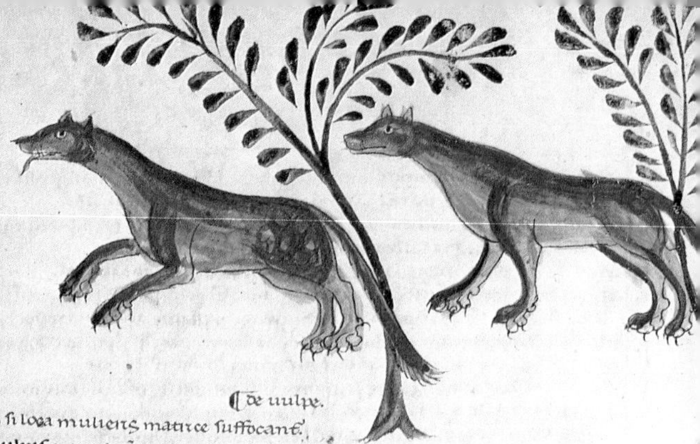

De uulpe.

i. si loca mulieris matrice suffocant.

Vulpis articulamta in oleo ueteri una cubitu mine decotta spissão psspesso suppoita mlirb; ietencas physicas .i. locor sanat. ad alopitias.

Ut supra capite inlinit sanat. ad dolorem auricularum.

Instillata aurib; ut sup dolore auriũ tollit. iii. ad splenis dolorem.

Vulpis pulmone in cinere calido obrutũ ut coq̃t 7 g̃ttũ 7 in poto datũ ieiuno splene tollit. Idẽ facit iecur ei simlr si potatũ fuit. v. ad suspiriosos.

Vulpis pulmone cũ uino nigro datũ suspiriosos iuuat. vi. ad parotidas.

Vulpis testiculos si sepe parotidas ofricueris eosdẽ dissoluit. vii. ad igna 7 pa-

Similiter idẽ facies 7 discutit ut sup dolore capitis. viii. ad fauciũ tori (moreni) niculas.

Vulpis si ceũ data capiti dolorẽ capitis mire aufert. viiii. ad irritamtũ cubiti.

Vulpis cauda sũma ad brachiũ suspẽsa irritamtũ ẽẽ cubiti.

Vulpis fel stillatũ aurib; dolorẽ pfectissime tollit. x. ad auriũ dolorẽ.

Vulpis fel cũ melle attico ompetũ caliginẽ pfectissi. xi. ad caliginẽ oclorũ me tollit. xii. it ad auriũ dolorẽ. Vulpis adipẽ solutũ 7 stillatũ auriũ dolorẽ tollit mirifice. xiii. ad podagram. Vulpis pellẽ intior pes calceiefiant 7 podagri ci utant leuiores hẽbit accessiones.

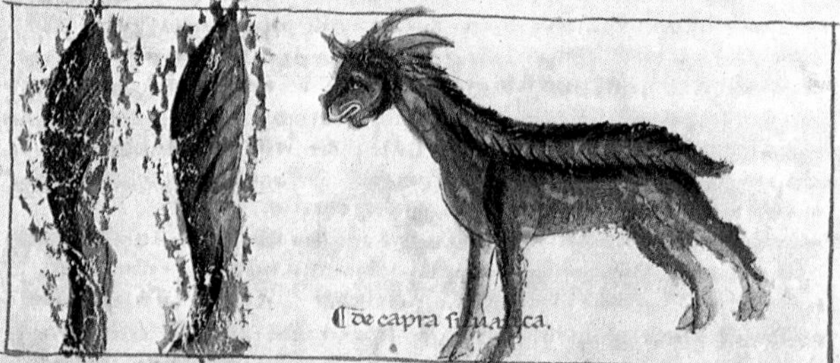
De capra siluatica.

uirra .i. c. aduentiuos.

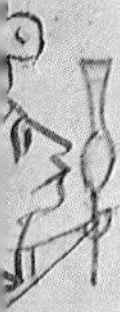

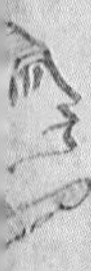

Capre sanguis cũ marino feniculo nyrth edit ... capre ... eundem emdant ualde. Idẽ facies si g̃ttũ cũ uino biberit ... ab n. ad oclorum nictiadas. Id est ad eos qui ab hora decima ... uidẽ. iecur capre in aqua calida salsa coicit' ut ei' uapore oculi excipiat' & extea aq̄ ocl's foueat & edat. It' aliquę fem̄ in ungu at' quidā iecur assant in craticula & fluentē uapore colligūt & exeo inungūt' quidā coctū ul' assatū. iecur capre uētiosi ē p̄ pane edūt & idē bibūt. iii. ad sanguinē p̄fluentē. Capre cor̄ c̄bustū & asp̄sū sāguinē fluētē reprimit. iiii. ad sanguinē de naribꝫ p̄fluētē. Capre iecur c̄tritū ē aceto sanguinē abundātē de naribꝫ c̄cludet. ad oclo⁊ caliginē. Capre fel ē melle attico mixtū c̄trītū oculi inuncti caliginē discutit. vi. ad angenam

Capre fel ē melle mixtū fauces linit'. vii. ad uitia q̄ in faucibꝫ nascuntur.

Capre fel cum mellē. murre. c̄c. pip' coquit' in uino dō c̄trahit' & utunt' ad omīa uitia faucium. viii. ad suffusioēm & caliginē oclorum.

Capre fel drāg. i. & piperis albi drāg dimidia cū uino ueteri ū possit teri & sic inūguis caliginē p̄fecē medet'. viiii. ad maculas in facie. Capre fel drāg. i. farine lupini mellis drāg. iiii. Idē lini facie abst̄git. x. ad sonum auricularum.

Capre fel infusū cū rosa aut suco porri tepefcm & auricule stillatū & aures sanat & dolorē tollit. xi. ad ruptoēm aurium uitiorum.

Cape fel la tria & lacte muris infundis cū melle & aurib' uitiis p̄dest.

xii. ne infans fantasma incurrat aū caduc' fiat. Cap' cerebrū p̄ anulū aureū traiectū si decens infāti degluttiendū anq̄ lactē ducat dicim' ū caducū fieri ū fantasma admittere. xiii. ad eminosos remediū. Cape splenē eminosis potui datū ualde p̄dest si absꝫ febricula fuit cū uino si febricitat ē aqua calida.

Cape sebum ad fissuras labro⁊ fac' remedium: xiiii. ad oscidinem.

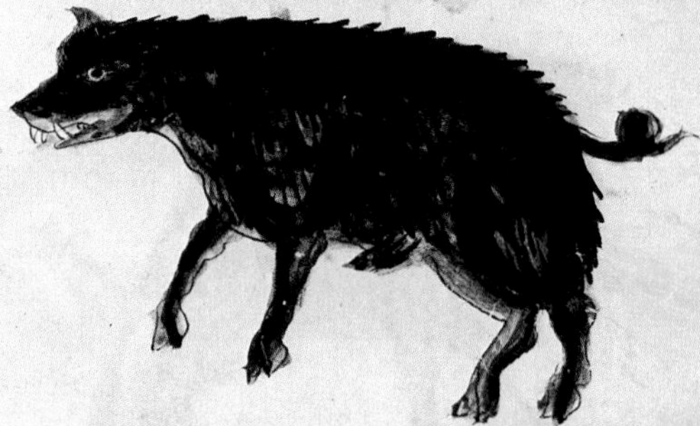

De apro aut ūre.

Aprinū cerebrū ē melle impositū cābūculos in uere i. ad cābūculos i uerere tro. tro sanat. ii. ad morsū serpētis. Idē dab' ū sup' sp̄entiū morsū resistit

Aprinū pulmonē lesis pedibꝫ a calciamtis sup̄poit' iii. ad pedes lesos a calciamtis. remediū ē inplastri. iiii. ad uētrē stringndū. Aprinū iecur decoctū recētibꝫ ē uino sūptū uētrē fluētē restring'. v. ad aurīū uitia. Aprinū fel in cortice maligranati tepefcm stillatū auribꝫ p̄dest idē & p̄rungine aurīū emdat. vi. ad pinyetidas. i. pu

Aprina axūgia ē rosa missa pinctidas. i. pustellas q̄' in nocte īgrauescūt c̄utet sū dolore efficit' si aposūit'. vii. ad caducos. Apri testiculū ē uino aū ē aqua

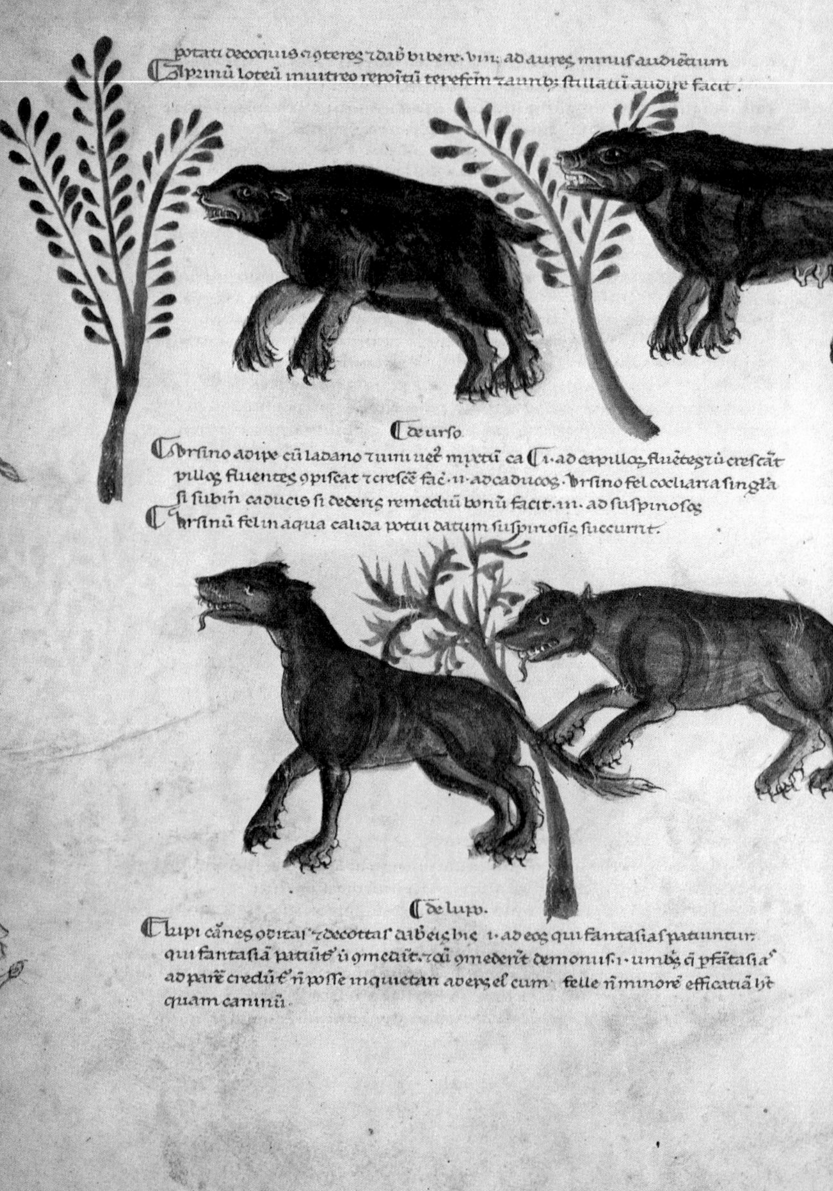
potati decoquis cu ceteris et dab bibere. viii. ad aures minus audientium
Ad primu loteu in uitreo repositu tepefcin et auribus stillatu audire facit.

De urso

Ursino adipe cu ladano et uini uel mirtu ca. i. ad capillos fluentes ut crescant
pillos fluentes conpiscat et crescere fac. ii. ad caducos. Ursino fel cocliaria singula
si subin caducis si dederis remediu bonu facit. iii. ad suspiniosos
Ursinu fel in aqua calida potui datum suspiriosis succurrit.

De lupo.

Lupi carnes conditas et decottas ad ... i. ad eos qui fantasias patiuntur:
qui fantasia patiunt ut comedant. et cu comederint demonia i. umbras et pfantasia
ad pare credunt non posse inquietari aversas eum. felle non minore efficatia habet
quam caninu.

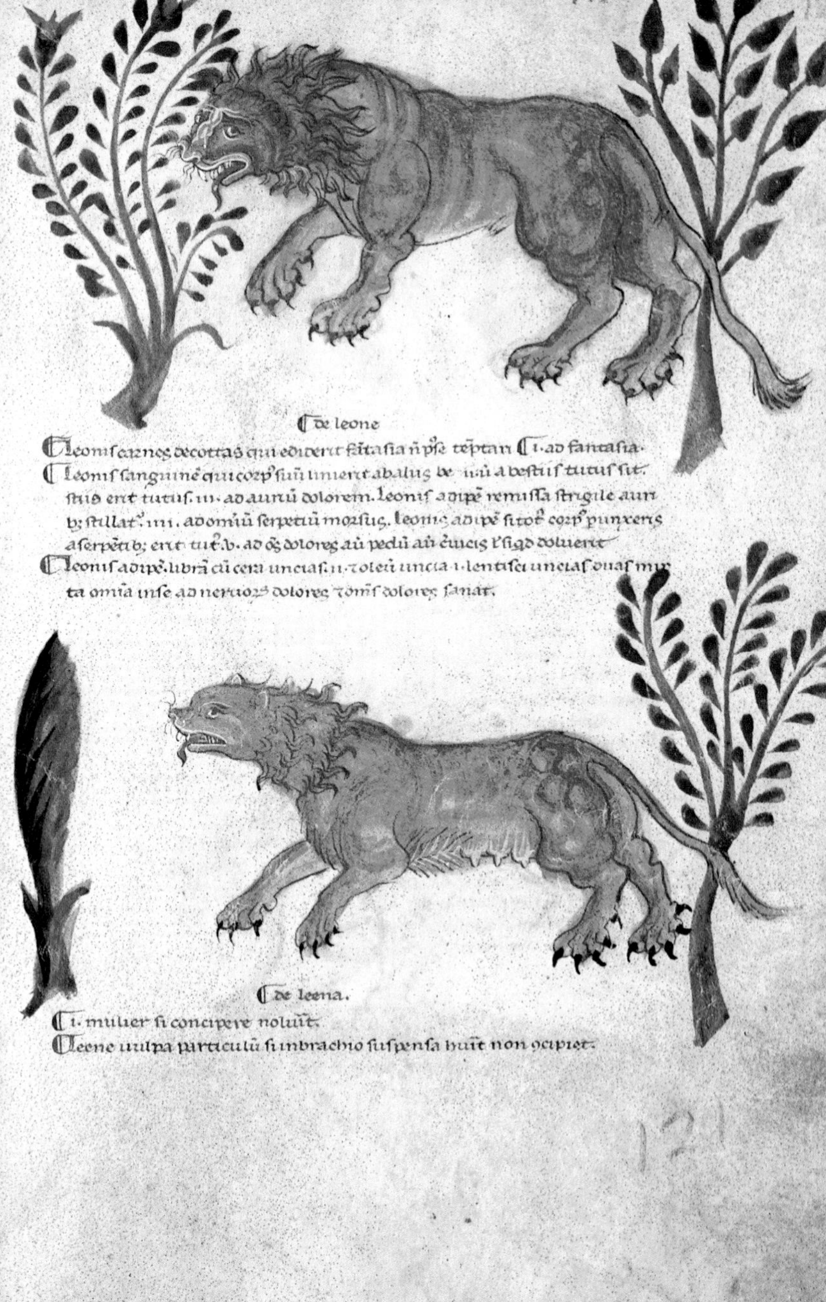

de leone

Leonis carnes decottas qui ediderit fantasia non patietur temptari. i. ad fantasia.
Leonis sanguinem qui corpus suum unxerit ab aliis bestiis tutus sit.
stiis erit tutus. iii. ad aurium dolorem. leonis adipem remissa strigile auri
bus stillatus. iiii. ad omnium serpentium morsus. leonis adipem si totum corpus punxeris
a serpentibus erit tutus. v. ad omnes dolores aut pedum aut cruris vel siquid doluerit
Leonis adipem libram cum cera uncias. ii. et oleum uncia. i. lentisci uncias duas mix
ta omnia in se ad nervorum dolores et omnes dolores sanat.

de leena.

i. mulier si concipere noluerit.
Leene vulva particulum si in brachio suspensa habuerit non concipiet.

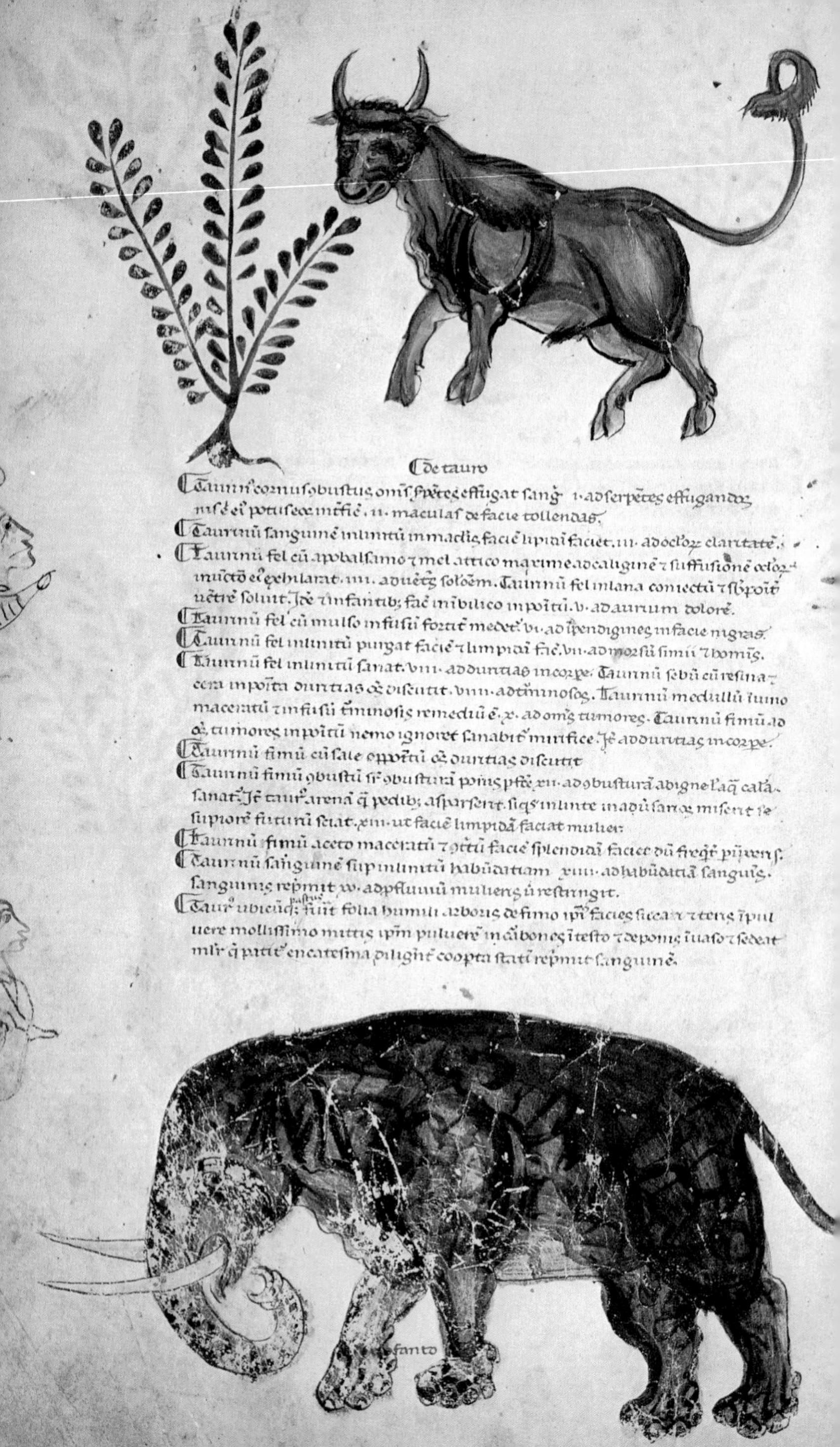

De tauro

Taurini cornus combustus omnes serpentes effugat sang[uine] .i. ad serpentes effugandos
nisi est ei potius secum infice .ii. maculas de facie tollendas.

Taurinum sanguinem inlinitum in maculis faciem lipidam faciet .iii. ad oculorum claritatem.

Taurinum fel cum opobalsamo et mel attico maxime ad caliginem et suffusionem oculorum
inunctum eis exhilarat .iiii. ad ventris solutionem. Taurinum fel in lana coniectum et subpositum
ventrem solvit. Idem et infantibus facit in umbilico impositum .v. ad aurium dolorem.

Taurinum fel cum mulso infusum fortiter medetur .vi. ad lentigines in facie nigras.

Taurinum fel inlinitum purgat faciem et limpidam facit .vii. ad morsum simii et hominis.

Taurinum fel inlinitum sanat .viii. ad duritias in corpore. Taurinum sebum cum resina et
cera imposita duritias omnes discutit .viiii. ad tinniosos. Taurinum medullum in vino
maceratum et infusum tinniosis remedium est .x. ad omnes tumores. Taurinum fimum ad
omnes tumores impositum nemo ignoret sanabit mirifice. Item ad duritias in corpore.

Taurinum fimum cum sale oppositum omnes duritias discutit

Taurinum fimum combustum super combusturam ponis perficit .xii. ad combusturam ab igne vel aqua calida
sanat. Item tauri arenam qui pedibus asparserit. si quis inlinite in aqua sanos miserit se
superiorem futurum sciat .xiii. ut faciem limpidam faciat mulier.

Taurinum fimum aceto maceratum et coctum faciem splendidam faciet dum fregerit [illegible]

Taurinum sanguinem super inlinitum habundantiam .xiiii. ad habundantiam sanguinis.
sanguinis reprimit .xv. ad profluvium mulieris ... restringit.

Taurus ubicumque pastus fuerit folia humili arboris de fimo ipsius facies siccari et teris in pul
vere mollissimo mittis ipsum pulverem in carbones in testo et deponis in vaso et sedeat
mulier que patitur encatesima diligenter cooperta statim reprimit sanguinem.

fanto

Helefanti dentē ebur 9ttū ē melle .i. limatura .i. ad maculas d' facie tollēdas
maculas quas in facie nascūt' tollit. .ii. ū dētes candidos facias
Idē d' eadē limatura qui d' dētes fricāt' fricauit cādidos eos efficiet.
Helefantis sanguis pot' his remediū est q̄ .iii. ad eos qui sāguinē excreant.
sanguinē excreant .iiij. siq' sanguinē excreāt aū humorē aū si panū reiecit
sanguinē aū siquis tīnnosus fuit aū helefātiosus Helefanti sanguis potis
omīa uitia sup' septa mirifice discutit. .v. ad omnes tumores.
Helefanti st'cus inlinit' oēs tumores emādat. 7 ouīntias q̄ nascunt' frōti tollit.
Helefanti stercus capiti inlinitus capitis dolore: .vi. ad capitis dolorem.
mirifice tollit.

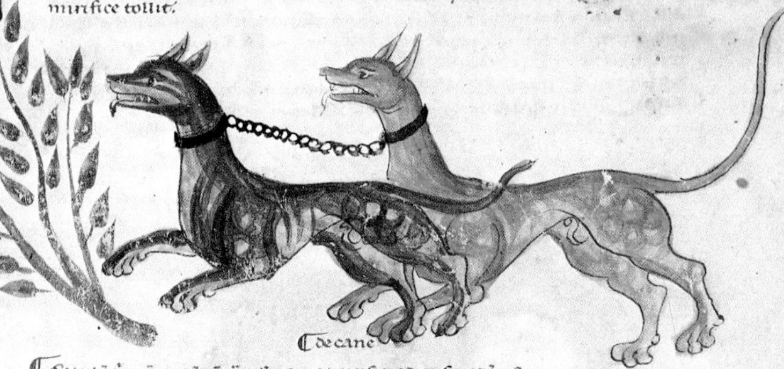

De cane

Catulū p'mū natū ānq̄ oclōs apiat occiso 7 coditus .i. ad intestinoꝝ dolorem
7 ceditus in omī tp̄e dolore intestinoꝝ n̄ patiet' qui ediderit. .ii. ad tīnnosos.
Canis sanguis tīnnosis remediū ē eis 7 inflatōis tollit. .iii. ad morsū canis.
Canis cap' n̄ rabiosi 9bustū eiꝰdē pulueres in morsū canis n̄ rabiosi si impositus
afferent remediū. .iiii. ad uulnera 7 canceromata. De capite canis, cinis, 9bustū
asp'sus uulnera 7 canceromata sanat. .v. ad ficē q̄ in ano nascuntur.
Capiti canis eiꝰdē puluerē in ardoribꝰ asp'sū sūme p̄dest. .vi. ad canis rabidi morsū.
De capite canis puluis in potōe mittit' 7 dab' ei ut bibat uiuibit.
Canis capitis cinis puluerē idē asp'sū capillos nigra .vii. ad capillos ragadioꝝ
dioꝝ 7 oēs spurcitias 7 asp'siōes emūdat. .viii. idē ad canis rabidi morsum.
Canis puluerē de capite in potōnē asp'sū dat' de eo? ... si dat' fuit ededum
eisdē remediū ē. .viiii. ad dētiū dolorē. Canis dēs 9bustus 7 ī emina uini decoct'
ad medias 7 in asolu[at'] sanabit'. .x. ad dētes infātiū. Canin' dēs 9bustus 7 tritꝰ
7 ad posit' gingiuis infantiū effic̄ ū dētes sn̄ dolore crescant. .xi. ad gigiba rep'mēdas.
Canis dētes 9bustis 7 tritos cū melle dētifricitū utēris. .xii. ū a canibꝰ n̄ latreris.
Canis cor sitecū ... ad te canes negat' latrare. .xiii. ad ydrofobas.
Canis rabiosi ... sub lingua ... 7 datū in potoē hidrofobie affert remediū.
Canis lingua sūma suppositā sb̄ pede pollice dicim'. .xiiii. it' ne canes latrent.
effic̄ ne canes latrēt. .xv. ad caliginē oclōꝝ 7 qui suffusiōe temptāt'.

Canis fel cum melle acapno ꝯtritū ⁊ oclis oppositū omīa suꝑscripta discutit eas
dē īdē ūtutes ⁊ eo ne felidē facit. xvi. ū ne domos malo medicamīto teptan̄ ꝑstē.
Canis fel masculi nigri ꝑpurgat domū ⁊ efficit ne ullū malū medicamītum
inferat. xvii. ad splenis uitia. Canis splenē exētū ⁊ cum uino potatū spleneti
cos liberat. xviii. ū pili euulsi nō crescant. lactē caninū si tetigeris euulsi pi
li nō crescunt. xviiii. ad ꝑtū mortū. Caninū lactē potatū ē melle ⁊ uino pa
ri mēsura mortū partū eicit ꝯtinuo dū bibent ne dubites nos ipi frēqt̄ temp
tauimus. xx. ad dētes infantiū ⁊ gīgibas. Caninū lactē si frēqt̄ tetigeris in
fans sī dolore dētiū. xxi. ū cani in capite n̄ exeāt. Canino loteo uten cap̄ frēqt̄
laua ⁊ cani capilli nō nascunt. ⁊ si cani fuīnt nati īficiēt.
Caninū sanguinē in parietes domus xxii. ne malo medicamīto domī noceat.
aspersū ab omīb; malis libāt. xxiii. ad articlo⁊ dolorē. Canina pelle calci fcī
inusū articlo⁊ dolorē carebit. xxiiii. ad cicatrces oclo⁊. Canino lacte ī oclis inuc
ti cicatrces extenuat ⁊ lacunulas replet. xxv. ad podagram. Canino adipe pe
des pungues ⁊ podagrā leniorē fac̄. xxvi. ad aurium dolorem.
Canino adipe in strungile soluta aurib; stillatus ꝑfcē sanabit.

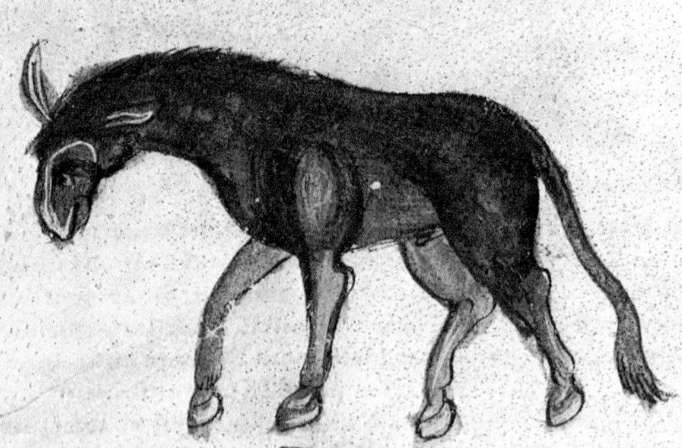

De asino.

Asini sanguinē de uena auricule guttas tres l̄ i. ad febres cotidianas.
iiii. mixtū in uino cyetis duob; potui datū resistit febrib;
Asinino lacte calidō ꝯfirmat dētes. ⁊ dolorē toll̄ ii. ad dolorē dētiū ł motōnē
iii. ad suspiriosos. Asine lactē da suspiriosis ut bibāt suspiriosi sanabūtur
Asinino lacte itē dab̄ ū sup̄ ⁊ si recēs lac nō fuīt facies iiii. ad tīminosos
ī uaso diaclyplon fēruēti cito ē marcescit. v. ad tysicos īcipiētes.
Asinino lacte calido sūptū ū sup̄ emdat ⁊ expurgat thoracē ⁊ suppuratōnes
Asinin̄ caseus sūpt̄ optimū fac̄. vii. ad claritatē oclo⁊ — vi. ad cyliacos
Asinin̄ lac in oclis inuct̄ claritatē oclis ꝑstat. viii. ad cicatrces oclo⁊
Asine lacte cū melle attico mixtū inūctū ī oclis cicatrces tollit.
viiii. ad maculas in corꝑe ⁊ ad candorē corꝑis.

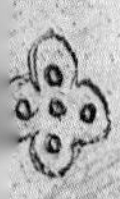

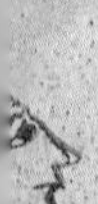

Asine lacte cum fabe lom̃to mixtũ ⁊ cõs maculas de corpe eiciet ⁊ cutẽ cãdidio
rẽ fac̃ ⁊ si eo pluñto utat͛ meli͛ fac̃ si plus. ad amiscuent. x. ũ ꝯcubito parat͛ sig
Asinini adipẽ ⁊ anserino masculo mixtũ ⁊ ad anũ oppoĩtũ ad ꝯcubitũ ꝓuret
xi. ad mamillarũ ꝓuocandũ lactem. Asini splenẽ ꝯtt̃ũ cũ aqua ⁊ īpoĩtum
mamillis lactẽ euocat. xii. mli͛ ũ ñ ꝯcipiat. Asine muuma. ossicula q̃ iueni
unt͛ mli͛ si secũ huit͛ nõ concipiet.

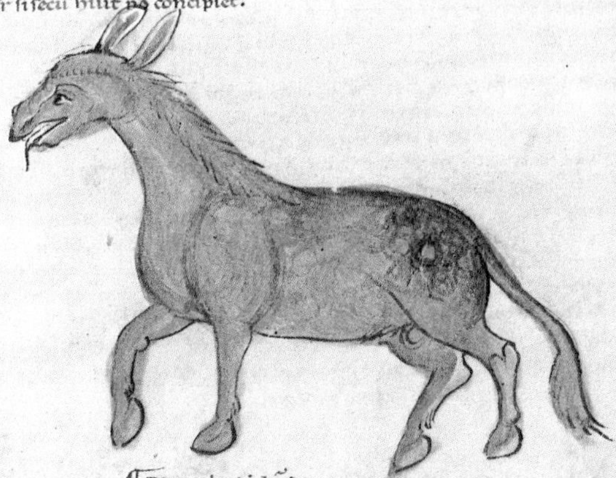

De mula aũ burdone

Mule de auricule sordes alligate ĩ pellicula cẽui Cũ mli͛ non ꝯcipiat.
na ⁊ brachio suspensa p͛ purgatoẽm mli͛ efficiuit. ũ ñ ꝯcipiat. q̃dã lanã alba
inligat. quedã ꝯtrã q̃ bibuit. ii. ad idẽ ut supra. Mule cor siccũ ⁊ uino asparsũ
dat͛ bibere. p͛ purgatoẽs m tricesimã ĩtã. iii. ad idem ut sup
Mule cor siccũ cũ uino asparsũ dat͛ bibẽ. Burdonis testiculũ sup sterilẽ arborẽ
ꝯbustũ ⁊ extinctũ de lotio spadonis inligat͛ pellẽ mule ⁊ p͛ mĩstrua brachio su
spendis. iiii. ũ ñ ꝯcipiat mli͛. Siq̃ p͛ p͛mã ũginitatẽ purgatoẽm testiculis
muli bibent simuliũ ꝯbustũ ⁊ a brachio suspẽsũ huit͛ nũq̃ ꝯcipiet. Jecur ẽ
mli͛ si cũ uino bibit͛ nũq̃ ꝯcipit. v. capilli de capite ne defluescãt.
Burdonis iecur ꝯbustũ cũ oleo mirtino mixtũ ⁊ inlinitũ capitis capillos
fluẽtes ꝯtinet ⁊ facit crescẽ. lunatib; intẽ se luctãtib; ⁊ caleritãtib; iumẽ
datũ mãsuetudinẽ inponet

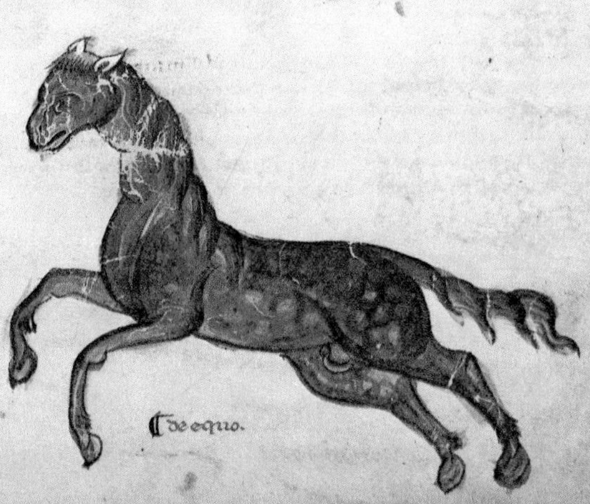

De equo.

Equi salivā si bibit: sanus efficiet͂. necesse ipsi erit. ad tyssicos 7 q̃ male tussiunt.
pti sumus expertissimū equū sane morietur. ii. ne pilo in uesti pili exeant.
Equi spuma si pilo in uesti pectinē uiuens pili ei nō crescunt. idē nō gn̄at.
Equi dētes qui primi nati fuīnt collo suspēsi dētib; iii. ad dētiones infantium.
infantiū remediū ē. iiii. ad dētiū dolorē. Equi dētes qui primi nascunt͂ si dētē qui
dolet tetigeris remediū erit. Nam 7 si infans equi os bassauerit dētiū dolorē n̄
sentiunt 7 unde ne equus momordeat infantē. v. ad splenis dolorem
Equi linguā minutatī fc̄ā 7 cū uino pota spleneticis remediū ē. 7 lactē equi idē
facit. vi. ad mlīres quas amatrice laborant. Equinū lactē potatū purgat 7 in
iectū uulue laboranti pdēst. vii. ad caducos. Idē ū sup̄ facē dicim᷒
viii. ad eos qui tosicū biberint aū a lepore marino tacti fuīnt
Equinū lactē idē potū pdest. mire fel ei potatū uomitoriū ē. viiii. ad strāguirā
Equinū fel potatū mirifice pficit. x. ad mortū partū. Equi axungia sb fumiga
tū. stati eiciet mortū pec᷒ 7 secūdas subsequēt͂. xi. ad sanguinē pfluentem.
Equi sterc̄ siccū 7 aspsū sanguinē pfluētē retinet maxīe de narib; subfumi
gatū. eiciet mortū partū foras. Itē fac ut mlr̄ facile pariat ocludit 7 uentrem.
Equi sterc̄ aq̄ uīq̄ fcū 7 pcolatū si bibat͂ faciet egressuz. xii. ad uētrē fluentem.
Equi sterc̄ siccū 7 cōtū vn colatū cū rosa infusū. 7 in au xiii. ad aurū dolorem.
ricula dolorē pfectissime tollit. xiiii. ad uētrē fluentē. Eqnū caseū uētrē repmit.
tēminosis remediū ē. dat͂ aūt potui ex uino lilabit. xv. ad omnes dolores.
Equinū quaculū potū ex uino ōpmet oēs dolores maxīe pdest. eliacis 7 tēminosis
7 his quib; qui parū sanguinē rumpit.

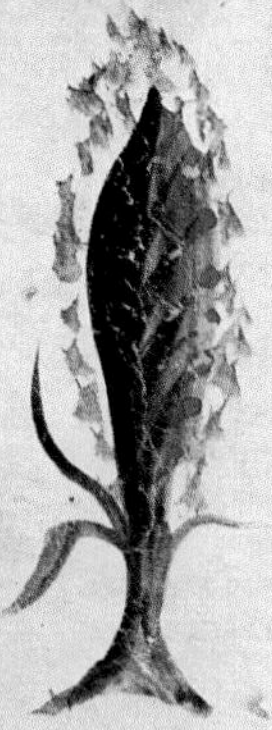

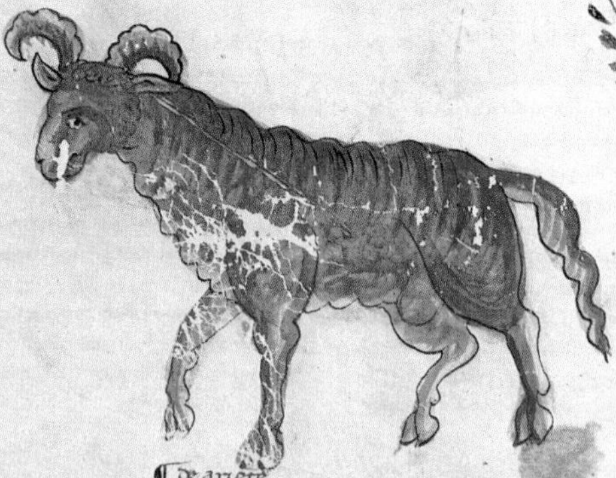

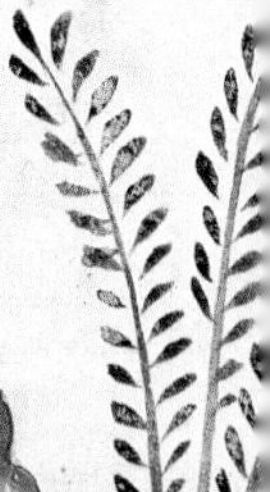

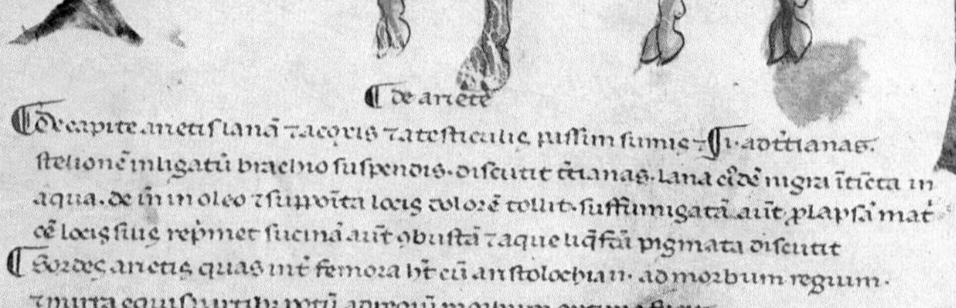

De ariete

De capite arietis lanā 7 ac ou's 7 atesticulis pssim sumis 7 Ii. ad tertianas.
stellionē inligatū brachio suspendis. discutit tertianas. Lana eidē nigra īticta in
aqua. de īn in oleo 7 supposita locis dolorē tollit. suffumigatā aūt 7 plapsā mat
dē locis suis repmet succinā aūt obustā 7 aque uīq̄ fcā pigmata discutit
Sordes arietis quas int͂ femora hēt cū aristolochiam. ad morbum regium.
7 mirra equis 7 uirtib; potū ad regiū morbum optime facit.

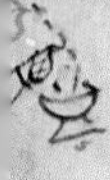

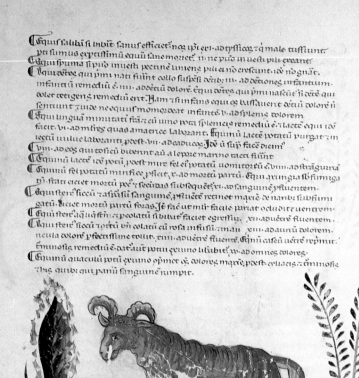

Licorē qui de pulmone coctū destillauerit. ili iii. ad collos qui fuerēt nascunt
nitū omia sup̄septa discutit. pulmo ocisus minutati liuores 7 suggillatões
tollit. 7 nigras cicatrices candidas fac. 7 pedes a calciamtis lesos dolorē tollit.
Lac ouiū infirmo dng. i. dat. debent aut. añq̄ biberint. iiii. ad caducos.
aut p̄ potum anno se abstinere.

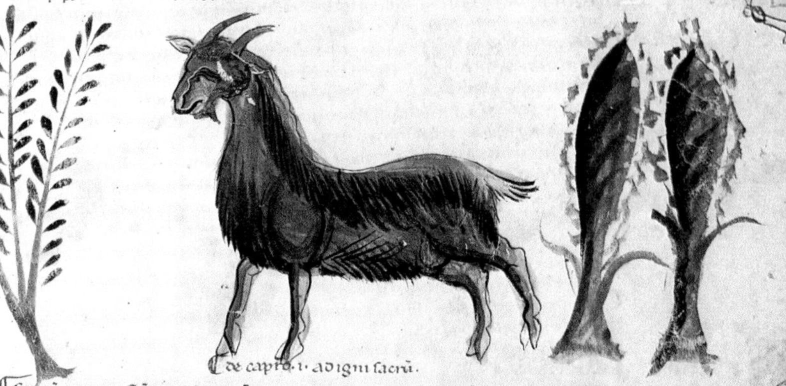

De capro. i. ad igni sacrū.

Cornū capri in flāma ustulatū 7 cortex que exurget cōteris c̄ aceto scyllitico. 7
linies mire sanabit. ii. ad somnū. Caprinū cornu infirmo qui nō dormit sb
capite suppono statī dormiet. iii. ū scias si caduc̄ uel caducus ē.
Caprinū cornū ustū naribus si susent statī cadet. iiii. ad serpentes effugandos
Caprinū cornū ustulatū ustulatū 7 ei odorem effugat serpētes oē genus.
Cornū caprinū 7 eius scobē 7 mixta farina p. ad furfures 7 scabie in capite.
7 imposita emdat. vi. ad capillos fluentes. Cornū caprinū cōctū. ei furfure c̄ oleo mir
tino. capillos fluētes retin; 7 crescē cogit. vii. ad strāguiriam. Caprini pili subfumi
gati ad strāguirias faciut. viii. ad letargos. Pili caprini usti cū aceto in naribus op
positi letargos excitant p̄ice admixta. viiii. ad sangnē de naribus nimiū p̄fluētē
Caprinū pilū ustū cū aceto mixtū sanguinē d̄ naribus p̄fluētē reprimit
Caprinū cap̄ cū pilis magn̄ decoctū 7 totū sū 7 oppositum x. ad intestina incisa.
incisa intestina cōsoliat. xi. ad punctiões 7 dolores. Caprinū caseū recētum ipositū
omīs dolores 7 punctiões dolor̄ sedat. idē capit̄ dolorē tollit. xii. ad quārtanas si bibit
Capre lactē qd̄ p̄mū mulgit leuiores fac accessiões. si illud edit aū excoñtú bibit
Caprinū [illegible] cū origano plage impone exin dib bibe. xiii. ad serpētū morsus.
Lacte cū [illegible]no 7 unnū mixtū cyetis. ii. bibat. xiiii. ad carbunculos.
Caprinū caseū cū porris sectiuis sup impositū carbunculos sanat siqs lexiuiū bibit
nescientes edant caseū recētē. xv. ad dētū motonē. Pectu capre lacte mulceat. 7 de
tes soluat sepe faciat poest ad motonē. xvi. siquis cātaridē biberit
Capre lactē bibat liberabit. xvii. ad pruringines. Capre lacte corp' lauabis absterget.
xviii. ad eos quib; sem fluet 7 n̄ optātib; 7 aquosū ē uel efficie ū femie n̄ generāt.

Nota

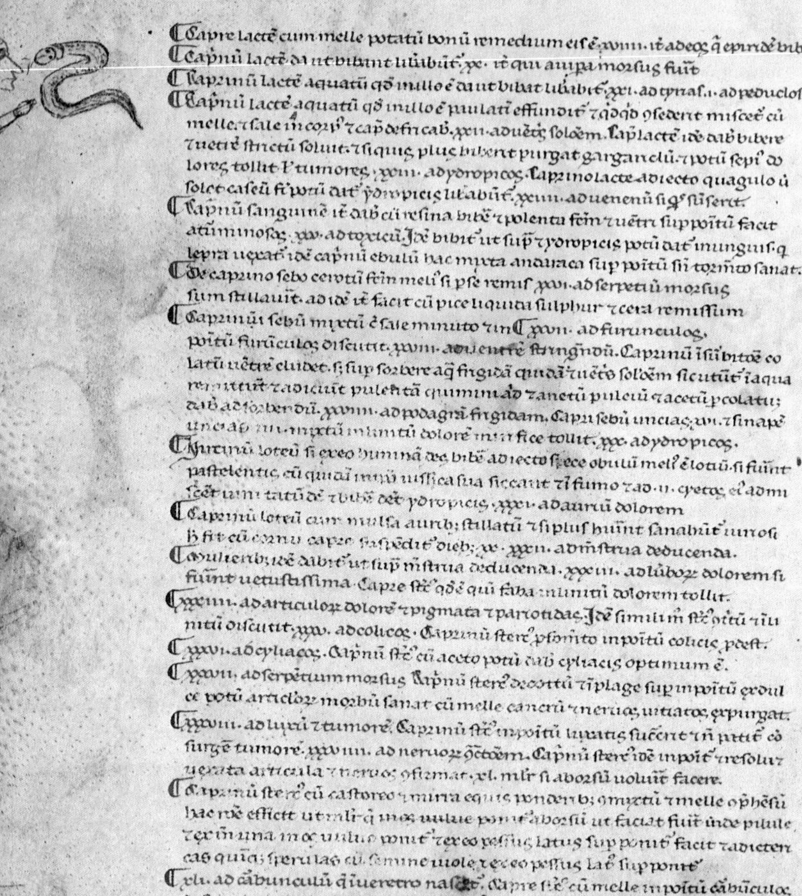

Capre lacte cum melle potatu bonum remedium esse. xviiii. item adeo quod epiticie bibit
Caprinum lacte da ut bibant liberabuntur. xx. item qui a vipera morsus fuit
Caprinum lacte aquatum quod nullo est da ut bibat liberabitur. xxi. ad tyrias .i. ad peduclosos
Caprinum lacte aquatum quod nullo est paulatim effunditur et quod quid consedent miscetur cum
melle et sale in corpus et caput defricabis. xxii. ad ventris solutionem. Caprinum lacte idem dabis bibere
et ventrem strictum solvit. et si quis plus biberit purgat garganellum et potum sepius do
lores tollit vel tumores. xxiii. ad ydropicos. Caprino lacte adiecto quagulo unde
solet caseum fieri potum datur ydropicis liberabuntur. xxiiii. ad venenum si quis sumserit.
Caprinum sanguinem item dabis cum resina bibere et polenta feminis et ventri suppositum facit
[illegible]. xxv. ad toxicum. Idem bibitur ut supra et ydropicis potum datur in unguinis quod
lepra vexatur idem caprinum ebulum hac mixta andracha suppositum [illegible] sanat.
De caprino sebo cerotum feminis melius si ipse remis. xxvi. ad serpentium morsus
sum stillavit. ad idem item facit cum pice liquida sulphur et cera remissum
Caprinum sebum mixtum cum sale minuto et in [illegible] xxvii. ad furunculos.
positum furunculos discutit. xxviii. ad ventrem stringendum. Caprinum [illegible]
latum ventrem eludet. si super sorbere aquam frigidam quidam ventris solutionem sicut vitium in aqua
[illegible] et adiciunt pulentam quiminum ad [illegible] puleium et acetum percolatum
dabis ad sorbendum. xxviiii. ad podagram frigidam. Caprinum sebum uncias .xvi. et sinape
uncias [illegible] mixtum [illegible] dolorem [illegible] tollit. xxx. ad ydropicos.
Hircinum lotium si ex eo humana [illegible] bibere adiecto [illegible] obulum melius est lotum. si fiunt
pastelentis cum quidam [illegible] vessica sua siccavit et in fumo et ad .ii. ciatos ei admi
scetur [illegible] datum et bibere det ydropicis. xxxi. ad aurium dolorem
Caprinum lotium cum mulsa auribus stillatum et si plus fiunt sanabuntur unde si
hoc fit cum cornu capre [illegible] diebus .xx. xxxii. ad menstrua deducenda.
Mulieribus idem dabitur ut supra menstrua deducenda. xxxiii. ad lumborum dolorem si
fiunt vetustissima. Capre stercus quod est quasi faba [illegible] dolorem tollit.
xxxiiii. ad articulorum dolorem et pigmata et parotidas. Idem similiter stercus [illegible]
nitum discutit. xxxv. ad colicos. Caprinum stercus [illegible] inpositum colicis prodest.
xxxvi. ad cyliacos. Caprinum stercus cum aceto potum dabis cyliacis optimum est.
xxxvii. ad serpentium morsus. Caprinum stercus decoctum et in plage suppositum [illegible]
ce potum articulorum morbum sanat cum melle cancrum et nervos vitiatos expurgat.
xxxviii. ad lyvum et tumorem. Caprinum stercus inpositum lyvatis [illegible] et in [illegible] co
surgere tumorem. xxxviiii. ad nervorum contractionem. Caprinum stercus idem inpositum et resolutum
vexata articula et nervos confirmat. xl. mulier si abortum voluit facere.
Caprinum stercus cum castoreo et mirra equis ponderibus commixtum et melle [illegible]
hac [illegible] efficit [illegible] ut faciat fiunt inde pilule
et ex una in os vulve ponitur et ex eo pessus latus supponitur facit [illegible]
cas quinque [illegible] cum semine [illegible] et ex eo pessus latus supponitur
xli. ad carbunculum qui in veretro nascitur. Capre stercus cum melle inpositum carbunculos
discutit. xlii. ad alopitias. Capre stercus cum vino inpositum alopitiis sedante
debent [illegible] xliii. ad infantes qui fatasma vexantur. Capre stercus in panno in
volutum et collo suspensum remedium est infantibus qui fantasma patiuntur.
xliiii. ut dentes candidos facias. Capri tali combusti [illegible] dentes perfricabis candi
di dentes fiunt. xlv. ad caducos. Carnem capri [illegible] super rogum [illegible] assatur
sumpta caducis remedium [illegible] combusta caro cum aqua suppuratione [illegible]
discutit [illegible] xlvi. ad alopitias. Caprinas ungulas combustas et
pice liquida [illegible] alopitias sanat omnia [illegible] efficatia
[illegible] hircus [illegible] solum antecedat.

de puero. aut virgine.

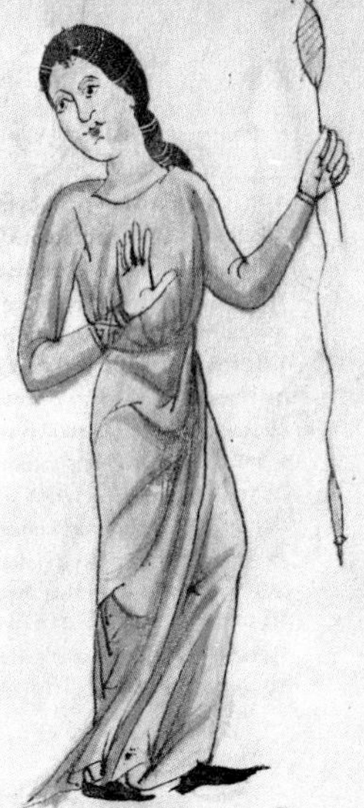

Pueris et virginis loteū inunguēs eos ter. I. de homine ad oclorum albuginē.
tenuat et leucomatū et lacrimatoriū non insanabile effic et aliquatenus bila
nitate et angulorum aspritudinē sedat. fecis lotei sicce eadē aspritudinē sedat.
et pruriginem pelles eicuit infusū aur. cle quia plus hit remediū est totis copis.
II. loteū infantis eo sb in foueariis locū punct ab ape aū a uespa aū a scabrone.
ubi puncti sunt remediat. III. ad podagrā. Pueris primi capilli a natiuitate
capillos si pedib; dolentib; impositi fuerint sanabunt. V. mlr ut n̄ concipiat.
Si pueris dens annorum VII. inclusus auro aū argento et brachio suspensus effic ne mlr
n̄ concipiat. VI. ad elefantiā. Pueris lotiū si biberint liberabunt. Incipientē elefantiā
emendat. VII. item idem in cipreo murtario et cipreo pistillo. loteū pueris gttū aurum
consolidat. VIII. ut mlr concipiat. Infantis masculi qui primum enatus mittet supposite
locis mlris conceptionem fac. VIIII. ad canis morsus. Infantis capilli cū aceto imposita
canis morsū sine tumore sanat. et seruat et in capite ulcera emendat. X. ad ignem dolores.
Inguinū reprimit qui eas sub in n̄ sua tetigerit. XI. item affert remediū inguinib;.
Si pollicē tuū in pede cū digito qui iuxta est alligauis. XII. ad lippitudines.
Hos quicumq; cruora sua lauerit et de orsū ad pedes aq deduxit et de utras manus oculos
sub in tetigerit n̄ lippiet. XIII. ad calculosos. De hoib; in uesica calculosos excus
sos .i. chirurgica sublato te ex aceto aū uino creto uno calculosis dat. aū hs q
difficile urinā faciunt et calculū frangat in urina si possit sine tormento.
XIIII. idem dicimus face ad colū. Suspensus et tardū sanat. XV. ut mlr cito pariat.
Homo uir si soluat semicitū suū et eā percingat et dicat ego desacs explicate laborantē.
XVI. ad capitis et corporis exulceratoem fursures. Hois loteo admixtū nitū et in
positū oīa uitia sup scripta sanat l emdat. Item callū muerectro extenuat et sim
liu sepius foueas. XVII. ad maclas de facie tollendas a sole fctas aū a se natas.
Cum loteo hebū maceratū et sb in impositū pfcte maculas abstergit.

Exxin. adpſtulum mlıng. fient ſi eo ſe ſepıus loreo lauent. xxun. admaclas ıſitetur
Cgs ınfacıe aut toto corpe naſcit. aracelle q̃ cruſta celoreo duient fiacte rcotte ıbul
neo cu ınſcıte ereo ũuengora ſuꝑ ſepta emdat. xx. adpbuſtu. Eande ſcẽ ıluıta ın
lınteolo z ſpıta obuſtte puſtellas ũ ſınet ſurge ſımıllımo ınpoſtte ſcorpıonıs ſe
dat ıctuſ xer. adeamg. rabıoſi morſu. Ide fece lorei mlınıta aeamg. rabıoſi morſu
lılıtur ſi cu catone unıg. umorıg de erã ınpoſta ſırqueñ adlure e humore q̃ exſtte
poſtea. de ñ cu curato delebıt. adponı dũ exındıcat eıcatce. xen. mũ uñ opepıat.
Cbpadonıe loreo tramartei cabones. xerterı. zıumtı pellıcula mlıce pracheo ſuſſi
ſi eſſie ũ mır ñ xcipıat. xun. adfebres acermas. Jueſtıgıo ſpadonıe deſcodtee
acanua ſiſuſtulent q̃ lıbet dıcat tollete ũ ılle graũ ſebrıbz lılıut z nolab egnı
ad cuı bracheo ſuſꝑſı. ſoe adıolognıs adad ſi ſtulens. xun. adeancerꝓmata.
Cbomıe ſterẽ obuſtu zıuıteıa cancoroſa z ıſanabılı aſſıngıt eo magno remedıo
utıle qd melı appellat brotex. xx. adttıanas. Ipı egnı ſterẽ ſınıſtramanu ſubla
tu obuıat. z ıpamo corarıo acta mlıgat. z ızıſto brachıo an oıa acceſſıonıſ ſu
ſpendıt. xux. mlıng ꝑ partıi ſedat eſerunt.
Cbe loreo det ſuıbẽ guſtet ſtatı ſecundas ſubſequunt

C De gatto.

Catte ſterẽ ſi cu ſtınaꝓe equıg ꝓnderıb. ex aceto ꝓtitu. ı. adcapıtıs alopıti ac
umpoſiti capnıg alopıtıas ſanat. ıı. adpſtulum expartu. Catte ſterẽ creſina z
roſa ſuppatıi repmıt. ııı. Sıquıg ſpına gluttıerıt. Catte ſterẽ ꝓtitu z mlıntti
faucıb. eı ſi ñ dıffıcultate exırent ſpına. ıuı. adquattanas. Catte ſterẽ e angula
buboıng ıncollo ꝑ brachıo ſuſpeſi ꝑtırtına ſpſe ſpına acceſſıoõm dıſcutıt ꝓtırtanas.
rıude ñe fetlınet ıllud ſoluerı

C de glinbus

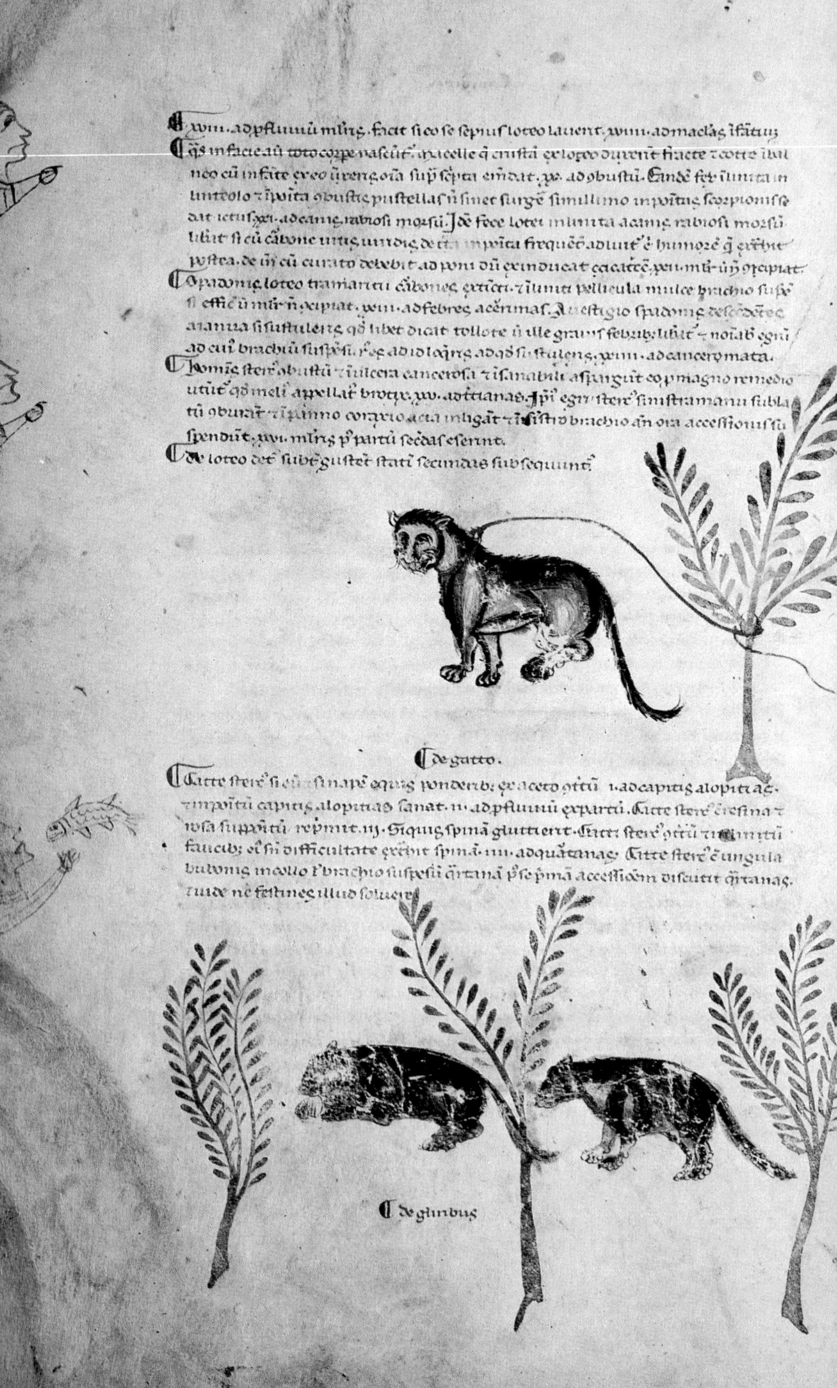

Gliris adipes remedium adfert his qui parlisi temptantur. i. ad eos qui paralisin temtantur.
Glires et iunces conbusti cinis eorum melle admixtum et coctum. ii. ad claritatem oculorum. die mane gustet. iii. item aliter. Adipes gliris cum melle attico et opobalsamo equis ponderibus: facit egregie si quis de eo inunguatur. iiii. ad somnum qui non dormiunt.
Glires adipe frontem vel tempora inungues statim obdormiunt.

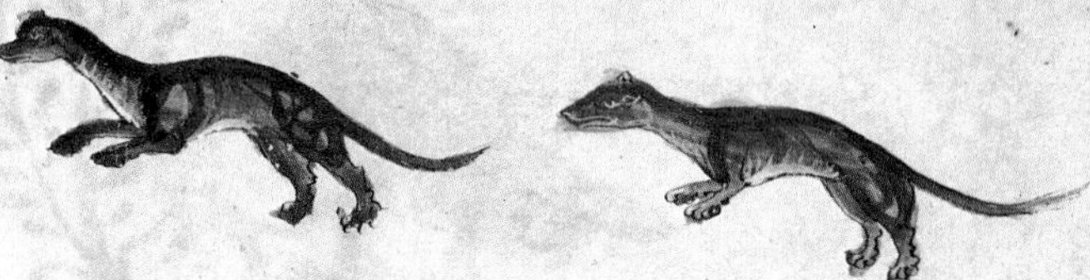

De mustelis.

Mustelam conburis et eius cinus et sanguinem eius in i. ad elefanticos. unum inmixtum unies

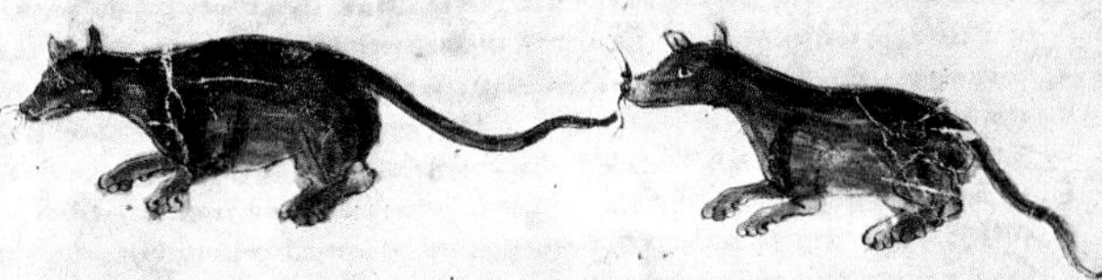

De muribus.

Murium capita decem cum auris decem cum melle mixta i. ad oculorum dolorem. et plumate supta pones decem faciunt oculorum claritatem. ii. debet polices e medicamine yare interius linire. De uno veteri evulsioe, ad sup iii. pulli eorum tenericio pilis non sinit recrescere. iiii. mulier ut non concipiat.
Muri iuvenci corum exceptum et brachio mulieris suspensum efficit ut non concipiat. iii.

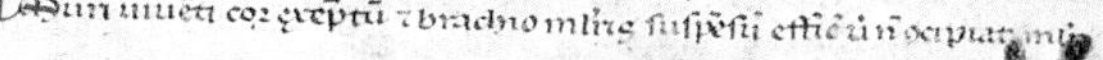

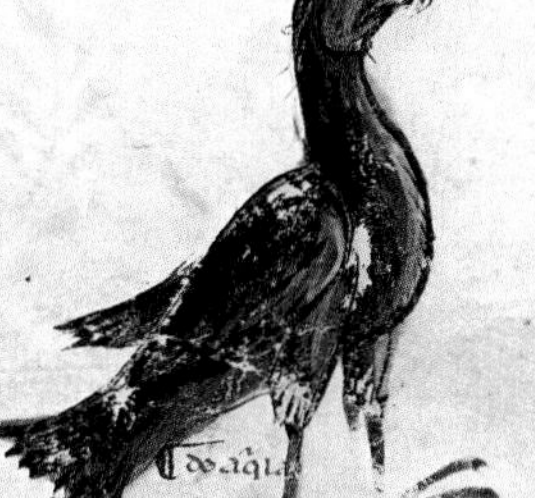

De aquila.

Aquile fel mixtum cum melle attico inunges [illegible]. i. ad oculorum suffusionem. procedit qui hoc medicamento [illegible] i. auditui [illegible] mixtum cum melli attici obtemperatum faciat [illegible]. ii. ad sciadem. Aquile ab articulamenta [illegible] feminibus pes si sciaden. i. [illegible] dolorem emendat si in hoc tertio dextro dextrum sinister.

Alapide qd filacteriu ignantib; ee lapide q̅ in alit ā n̅o parit ut ocupat.
inuentre el aut limdo inuctus fuit q̅ quidā n̅o el aial si plumis qd idigeat
putat qd uocat ꝛoc. cui uim ꝛ nom h̅t ettee.

¶ de uulture.

Vulturis pinas si gburis fugab̅ ee serpentes. ¶ ii de uulture ad fugādos serpentes.
Vulturis ossu de capite suspesu collo capitis dolore sanat ¶ ii ad capitis dolore.
iii Ide facit cerebru el si gmiscas cu oleo cedrino ꝛ in nares sēinde tanges.
Vulturis iecur parte dextra si suspēse aliqd iiii ad ocubitu upartios si
id meute giues alligatu suspendens ad ocubitu paratior ens. v. ad caducos.
Vulturis iecur totu sanguine iṗi uilture ortu ꝛ pdies. viii caduco bibe dabis
emitat vi. ad caligine ocdos. uulture fehi myrtu cu suco mārubio ee caliginem
discutit ꝛ incipiente suffuscē n̅ patit insistere. vii. ad neruox dolore ꝛ articlos.
Vultur adipe ꝛuecrulu cu axungia myrtus omne neruox tollit ꝛ articlā osforta
colligatu in lupina pelle ꝛ ibrachio liges nullu medicamtu vm. corṗi uulturis
noce ꝛ potent nec spēs. nec latio nec ulla malitia n̅ quidē fantasma scies pherimu
te qui fac. viii. ad ydropicos. Vulturis stere cu albore stere canis myrtu ꝛ serratru
n̅ ꝛ inaqua emuistrū maceratu ꝓolatu dais ydropicis pieis bibe. i. qui aq̅ inte cu
te h̅t hispaniis in potoē diluispiuē draginū. essanq dizginū. h̅ magnū aunt cane
humana pistu ꝛdatu caducis remediu tonu ē. ꝛ iꝛ pssaros subpectous el cera obli
tu ita ut liquore capiat. si cedris ibi cotide bibē inuertio ꝓost ueratis. vi. addi
Vulturis pinnas si pedib; subiecens efficat ū si labore parti Officiale parietes
ocano. xii. iꝛ. Si depinna el dētes ꝛ purgauis os, ꝛ male olebit
Vulturio uiuo excissā medullam bibē xiii. ad peduclosos qd greci ptiriasi dicut.
eriuna dabis.

¶ de acceptore.

¶ cura el ad suffusioē ꝛ caliginem. iꝛ oculos
¶ Acceptor inoleo sucino decottus inuictis si calig iē discutit

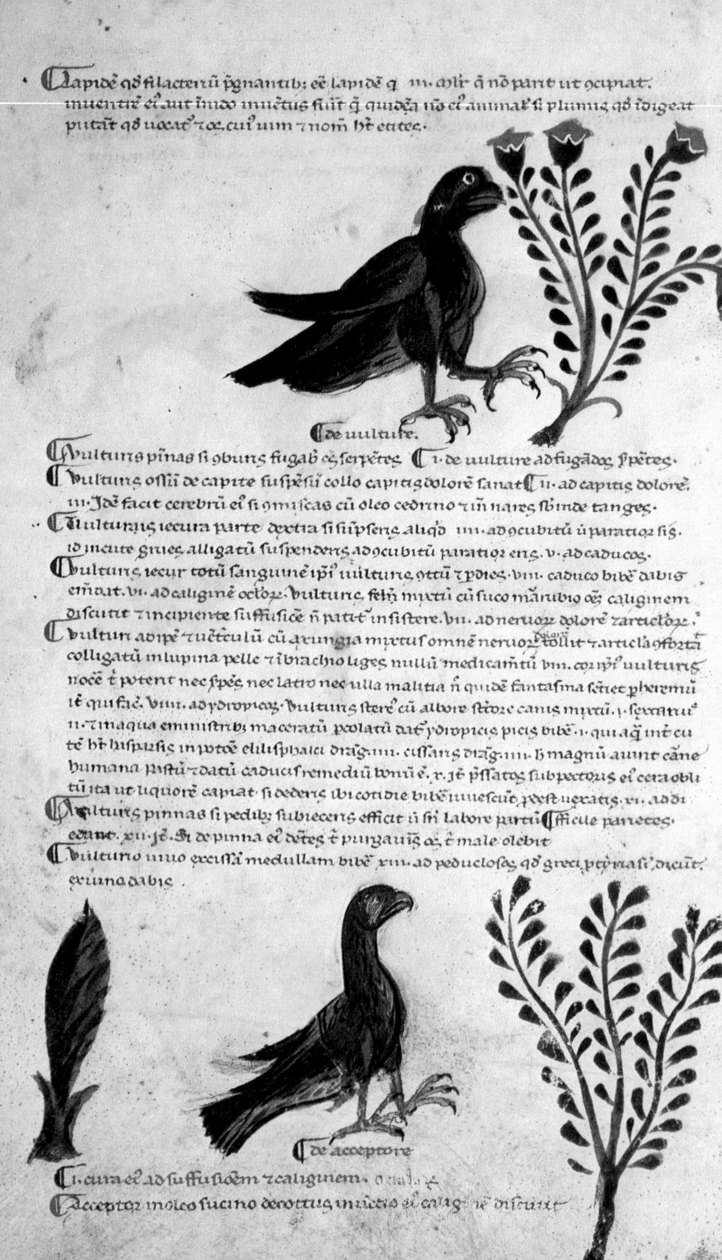

de gruge

Gruis adipes cũ adipe anserino remissũ locoꝝ dñi .i. ad durities ꝛ ꝯceptões s. ritias emẽdat .ii. ad idem. In acopa coicit̃ cerebrũ eĩ cũ adipe anserino ꝛ leonis dragmis tb; murre folio obolo reponit̃ in argẽto uł uitreo vase . . . ĩn uir ꝯiunget̃ ñ suã añ coitũ ꝛ ut possit mlr̃ ꝯcipe que nõ ꝯcipit.

de pdice.

Perdicis cerebrũ cũ uino cyatis .iii. potũ dab̃ ad morbum regium . . . mirifice morbũ regiũ curat .ii. ad caliginẽ incipiẽtẽ ꝛ suffusiões ꝛ leucomata

Hec ꝯposito uera uehemẽs ẽ ꝛ quo frequẽt̃ neq; ipĩ temptauimũ. perdicis fel uissicula ipsa . . . aromatices . . . cyatũ unũ . cypri sidonie cyatũ dimi diũ . . . diligent̃ ꝛ reponis ĩ stagneo siuẽ argẽteo ꝛ d in un gueb . . . ꝛ uidet quis, passus ñ uideat s; tñ si pupillã integrã hab; siñ diffi cultate curabit̃ h; neq; ipĩ frequẽt̃ temptauimus.

de coruo

Coruũ oua capillos . . . inficiet defũdiõ ouis in .i. ad capillos denigrandos uasculo cyprino ꝛ tã diu mouet̃ donec mutet colorẽ de ĩn radit̃ cap̃ ꝛ ĩn linitur donec ouũ ꝯsumat̃. debebit aũt tã diu in ore oleũ tenẽ donec sicceseat ne dentes ĩnigrescat. de ĩn cap̃ alliget̃ ꝛ p̃ diẽ quartũ soluat ꝛ h effic̃ ne caniũ q. crescant .ii. Corui cerebrũ de pane collectũ si crose si dederis sequit̃ te .iii. ad tussi ĩsatiũ.

Corui stẽ lana collectũ si ĩsati tenẽti tollis tetigis remediab̃ eũ .iiii. It cauo dẽti infusũ suppositũ g. dẽtẽ rũpit ꝛ tollit dolorẽ

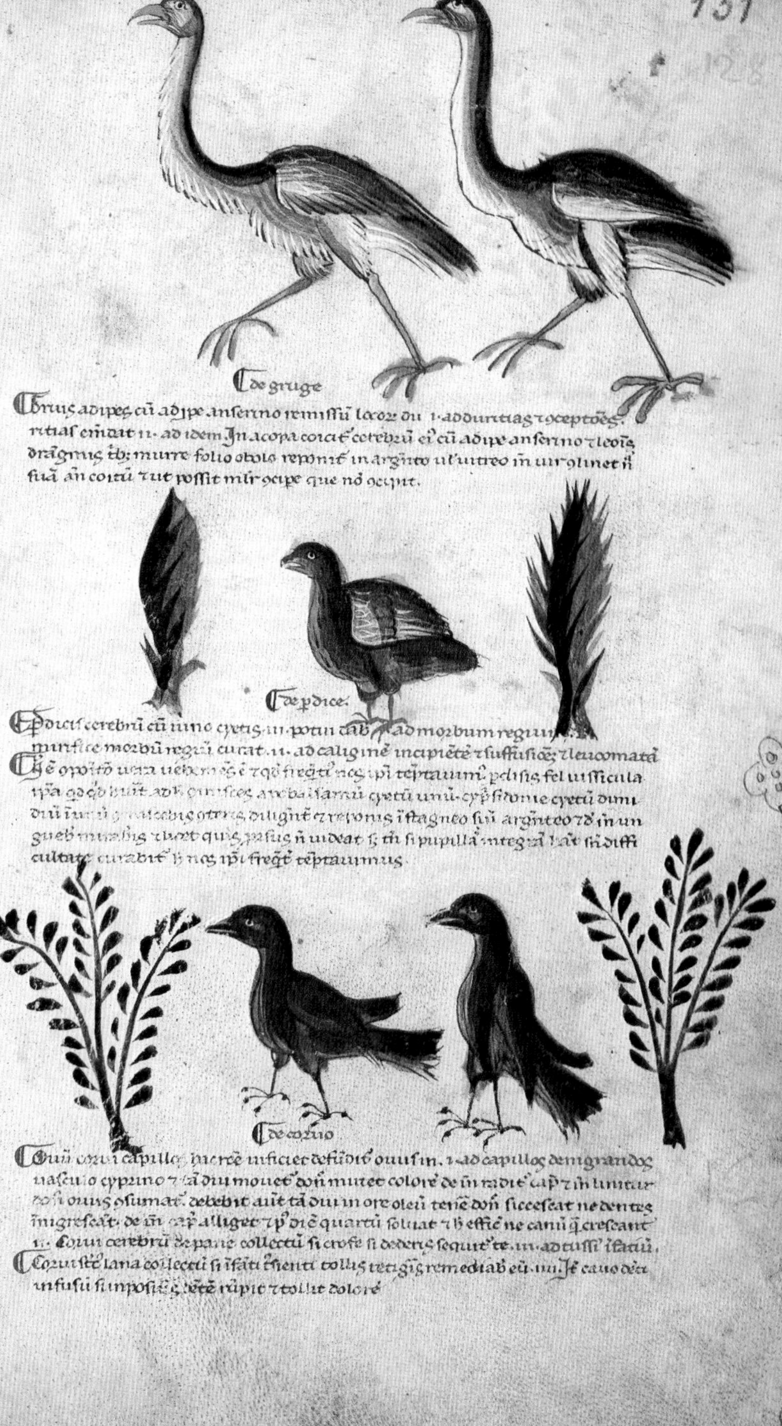

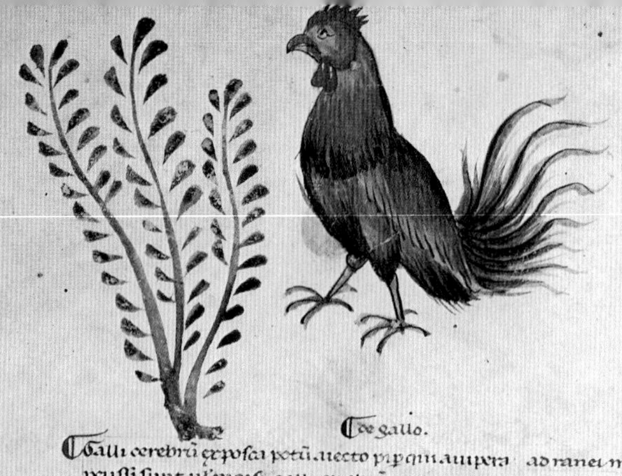

De gallo.

Galli cerebrum ex posca potum, uecto piperi cum aqua pura. ad ranei morsum.
percussi sunt uel morsi. galli cerebrum ex uino potui datur. ii. ad cicatrices et leucomata.
Sanguinem galli ex membrano qui cerebrum continet et fluctum compinet et thelargemie cicatrices oculis extenuat si quis eos cum aqua inunguat addit et ... idem facit ad
suffusionem et leucomata. iii. ad caducos. Galli testiculos poti cum aqua et lacte et uino dabis bibere abstentus aut a uino diebus decem caducis remedium est. iiii. Debent
autem testiculi sicci. mensuratim ... cum fuerint necessarii continuo sumere poti efficiunt ut quamuis uoluerint
plus sibi minima bibant. v. ad concubitum excitandum. Galli testiculum cum adipe anserino in arietis pelle brachio suspensum concubitum excitat suppositus lecto cum ipso
sanguine efficiunt ne concubit homo qui iacuit. vi. ad aurium successiones.
In pulli uentriculum intrinsecus pellicula que est ex uino tritum auricularum successiones emendat
Eidem in membrana aca cum exiguo tolle et oleum et dabis uen. vii. ad uentrem stringendum.
tritum eluit et omnem humorem exsiccat utique quae illum tussientes excitant.
Cortex potum eodem ... super calculosis remedium est et viii. ad calculosos.
frangit et primum eicit. viiii. ius ueteri galli potus uentrem soluit.
Si immittas in uentre eius sal ... vi. et si cum toto ... pote ... psale in uentre eius
sardinam ut cerebrum mittere. x. ... similiter in ... sale ... adiecerisque ... quae super ... est
est preclarum erit remedium hiis qui ad concubitum biberint. xi. ad canis morsum et furunculum
Galli stercore infirmum positum cum aceto sanat et furunculos discutit.
xii. ad capitis dolorem sedandum. Si gallinacium ... teneat hiis qui dolorem ... et per
tota die eius ... pinnas ... linteolo alligatas ad ... suppositas sanat ... stercus
eius fracta fictilia consolidat.

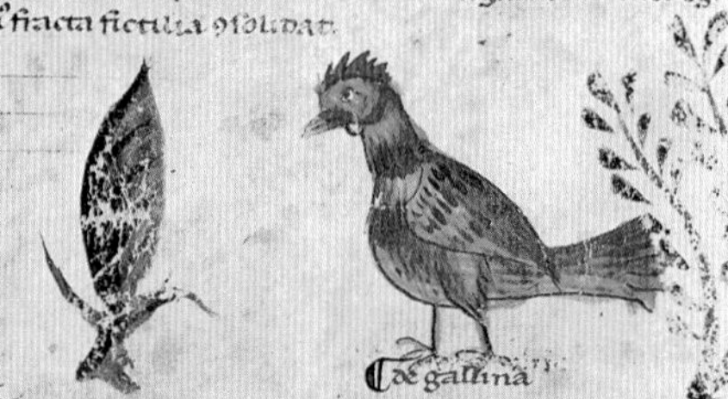

De gallina

Galline ouum notissimum ... est ... ad ... oculorum. i. ad punctiones oculorum.
dolorem cum album infusum in oculis sedat punctiones. ii. ad lacrimas oculorum restringendas.
Est ... collirium ... cum ... lana galli ... et temporibus ... imponas.
... fluentes lacrimas continet et facit somnum si exiguum oleum adicias. iii. ad tussim
Ouum sorbile combustum datum tussientibus remedium est. iiii. Item idem sorbiles ...
... in uno coclearo. i. maxime infantibus tussientibus prodest. v. ad ignem sacrum.
Ouum crudum ... ferro ... super folium ... imponis. vi. ad pruriginem.
Galline oua mixta cum oleo cedrino et oleo ... pollinem. vii. ad difficile petere

Oua duo & nuce pusillū. it anetū & cyminū cū uino mixtū da ut bibat signittū
dū bibent otinuo parit. viii. ad eminosos. Ouū infundes in uas & id potam
oui ī oleo plenū. siliter adicies cortice pini drag. dimidiā & croci cypri ē dragma
mellis obulus. v. in uino omnia commisceb & recoque uaso ponis in cinere calido
ū subferueat cū coeperit contrahe dab bibe h incipieti terminib; uelocit sanat in
ueterata tarde. viiii. ad pfluuiū mlris. Galline ouū ū totū combustū & ī uino
mixtū inliniens, poest. x. ad tumore inguinis factū & ragadia q ī pedib nascunt.
Ouor duor albū & cerusa drag. ii. & nuce pusillū ī unū terunt & in corpus lini
t. sumā re expiens. xi. ad phel q a sole nascunt. Oua macerata ī aceto ita ū po
tamine consumptao mēbrana pareat & apta ū tātū albū eor effluat ad q tum
adicit farina & pollinis qd satis fuit tātudē & tunes granū. De in h oua contta
ī uino melle conphendent in linit facies si re musmatori corporis testes se.

xii. ad musma toti corpis. Ouor albū musma si cū duob; sextariis. falx febre
firese confrictū & in sole siccatū mulieris ē [illegible] oui sbtilitas albū oui ū cū cal
ce mixta uitrea uasa solidat. xiii. ad dolore mlrū. In ouor decotti ē sale lacte
exiguo & cerei ī lana mlrī inductū & inpositū sedat. xiiii. It cū passo & rosa mix
tū in lana collectū adide faciunt. xv. It ad omne oclor tumore. ide faciunt ū sup

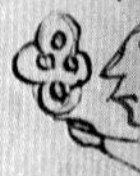

xvi. ad loca mlrū & amicularū. Oua conmixta cū apii sem & polēta & aqua mulsa
& īposita fac & ad tussim ouū si tepefcm supsorbeatis ieiun. xvii. ad arduram stoāchi & siti.
Ouius crud si obsorbeat siti compescit. xviii. ad eos qui sāguine excreant. feqs
Ide dat ouor quinq; uitelli crudi & mixti uini cyatis. iii. xviiii. ad liuores & tuores
Oui uitellū ex aqua coctū p se & īpositū oēs liuores tollit. xx. ad eos q cibū n continet.
Anū dragmas & solidū uitellū decottū & uini hemina & exolo hemina una fi
sa polēta ieiun edat, poest. xxi. ad pfluuiū mlris. Oui potam contin cū oleo
myrtino tītū & locis mlrū in modū pessi suppositū lauat. xxii. ad pustellas oclor
Galline adipes oclis [illegible]ntib; pustellas oppositū pustellas reprimit
xxiii. ad coli dolore pedes agenib; galline. Fecusq decottis dab cū sale & oleo coli do
lore fortit desinit. xxiiii. ad p'niones & a scorpionis ict.
Ide stere ad p'niones & scorpionis ictus fac inpositus.

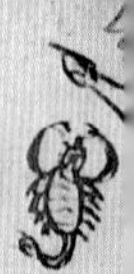

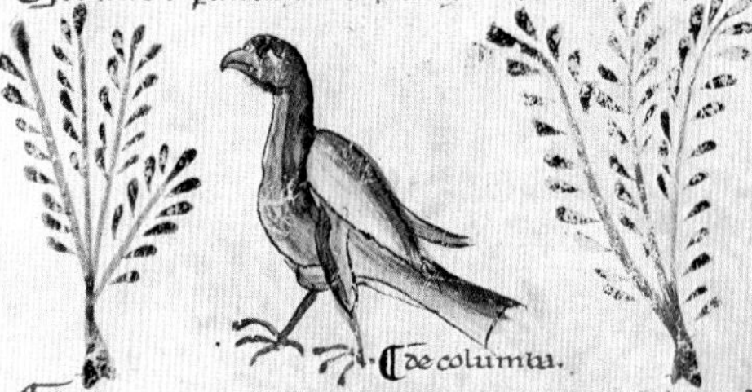

De columba.

Columbi uiua insecta & morsui apposita optime fac. i. ad oīu spētiū morsus.
ii. ad suffusione sanguinis ī oclis ex ictu. Columbe sanguis recēs subiti īfusus
optime fac. Debet [illegible] sanguis [illegible] & cū melle decott mixt sup
oclos, poest & ualde optimū. iii. ad sanguine fluēte. Columbe sāguis c membranū

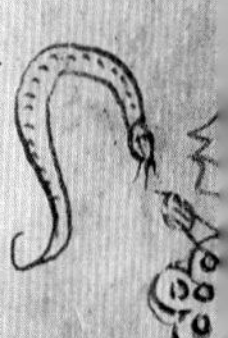

cerebri contin; sanguine [illegible] retin. iiii. ad omne duritiā. Columbe ste sit uirec
oēs duritias discutit & tumore exsiccat & id admisces oleū [illegible] ad eā faciētib
aiunt si ēca codice uitis ardens alere & siccare umore supuaciū nec nasci le
stiolas isde codicib; ut solet.

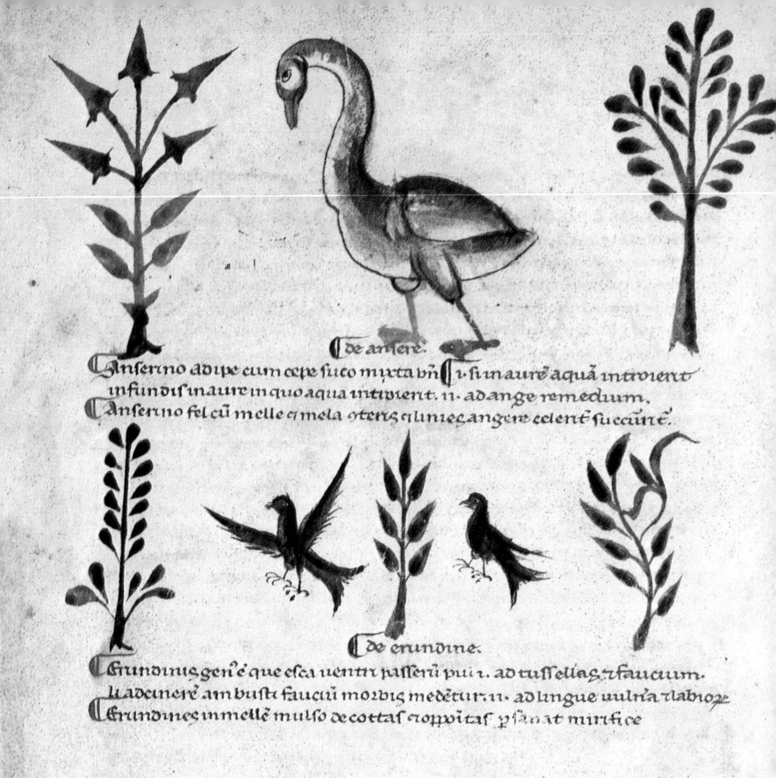

De ansere.

Anserino adipe cum cepe suco mixta ūn I. si in aurē aquā introierit infundis in aure in quo aqua intrierit. II. ad ange remedium.

Anserino fel cū melle et mela cōteris et linies angere celerit̄ succurrē.

De erundine.

Erundinis gen̄ ē que esca uentri passerū pull. ad tussellas et faucium. li ad cinerē ambusti faucuū morbis medētur. II. ad lingue uulnra et labior̄

Erundines in mellē mulso decottas et oppoitas p sanat mirifice

Liber medicine. Sexti placiti ex animalib;

DIO
SCO
RUS

In hoc libro dioscoridis continentur herbas feminas
numero lxxi utilissimas pro usu medicine et canones
subter scripte sunt.

Prima herba ecinum.
facit ad emopticos et celiacos et sto
macicos. ad provocandam urinam et humores
auferendos. ad dolores dentium sedandos.
ad spasmum infantium. ad morsum serpentis.
ad fugandos serpentes. II. herba buglossos.
facit ad hilaritatem convivii. III. herba acati
facit ad combustum luxatos. ventrem movet. et
urinam. ptisicos sanat. venasque intersec
ruptas sanat. IIII. helelisfacos. facit uri
nam menstrua. fetum movet. pastinace mari
ne percussum curat. sanguinem vulnerum sistit.
serpentium morsus ~~sanat~~ veteres et putredi
nes purgat. hulcosum sinus glutinat prurigi
nem verendorum vicius sedat. V. herba cymi
ni. facit ad inflationes intestinorum sedat su
spiriosis prodest. serpentium ictus sanat. testiu
tumores curat. humores mirum contrahit.
manantem sanguinem sistit apollori contra istu
VI. herba cameleon. lumbricos latos educit
hydropicos desiccat ... urine
ne difficultates solvit visum exacuit. VII.
herba herpillos. menstrua movet. urinas pro
vocat tortiones et letigines viscerum omnino
ruptis prodest. iocinerum dolores sanat. serpenti
um ictus curat. capitis dolorem sedat. freneticis
et letargicis prodest. et sanguinem vomentibus.
VIII. herba camedrium. omnis vitiatis tussis
plenis diuretice urine difficultate hydropicis in
cipientes medetur. menstrua et fetus mortuos
evocat. serpentium morsus curat ulcera veteri
purgat et sanat caliginem detergit. VIIII. her
ba poligonos. emopticis vetus solidis cole
ricis urina difficultates. serpentium morsu
efficaciter medetur. periodici febribus prodest. tumo
res muliebres et genitalibus fluxum reprimit
auribus subvenit. veterum ulcera curat. stoma
chi fervorem reprimit. sanguinem vomentibus vulnera

recentia ignem sacrum sanat.
X. herba sansucon. hydropem incipi
entem reprimit. urine difficultatem inte
stinorum tortiones curat. collectiones rumpit
menstrua movet. scorpionum ictus sanat. arti
culis luxatis prodest. oculorum tumores et fervores
mitigat. XI. herba cestros. ad ignem sacrum
ad putrigines corporis usturas. ad oculorum
fervores. ad impetum podagre. ad corporis usturas.
ad capitis dolorem. ad morsum falangionum
ad disentericos. ad lumbricos. ad fluxum hu
moris mirum continendum. XII. herba aristolo
chia. serpentium morsibus medetur. matricem purgat.
fetus everrentes discutit. XIII. herba sticas. ad vitia
pectoris sananda facit. XIIII. herba adiantos
sive politricos suspiriosis ictericis urine
difficultates curat menstrua movet. calcu
losos frangit ventris fluxum sistit. serpentium morsibus
et canum medetur. alopitias vestit. collectiones
dissolvit. pythiras et acoras capitis abster
git. capillos cadentes continet. XV. herba mandra
gora femina. datur quorum corpus propter curam secandum
est ut hi potione soporati dolorem secture non sentiant.
mala autem ipsius si vel olfacientur vel edantur so
pore torporemque et vocem auferunt faciunt. que
sucus ex cortice et tenere radicis expressus in vase fic
tilis vel sole vel vellentis igniculo quoquitur. ita ut
assidue agitetur donec in crassitudinem mellis
coactum ad medicinam usum reponitur. radices
etiam sicce reservantur plurimis usibus profuture ad fer
vores oculorum ad fervores vulnerum. ad unctiones
et collectiones strangurias. ad ignem sacrum. ad mor
sum serpentis ad gravedinis ad articulorum dolores.
potio herbe accipiatur ut quod secatur non sentiat. XVI. herba
draspis. sucum ipsius fecit ut fella per se et vomitu
expellat sciaticis prodest menstrua mirum aviom...
collectiones et ... super ... expugnatum abigit.
XVII. herba sisimbrium. ad vomitum et caucullum adiuva

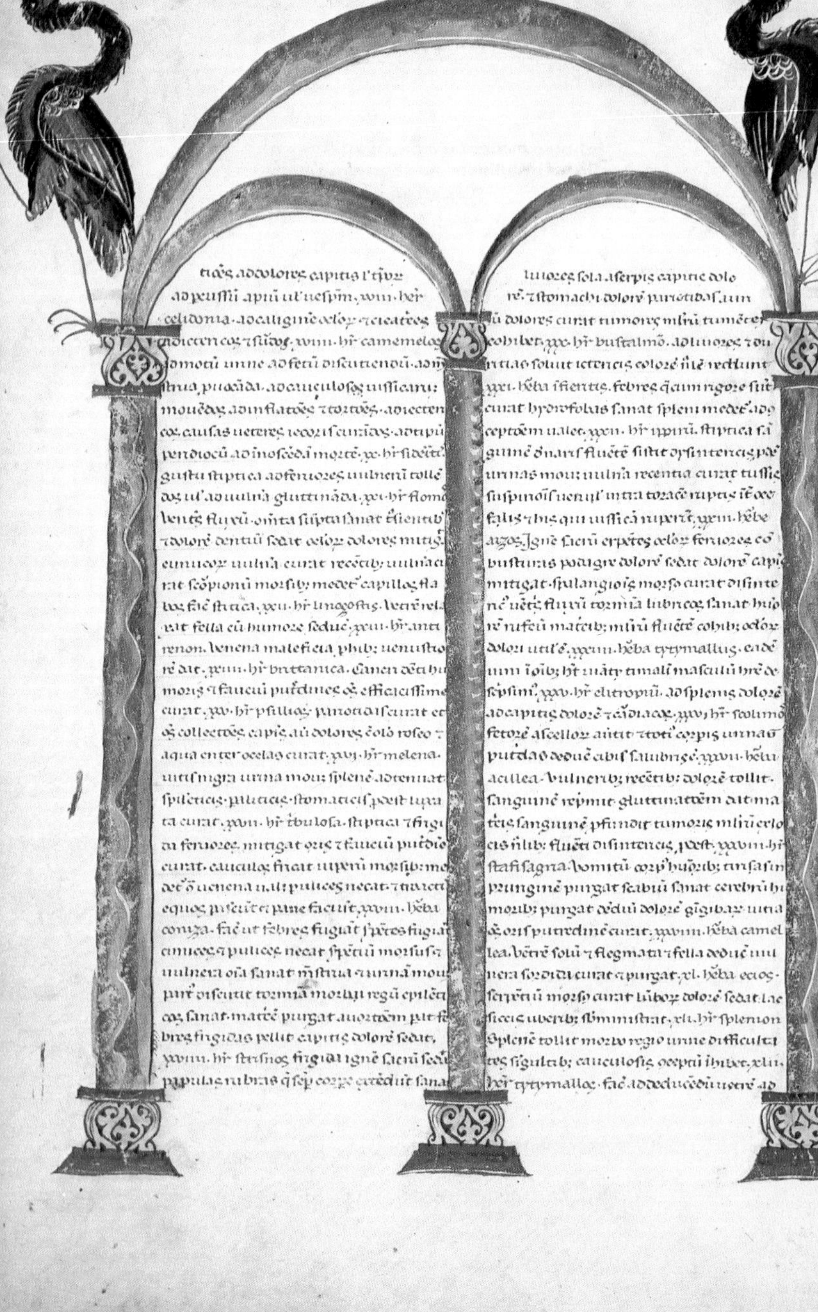

tiones ad dolores capitis l(ege) t(er) sup(ra)
ad percussum apium vel vesparum. xviii. herba
celidonia. ad caliginem oculorum et cicatrices
adiecten eorum et siccitos. xviiii. herba camemelos.
ad motum urine ad fetum discutiendum. ad men
strua provocanda. ad calculosos vessicarum
movendos. ad inflationes et tortiones. adiecten
eorum causas veteres recorrentias. ad tipu
pendiocum ad inoscendam mortem. xx. herba sideritis.
gustu stiptica ad fervores vulnerum tolle
dos vel ad vulnera gluttinanda. xxi. herba flomo
lenites fluxum omnia suppurata sanat efficientibus
et dolorem dentium sedat oculorum dolores mitigat.
eminentiorum vulnera curat recentibus vulnera cu
rat scorpionum morsibus medetur capillos fla
vos facit stittica. xxii. herba lingoglossos. ventrem rela
xat fella cum humore seducet. xxiii. herba anti
renon. venena maleficia plurimis venustio
rem dat. xxiiii. herba brittanica. cancer dentibus hu
moris et faucium putredines oris efficacissime
curat. xxv. herba psillios. parotidas curat et
omnes collectiones capitis aurium dolores cum oleo roseo et
aqua enter ocellas curat. xxvi. herba melena.
uitis nigra urina movet splenem adtenuat
spleneticis paraliticis stomaticis prodest lipira
ta curat. xxvii. herba tribulosa. stiptica et frigi
da fervores mitigat oris et faucium putredines
curat. calculos frangit viperium morsibus me
detur contra venena valet pulices necat et tiracem
equos pascit et panem facit. xxviii. herba
conyza. facit ut febres fugiat serpentes fugiat
cimices et pulices necat serpentium morsus et
vulnera omnia sanat menstrua et urinam movet
partus discutit tormina morbum regium epilenti
cos sanat. matricem purgat abortivum partum fe
bres frigidas pellit capitis dolorem sedat.
xxviiii. herba strignos frigida ignem sacrum sedat
papulas rubras quae semper corpore concedunt sana

livores sola a serpis capitis dolo
rem et stomachi dolorem paroditas aurium
dolores curat tumores mirum tumentes
cohibet. xxx. herba bustalmon. ad livores et vu
lnia solvit ictericis colorem suum reddunt.
xxxi. herba insientis. febres quae cum rigore sunt
curat hydrofobas sanat splenem medetur ad
ceptationem valet. xxxii. herba ipiru. stiptica san
guinem de naris fluentem sistit dysintericis prodest
urinas movet vulnera recentia curat tussie
suspiriosis venis vel intra toracem ruptis item dec
fallis et his qui vessicam ruperunt. xxxiii. herba
aizos. ignem sacrum erpetes oculorum fervores com
bustiras podagrie dolorem sedat dolorem capitis
mitigat. spalangionis morso curat disinte
ricis ventris fluxum tormina lubricos sanat hydro
pi rufeum matricibus mirum fluentem cohibet oculorum
dolori utile est. xxxiiii. herba tytymallus. eadem
vim in omnibus habet in mater timalis masculum habere de
scripsimus. xxxv. herba elitropium. ad splenis dolorem
ad capitis dolorem et cardiacos. xxxvi. herba scolimos
fetorem ascellorum aufert et toti corporis urinas
putidas deducit cibis salubris est. xxxvii. herba
acillea. vulneribus recentibus dolorem tollit.
sanguinem reprimit gluttinationem dat ma
tris sanguinem perfundit tumores mirum exlo
cis illibus fluenti disintericis prodest. xxxviii. herba
stafisagria. vomitum corporibus humoribus tinsasin
per inginem purgat scabium sanat cerebrum hu
moribus purgat dedium dolorem gingivarum uitia
oris putredinem curat. xxxviiii. herba camel
lea. ventrem solvit et flegmatum et fella deducit vul
nera sordida curat et purgat. xl. herba ecios.
serpentium morsus curat lumborum dolorem sedat lac
siccis uberibus subministrat. xli. herba splenion
splenem tollit morbo regio urine difficulta
tes singultibus calculosis conceptum inhibet. xlii.
herba tytymallos. facit ad deducendum ventrem ad

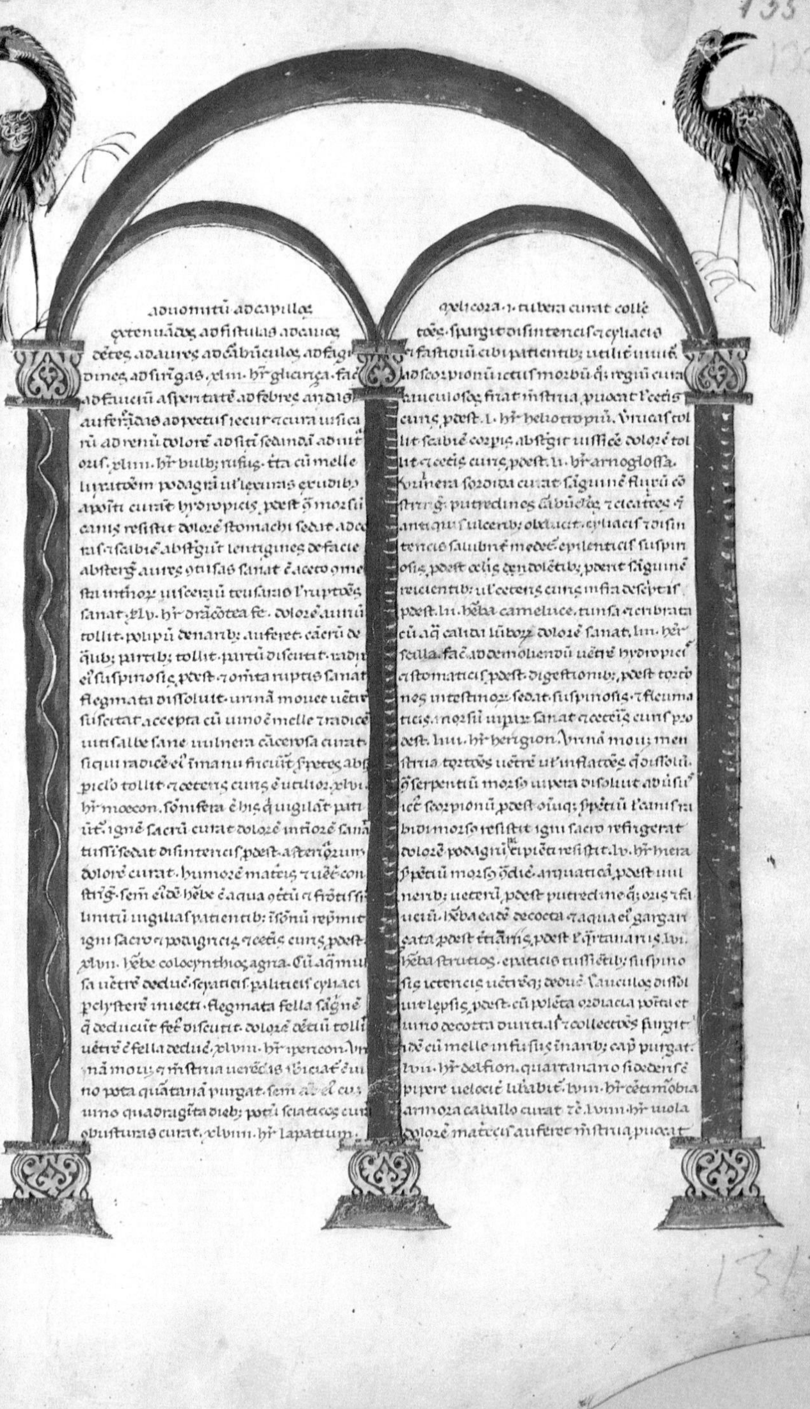

ad uomitū. ad capillos
extenuādos. ad fistulas. ad cancros
dētes. ad aures. ad carbūculos. ad fagi
dines. ad rugas. xliii. hr̄ glicanca. fac
ad faucium asperitatē. ad febres. ardois
aufert ardois ad pectus iecur ⁊ cura uisica
rū ad renū dolorē. ad siti sedandā. ad uit
ous. xliiii. hr̄ bulbus rufus. trita cū melle
liquatoē in podagrā uł lexuris crudibus
apposita curat hydropicis. prodest q̄ morsū
canis resistit. dolorē stomachi sedat. ad ce
tus ⁊ scabiē abstergit. lentigines de facie
absterg̃. aures contusas sanat ē aceto cōme
stū in thorace uiscerū tensurio ł ruptoēs
sanat. xlv. hr̄ dracōtea sc. dolorē aurium
tollit. polipū de naribus aufert. cācrū de
quibus partibus tollit. partū discutit. radix
eius suspiriosis prodest ⁊ omita ruptis sanat
flegmata dissoluit. urinā mouet. uētr̄
suscitat. accepta cū uino ē melle ⁊ radicē
uti salbe sane uulnera cācerosa curat.
si quis radicē eius ī manu fricuerit serpētes abs
picio tollit ⁊ ceteris curis ē utilior. xlvi.
hr̄ moecon. somnifera ē his qui uigilant pati
untur. ignē sacrū curat. dolorē interiorē sana
tussi sedat. disintericis prodest. asterorum
dolorē curat. humorē matris ⁊ uētrē con
stringit. semen eidē hebe ē aqua contritū ⁊ frontis si
linitū uigilias patientib; in somnū reprimit
igni sacro ⁊ podagricis ⁊ ceteris curis prodest.
xlvii. hebe colocynthios agria. cū aq̄ mul
sa uētrē deducē. sciaticis. paliticis. cyliaci
pclysterē iniecti. flegmata fella sanguinē
q̄ deducere fec discutit. dolorē dētiū tolli
uētrē ē fella deducē. xlviii. hr̄ ipericon. ur
inā mouet ⁊ menstrua uerecūdis incitat ē ui
no pota quartanā purgat. semen ab el cum
uino quadraginta dieb; potū sciaticos cur
obusturas curat. xlviiii. hr̄ lapatium.

et helicora. i. tubera curat. colle
ctoēs spargit. disintericis ⁊ cyliacis
⁊ fastidiū cibi patientib; utilit̄ inuenit
ad scorpionū ictus. morbū q̄ regiū cura
ranculosos finat. menstrua prouocat ł ceteris
curis prodest. l. hr̄ heliotropiū. uiruas tol
lit. scabiē corporis abstergit. uissicē dolorē tol
lit ⁊ ceteris curis prodest. li. hr̄ arnoglossa.
uulnera sordida curat. sanguinē fluxū cō
stringit. putredines carbūculos ⁊ cicatrices ⁊
antiquis ulcerib; obducit. cyliacis ⁊ disin
tericis salubrit̄ medet. epilenticis suspiri
osis prodest. celis cūn dolētib; prodest sanguinē
reicientib; uł ceteris curis infra descriptis
prodest. lii. hēba camelice. tunsa ⁊ cribrata
cū aq̄ calida lūborū dolorē sanat. liii. hēr
scilla. fac ad demoliendū uētrē hydropici
⁊ stomaticis prodest. digestionib; prodest tortio
nes intestinorū sedat. suspiriosis ⁊ fleuma
ticis ⁊ morsū uipare sanat ⁊ ceteris curis pro
dest. liiii. hr̄ herigion. urinā mouet; men
strua tortoēs uētrē uł inflatoēs eius dissolu.
q̄ serpentiū morsū uipera dissoluit. ad usū
icē scorpionū prodest. omniq; serpētiū ł canis ra
bidi morsū resistit. igni sacro refrigerat
dolorē podagrū incipientī resistit. lv. hr̄ hiera
serpētiū morsū q̄dic. arquatica prodest. uul
nerib; ueterū prodest. putredine q; oris ⁊ fa
uciū. hēba eadē decocta ⁊ aqua ei gargari
zata prodest etiā ... prodest ł quartanaris. lvi.
hēba strutios. epaticis tussientib; suspirio
sis ictericis uētrīq; deducē. ranculos dissol
uit lepsis prodest. cū polēta ordiacia posita et
uino decotta duritias ⁊ collectoēs fugit
radicē cū melle infusis in narib; caput purgat.
lvii. hr̄ delfion. quartana non sic dense
pipere uelocit̄ liberabit. lviii. hr̄ cētimorbia
armorā caballo curat ⁊ c. lviiii. hr̄ uiola
dolorē matricis auferet menstrua prouocat

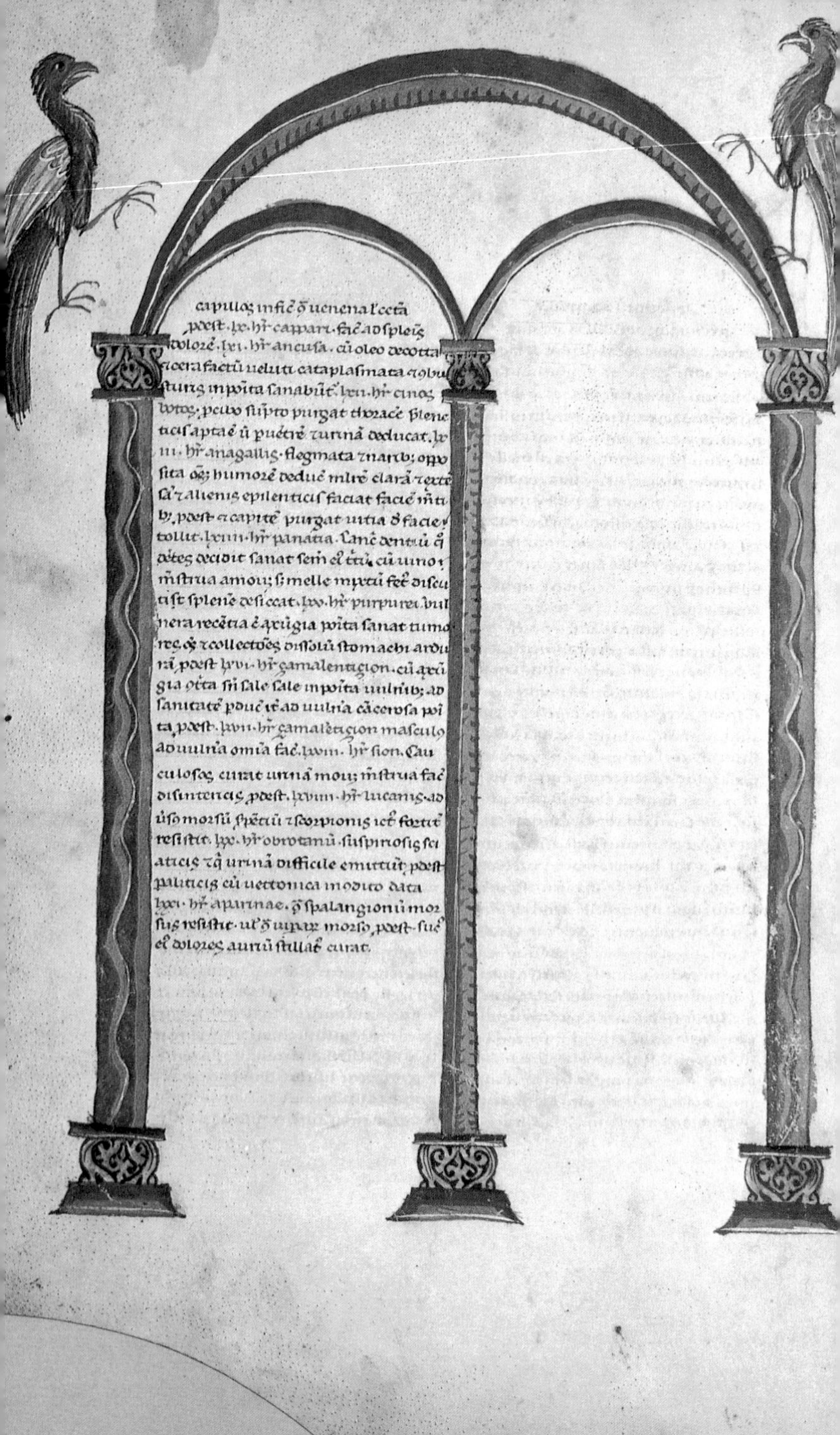

capilloq; infic̄ ꝗ uenena l cetā
poest. lx. hr̄ cappari. fac ad spleīs
dolorē. lxi. hr̄ ancusa. cū oleo decotta
ulcera factū ueluti cataplasmata & cōbu
sturis inposita sanabunt. lxii. hr̄ cinos
botos; pectus suspto purgat thorace splene
ticis apta ē ū putrē turinā deducat. lx
iii. hr̄ anagallis. flegmata & narib; oppo
sita oē; humorē deduc̄ mlrē clarā & tecte
sa & alienis epilenticis faciat faciē mnti
b;. poest et capitē purgat uitia & faciē
tollit. lxiiii. hr̄ panatia. Sanc dentiū q
dētes decidit sanat semī el ttū. cū uino &
mstrua amou; s; melle myxtū fec discu
tis & splenē desiccat. lxv. hr̄ purpurei. uul
nera recētia ē axūgia posita sanat tumo
res & collectiōes dissolū stomachi ardu
rā, poest lxvi. hr̄ gamalentigion. cū axū
gia cōta sii sale sale inposita uulnib; ad
sanitatē pduc̄ it ad uulnā cācerosa posi
ta, poest. lxvii. hr̄ gamalētigion masculo
ad uulnā omia fac. lxviii. hr̄ sion. Cau
culosoq; curat urinā mou; mstrua fac
disintericis, poest. lxviiii. hr̄ lucanis. ad
ūso morsū spētiū & scorpionis ict̄ fortit
resistit. lxx. hr̄ obrotanū. suspiriosis sci
aticis & q urinā difficile emittūt, poest
paliticis cū uettonica modico data
lxxi. hr̄ aparinae. q spalangionū mor
sus resistit. ul q uipar morso, poest. suc
el dolores aurīū stillat curat.

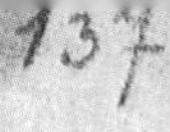

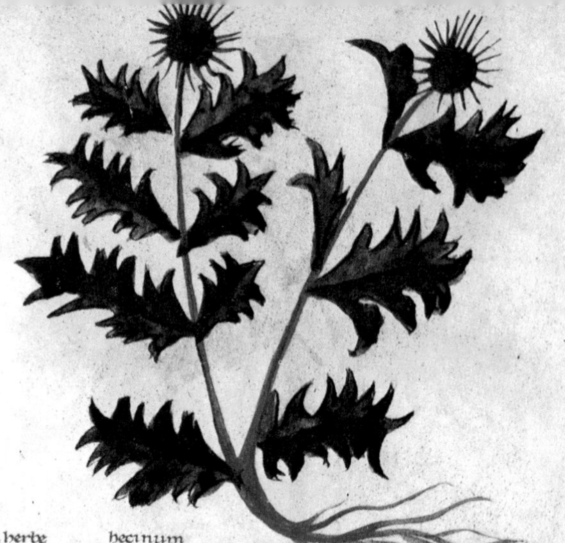

N. nom herbe hecinum

Nascit in montuosis et lapidosis locis folia ht silia cameleonti albo et teniora et albiora et scissa et
spinosa. caule duob; cubitis logu digiti crassitudine t'aq ampli sb aliqudu cauu. Incapite ei
globi quda spinosi echino marino simil ex quib flos purpure emittit i quo sem e cadui silis et ro
tudi et minuti. hui radix tunsa et cribrata ad modu cocliaria duo c aqua pota obducis. hetoicis
cyliacis. stomaticis pdest. urina q puocat si sicut letatu dat. uice cataplasmate oposita liuores
aufert decocto ei dolore detiu sedat si ore teneat i fatib; qui spasmu patiut. sem ei ottu teracq
potu sbuenit. ead poto et ad uso morso spetiu sedat pdest. Qua et uoluit easde hoies suspesa spete
effugat. ht chimu. ad emopticos. ad cyliacos. ad stomaticos. ad puocada urina. ad liuores auferedos. ad
dolores dntiu sedados ad spasmu ifantiu. ad morsu spetegiu. ad fugados spetes. facit

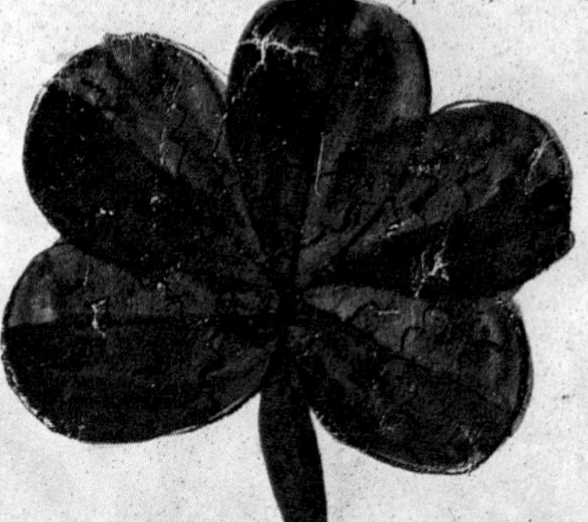

N. nom hebe buglossos

Buglosso ex eo dca q folia aspera in
uocant. folia ht aspera obscura terestra
et decotta phole sument ul etta p condi

modu lingue bubule hat hac quida sibullu;
ta. h in uino missa hilaritate guiui fac in cibu
mto. Herba buglossa ad hilaritate guiui fac,

133

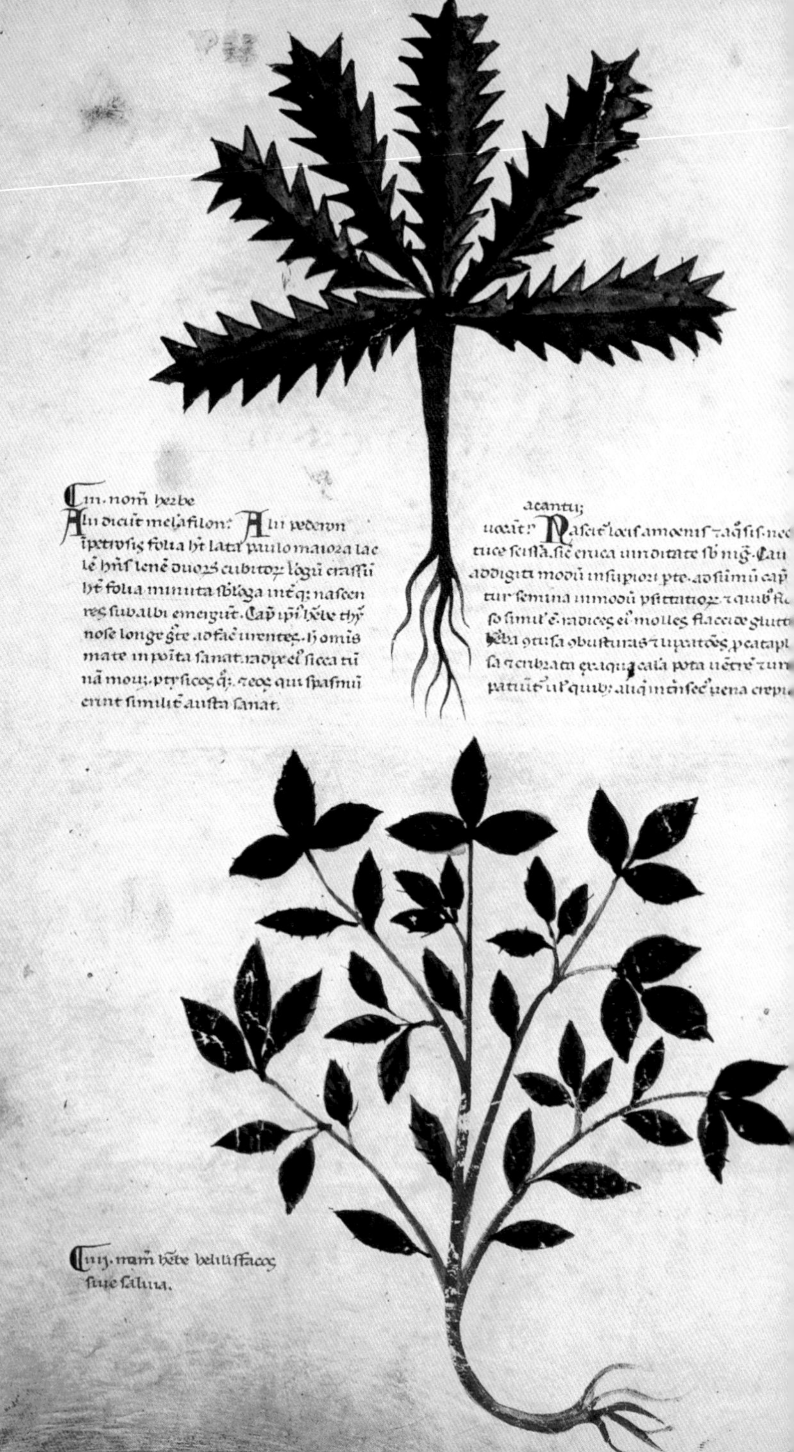

C iii. nom herbe
Alii dicunt melasfilon. Alii pederon
i petrosis folia ht lata paulo maiora lac
te hns lenē duorum cubitorum lōgū crassū
ht folia minuta sblōga integ; nascen
tes sub albi emergunt. Cap ipsi herbe thy
nose longe gte ad fac urentes. h omis
mate in posita sanat. radix ei sicca tu
nā mou; ptysicos q;. et eos qui spasmū
erint similit austa sanat.

acantu;
uocat. Nascit locis amoenis et aq̄sis. nec
tuce scissa. sic eruca uiriditate sb nig. Cau
ad digiti modū in superiori pte. ad similimū cap
tur semina in modū psittatio⁊ et quib flo
so simil e. radices ei molles flaccide glutt
herba contusa combusturas et luxationes p cataplasmata
sa et cribrata ex aqua calida pota uentre et uri
patiunt ul quib; aliq intrinsec pena crepi

C iiii. nam herbe belilisfacos
siue saluia.

Multosque ex uno cespite stirpes mittit anagon quasi subalbidas. folia h't mali cydonei similia. s; g'angu
giora et longiora et sub aspera odore suaui et graui locis asperis nascit'.

Decoctio ei' potata urinam et menstrua q' fec' morsu; pastinace marine siq' forte peussent uir' excludet. Lata
aq'ua linteolis imposita. recentium uulneru' sanguinem sistit. Veteres serpentium morsu' putredines q' cu
rat atque hulceos sinus glutinat. In uino decocta p'riginem uerendoru' ututis; sec' sedat.

Hec saliua urinam menstrua. fec' amoru; pastinace marine p'cssu curat. sangu'ne uulneru' sistit. serpentium
morso ueteres et putredines purgat. hulcos sinus glutinat. p'rigine' uerendoru' ututis; sec' sedat.

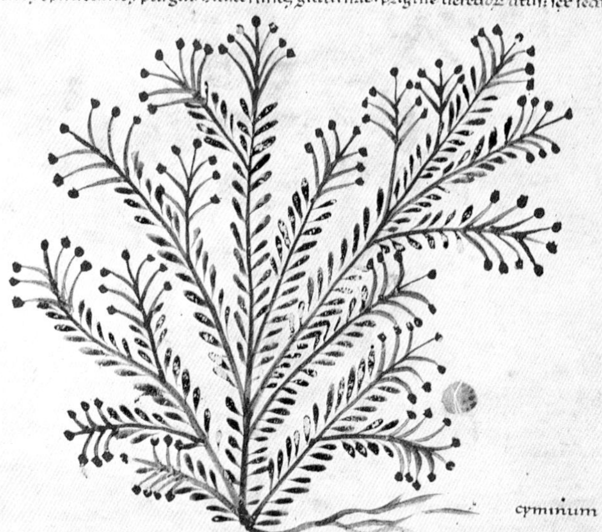

I nom' h'be cyminum

Cyminon quod latini cuminu' uocant stomacho ualde util' e' uirtute' h't siccatoria' et stipticam. h' in oleo
elixat' et ipsa decoctio p' clisteriu' iniecta intestinorum tortiones inflationesq; sedat. Simil' et semen ipsi q' in oleo coctu'
e' fuisti'b; admixtu' et cu' hisdem calefacti' p' cataplasmate uentres supponat. Suspiriosis aut' e' posca bibe
du' util'. Cu' uino aut' ictu' sp'cu' sanat. Tumores q'; et feruores testiu' c' uua passa tritu' u' c' farine pol
line u' c' cerotu curat. Omnes et ola mliu' ex illis manentes, si in sanguine excurrant; c' aceto mixtu' sistit pal
lore' q'; corpis' sumo' u' cuti imposito u' potum.

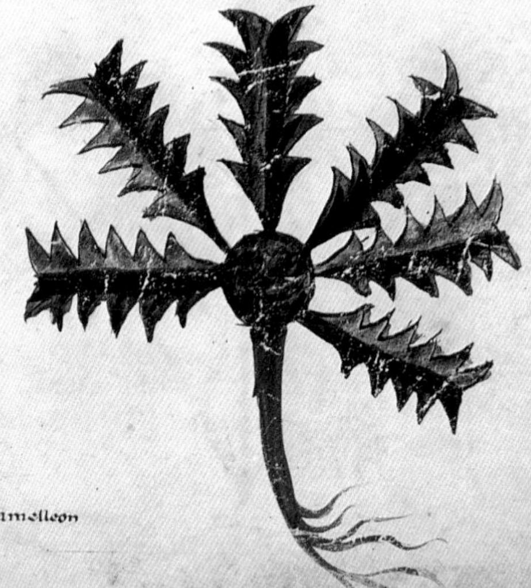

VII. nom' h'be camelleon

Hanc quidam perian vocant eo quod urso gignant. hēt folia aspa ꝛ in medio qui quodā echinū rotūdū ꝛ spinosū gnāt qui purpureis florib; uestit̃. sem̃ hēt albū radicẽ albā ꝛ oderatā. suc̃ radicis hui' ꝓpulus ē uino ꝛ aq̃ in quo ozuganū decottū fuiit lubricos latos deie. eidē drag. i. ē uino hydropicū siccat. eād uim theriace hēt decoctō ipi' pota difficultatẽ urine solut.

Hēr camelleon. lubricos latos deduc̃ hydropicos desiccat. uim theriace hēt urine difficultatẽ soluit. uisum exacuit.

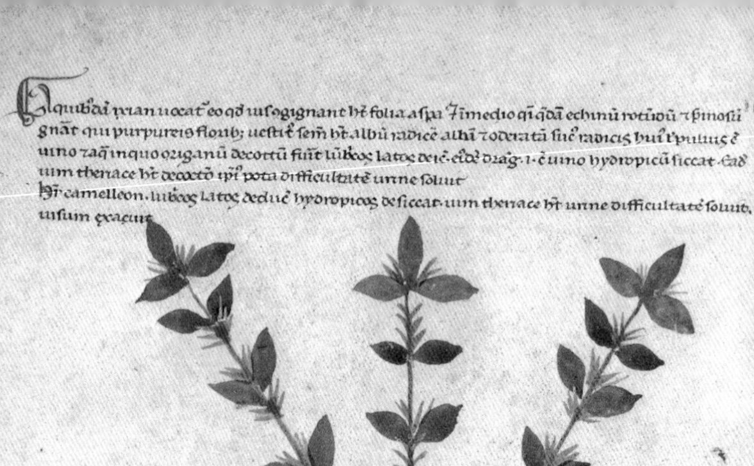

Cvii. nom̃ herbe

Hanc q' radices ei longe sꝑpiunt eadē latini serpullū uocat uitutē hēt tinanticā. sꝫ hui' gnā sūt duo. unū q' in ortis nascit' aliud in motib; saxosis quod ē efficati' ad medicinā. hui' tusiet sicci pul uis ē aqua calida pot' m̃struā mou; urinas ꝓuocat. tortiões q; ꝛ letigines uiscer atq; om̃ tor rup tões dolores q; iocinerū sanat. Idē ꝑstat suc̃ uindis expssꝰ aduso ictus ꝛ iā ꝓpẽtiū poest. Illō solū po ta ū ꝛ iā uulnib' ipoite eadē herba ē aceto ꝛ olō rosato cocta dolorẽ capiꝭ mitigat. si [illegible] ꝑ exeadē decoc tō; foueat' q' ꝛ [illegible] iā freneticis ꝛ litargicis poest. Hiis q sagnē uomīt puluerē ē ioi drag. iiii. i. xii. sepu los ē uino accipe debebuit. Herba herpullū m̃struā mou; urinas ꝓuocat. tortiões letigines uiscer om̃ tor ruptis poest. iocinerū dolores sanat. ꝓpẽtuū ict' curat. capiꝭ dolorẽ sedat. freneticis ꝛ lithāgicis poest. it̃ sagnē uomtib;

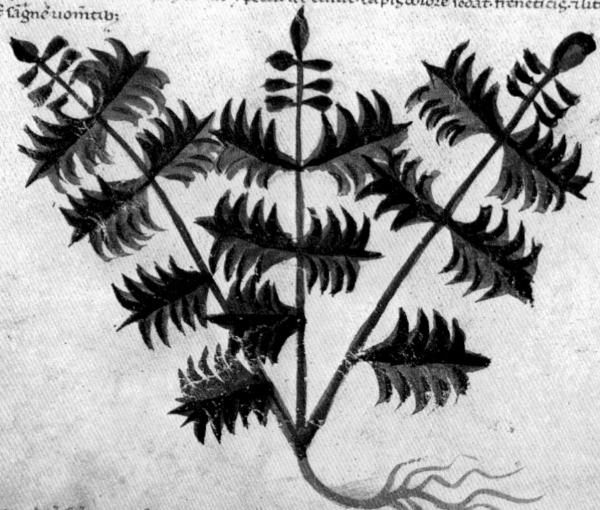

Cviii. n̄ herbe camedreā siue camerops.

Nascit' aspers siu petrosis locis de uno radice multi rami unu cespite tolle' e breuis 7 minuta foliis paruissimis & incisis flore paruo 7 rubello. h' tinantice eo tpr colligenda e q'e in semine ul' crude siue expsso ul' decotte si bibat' poest ul' diligent' tte catapotia his qui aliq' ictu omita uitiauer't tussientib; splene dure habentib; ul' q' urina cu dolore ul' difficilit' emittut' idropicis incipietib; psiit menstrua q'; euocat & fetus mattu mortuu splenu q'; siccu aceto accipiatur extenuat spetiu quo; morsib; adposita eade' h'ba. siu e uino potatu poest. Etia mixta e melle uetera ulcera purgat 7 sanat. tte 7ia e olo diligent' eoculis inposita caligine' detergit.

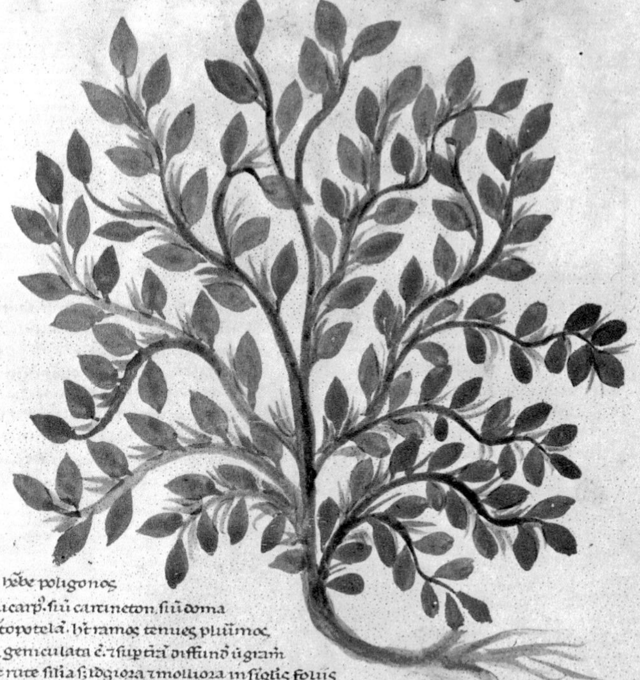

Cviiii. n' h'be poligonos

Siu policarp'. siu cartineton. siu doma siu mistopotela. h't ramos tenues plurimos molles geniculata e. 7 sup t'ra diffund' u gram folia h't rute silia s; longiora 7 molliora in singlis foliis sem' ptin; set flore' albu ul' roseu gingnitu h't ostetoria 7 stiptica. hui' siue expsso e uino mero equis partib; dat' medet' eptoicis 7 solonib; uet'e colleriis 7 q' urina difficult' emittut. 7 ad usus spetiu mors' efficax auxiliu pstat. Periadicis q'; febrib; si an hora acessiois bibatur plimu poest mlrib; 7 ia q' ex genitaliu humore' stillat siue pur' e lana adpoit' fluxu cohercet aurib; q'; ul' dolorib; ul' sanie manantib; instillat' ope' uelocissima pstat. hui' h'be decotto cu melle pmixta ul' cere uеretroz sup clisteriu infudat' sanat. folia aut' es'tta stomacho adposita feruore' ei' extigu't. 7 sanguine' uomitib; psiit uulnrib; 7 recentib; salubrit' apponu't igne' quo; sacru mitigat. H'ba polygonos. eptoicis uet'e solonis. colicis. periodicis febrib; poest timores mlres egenitalib; fluxu repmit. aurib; sbuenit. ueretroz ulcera curat. stoachi feruore' repmit sagiune' uomitib; uulnra recetia. igne' sacru sanat.

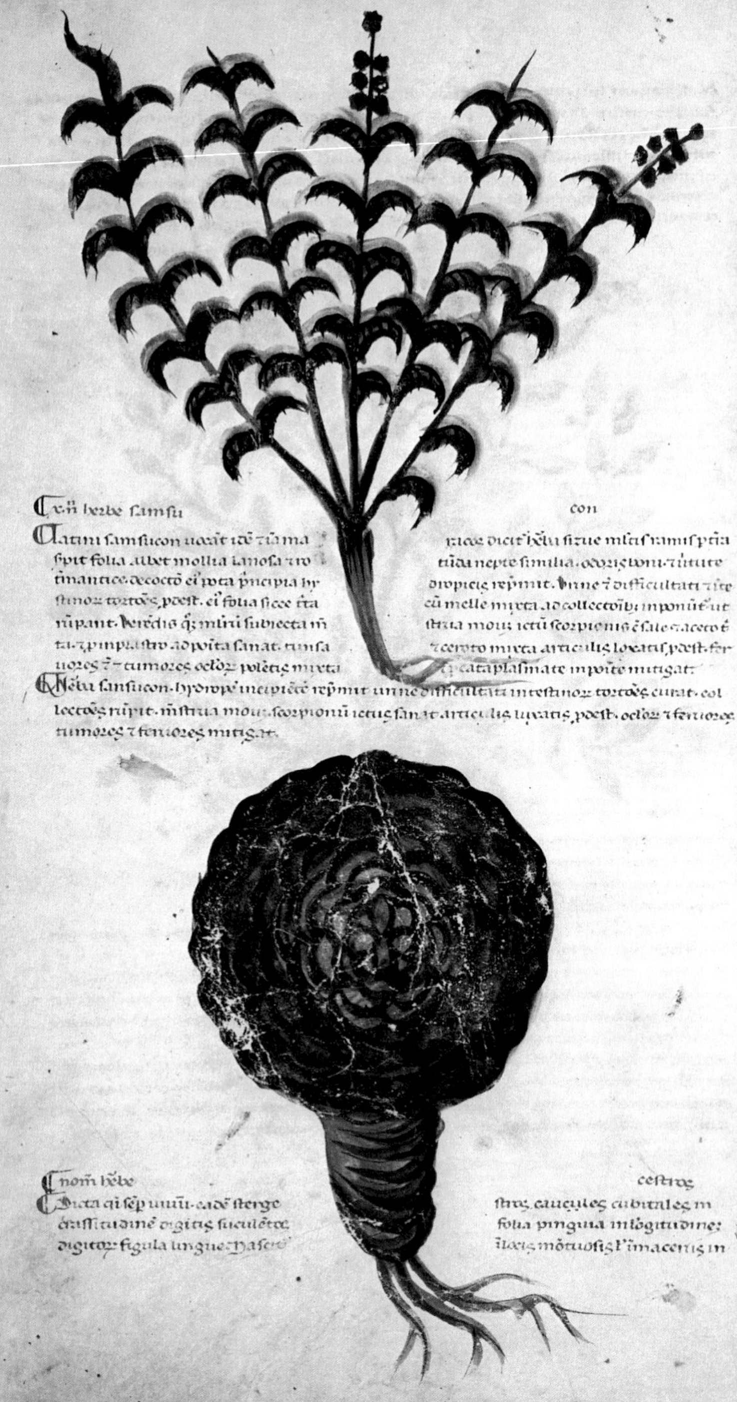

C.x.ii herbe samsu con

Latini samsucon vocant idem et tia ma racee dicitur. herba sicut mistis ramis pertia
spit folia albet mollia lanosa et ro tinda nepte similia. Odoris boni et virtute
tinantice. decoctio eius pota principia hy dropicis reprimit. urine et difficultati et ite
stinorum tortiones prodest. eius folia sicce ita cum melle mixta ad collectionibus imponuntur ut
rumpant. Veredis que muri subiecta in struta movet; ictum scorpionis cum sale et aceto et
ta et pinplastro adposita sanat. tunsa et ceroto mixta articulis loxatis prodest. fer
vores et tumores oculorum poletis mixta cataplasmate imposite mitigat.

Herba sansucon. hydropem incipientem reprimit urine difficultati intestinorum tortiones curat. col
lectiones rupit. menstrua movet. scorpionum ictus sanat articulis luxatis prodest. oculorum et fervores
tumores et fervores mitigat.

C. nomen herbe cestros

Dicta qui semper vivum. eadem sterge stros. cauciles cubitales in
crassitudine digitis suculentes folia pinguia in longitudine
digitorum figula lingue. Nascitur locis montuosis vel maceriis in

institutis. uirtute ht frigidā et stipticā ita ul'sola. ul' cum polenta ignē sacrū putredinis corporis calores feruores. corporis usturas. impetū podagre placat suc' ei' cum oleo rosato mixt' capiti. infusus dolorē ei' sedat. Incipientē frigido uehementi dolentē calido cum uino aut potād. ꝯ morsū spalagionis fac. Ad dysintericis 7 dyaricosis post. solus suc' ei' uerendis mlrib; subiectus fluxū uentris ꝯstringit.

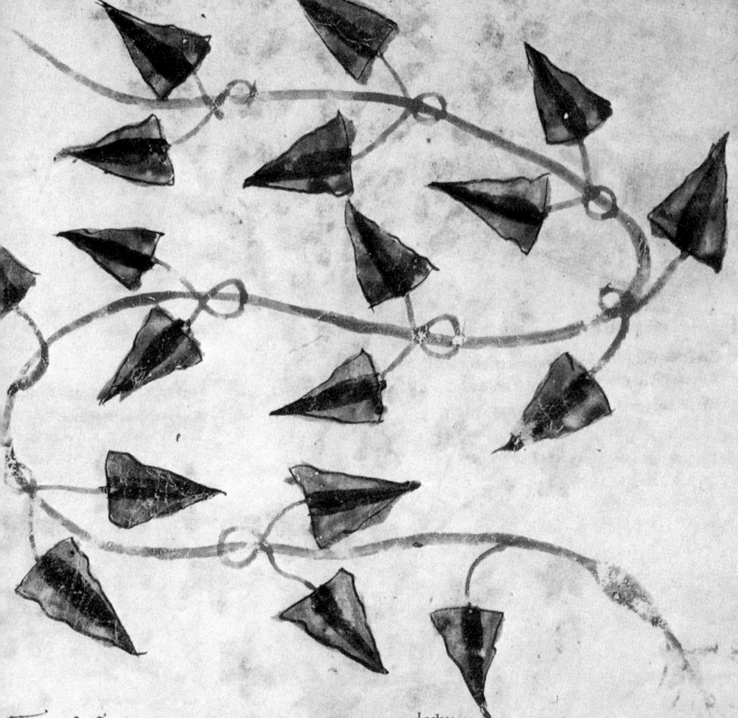

Cxii. nom herbe aristo lochium.

Dicimi qd mlrib; fetis optimū sit. nā decoctio sup sessa, pstratū matricē suffictio uaporis expugnat hui' gnā herbe sūt. ii. unū qd dr longū. qd ē masculinū. aliud rotundū folia hedē silia ht odorē bonū cū quadā austeritate florē ht albū 7 radicē rotundā qi rapū loga aut qd ē masculus florē purpureū ht 7 folia logiora 7 radicē logā. hui' folia trita 7 uētri apposita ꝯ serpētiū morsib; medet'. Ad ꝯ stat radix ip̄i' tunsa 7 cerea sic pulusdrag una cū uino bibat'. Ad radicis mod' cū pipe 7 mirra ex aqua calida potus matricē purgat 7 fetus discutit. rotunda ūo ipm in omib; fac. Adiuuat ꝑterea 7 suspiriosos singultientes cū aqua calida pleuriticos 7 eos qui omia nipent latos dolentes cū aq calida dum tepat accepta. eadē uulnerib; apposita sudes 7 sagittas 7 ossa fracta euocat 7 putredines excicidit. sordida q; uulnā purgat caua supplet. melli 7 iridi mixta eadē 7 putriē dentium 7 gingiuarū purgat. Herba aristolochiu serpentiū morsib; medet'. matricē purgat. fet' uertes discutit.

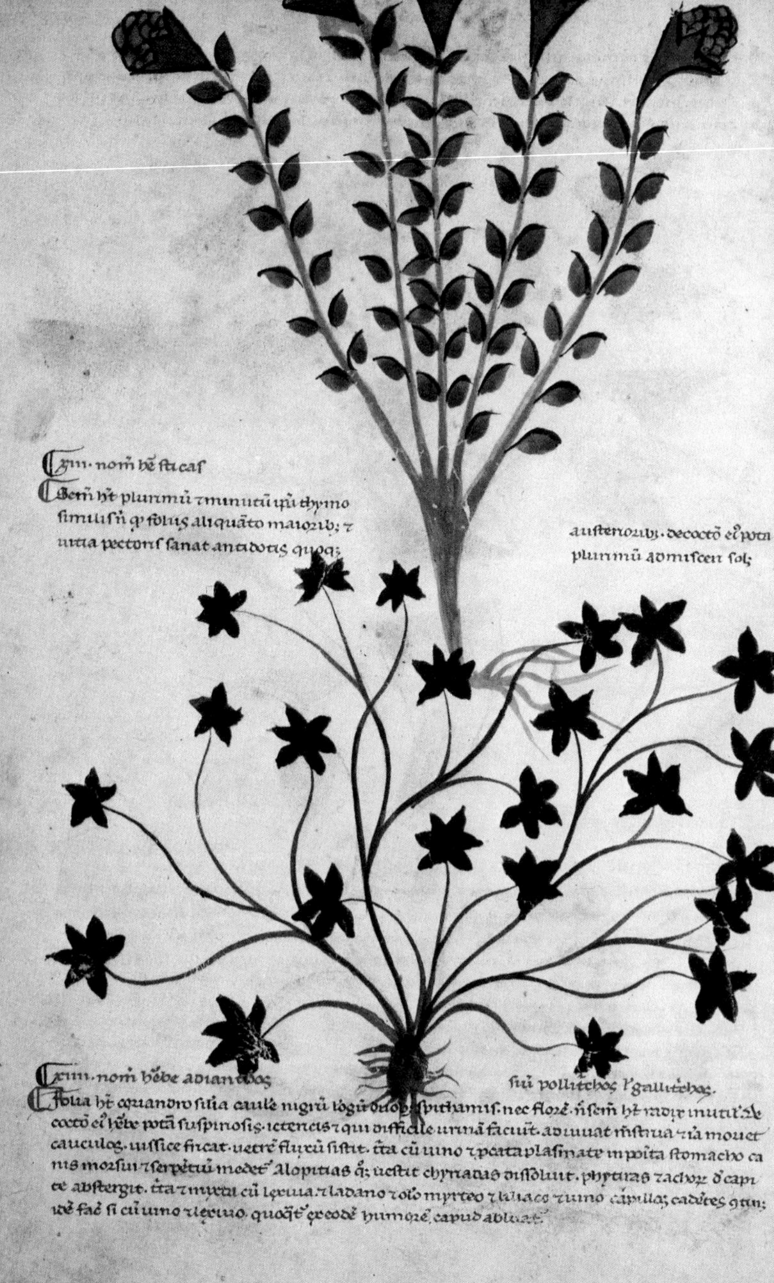

CXIII. nom̃ h̃e sticas

Semẽ h̃t plurimũ ⁊ minutũ ipsi thymo similis ñ q̃ foliis aliquãto maioribus; ⁊ uitia pectoris sanat antidotis quoq; austerioribus. decoctũ eius pota plurimũ admiscen sol;

CXIIII. nom̃ h̃be adiantos siũ pollitricos ł gallitricos.

Folia h̃t coriandro silia caulẽ nigrũ lõgũ duob; spithamis. nec florẽ ñ semẽ h̃t radix inutil'. De cocto eius h̃be potã suspiriosis. ictericis ⁊ qui difficile urinã faciunt. adiuuat mistrua ⁊ lia mouet caculos. uissice fricat. uẽtrẽ fluxũ sistit. trita cũ uino ⁊ peccata plasmate inposita stomacho canis morsui ⁊ serpẽtiũ medet'. Alopitias q̃; uestit chyriadas dissoluit. phytiras ⁊ achores d' capite abstergit. trita ⁊ mixta cũ lexiua ⁊ ladano ⁊ oleo myrteo ⁊ liliaceo ⁊ uino capillos cadẽtes ĉtinẽ fac si cũ uino ⁊ lexiuio. quoq̃t ex eodẽ humorẽ capud abluat.

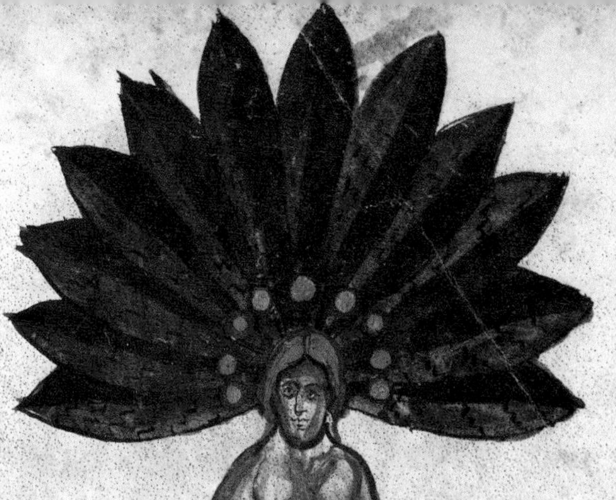

Cxv. nom̄ herbe mandragora femina

Pleriq; apollinarē ul' malū tre uocant. hui' gnā
sūt duo. masculus & femina. masculus. folia alba
maiora alba mala itidē maiora ī magnitudine;
mali matiani ut' us' uis sua ē. hui' folia recētia ocło
rū feruorib; cū polē ta psūt. si uo. & uulnerib; īferuore
eadē collectoēm omīb; duritias soluunt & spargunt eadē
stig mata corpor. sep tē dieb; leuit' infricata sīn exul
ceratoē detgent. eadē in sale diuti' more seruata. hac
ipārm uim edendi in omīb; ht. radix aūt cū aceto trita
ignē sacrū curat cū; melle ul' cū oleo trita ē morsum
spētiū pdest. cū aqua colle̅ndas dissoluit. cū polenta
articulor dolorē sedat. pretea cortix radicis ei' ī libris
tb; & sex congia ī uino dulce amphorā mittit' & reponit'
ut a medicina usu; maturescat ū ex eo uino tres ex
tos; uncias. iiii. & se mūcia his bibendū.

Dantur quor corpus.

Ppt' curā secandū ē ū h potoēs opati dolorē secure nō setiant mala aūt ipi' siū ī oleo made faci āt ul' edant' sopore torporē q; ū uocē auferant faciūt & sucē ex cortice trite radicis ex ps sue in uase fictili ul' sole ul' leni igniculo coquit' ita ut assidue agitet' donc ī crassitudinē mellis coactū ad medicine usū reponit' radices ū ā sicce reseruāt' plurimis usib; psūt re ad feruores oclor ad feruores uulnerū ad duritias & collectoēs spargendas ad ignē sac. ad morsū serpētis. ad chiradas. ad articłor dolores. potō h herba accipit' ut qi secat' non sentiat.

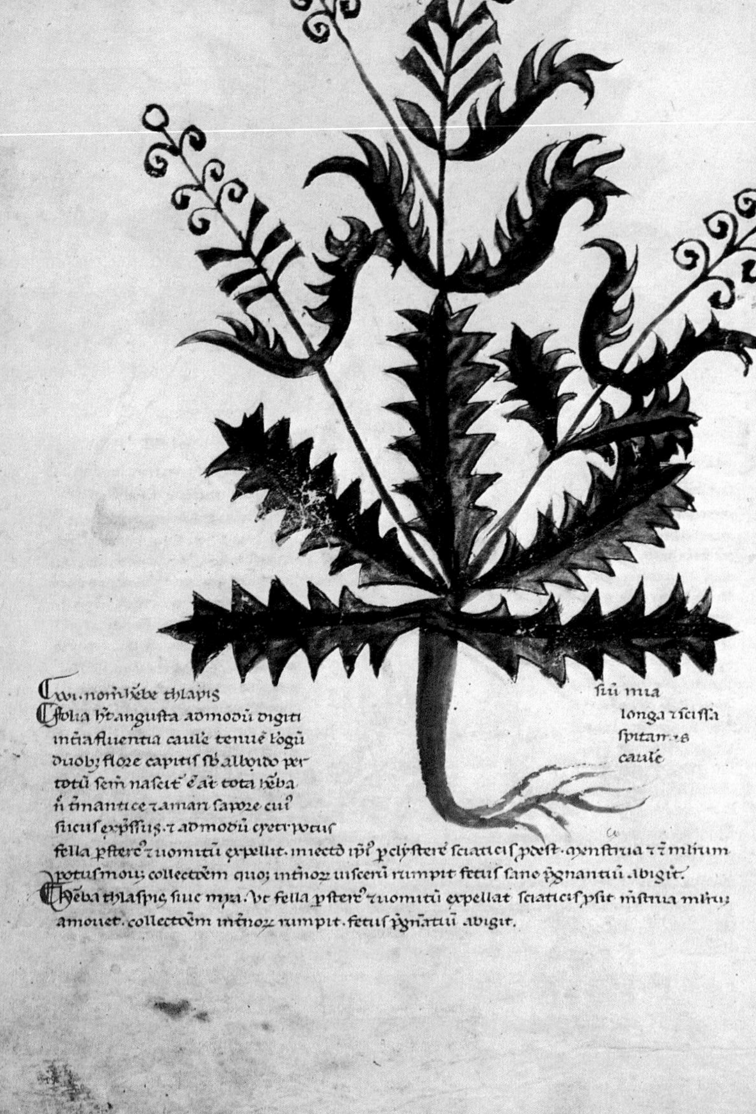

Cxxi. nom herbe thlapis — siu mia

Folia ht angusta admodu digiti — longa t scissa

inciaflluentia caule tenue longu — spitam..s

duob; flore capitis sb alboido per — caule

totu sem nascit e at tota herba

n tinantice t amari sapore cui

sucus expssus. t admodu exetr potus

fella psterc t uomitu expellit. iniectd ipl pelysterc sciaticis pdest. menstrua t t mlium

potus mou; collectoem quo; intior uisceru rumpit fetus sano pgnantiu abigit.

Herba thlaspis siue myra. ut fella psterc t uomitu expellat sciaticis psit mstrua mliu;

amouet. collectoem intior rumpit. fetus pgnatiu abigit.

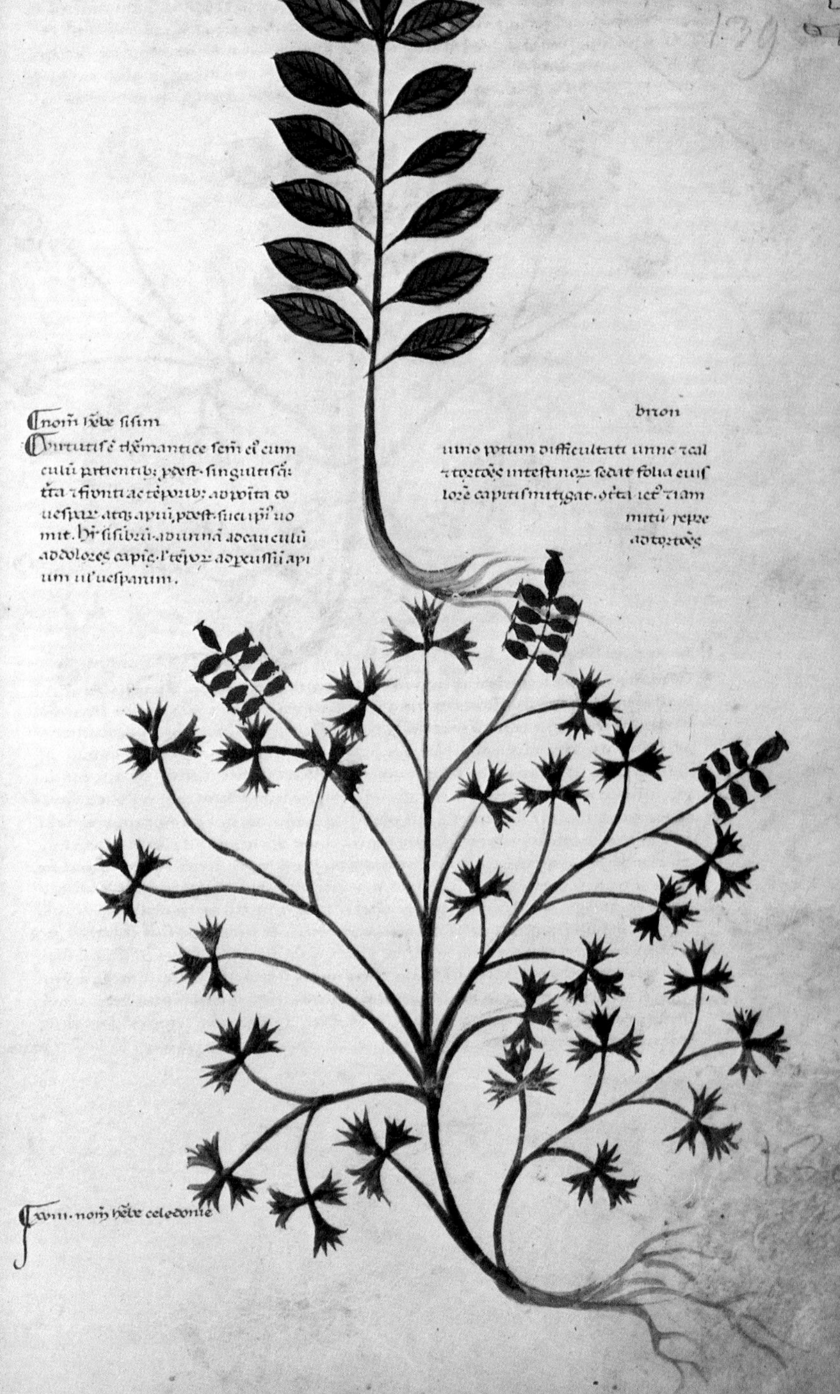

142
139
C nom herbe sisim
C uirtutis e. t. xemantice sem ei cum
culu patientib; pdest singultis sa
tta t frontii ac tepovib; ad pota co
uespar atq; apui, pdest suci ipi uo
mit. Hr sisibru ad uuinna ad cau culu
ad dolores capit. l tepor ad pcussu api
um ul uespanum.
brion
uino potum difficultati urine t cal
t tortos intestinoz sedat folia eius
lore capitis mitigat. o eta ict t iam
mitu pepe
ad tortos
CXVIII. nom herbe celedonie

Ideo dr qd aduentu hirundinu uideat erumpe. quida dicunt qd si pullis hirundinu ocli au
ferant matres earu ex hac hba medet. sucu ht croceu remordace. odore graue. Semelle in
cacabo hereo sup carbones lenit cocta caligine oclo purgat. ptea in initio estatis tundit ex
pmit. suc ei in umbra siccatu spissatu. fiut in pastilli oclis pfuturi. radices aut sue expssi
cu aceto tt respsus erugino albo aquat .i. retene su aruginosos. curat ad caligine oclo ad
ictericos similes.

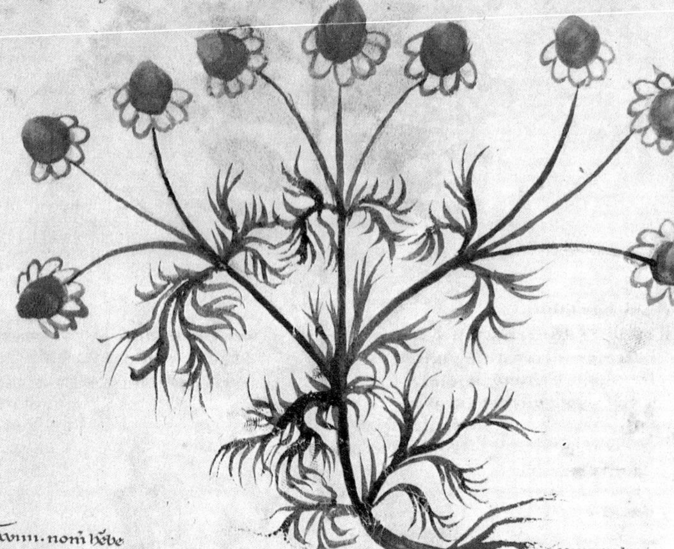

Cxviii. nomi hbe

Cui mali odore hat. dicta eade anthemis siue leucanthimos. pp flores distantia comiu;
dicta e. gnã sunt tã solo flores distantia comiu una uis ugulta in logitudine spithami
ht ramosa folia parua capita rotunda. In his flores intrisec aurosi flores albi. Nascitur
locis asperis iuxta uiã que uno tpr debet colligi. Virtute ht timantica extenuatoria. h
aqua decotta ul bibit ul sup sedet mou; urina fetus discutit mstrua. puocat caucu
los uissicar mou; inflatões intestinor tortões q; sedat. hictericos coq; pot sanat. Causa
ueteris recon seurat. Caucculosis aut pdest. Illa e efficatior que e flore purpureo oiu
maxima que eranthimos dr egilophas quoq; .i. eos qui in angulis oclor tubera imo
du capiar ht cataplasmate suo curat. Ecate die omis oris putredinis sanat. hui tte
suc oleo miscet ad que exeo qui typum pdioticum patiunt. puncti febrib; libatur.
preterea colligit in usum reseruande flos ei seperatim. ttu in pastillos redactos sic
cat. simli hbu seperatim radix quoq; sicca reponit ubi necessitas fuit ex omnib ptes
pestimatõe pmixte cum oyno melli tte pote omia pstat q supi gtinet. Quida suc
ipi tolo egrotas ungut u extu sciant celere morte si tritu a supiorib; sudat tadiorem
uita si ab inferiorib; sudat. ht camemelos ad mot urine ad fetu discutiendu ad me
strua puocanda. ad caucculosos uissicar mouendos. ad inflatões tortões. ad ictericos
cas ueteres recon seuricos. ad typum pdiocu. ad dinoscedam morte letal morte potedu

sideritis

Cxx. nom̄ h̃ebe

Quā latini ferariā uocant. folia h̃t marrubii similia s; paulo longiora plura scissa. Caulē h̃t thetraconū longū palmas duas gustu suaui 7 stiptico. Caules ip̄i p inť ualla q̄i quosdā spondilos. h̃t uelud marrubiū. 7 in ip̄is semē est nigrū. Nascit̃ locis duris. ita 7 nouis uulnib; inposita feruorē uulneri. curat eadēq; cōglutinat. h̃r sideritis gustu stiptica. ad feruores uulnerū tollendos. ul̃ ad uulnera glutinanda.

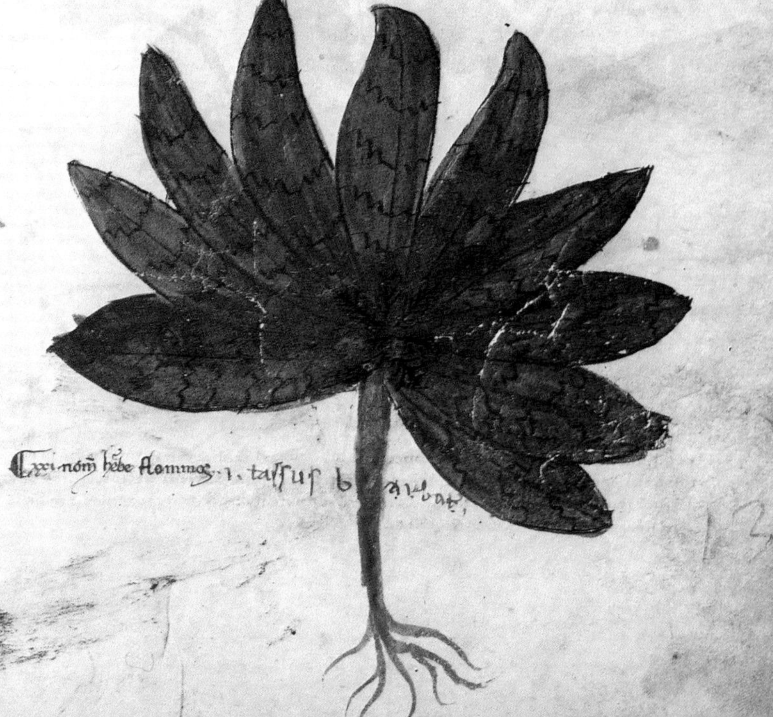

Cxxi nom̄ h̃ebe flommos .i. tassus b arbat

Est nigra et alba genera sunt duo medicine utilia masculus et femina. masculus folia habet longiora
et angustiora. quam femina utrique lanosi tursum quoque lanosum. habent radices longas et in modum digiti crassitu
do stipticas ventrem qui solutum habent. Trita cum vino prodest. aqua autem cum eadem decocta et pota eos qui
venenum sumpserint sanatque; potui etiam contra tussim ventrem prodest. eadem si ore contineatur dolorem dentium sanat. fo
lia ipsius elixa trita oculis supposita tumores et dolores sedat. eadem cum vino et melle decocta vulnera que
eunuchorum hic lanariorum et similium curat. in aceto decocta recentibus vulneribus prodest. Et contra ictus
scorpionum valet. sane post cor eiusdem herbe genera tria. Unaque agria appellatur virgulta habens longa et folia
parvissima florem aurosum. qui capillos tantum flavos facit. altera. flommos tertia cusigo et foliis rotundis.
tertia lichnis folia habet tria vel iiii. rufa et lanosa. adlicinia tantum modo facit. Herba flommos.
ventris fluxum sistit. omnia rupta sanat. tussim ventrem. dentium dolorem sedat. oculorum dolores miti
gat. eunuchorum vulnera curat recentibus vulneribus scorpionibus morsibus medetur capillos flavos
facit stiptica.

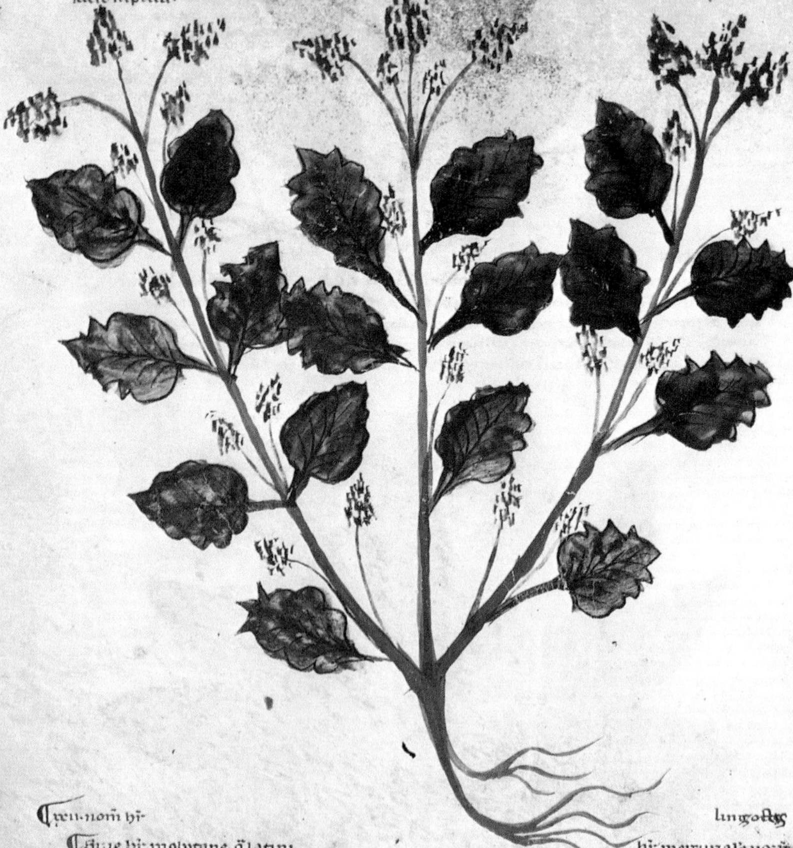

Greci nomen habet lingostis
Sirie habet molotine. quam latini habet mercurialem vocant
hec similia folia habet uno habet ramos habet cum angulis duobus. ex his alios ramos mittit. semen habet fe
mina in modum botrum. masculus in ipsis ramis elixa utraque pro olera accepte ventrem relaxant. decocto
earum pota fella cum humore deducit. tunsa autem et aposita tumores discutit. spargit et livores tollit.
Herba lingostis. ventrem relaxat. fella cum humore deducit

C nom herbe

antirenon

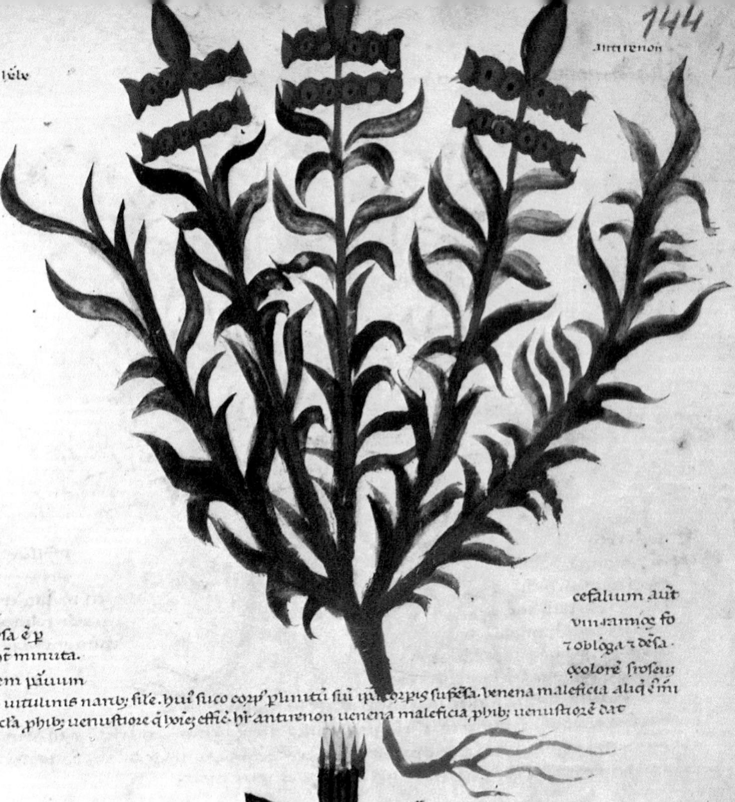

Quidam
cinosa e p
ua ht minuta.
florem purpureum
cefalium aut
uin . ramos fo
7 oblonga 7 densa
colore sicut roseum

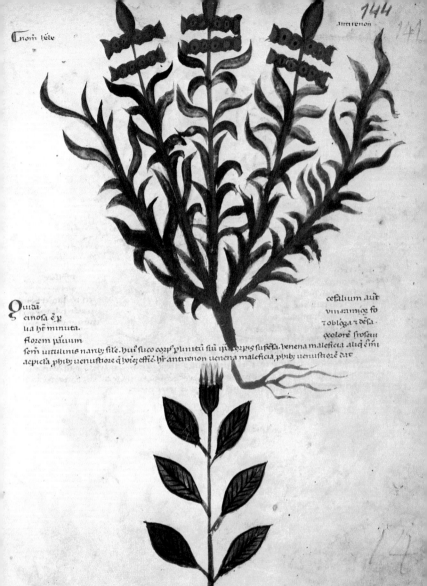

sem uitulinis naribus sile. huius suco corpus perunctum sibi ipsius corporis suspensa. venena maleficia aliq e mi
acepicla phib; uenustiore q homines effic. ht antirenon uenena maleficia phib; uenustiore dat

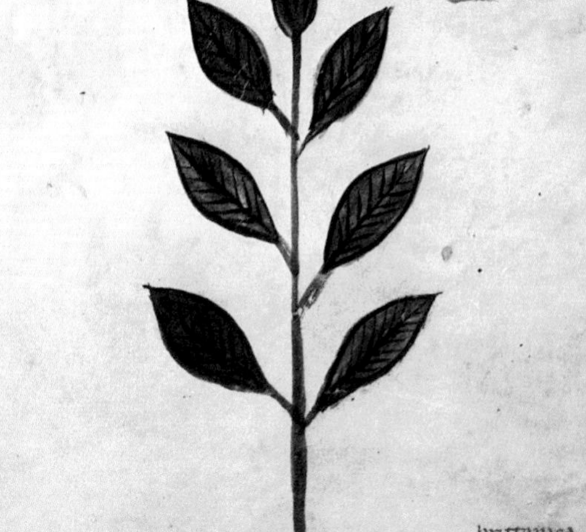

C xiiii. nom herbe b
britannica
sui damosanies folia ht silia lapatia
agrestis 7 nigriora 7 lanosa . gustu stiptica
caule ht no grande radices tenues 7 bre
ues. huius folia tita exprimuntur 7 sucus eius ul sole
ul gni ostringet 7 ad medicina usu repont
cum opus fuerit uino ul aqua solutis. Cancer den
tium 7 putredines oris 7 faucium efficacis
sime curat . pe e uis eius e stiptica.

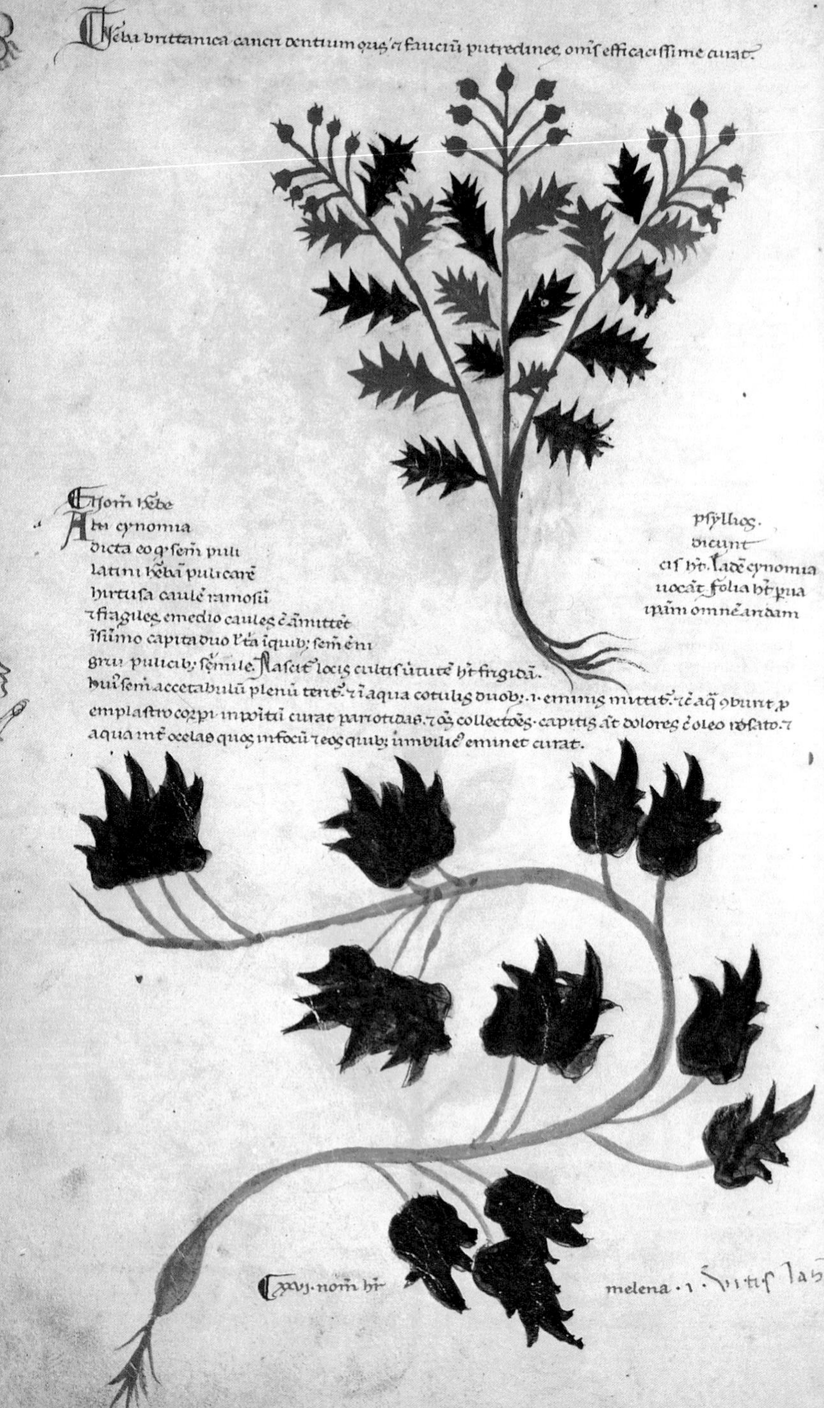

Herba brittanica cancri dentium quoque et faucium putredines omnes efficacissime curat.

CXXV. Nomen herbe psyllios.
Alii cynomia dicunt
dicta eo quod semen pulli eis habet. Latini cynomia
latini herbam pulicarem vocant. Folia habet per
hirtusa caule ramosum ipsam omnem ardam
et fragiles. e medio caules emittet
in summo capita duo vel tria in quibus semen eni
gru pulicibus simile. Nascitur locis cultis virtute habet frigidam.
Huius semen acetabulum plenum tentur et in aqua cotulis duobus. i. eminis mittitur et eam aquam coibunt, pro
emplastro corpori impositum curat parotidas et omnes collectiones capitis at dolores cum oleo rosato et
aqua mixtum ocelas quoque infocum et eos quibus umbilicus eminet curat.

CXXVI. Nomen herbe melena. i. ...

Calii uitis nigra. alii labrusca. i. uitis nigra. eademque labrusca. folia edere similia habet. in omnibus maior quam uitis alba. similiter proxima queque in angulis comprehendit bacas quas similiter habet in maturitate nigrescunt radicem foris nigram intrinsecus colorem luteum. eius quoque asparagi pro olere elixi et sumpti urinam mouent. tumorem splenis extenuant. epilepticis quoque paraliticis et stomachis prodest. idem fere in omnibus hec est quod alba sed minus efficacius luxatis etiam per cataplasmata imposita prodest.

Hvitis nigra. urinam mouet. splenem adtenuat. epilepticis. paraliticis. stomaticis. prodest. luxata curat.

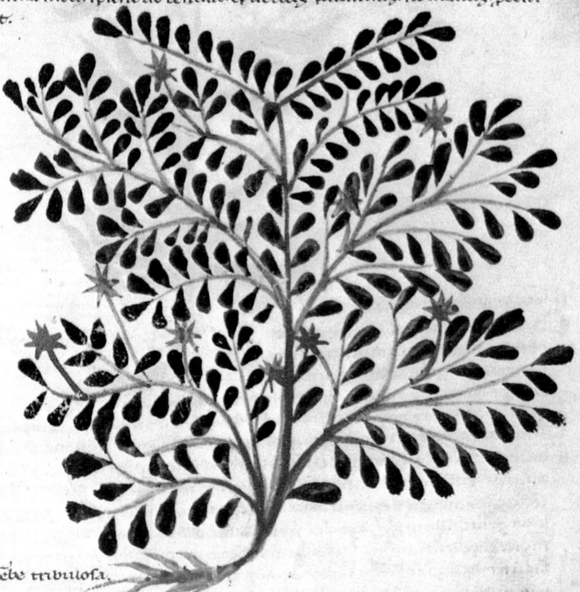

CXVII. nomen herbe tribulosa.

Qualitatum suarum genera sunt duo. unum in ortis nascitur alium agreste est cuius maiorem efficatia. folia habet similia porcacle sed maiora mittit caules sed cum terra stratis in quibus habet quasi globulos duros spinis exstantibus angulatos. in quibus semen inclusum. uirtutem habet stipticam et frigidam. Hec herba trita et corpori apposita feruores mulcet elixa et trita cum melle oris oris putredines et faucium curat. semen eius uiride tritum et potum calculosis prodest. si quem uipera momordit semenis huius uiridis triti dragma una. hec sepulos. in. bibat. Et preterea herba uiridis cum semine contrita uulneri imponatur et pericula liberat. Cuius seminis cum uino potio et terra contra potentem uenenum salutaris est. Eadem herba cum semine decocta pulices necat si aqua ipsius domus conspargatur. hanc uiridi traces equis pascent ex semine quoque ipsi panem faciunt. Tribulosa herba stiptica et frigida feruores mitigat. oris et faucium putredines curat calculosos. uipere morsibus medetur. contra uenena ualet. pulices necat. hi thraces equos pascunt et panem faciunt.

141

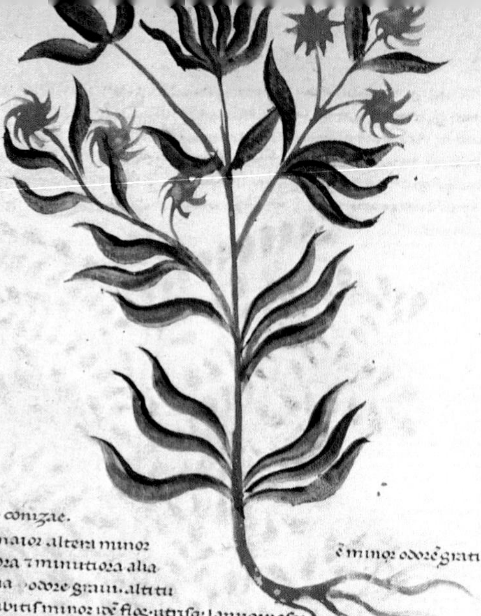

Cxxviii. nom̄ herbe conizae.

Due sunt una maior altera minor
hr̄ folia angustiora ⁊ minutiora alia
maiora ⁊ pinguia · odore graui. altitu
dinē hr̄ duob; cubitis minor idē flo͡s utrisq; lanuginosos
⁊ mellinos. hr̄ radices inutiles. nā ut ē foliis sparsi ⁊ incēsi sp̄tes fugat.

ē minor odorē gratissimū

Cimices ⁊ pulices interficiunt. Contusi ⁊ pcataplasmata in poita morso sp̄tiū sanāt.
Uulnib; ⁊ cutis medent. flos eius ē foliis tritus uino potus mistrua mirū mou. part⁹
discutit. difficultatē urine mou. tormina ⁊ morbū regiū sanat. Cū aceto dati epi
lēticis idē caducis subuenit. Eadē hr̄ decotta iaq̄ ⁊ sr̄ fessa matrē pgat. sue eas cū aqua
lana genitalib; iniect abortonē pgnātib; fac. Olo in q̄ decotta fuit si corp⁹ unguet. febre
frigidas expelleuit. capitis ⁊ dolorē minorē eas pcataplasmate ipoita sedat. hr̄ conizae
fac ut febres fugiāt. sp̄tes fugiāt. cimices ⁊ pulices negat. sp̄tiū mors ⁊ uulnā omia sa
nat. mistrua ⁊ urinā mou. pt⁹ discutit. tormīa morbū regiū. epilēticos sanat. matrē pgat
abortōem parat. febres frigidas pellit. capitis dolorē sedat.

Cxxviiii. nom̄ herbe strignos

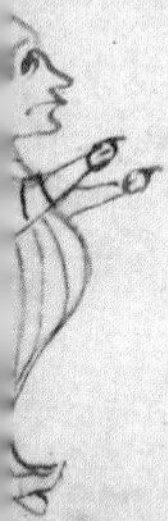

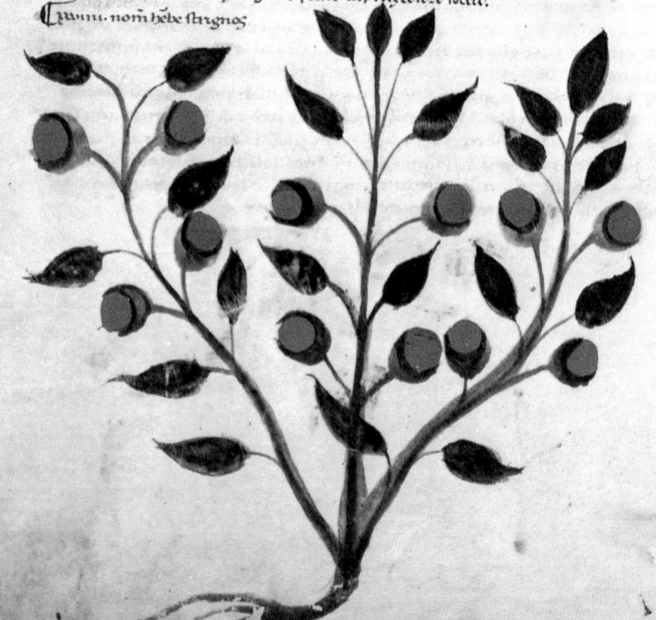

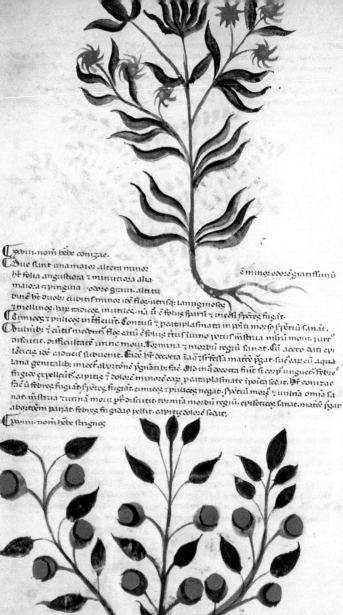

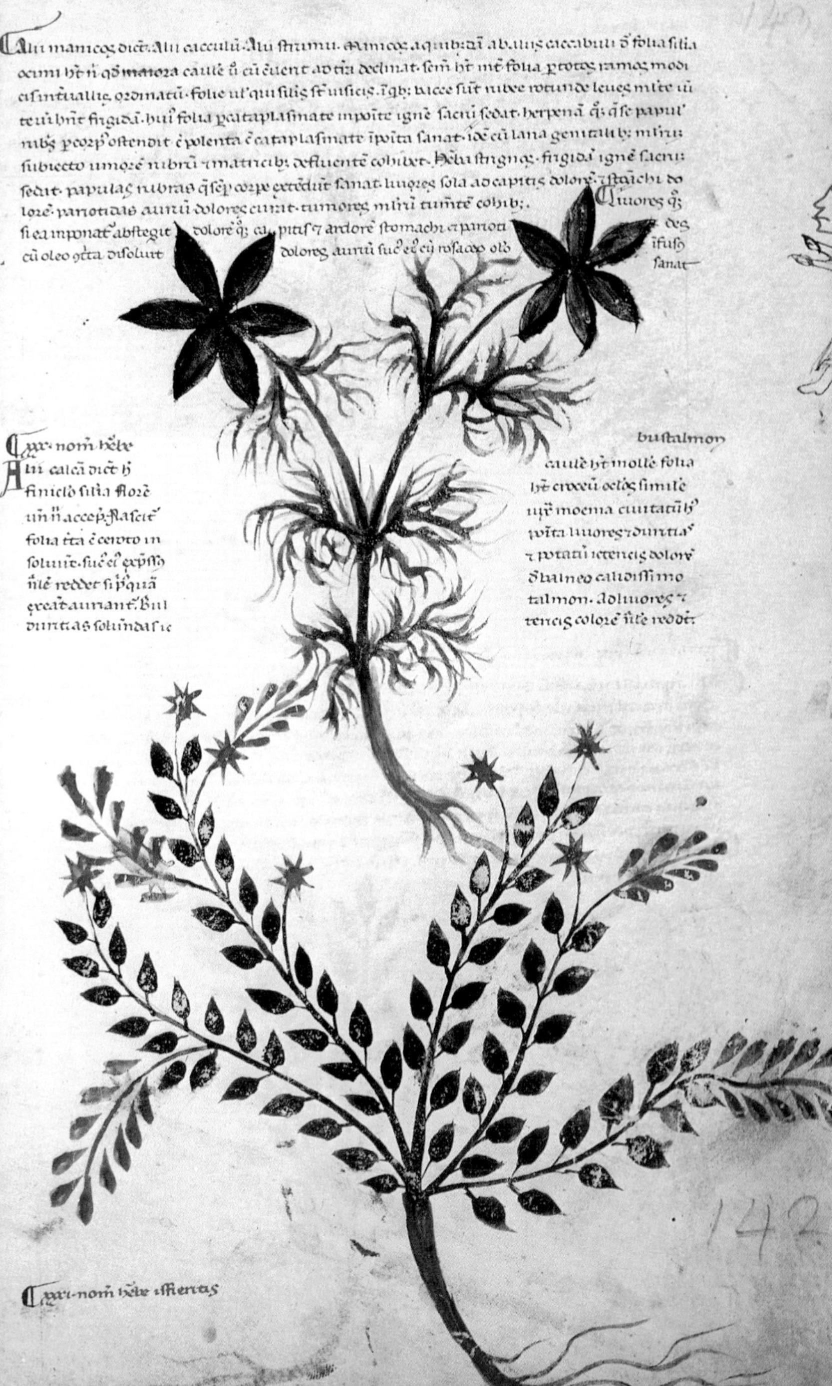

146

Alii manicos dicunt. Alii caccubum. Alii strumum. Manicos a quibusdam ab aliis caccabum. Haec folia similia ocimi habet non quod maiora caule est cum crescunt ad terram declinat. semen habet inter folia ... ramosque modi ...
... folie ... quasi siliquis ... in quibus bacce sunt rubee rotunde levesque ...
... frigidam. huius folia pro cataplasmate imposita ignem sacrum sedat. herpenam ... quae se papul
... corporis ostendit cum polenta et cataplasmate imposita sanat. idem cum lana genitalibus mulierum
subiecto umorem rubrum in matricibus defluentem cohibet. Herba strignos frigida ignem sacrum
sedat. papulas rubras que per corpore extendunt sanat. liuores sola ad capitis dolorem. ... dolore. parotidas aurium dolores curat. tumores mirum tumentem cohibet.
si ea imponatur abstergit ... dolorem ... capitis et ardorem stomachi et parotidas ... cum oleo ... dissolvit ... doloresque aurium sucus eius cum rosaceo oleo ... sanat

Liuores ... infusus ...

C xxx. nomen herbe
Alii calcam dicunt ... finiclo similia florem ... folia ... cum cerotto in solutum sucus eius expressus ... reddet si ... aurium ... duritias solvendas ...

bustalmon
caulem habet mollem folia habet croceum ... similem ... civitatum ... posita livores et duritias et potatum ... dolorem ... balneo ... talmon. ad liuores et ... colorem ... reddet.

C xxxi. nomen herbe isfiericas

142

Hec herba folia minuta lanuginosa ex una radice multos ramos emittit ptira fusos. florem quoque eceu bustal
mo simile murte. si digitis conterat. h. si solo decoquatur ter eo his qui cum rigore febricitant subinito recessi
onis ungatur sanus fiet. h. tusa et cribrata pleno cocliario ex aqua calida pota hydrofobas et canis rabidi
morsus sanat. huius fasciculos si sextario lactis decoquatur ex quo dimidium mane dimidio uespere exceptum
splenis medetur. h. tunsa et cribrata pulueris cocliarium plenum ex creto uino et si mulier post purgationem mistru
bibat et cum uiro coeat concipit. Herba ussientis febres cum rigore sic curat. hydrofobias sanat. spleni m
detur ad conceptum ualet.

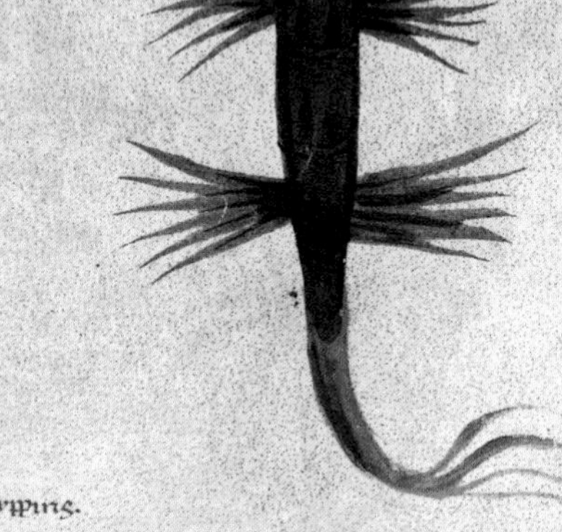

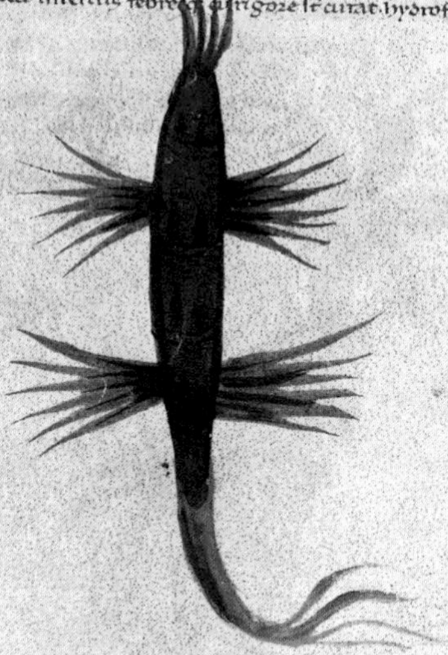

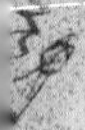

Cxxxii. nomen herbe hyppiris.

Alii anabasi dicunt a. ... anabasis nuncupatur. nascitur locis humidis caulem habet mollem rubicundum
a. ... articulis perpetualia dispositi. qui articuli uelut incisi facile separantur. per ipsos articulos iecuniti ... ad
capillos in modum habet tenues et molles in magnam altitudinem crescit. et ... dependit. similis est equine cau
de. ad quod ippiris dicitur. h. radix dura ...sa ... eius stiptica. est sucus fluxum sanguinis de naribus si infundatur
uel cum flocco infertiatur cohercet. Idem cum uino potus disintericis prodest. uirina mouet. uel folia eius uulnera recen
tia si in modum cataplasmatis imponatur sanat. Radix eius et ipsa herba tusa et cribrata ad modum cocliarii
in aqua calida sitientibus suspiriosis. et quibus uenule intra thoracem rupte sint. item celis et que uessi
cam ruperint prodest. Herba hyppiris stiptica. Sanguinem de naribus fluentem sistit. dysintericis prodest.
Urinam mouet. uulnera recentia curat. tussis suspiriosis. uenulas intra thoracem ruptas item celis et his
qui uissicam ruperint

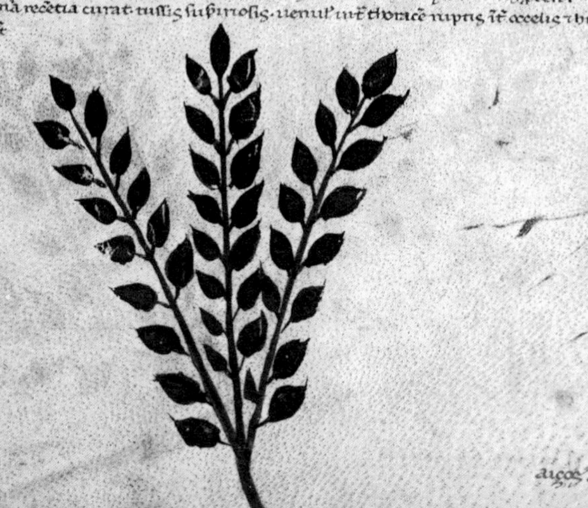

Cxxxiii. nomen herbe

aicos.

Cesinor nascitur in parietibus et petris et locis montuosis et sabulosis et sepulchris ramulos ex una radi
ce plurimos et inflexos mittens foliis plenos paruis uel longis et acutis et pinguibus et sucosis in
modum spicarum per ordinem dispositos. De hic est exit in semine plures et longis surculis crescit. in quorum ca
pite flosculos paruos et subalbos fert et semen minutissimum. ui habet stipticam et frigidam. huius radix
inutilis. ipsa uero herba trita cum polenta in modum cataplasmatis inposita ignem sacrum et herpenas et oculorum
feruores et obusturas et dolorem podagre sedat. sucus eius cum oleo rosato dolorem capitis mitigat. Eadem
herba contrita cum uino ad usum falangionum morsus utiliter bibitur. Disintericis quoque et uentris fluxum et tor
mina et lumbricos sanat. umoremque roseum ex matricibus mirum defluentem sucus eius subditus cohibet
sucus eius et doloribus oculis utiliter inunguetur. Herba aizos. Ignem sacrum herpenas. oculorum feruores.
obusturas. podagre dolorem sedat capitis mitigat. falangionum morsu curat. dysintericos.
uentris fluxum. tormina. lumbricos sanat. umorem russeum matricibus mirum fluentem cohibet. oculorum
dolori utilis est.

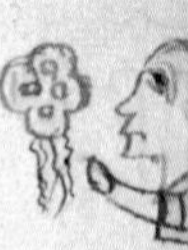

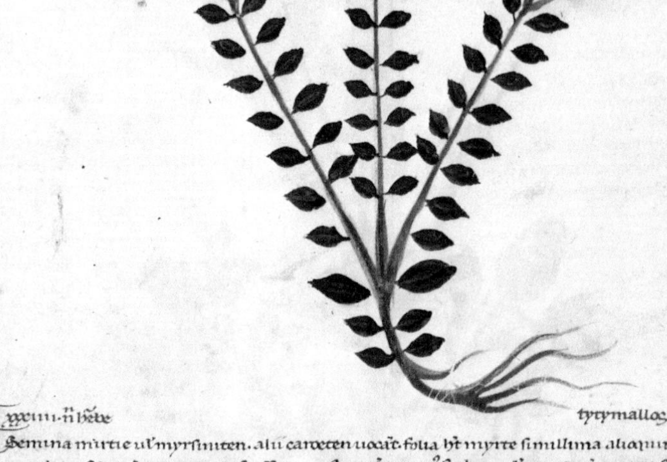

Cxxxiiii. nomen herbe tytymallos.

Semina mirtie uel myrsiniten. alii caryeten uocant. folia habet myrte simillima aliquanto
ampliora solida et capite acuta spissi ramus a radice ac unius spithami longitudine mittit fo
fructum adfert nucia uesice similem gustu mordaci. nascitur in asperis locis. Eadem uim in omnibus
habet quam tytymallum masculum habere discripsimus. Eadem uim quam superiores habent.

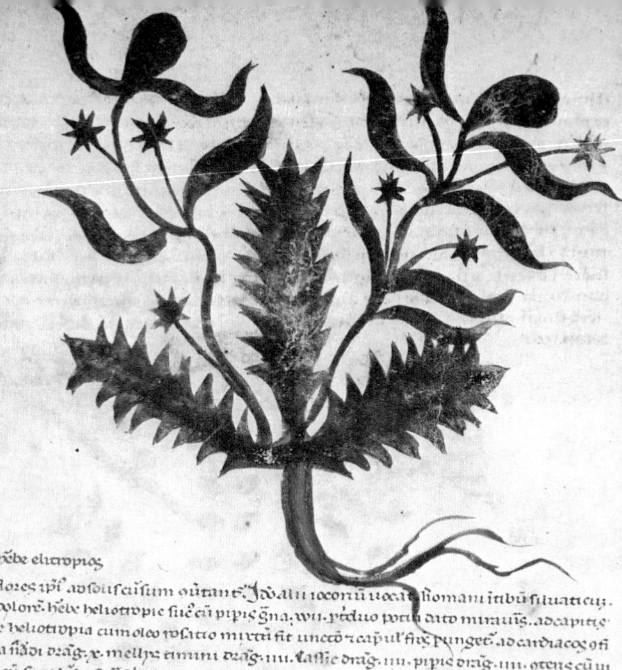

C.xxv. nomen herbe elitropios

Dicta quod flores ipsius ad solis cursum mutantur. Ideo alii ioconium uocant. Romani intibum siluaticum.
ad splenis dolorem. herbe heliotropie sucum cum piperis grana .xvii. per dies .x. potui dato mirabilis. ad capitis
dolorem. herba heliotropia cum oleo rosatio mixtum fit unctio et capul' fixus punget. ad cardiacos confi
cis sic. spica nardi drag. x. mellis cinnami drag. iiii. cassie drag. iiii. piperis drag. iiii. contens cum ui
no ueteri. cum suco herbe suprascripte coclearia .iii. facis trociscos, sepulos duos et dabis in uino potui
Nomen heliotropium. Ad splenis dolorem. Ad capitis dolorem. Ad cardiacos.

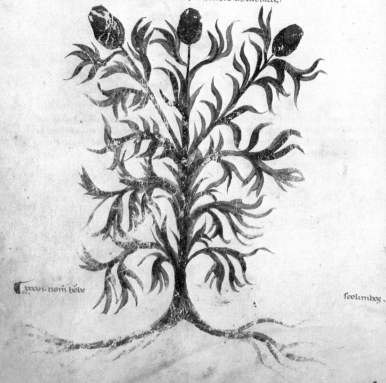

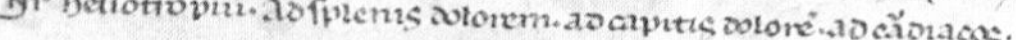

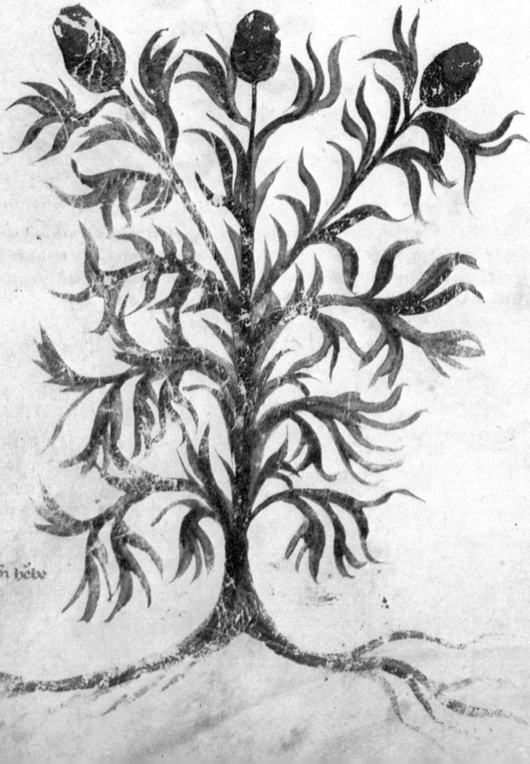

C.xxvi. nomen herbe scolimbos.

Caule[m] h[abe]t plenu[m] foliis spinosis. ac[u]leu[m] similitate globos spinosos. radice[m] h[abe]t robusta[m] et nigra[m] ca[m] ... ; herbe ipsi[us] ad medendu[m] violenta est. ... iunio decocta et pota fetore[m] ascellor[um] et toti[us] corp[or]is ... aufert; ... urinas putidas deduc[it]. ... salubre[m] cibu[m] rusticis p[re]stat. herba ... fetore[m] ascellaru[m] aufert. et toti[us] corporis urinas ... deduc[it] cibis salubris.

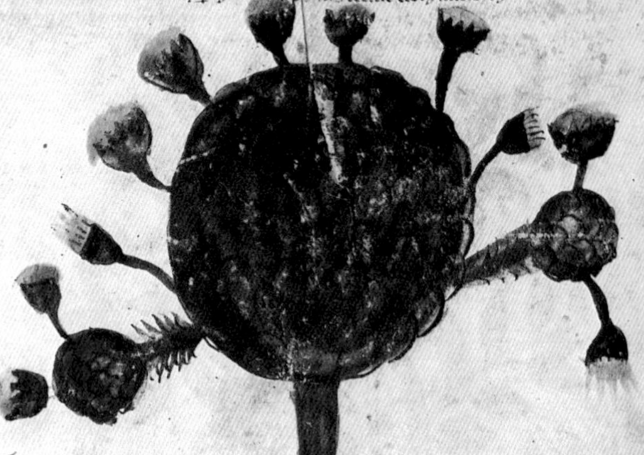

CXXXVII. n[omen] herbe achillea.

Dicit[ur] millefoliu[m] siue myriofillon siue ambrosia[m]. chiliofillon chrysites. Galli eam dicunt diouela. Itali millefoliu[m] militaris siue siciliu[m] ueneris siue cerbu[m] siluaticu[m]. hanc herba[m] achillis inuenit. Nascitur locis cultis. h[abe]t flores aureos et albos. coma ei[us] tunsa et ad posita n[er]vis uulnerib[us] et dolore[m] tollit et reade ... glutinat et p[ro]fluuiu[m] sanguinis strigit. ... mat[ri]cib[us] nimiu[m] sangine[m] p[ro]fluentib[us] p[re]stat si ac humores p[ro]fluuiu[m] mulieris ex sua patiunt[ur]. herba decocta o[mn]es humores ... nimiu[m] sola uapore restringit. Eadem aq[ua] pota dysentericos curat. achillea aut[em] dicta est. ... achill[es] cura[vi]t ... uulnerib[us] uso frequentissime fere. Achillea herba uulnerib[us] recentib[us] dolore[m] toll[it] sangine[m] reprimit glutinatione[m] dat. matri sangine[m] p[ro]fundent[em] ... nimiu[m] ex locis filiis. fluenti dysentericis p[re]st[at].

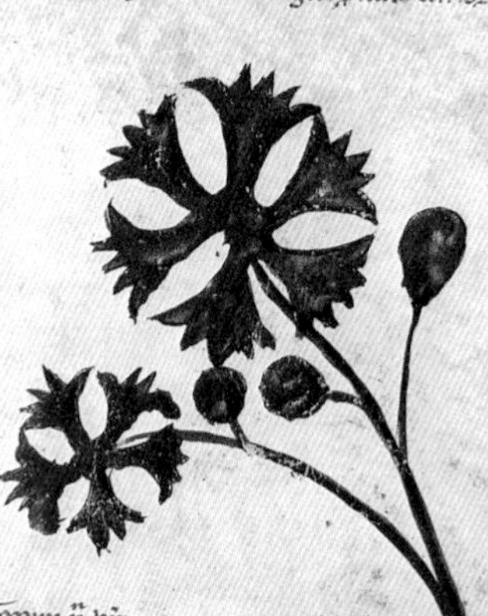

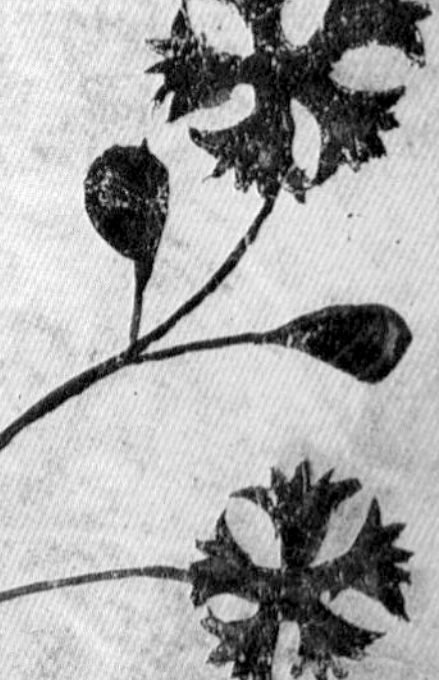

CXXXVIII. n[omen] h[erbe] stafisagria.

Folia h[abe]t uelud uitis agrestis. caules rectos mittit. semi[n]a i[n] folliculis uiridib[us] h[ab][e]t sim[i]le ciceris ... ; alb[um]. gustu[m] amaru[m]. ei[us] grana. xv. e[x] aqua mulsa trita et pota corp[us] humorib[us] per uomitu[m] purgat.

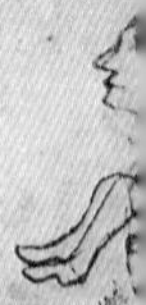

144

x ...

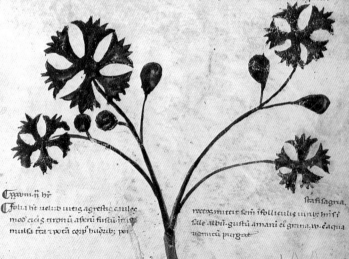

uomitu purgat. si p[ost] potum p[er]deambulet q[ui] uomat ip[s]o aut uomitu adsidue aq[ua] mulsa sorberi debet. ne uis ipsius fauces inurat et p[ro]focet. p[ro]pterea semen ipsius c[um] portulaca et oleo thinasin et prurigines et scabies sanat. si corporib[us] infricet. si dentib[us] co[n]teratur humores deduc[it]. et cerebri ip[s]i[us] sem[en] in aceto coq[ui]t ip[s]o aceto dentiu[m] dolore[m] et uitia gingiuaru[m] oris putredi[n]e[s] curat. herba stafisagria uomitu corporis umorib[us] purgat p[ro]tinasin. p[ro]rudigines scabie[m] sanat cerebri umorib[us] purgat dentiu[m] dolore[m] purgat. gingiuaru[m] uitia. oris putredines curat.

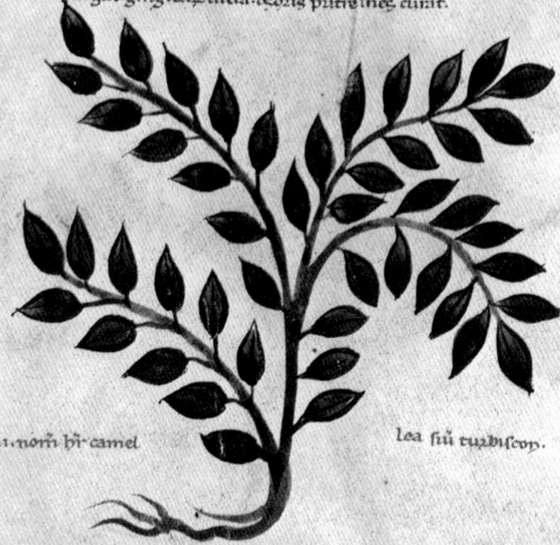

C xxxviiii. nom[en] h[er]b[e] camel lea siu[e] turbiscon.

Quasi oleia terestris dic[itur] q[ue] quida[m] turbiscon uocant. d[e] uno cespite multis surgultis surgit. folia h[abet] oliue silia teneriora. sane et hebitata ci sapore ordei. u[nde] fauces urat. folia ei[us] tenue[s] et aq[ua] mulse admixte c[um] absenti silu[estr]i tritu duplo in pilulas colligu[n]t. ci catapucia ausa uentre[m] soluunt flegmata et fella deducit sin[e] ullo tormento. ei[us]d[e]m folia cu[m] mella trita uulnera sordida n[on] solu[m] purgat etia[m] ad mat[ur]itate[m] p[er]ducunt. herba camellea uentre[m] soluit et flegmatas et fella deduc[it] uulnera sordida cura[t] et p[ur]curat.

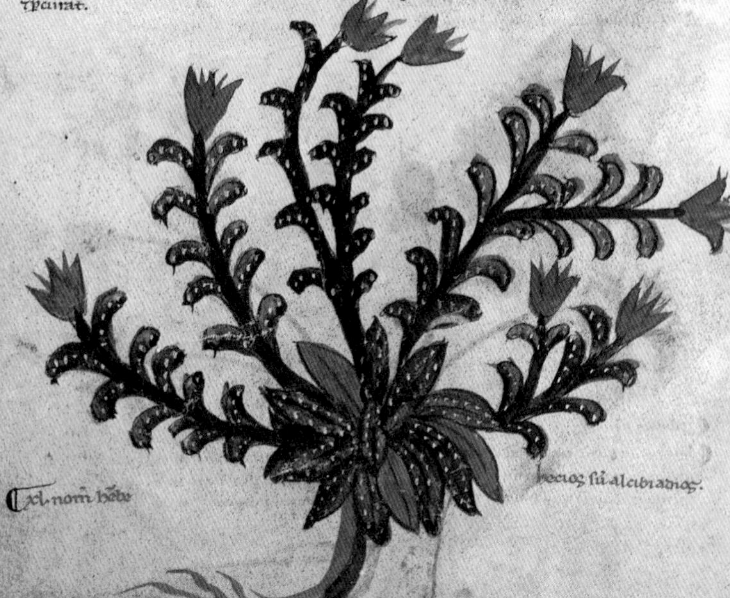

C xl. nom[en] h[er]be becios siu[e] alcibiadios.

Quod capiti uipenne sem ipsi contra sitis. eadem alcibiadios folia habet longa aspera teniora. ipsum aspitas spinis plurissimis sidat. caules multos emittit et tenuis est floribus in folia purpureis. item quius sem capiti uipero sile radix pura tunc est ita et ieiuno potum contra serpentium morsus potest. uel ani uel pura. Eadem poto et liuorem dolores sedat. lac siccis uberibus subministrat. una aut iuge et herbe radices et semis. Hyrbecioc. serpentium morsus curat liuorem dolores sedat lac siccis uberibus subministrat.

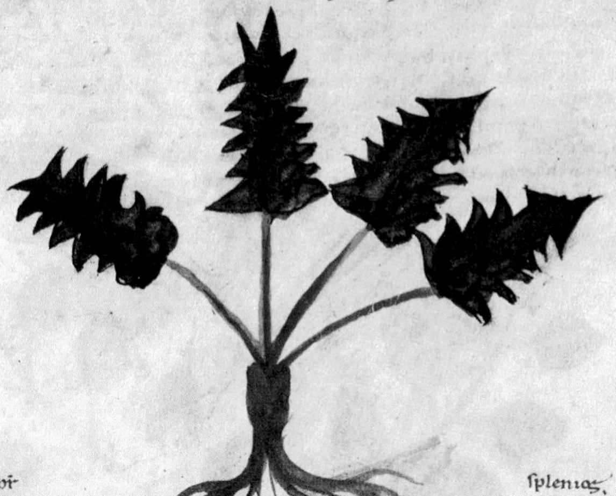

CXLI. nomen herbe splenios.

Cuiu colopedarios dicunt quod splenem auferat. sive scolopedrios eo quod folia ipsius scolopedro animali sint similia. in petris humidis nascitur. non caulem non florem non semen habet. folia ipsius superficia uiridia sunt. subtus rufa et lanosa. splenem curat aceti poto quod esset folia decoxerint. alia in uino cocta et ita cataplasmate. poto uini liquor fuit eadem herba decocta idem morsum regium. idem ictericon et difficultate urina soluit. singultus cohibet et calculosos in uessica fricat. Si luna non uidet uel die uel nocte collecta est splene mule mulieribus ne concipiat ligatur. Herba splenios splenem tollit morbo regio urina difficultatis singultibus. et calculosis conceptum inhibet.

CXLII. nomen herbe tytymallos.

145

Genā sunt. vii. quiē ex hiis masclꝫ. caracetas dr̄. Aquibꝫ cometes vł amigdalo idē ⁊ femīa.
q̄ mirtinitē. ł carotē uocāt. Oīu una uigē. catartica licꝫ uaria ꝫ figura. Huiꝰ sucꝰ coloīgē lacte
leuī. una dragͣ ē aceto ⁊ aq̄ potā uētrē ē celeematis. ⁊ fella deducē. si ē aq̄ mīsa ⁊ uomitū p̄uo
mitū, p̄uocat estētate aūt colliget. ⁊ tūdit ⁊ sucꝰ eiꝰ expssō in uase fictili repōnit. qui cū eo iē
bi farinā miscēt. ⁊ pilulas ad modū hebi. fciāꝫ auriēdas tāt. sꝫ q̄m fauces exasperat. ī mel
le dcotto īuolui debēt. Cance aūt due ex eidē uł tres sucꝫ. tinꝫ guttꝫ. instillate admo
uēō uētrē sufficiunt sucꝰ aūt recēꝫ multos capillos ecuit. ī quoꝝ locū elabit ⁊ tenues rena
scūt. Si aūt sepꝰ linire psēuerēt. nichꝫ ex pilorꝫ renascit. fistulꝰ ⁊ cauorꝫ dētiū idē sucꝰ ī
fusꝰ. sꝫ ne liguā urat fistula dētes excera ut sucū ōtineat obstruat. idē sucꝰ inlinit lice
nas tornos. minfice. ac aures. ⁊ carbūculos q̄ꝫ ⁊ fagidinis ⁊ sinngias exedit. sem̄ eiꝰ autū
no collectū ⁊ tunsū ⁊ uētilatū ñ ñ ⁊ folia siccata ⁊ ad usū reposita. idē p̄rāt. Radix eiꝰ ei. sic
ca tunsa. ⁊ cribrata. auriat. uētrē cū flegmatꝫ. felle deducit. Cū aūt tractabit. aūso uētu
tractari debet ne oclos aspargat. eadē dū ⁊ illud erit ne manibꝫ infectꝫ facies ōtigat. qꝛ
tacō eiꝰ. oīa adurit. ꝯelius g erit adipe uł olō uł uino corpꝰ p̄muniri

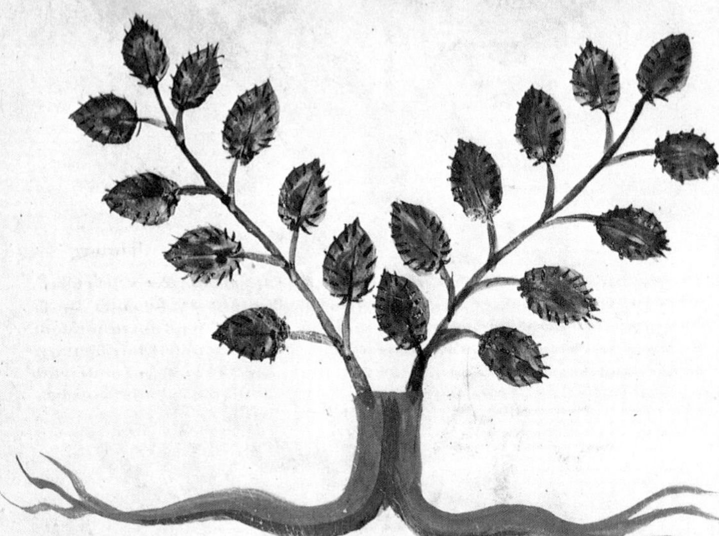

Cxliii. nomꝫ hꝰ   glicirica.

Teodrū. q̄ dulcē radicē hāt. eadē adipōg. qꝛ sitī sedat. ūgultū mittit duobꝰ cubitꝫ. ī q̄
folia spissā. letiscon silia. tactu gluttinosa ⁊ pinguia. floꝫ iacīcti silē platano silē rotūdū.
sꝫ magꝰ asperū. radices lōgas. coloꝛe buxeo. qꝛ sucꝰ decottꝰ ad crassitudinē mellꝫ fundatū
in pilulas q̄ in oꝛe liquiate asperitatē faucīū mulgēt. qō ⁊ radix cruda. aut comesta p̄
stat. sucꝰ idē decottꝰ febrē ardū patientibꝫ ē aq̄ calidā utili. dat. uitia ⁊ pectoꝛꝫ ⁊ iecinerꝫ
⁊ ulcera uisice. ⁊ renū ē cāreno ⁊ passo curat. sitientibꝫ sitī sedat. radix ōmesta uł sucꝰ
austus. qui ⁊ uitia oꝛꝫ curat. uulnā q̄ꝫ inlinit sanat. eadē p̄stat. ⁊ radices decoctō. sꝫ
austus efficaciē facit.

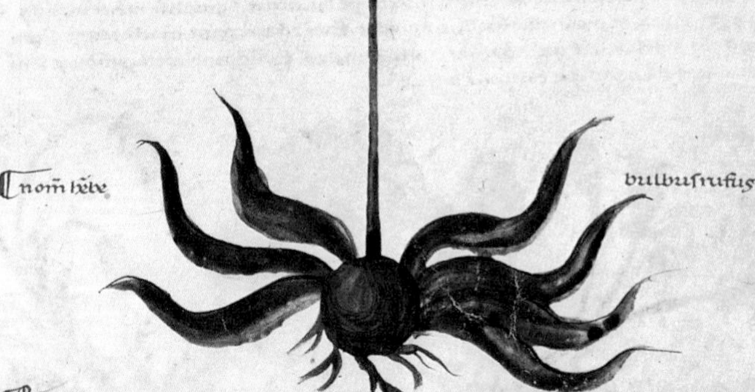

Cnom hebe — bulbus rufus

Stomacho ouenit. e altera gustu amaro. scillodes uocat. qui ul utiliore stomacho, utq; iutute hnt tmantica. coitu incitat. Esca hui semi magno pa corpis. sagne nutrit inflatoes sanu fac. q tam e calia omia que pocepta fuant expellit. tti ul solo e melle luxatoes. podagra ul lixturas excudib; ad positi curat. hydropicoz 7 uetu supponut mor sib; 7 canu cu melle ttu edent. Cum pip mixtu 7 pcordus admoti. sudore restrigut. dolo res stomachi sedant. Cum nitro asso tti pytiras. i. furfures capitis. 7 achoras. i. scabies q cap capillos despoliat abstergent. cu melle letigines 7 facies purgat. tti aut e poleta aures otusas sanat cu alcionio asso tti. maclas de facie purgat 7 cicatrces nigras e aceto cumesi intnoz uisceru tesauras ul ruptoes sanat. si ultra septenos comedi n optet. ne neruos uexet tmantica.

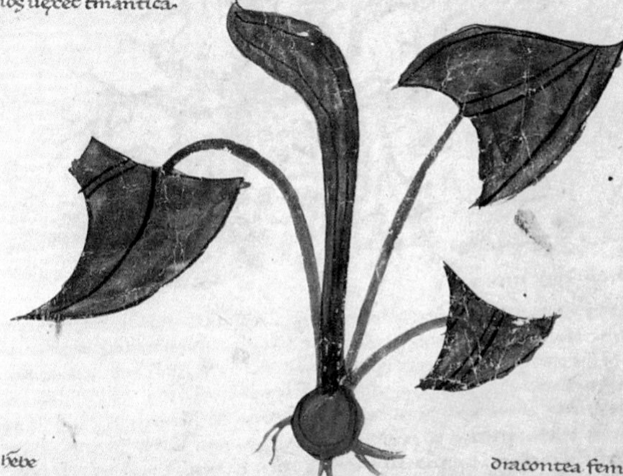

Cxlv. nom hebe — dracontea femina.

Folia ht lata. similitudine edere hntia maclas albas. caule ht directu cubitis duob sic e baculu uariu imod colubre. sem in capite insilitudine botriu. qd e maturauit colore fit croceo. radice ht rotunda. sic sut rapoz. nascit locis umbrosis 7 humectis. se mi el ttu expssu 7 e olo mixtu. aurib; stillatu dolore eaz sedat. sue ide pur cu lana inferi tanarib;. polipu excedit. 7 cancru iqualib; pte corpis gna semis tginta ta e posca 7 potus partus discutiunt. radix autem themantice virtutis sue lixa vel lessa. vel cum melle comedit et adiuuat suspiniosos. et qui omtta. vel tetenderint. vel ruperint. tussientes catarum patientes. fleumata que in pectore ocreata dissolvit et reuocat. sicca autem radix et tusa. et cribrata cum melle accipitur cocliario. et idem prestat. preterea urinam mouet venerem suscitat accepta cum vino.

Et radix trita cum melle et cum radice uitis albe. sanat uulnera cancerosa. preterea trita in collu ria siringinas curat. Prudentes in mulierum iniecta partus discutiunt. siquis hanc radicem manibus constringet. serpentes sine periculo ullo facillime prendit. Eadem cum aceto trita maculas corporis lini ta absterget. folia autem trita recentibus uulneribus medentur. Eadem cum uino cotta. puniones sanat sue radices oculos iniectos caliginem discutit.

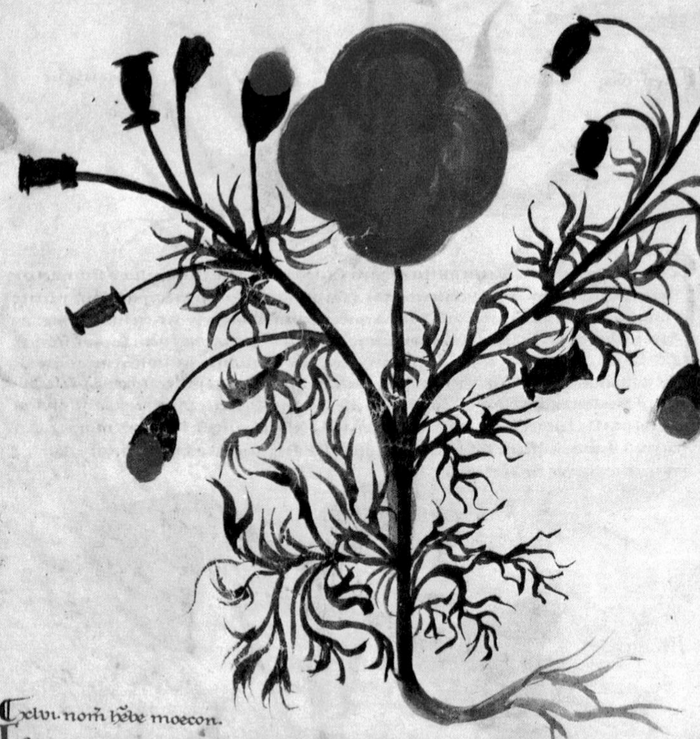

Cxlvi. nomen herbe moecon.

Latini papauer agreste nuncupant. huius genera sunt. secundum diam una vis est refrigeratoria et som nifera. hec cum foliis suis coquitur. et ex aqua eius hic qui uigilias patiuntur faciem lauet. obdor mit. idem facit et pota eadem decoctio ipsa capita siterit. cataplasma cum poleta. saluberrimum facit ad ignem sacrum. omnesque feniores ad usum autem medicine pap ipsa dum uiret. tundi debet et teri. et panicelis ex his facti. in umbra secari et reponi. Qui fiunt necessarii. rusii cum aqua et po leta terunt. Preterea medicamentum ex olo illo in sit papauer cum foliis uiridibus. usque dimidias de coquuntur et premunt. et aqua ipsa colata et dimidium mellis cocliario. hoc ad usum reponatur. hoc de cocliario homines inter noctes dolores sumitur. tussem et fluxum. et umectas sedat arteriarum quoque dolorem vel uicium reprimet et uetus diuturnam dissenteriam. semen eius papauis nigro mortum

cum uino potũ fluxũ uentꝯ τ tumorẽ matricis cohibet ⁊ constringit. Idẽ cũ aq̃ tritũ ⁊ fronti
supp positũ uigilias in sõnũ τ rep̃mit. Suc̃ aũt de ipõ capite papaueris expsso τ ad crassi
tudinẽ mellis excoct̃ ca uim ht. ũ exeo pilula. ad hẽbi magtudinẽ ĩ aq̃ calida solu
ta τ potã oĩa p̃stat q̃ supi⁹ ꝯtinet̃. Si aũt plus fuĩt us; ad piculũ mortis soporat. Idẽ
modus si in oleo calido dilutus exeo cap̃ totũ in dolore sanat̃. aures q̃; dolẽtes sanat
si cũ croco τ olo amigdalino τ mũra tritũ infundat̃ cũ oui cotti uitello τ croco mixtẽ.
dolores τ feruores oclo2 cataplasmate suo sedat. Cũ aceto dilutũ igni sacro podag
cis aũt cũ lacte mulieris, pdest. somnũ ĩ fac̃ si cum lacte mulieb2i τ croco tritũ collirũ
firmat̃ p anum inicitur refrigeratoria

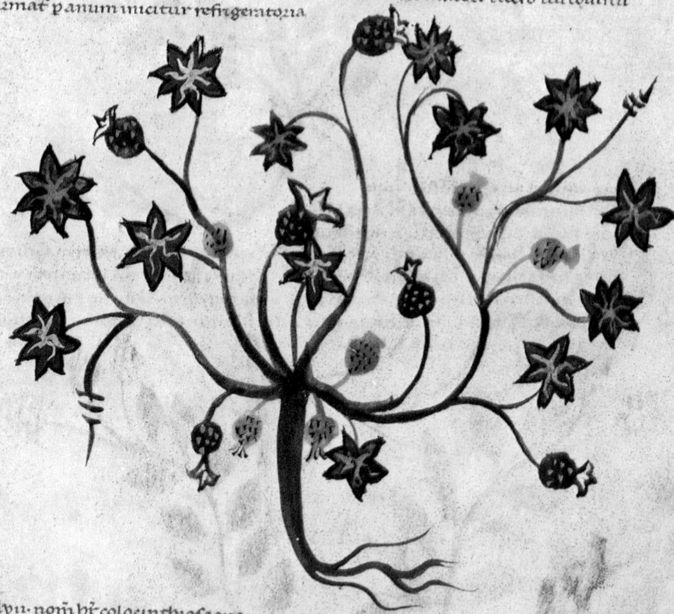

Cxlvii. nom̃ ht colocinthiosagria.

Hec est cucũbita agrestis q̃ a fingeleĩa uocat̃ τ silir̃ ũ cucumis ul̃ cucũbita p t'rã fla
gella tendit folia hñs cucũbitis cucumeris silia ⁊ scissa. fructũ ht rotundũ ĩ mo
dũ felle amarũ qui ĩtestina eo tp̃2 colligñd̃ q̃ ex uiriditate pallescit. h' ĩtestina mol
lities a semĩe sepata. trita pte drag̃. i. scpulo uno cũ aq̃ mulsa trita τ austa uẽtrẽ ꝯduc̃
ul̃ cũ melle τ nitro τ mirrata. ita incocta potõ rotũdata idẽ fac̃. ipã aũt cucbite sic
ce ꝯfrigunt̃ τ coquit̃ ex aqua sciathici. palitici. cyliaci. p clisterẽ inmecti. flegmata
fella. sanguinẽq; deducit. Eadẽ trita τ iuulico ꝯgnãtũ sup posita fet̃ discutit ĩ ipã
sperias siũ cucũbita purgato. acetũ decottũ si osculluat dolorẽ dñtiũ sedat. Si ne
eadẽ ardeat creta deb; ẽcũdari siũ argilla. sitr̃ in eadẽ ul̃ aqua mulsa ul̃ uinũ dul
ce decoquit̃ τ alia die potũ uẽtrẽ ẽ flegmata τ fella deduc̃. p̃tea ex ipĩs fere cor
tice collirũ fcm ĩ iectum stercorẽ τ uẽtrẽ deduc̃.

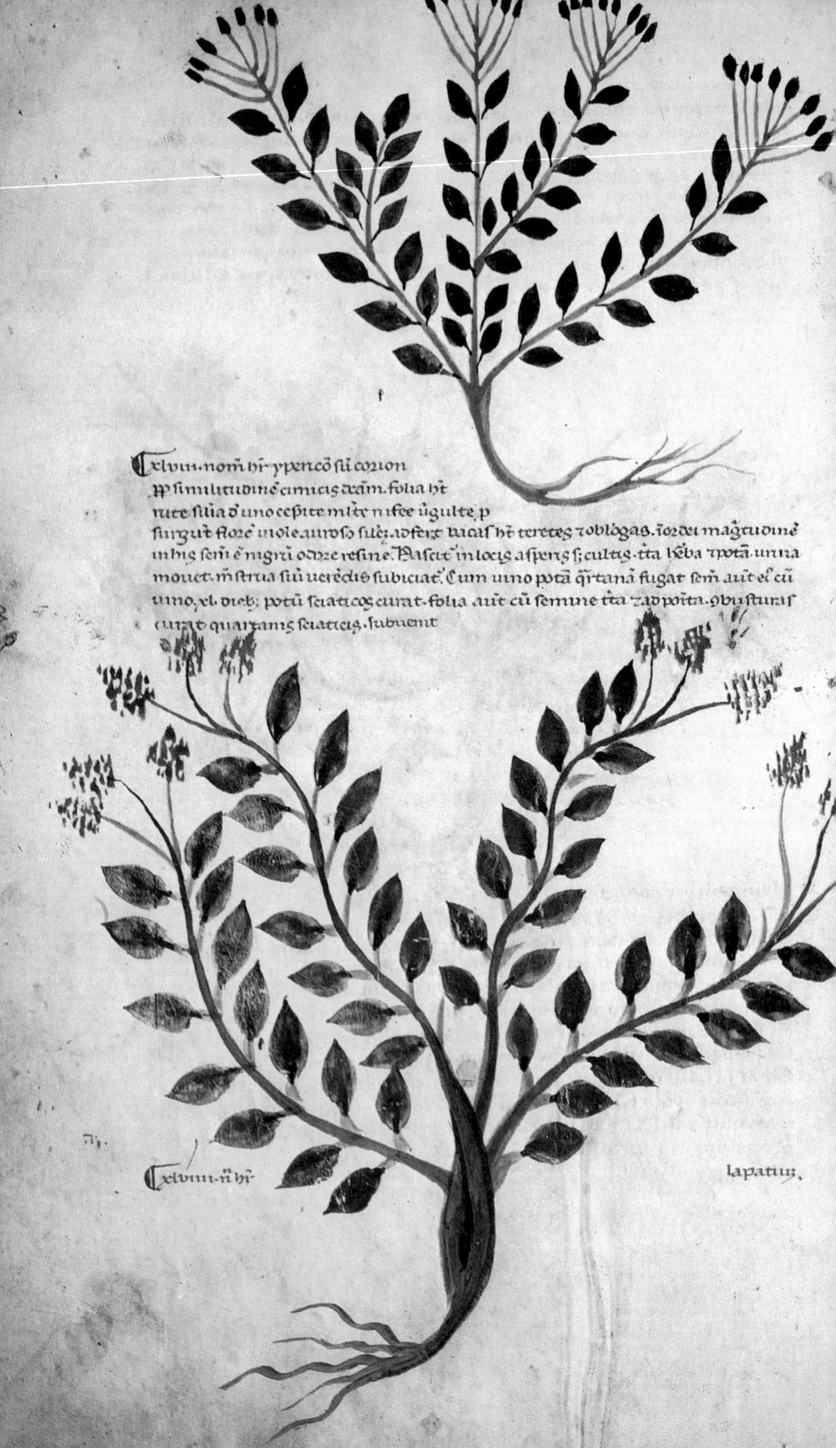

Cxlviii. nom̄ hr̄ ypericō siu corion
pp̄ similitudinē cimicis dcām. folia hr̄
rute silia d' uno cespite mlte uirge ūgulte. p
surgūt florē uiole auroso silē: adfert bacas hr̄ teretes 7 oblōgas. ī ordei magtudinē
in his sem̄ ē nigrū odore resine. Nascit' in locis asperis ꝯ cultis. ita hēba 7 potā. urina
mouet. m̄strua suū ueredis subiciat'. Cum uino potā q̄rtanā fugat sem̄ aūt ei cū
uino. xl. dieb; potū sciaticos curat. folia aūt cū semine tta 7 adposita. ꝯbusturas
curat quartanis sciaticis. subueniut

Cxlviiii. n̄ hr̄ lapatiuz.

Lapatii gnã sunt. iiii. ß agreste efficacissimũ siquis meliceridas hr̃. i. tubera umore elu
ginoso plenas sĩ siglo dolore. folia lapatii cruda cõcta 7 pseuerint ad pvita collectõem
spargunt. sem̃ aũt eĩ. cum uino ul aq̃ tr̃ũ ad disintericos 7 celiacos 7 fastidiõ cibi patiẽti
b; utilr̃ bibit. eadẽ potõ 7iã his pdest. qui scorpionũ ictus aut excepit aũ uerent ẽr
si radices. aũt eidẽ tñi aut cocta in aceto crude ẽ eodẽ tte lepras 7 tirõnis q̃ scabrossis ũguib;
inpoĩte medent. sim p̃ in sole nitro 7 aceto ĩcõmodũ corpis defricet. prurigine q̃; mi
tigat. isdem radicib; ĩ uino coctis sũe ore detent dolore dẽtiũ sedat. panoticas q̃; 7 ficad
easdẽ radices elixe uino 7 ad poĩte soluunt. aceto aũt cocta splenis duritiã relaxat.
Bibit sĩli m̃ris ad poĩte humoris fluxũ coherced. morbũ q̃; regiũ cũ uino cocte sucis in po
tum purgãt. Eadẽ potõ calculos uissicaz frãt m̃strua 7iã m̃rũ puocat.

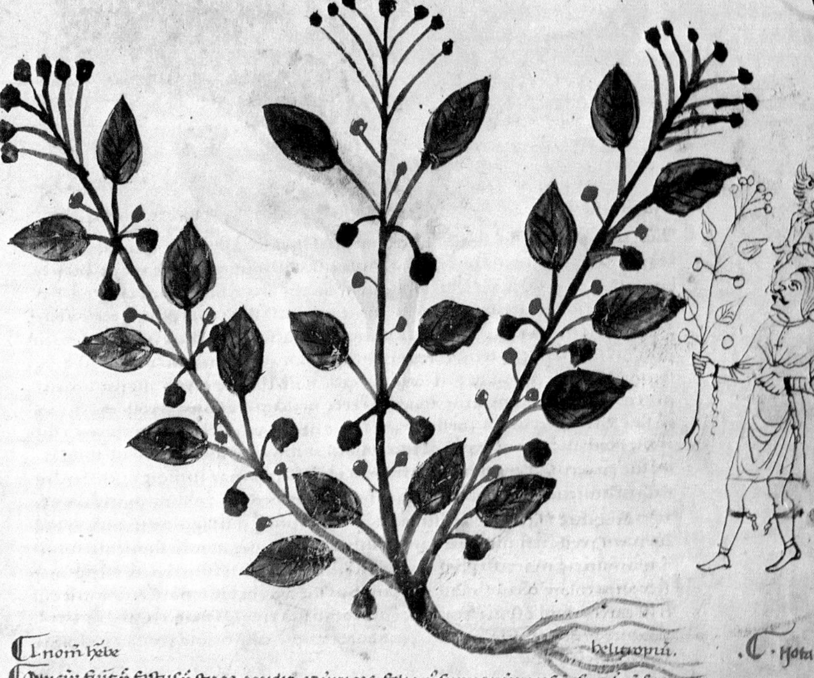

Nomẽ hebe

Obicit fuit ñ fastus ñ striga accedit. ad uirucas. folia eĩ sumis 7 uirucas in fricab cũ frici
eris ita ex aceto sup inpoito 7 obligato statĩ cadet ñ pea nascit. ad scabie totĩ corpis.
Heliotropiũ sup tegula mũda cõburẽs teneri eĩ colligẽs 7 aceto tẽpab 7 bolem ĩ balneo ;
ducis 7 cũ sudauit. punges in 7 cũ h medicam̃toũ bene q; fricabis tumtiũ q;. si pungues
caduco q; sidedens bibẽ medet. ad uissice dolore. Võtens porri uni ex uini cyetis. iii. bi
bat ieiunus. hãc hebã siquis secũ hebit nullo demonio noceri potit ñ strigis. sic hebã
eã legis mane añ sol ortũ. luna. xvi. ẽ illo uenis ĩcũdab auro argnto ebore 7añ q̃ tollis.
dñi omĩpotetẽ 7 xpm eĩ inuocab. ut h heba remedio remedio psentaneo in q̃ ĩceciq; ex
ea decis. Tũc eã palo effodies sñ ferro. Cũ sustuleris eã fruges ubi pones pẽ faba 7 sic locũ
coequabis.

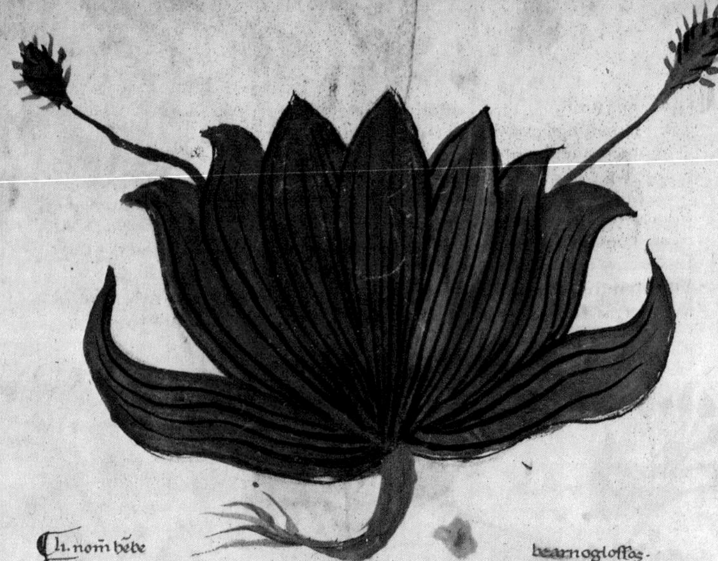

Ch. nom̄ h̄be   bearnoglossos.

Quā latini plantaginē uocāt. Nascit̄ ī umectis locis folia lata. in similitudinē betae
h̄t multi eā polere utilis. ex eī medio caule usq; ad sūmitatē ī semiē nascit̄. radices
h̄t molles albas hirsutas ī forma digiti. folia ipi ūtutē h̄t seraticā ⁊ stipticā. h̄ ō
tusā ⁊ puiciosis ulcerib; inposita ul̄ nimis inīectas ul̄ sordidis plimū pdest. Costri
ḡ ⁊ sanguinis fluxū ⁊ putredines ⁊ carbūculos. cicatrices ī antiquis ulcerib; obducit
ptea siri uulneri gluttinat. ⁊ canis morsū curat. cōbusturis medet̄ faucium quoq;
feruores sedat ⁊ tumores qui ī oclorū angulis nascunt̄ quos greci egilopas uocant.
cum modico sale trita distruit. folia huius h̄be nerbata. h̄ē flores ex collectis elixata
cū sale ⁊ aceto acyliacis ⁊ dysintericis salubrit̄ medet̄. eadē esca epylenticis ⁊ suspi
riosis pdest. suc̄ aūt ei expssus oīs ulcerosū ⁊ sordidū adsiduis colluuionib; purgat.
idē suc̄ cū cerusa. l̄ creta cimolia mixtus ignē sacrū sanat siringis ē pelisterē in
fusus ul̄ auriculas aut oclis dolentib; instillat̄ remediū ē. ē collirio pmixt̄ oclōs sa
nat. Gingibas ē sane uiolēta stringit. n̄ n̄ emopticis qui sāguinē reiciūt ⁊ physi
cis potius pdest. n̄ n̄ inposit̄ in lana ⁊ n̄lib; ictericie mlis adposit̄ subuenit. simili
ē reumaticis matrib; pdest. sem̄ ipi si ē uino tritū bibat̄. fluxū uētris cōstring̃. radix
ū decotta dolorē dētiū si in adducet̄ sanat. ul̄ suc̄ decocta ore teneat̄ ē uino aūt dul
ci ul̄ careno totā ē foliis ⁊ radice cōtrita ⁊ potatū sicā ⁊ renes sanat. tertianis q̄; ⁊ tres
ei radices ⁊ q̄rtanariis cū uini cyatis duob; ⁊ aque tātō de pote pdesse a nob̄ dicitur
seraticam stipticā

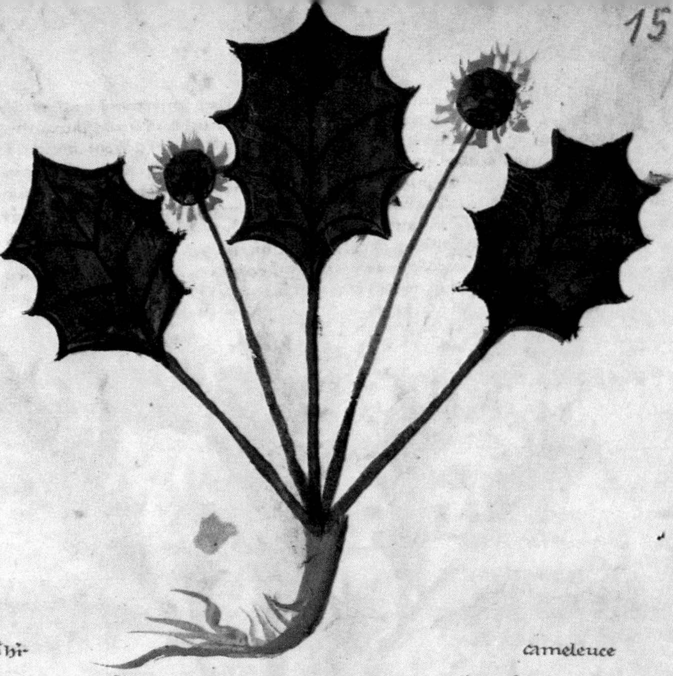

Cl.n.n hi — carneleuce

Cetusa z cribrata cu aqua calida lubo[rum] dolores sanat calica melleuce folia.

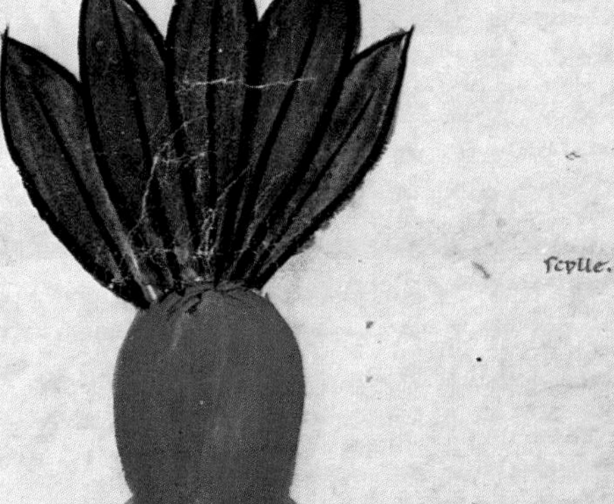

Cl.n.nom hi — scylle.

Scilli hi hinanticā s; capestris q russa e uitari deb; z motane pot q alba e collegi h
mltis reb; pecst. si polenta u argilla tecta coqt in forno l ipruni; itea tn tacto gram
mes icocta e z si n ou cocta e rursu alio tegmine ea uestos; don u; ad mollitudine
pcoq qd subactu fuit om; tunicis e piectis media pe instructu ita gesa i aq calida
coquit. aqua p h ptes l uno pinetualla nese grigat inserit z i ubra siccat. hu[?] rtā
Alam naes e q pcottanu fuit p ea q ille in coquitur ut in uase fictili gissato in die nocq
sepe mutata don falsa ug salsa n; amara sit aqua.

pte ttã cũ sal' assi τ tti. ptib; octo aq; admisces τ ex hac pmixtione duas cotulas idẽ
eminã ad molliendũ τ deduced uẽtrẽ bibes. hic ẽ bibes hic ẽ urinã puocat. hydropi
cis q; τ stõacis, podest his ẽ quib; cib' sup natãs digestionẽ om stõachi ad inferiora de
ducẽ retẽncis ẽ emdet. tortões intestinoꝝ sedat. suspiriosis q; τ flegmati excreãtib' podest.
ẽ sũ sale drãg una. i. scripuli tres. diligñt ttã τ mellι ad mixta coquat' τ cochiario ac
cipiat. oĩa eadẽ fac ul' maxime stõacho, podest ad digestioẽm. Cibis τ ẽ ei dandẽ q̃ nulli
uuln' extrinsec' ht ne noceat. pter croco donat. i. excremĩta corpoꝝ illo in sanat. si ille
cruda mediã pte accessemus τ ttã corpi apponam'. sem ei' ttũ ẽ melle ul' fico accep
ta uẽtrem soluit. τ eos dẽ crimedi remediat ẽ olo coctu remediat l' ẽ resina ttũ riga
das plantanũ glutinat. morsũ ẽ uipere sanat. eadẽ squilla ad lim suspẽsa oĩa mala
effugat.

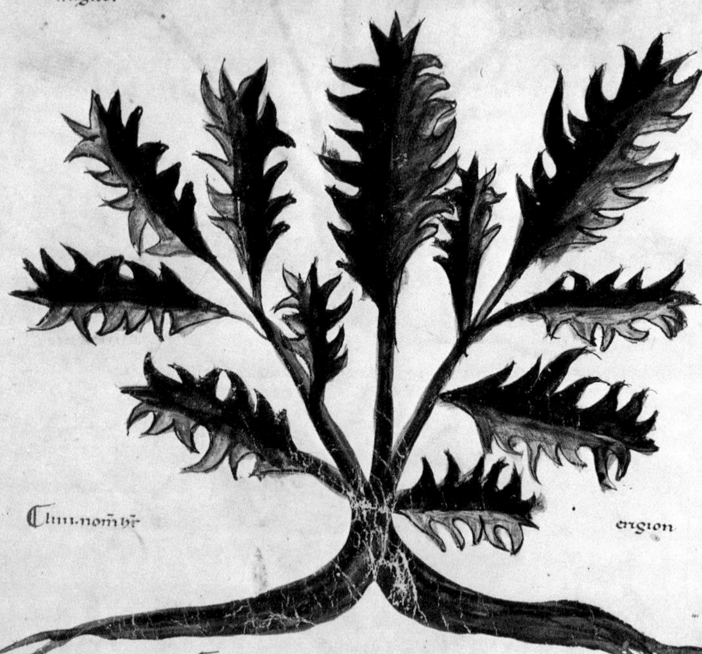

Corũa afri. eledan uocãt. Cui' folia ĩ pncipio
nascẽdi mollia τ saporis blandi, p olere sumũt'. p'ea spinosa fiũt
τ hñs caule ul' cianeũ ul' albũ ul' uiridẽ in cui' sũmitate pilule aspere spinose q̃ nascũt.
radix longa τ forinsec' nig' odoris boni. τ i cãpis τ locis asperis gignit'. uirtutes ẽ thẽma
tice q̃ tunsa τ pota cũ uino uirico moui; τ mestrua uertẽs ẽ uẽtr' inflatõis q̃ dissoluit
fac' ẽ ad epathicos τ ad spẽtiũ morso τ mitti p'ea in timoꝝ uiscerꝝ. uiaticũ semie olia
stridat. h tũsa τ p cataplasmate ĩposita o' collectões tuberat. tumores q; dissoluit. h radi
ces si extiuo solsticio añ ortũ solis colligant' τ ieo coquãt'. q̃ d in sucũ suũ ibidẽ omittãt.
ita ũ crepare possit. Ad in isdẽ foras piectis. in oleũ cera mittãt'. hac spuma argñt' dili
gntissime ttã τ paulati sparsa. surculo fraxineo diligñter τ patient' agitet' ne añ pmix
tionẽ ipsã grauitate subsidat. de in in puxide fraxinea reponat'. mirificũ pstabit au
xiliũ ad ũso ictũ scorpionũ oĩũq; spẽtiũ. ul' canis rabidi morso. si p' uulnr' fero sanãt'

t ẽplastrũ istud adponas. io tñ ne eger odorẽ eı̃ accipiat. h̃ tẽpat. 7 ignẽ sacri refrigerat dolorı podagre si initio accessionis pp̃ositũ fuerit.

Clunom̄ h̄ — hiera. i. Berbena. hy bena

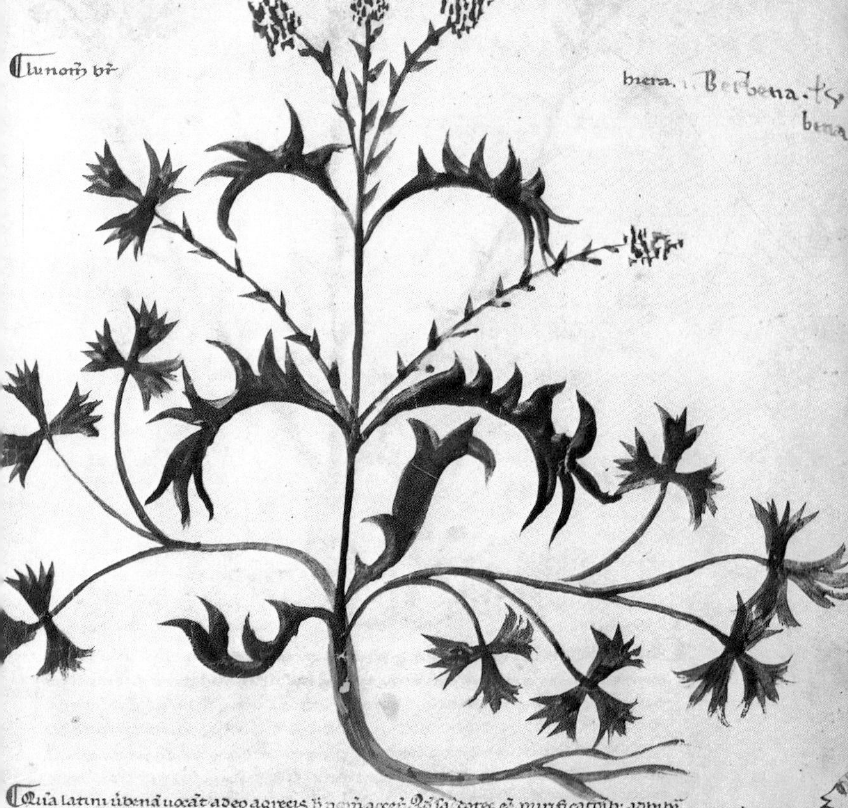

Quã latini ũbenã uocãt adeo agrecis h̃ nom̃ accep. q̃ sacerdotes eã in purificationib; adhibẽ ↄsueuerit. hui forma talẽ. multa d̃ uno cespite ũgulta ↄsurgit. quoꝝ ñ nullã cubitalia pleriq; maiora sũt tetragona terebris locis nodosa. Ex eisdẽ nodis folia nascunt̃ angustã torigineisig. sapore sũt dulci. radicẽ h̃t logã 7 tenuẽ. ea tota cũ foliis 7 hac radices ẽ uino trita. ↄ̃petiũ morsib; medet̃. 7 uulnĩ adposita 7 potu data 7 q̃rtanariis 7 ↄ̃ poest. si folioꝝ eı̃ drãg. i. scripula tres cũ turis tatũm ↄ̃ tũinũ ueteris calidi libra terat̃. 7 ieiuno p quadriduo det̃. tumores 7 uulnerũ ueterũ aũ feruores. folia eidem trita in modũ; cataplasme adposita mitigat. sordida etiam uulnera purgat 7 ad cicatricẽ nutrit. putrdinẽ q̃; oris 7 fauciũ toto h̃rba in uino ↄ̃cotta 7 gargaricata serpere minteriora ñ patit̃ p̃terea ad t̃tianas medet̃. si d̃ uno cespite tres repente in manu teneat̃ ad q̃rtanas. iiii. ↄ̃sunt

Ab anglo ãnũtiatũ ẽ. ab archãglo destructũ ẽ. Job ũmẽ h̃uit 7 ↄ̃pulsionẽ dñi mortui sũt. 7 sanata sunt ulcẽ eı̃. ip̃e sic moriat̃ ũmes. 7 ulcera q̃ h̃t famului dı̃. ũ nũq̃ ei ãplĩ nocere possit. agyos. agyos. agyos. s̃cs. s̃cs. s̃cs. fiat. fiat. fiat. am̃. tetragramaton.

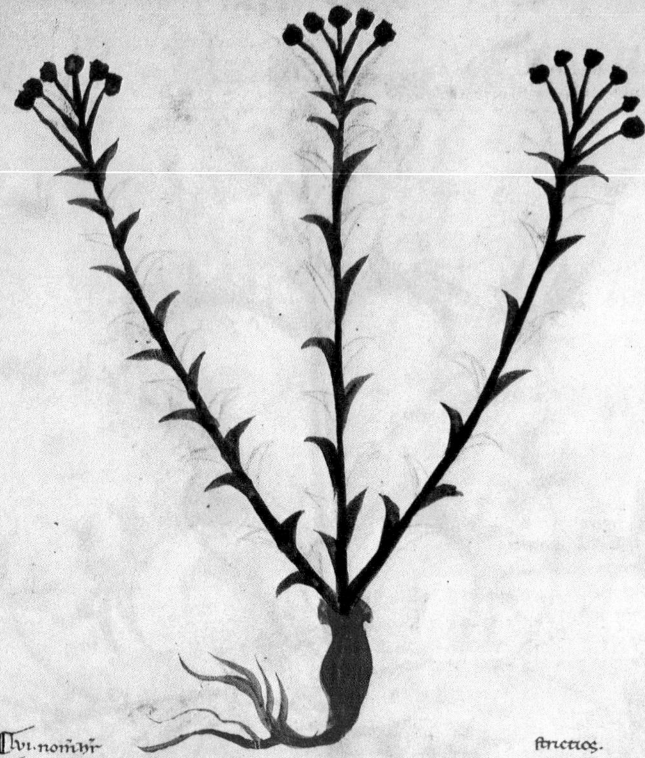

Clvi. nomen h(er)b(e) strutios.

Quam latini lanariam uocant, ex eo quod plerique lanam ex ea lauant. radix eius amara est et
diuretica. id est urinam mouens. huius tunse puluis cochlearium unum plenum cum aqua mulsa po
tus prodest epaticis. tussientibus. suspiriosis. ictericis. uentrem quoque deducit. Eadem cum pana
cis radice et capparis ex aqua mulsa pota calculos uessice soluit et prouocat. sple
nis duritiam soluit. cum polenta et aceto. item lepris imposita medetur. Cum polenta ordeacea
et uino cocta omnes durities et collectiones spargit. Eadem puluis in naribus et ad motus
sternutamenta citat. Idem cum melle infusus naribus caput purgat. ore aperto iterum pro.

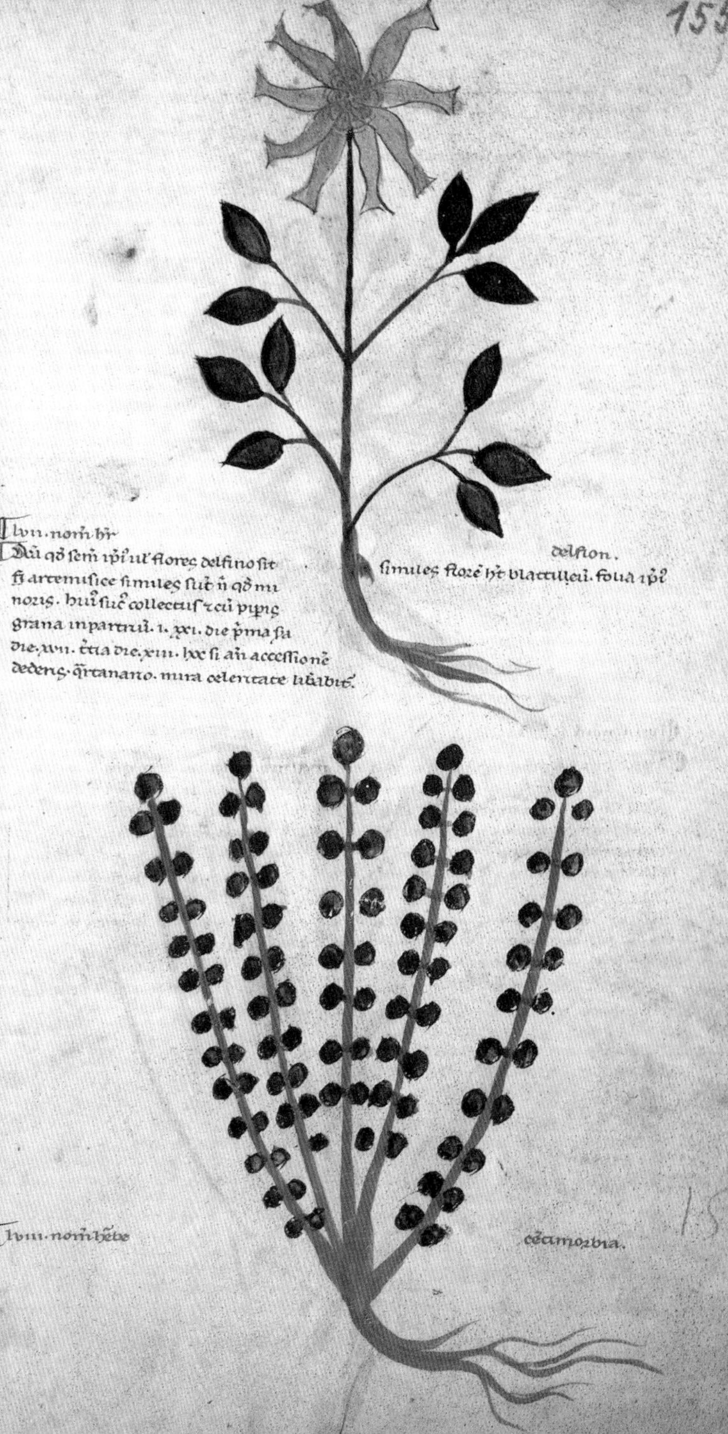
Clvii. nom̄ hr̄ delfion.
Ad ū qđ sem̄ ipi' ul' flores delfino sit similes florē hȝt blattulei. folia ipi'
fi artemisice similes sūt ū qđ mi
noris. hui' suc collectus rcū pipis
grana inpartiui. i. xxi. die pma sa
die. xvii. ttia die. xiii. hoc si an accessionē
dederis. qrtanario. mira celeritate liberabit.
Clviii. nom̄ hēbe cetimorbia.

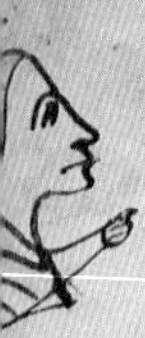

Ex [illegible] cortice [illegible] odoriosis [illegible] cerebro cephite [illegible]
[illegible] folias [illegible] tritulis [illegible] polito simul [illegible] tol [illegible] extendi ei [illegible]
[illegible] [illegible] pulvis [illegible] molliss [illegible] caput arrosa capitis [illegible] aptu [illegible] dorsu
[illegible] [illegible] bonum effectum.

CLVIIII. nomen herbe viola.

Caurorse viole genera sunt tria purpureum album et mellinum. sed mellinum maxime medicine
aptum sit. si decocta et sup sedeat dolores et fervores matrices relevat. menstrua provocat. fo
lia eius tunsa cum aceto mixta [illegible] sanat [illegible] capilli efficiat. suc eius in [illegible]
mixta caput punguat [illegible] nigri [illegible] perseverat. ad colorem et odorem omni tempore corpi sit optimum
conficit unguentum sic sansuco drag. [illegible] rosa sicca drag. [illegible] psitami drag. xl. [illegible]
[illegible] drag. xl. [illegible] drag. xl. amonii drag. [illegible] meliloti drag. xx. olei spani optimi [illegible]
drag. xl. [illegible] sicco. [illegible] ad mellis spissitudinem ut fiat [illegible]
[illegible] circe venena [illegible] statim oficeis sic. mir
ra drag. ii. olea drag. v. aneti drag. ii. [illegible] drag. [illegible] coriu drag. vii. nardo stacheos
drag. [illegible] mellis attici drag. xx. misce [illegible] facies [illegible] drag. [illegible]
qui [illegible] veneno lesus dabis in [illegible] quibus si tam venenum [illegible] dabis [illegible]
[illegible] duos [illegible] duobus [illegible] viole [illegible] herbe [illegible].

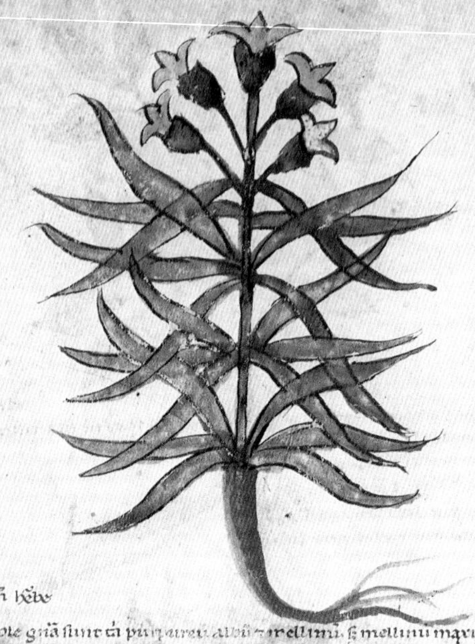

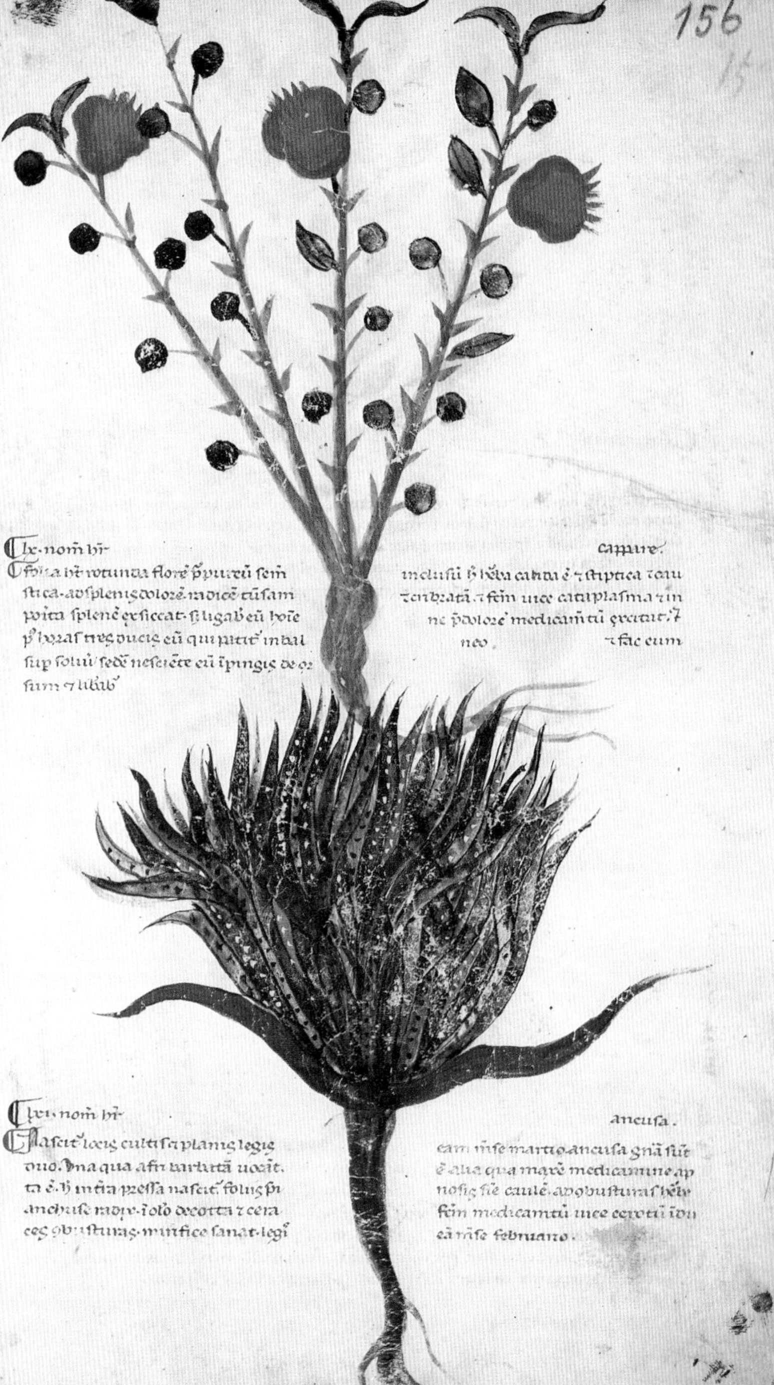

CLX. nomen herbe
Folia habet rotunda florem purpureum sem
stica. ad splenis dolorem radicem tunsam
posita splenem exsiccat. si ligaveris eum homine
post horas tres duceris eum qui patitur in bal
sup solium sedem nesciente eum impingis de or
sum et libabis

cappare.
inclusum herba calida est et stiptica et calu
terizata et semen in ece cataplasma et in
ne per dolorem medicamentum exercitur et
neo et fac eum

CLXI. nomen herbe
Nascitur locis cultis et planis legis
duo. una qua afri barbatam vocit.
ta est. hec in terra pressa nascitur. folius
anchuse radix in olio decotta et cera
cis combusturas mirifice sanat. legi

ancusa.
eam mense martio. ancusa genera sunt
est alia qua marem medicamine ap
nosis sine caulem. ad combusturas herbe
semen medicamentum ince cerotum ipon
eam mense februario.

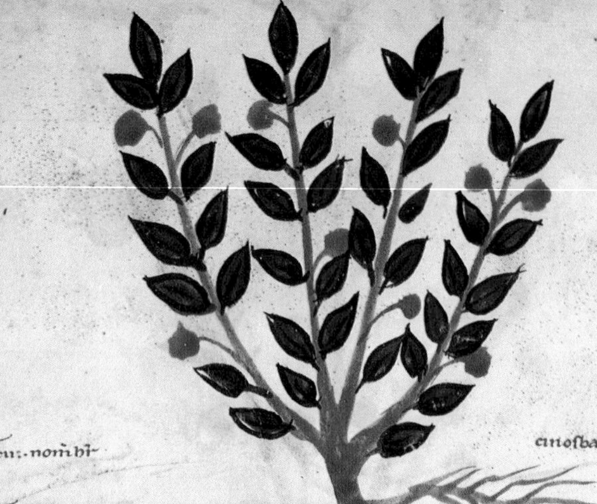

Cxvii. nomi hr- cinosbatos.

Hanc gizifii agreste dicunt. Punici ditaclowot uocat. huius bacce exemte de medio lanugine. ob e e faucib; pecto supta. purga thorace quia acri uel acidulas sunt et e stomacho obsunt. lieni aut qd e splen apta e. flos eius potus ita medet. ut pueris urina deducat. sanguinolenta purgato. radices et de cortice spoitu limes comodu e suppone. supinus at ligado e laboris. neu medicamtu impatiens remedia discutiat.

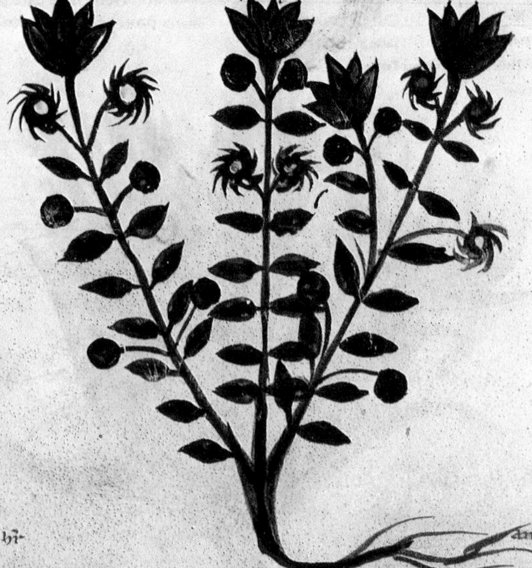

Cxviii. nomi hr- anagallis.

Hr anagallis suc melli pmixtis equis ponderib; et narib; infus flegmata deduc siliu et dentium dolore sedat si aut suc ei cu olo rosato misceat et ex h facies unguat ab omib; lividis aspiciet u mli aspiciet clara et tensa facie hat. Hr anagallis sucu melle et liquo in dicu et aceto acerrimo sip misceas et ex h mli facie punguat clara et tensa facie hebit

C ad epilenticos et mte alienat. Hr anagallis suc cu; melle mixt et narib; iniect pugat capite epilenticis mte integra restituet. Ad uitia de facie tollenda.

Herba anagallis suc. q̃tu sufficiat. alquionu q̃ e spuma maris drag. iii. pumicis drag. viii. galle drag. viii. lpeui indicu drag. ii. in silince drag. xv. mell drag. viii. sic ca umectas misces 7 ecuraire uoluis p nigero facie pungues libadie.

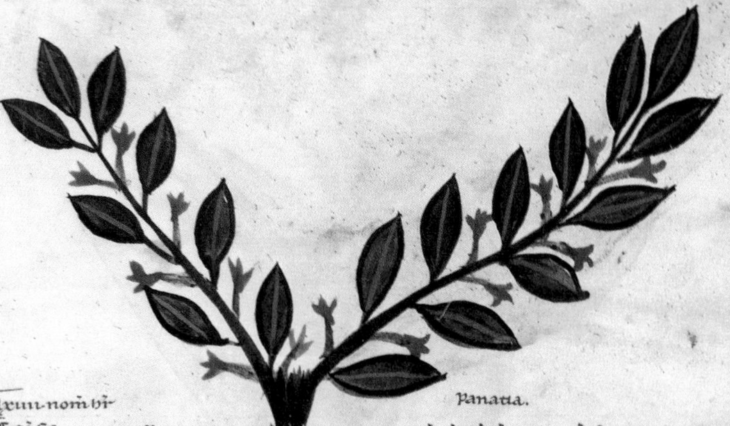

panatia.

Clxiiii. nom hr.

Eadẽ folia cum melle mixta ipi drag. ii. cu uino ẽtri 7 po lib; adpoitu mstrua mouet cancri dẽtu qd dẽtes deciduit sanat semi tu 7 cu melle ẽtri 7 potatu 7 idẽ genita 7 fetus matrib; deiecit. radices ẽ aceto ẽtri 7 splenis supposita psut.

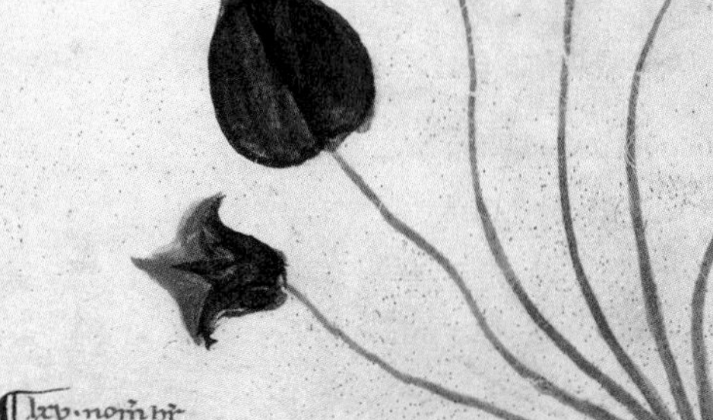

purpurea.

Clxv. nom hr.

Purpurea uiola folia cu axugia pari po dere ẽtusa uulnra recẽtia 7 pstina effica cissime sanat. tumores q; 7 oes collectoes dissoluit. flores ipi 7 melle missi 7 macerat ẽ uino optimo mixtu stomachi ardura sedat. ẽ aut refrigeratoria

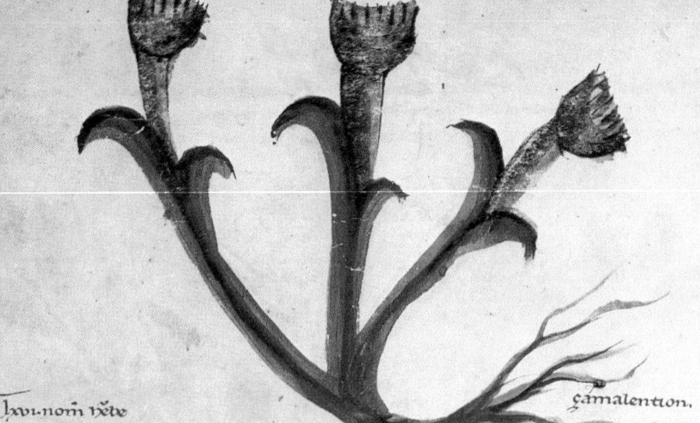

Clxvi. nom̄ herbe

Nascit' locis petrosis ul' mōtuosis. h̄ herba trita bn̄ cū axūgia sn̄ sale ⁊ uulnib; apposita. om̄e uuln' sanat. ⁊ ad alia uuln'a cancerosa herba zamaletion sicca ⁊ ī puluerē mollissimo redacta oīa uuln'a cācerosa expurgat.

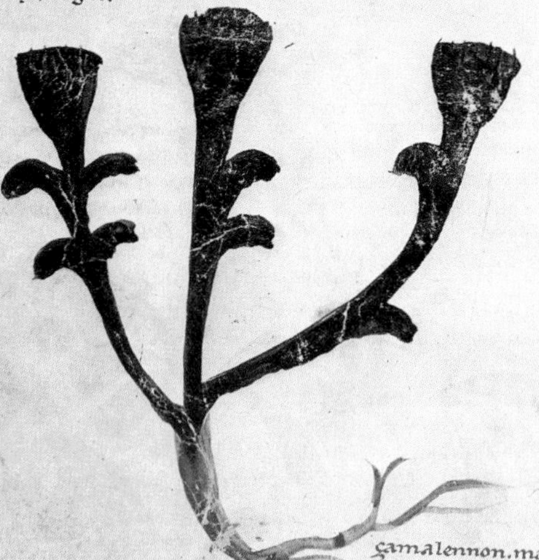

Clxvii. nom̄ herbe

Nascit' in locis petrosis. ad uuln'a horū h̄ herba tunsa cū axungia uetere inposita om̄e uuln' psanat ad sanitatē pducit

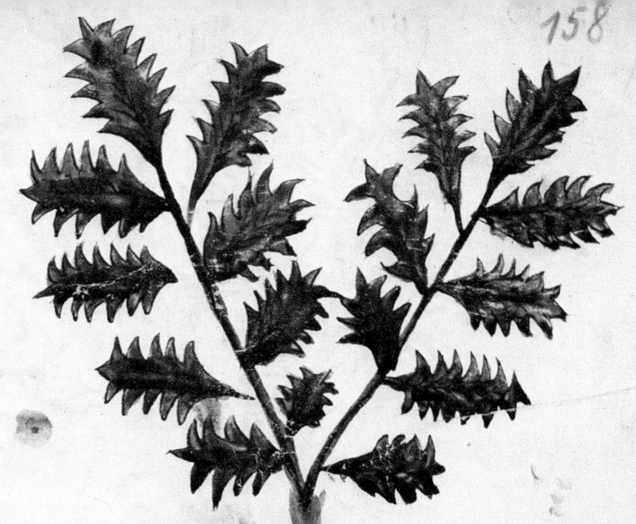

Clxvii. n̄ bi- sion

Bion q̄ galatanis laber appellat'. Ali aun uinde dicut

Nascit' locis aq̄sis folia ei' olisat' mĩora gu
stu: aromatica q̄ manducata t' elixa sensata. gauculosis
lapides fiat ꝛ pungnã eie menstrua mou: disitencis s[illegible]ben̄.

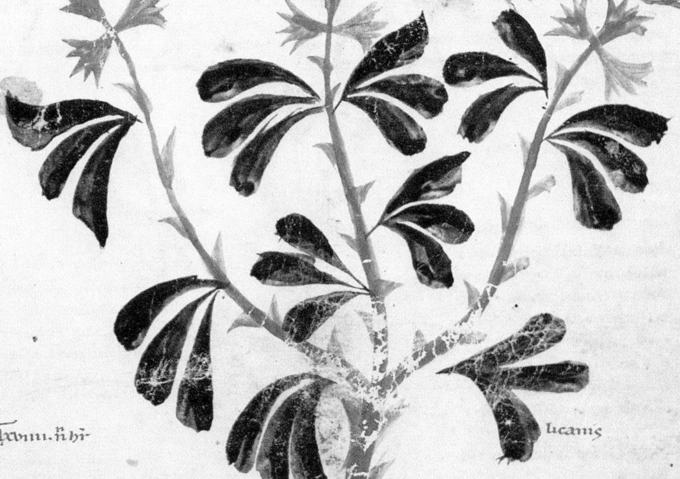

Clxviii. n̄ hi- licanis

licanis tinfanica folia ħt obloga ãgusta lanuginosa subalbida caule cũ ramis la
nuginosis. isũmo capite caliculos equib' flos uiolati' p[illegible]: h' sem̃ cũ uino datũ ad
ũsus oĩũ spẽtiũ ꝛ scorpionũ ictũ p'dest. adeo ũ quidã affirmẽt eã scurpionib; supposita
stupore ide rigoreq; incutere.

¶ Lxe. nom̄ hr̄ abrotanum

¶ Alu̱ arteon uocat. hu̱ gn̄a sn̄t .ii. femina r maścul' femia ramosa. minutissima folia u̱ v̄ c̄
capulan̄tu̱ u̱ deat. flozes l̄ semina minutissiā z̄ un̄osa bn̄ odoz̄is z̄ graui gustu amar̄
ꝗ̄m ēl eaꝗ̄ ttu̱ r̄ potu suspinosis. sciaticis. z̄ qui un̄na̱ difficulte emittut̄ ꝑdest. r̄ pluricis cū
ueltonica. ioluto data m̄strua mou̱z̄. rad ūsꝺ nenena r̄ moz̄o spm̄eu̱ iun̄ potu b̄uen̄
ē olo ttu̱ r̄ cozꝑi suplimiti ad ūsus feb̄ris frigidas ꝑdest sp̄etes z̄ l̄ spū̄a l̄ in̄cessu̱ fugat m̄
c̄ paliz̄ ad palagion̄u̱ l̄ scoz̄pion̄u̱ ics̄ ꝺ ꝑdest. ocloz̄ feruoz̄es ē mal' ordon̄es. gtta r̄ pane ꝗt
ta u̱ce cataplasmatis mitigat furu̱cloz̄ z̄ faḡ gu̱ta r̄ pollin̄e ttc̄ boz̄ata curat. ead ui
l' oib̄; z̄ maścl̄; hr̄.

¶ Lxxi. ñ hr̄ apan̄n̄e su̱ fila tropuꝭ.
¶ Apan̄n̄e su̱ filaciru̱s. quā boib; in̄ b̄euiscat siu̱ con̄
paloncarꝑ ꝗꝺ boib; b̄est: sen̄ u̱bu̱ l̄ cr̄ cs̄ flost̄. quā
roman̄i lappi̱ uocat: r̄ moc̄ mitiḡ eru̱re̱ l̄ oz̄e et
tetragon̄os affez̄os folia hr̄ r̄ cau̱le r̄cu̱ gr̄ctai r̄ ces̄
uall' b̄ spoz̄a flose albu̱ m̄ sen̄; pu̱i. b̄ fu̱ l̄uu̱ l̄ lime
dio gecu̱ u̱ in̄ubilica mo̱ꝺ ẻs̄ cõ. i. z̄ u̱ u̱ꝺ
ꝗ̄ s̄ palagion̄u̱ tu̱ paz̄. mo̱z̄ li̱g u̱ coz̄ bu̱ oz̄ cu̱
el doloz̄es au̱u̱ i̱stillac̄; i̱n̄o

¶ Explic̄ lib̄ medicine r̄ oz̄ioc̄ n̄cuꝭ ꝺ h̄ꝛḡ femi̱nis
feliciter.

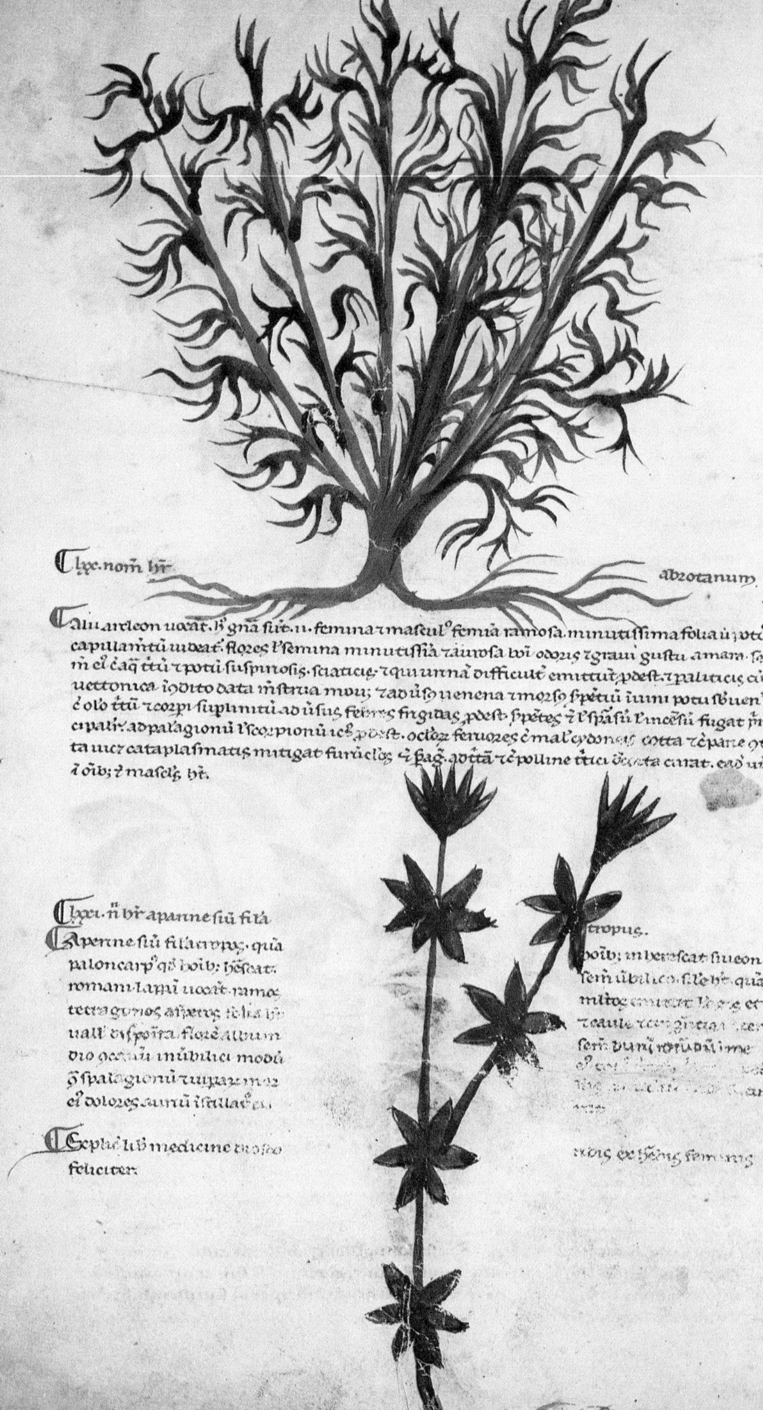

Incipit ep(isto)la apollonis de inplastris podagrico satis admirabile.

Spuma arg(en)ti. l(ibra) una. semiuncia una. cerussa ℥ ii. cera punica ℥ vii. semis (et)
salbanu ℥ iiii. lacte mu(lie)ris q(ue) p(ri)mu(m) masc(u)l(u)m genuit quanta(m) p(ar)te(m) uni(us) sextarii. o
lei ueteris sextariu(m) unu(m) rexine frixe ℥ iiii. h(ec) o(mn)ia sup(ra)s(cri)pta. Gutta amoniaci ʒ
iiii. Opiu(m) tebaicu(m) ℥ iiii. h(ec) o(mn)ia sup(ra)s(cri)pta. in cacabo nouo mittis p(er) ordine(m) u(t) infra
s(cri)ptu(m) e(st). p(ri)mi oleu(m) i(n) pruna molles mittis. cum cale(re) cepit mittis spuma(m) arg(en)ti b(e)n(e)
tunsa(m) cribrata(m) (et) moues de spatula lingnea incessant(er) q(uo)diu se b(e)n(e) misceat (et) faci
at u(t) malagma tu(n)c cerussa(m) sub(tiliter) cribrata(m) sup(er) aspargis (et) moue(s) n(on) cessas. tu(n)c ce
ra(m) mittis minutati(m) fr(ac)ta(m); (et) c(um) se soluit. d(e)ponis de sup(er) prunas. (et) mittis resina(m) frixa(m)
cribrata(m) totu(m) (et) c(etera). Gutta a(m)moniaci s(u)bseq(uen)ti mittes b(e)n(e) cribrata(m). (et) c(um) galbanu(m) pistil
lo (con)maxat(ur). c(um) cere semiu(n)tia de ponde(re) sup(ra)s(cri)pto sep(ar)ata(m) q(ui)a c(al)ban(um) n(on) p(otest) eo(dem) missa cacabu(m)
sup(er) prunas molles reuocas q(uo)diu omnia misceat(ur) (et) o(mn)ia refusa de cacabo i(n) m(u)rtario
mittis. opiu(m) t(ri)tu(m) a(nte) in murtario c(um) lacte i(d) q(uo)d infusu(m) fuit. (et) c(um) uniu(er)sa mixta fuit cu(m)
malaxata simul b(e)n(e) dimittis i(n) murtario u(el) u(bi) uolu(er)is (et) c(um) op(us) fuit i(m)plastru(m) ten(e)s (et) c(etera) uide.

Potio ad reniculo(rum) dolore(m) u(e)l ad cauculu(m) uettonica ℥ i. sa(xi)fraci ℥ i. petroselino ma
cedonico ℥ i. cassia ℥ i. zinguber ℥ i. rosmarinu(m) s(cri)p(u)la vi. genipa ℥ i. libistico ℥ i. sa
xifragu(m) scripula vi. beleni s(cri)pula vi. Strution s(cri)p(u)la vi. ciperi s(cri)p(u)la vi. apii sem(en) costi s(cri)pula vi. pire(tri) ʒ [illegible] strution ʒ vi.
℥ i. fenuculi sem(en) ℥ i. pulei ℥ i. baca lauri ʒ vi. urtice sem(en) ℥ i. rute agrestis ʒ vi.
cuminis ʒ vi. Sem(en) asparagi ℥ i. celtice ℥ i. pipis ℥ ii. Hoc t(ri)tu(m) dilig(en)tissime unu(m)
cocliariu(m) in conditu(m) accipies coacte fem(en) fi(at) simul ℥ iv. (et) ʒ ix.

Ad e parsi se inuenerint cum splene(m). Lasar iiiiu(m) in potio(n)e u(e)l ingi accipiat q(uan)tu(m) suf
fic(it) (et) sup(er) iaceat. It(em) alia. Costi ʒ vi. pip(eris) ʒ sex. fenu greci ʒ sex. c(u)m is ad c(on)trum
subtile (et) mittis in coaltic(e) oditi (et) bibes ita ut labes (et) in salutto accipias (et) i(n) ipo la
tere iaceas h(oc) p(er) t(ri)duu(m) facies. ad animalia qui urina(m) ta(r)de faciu(n)t.

Hu(n)c facis in testo a(u)t in petia ita u(t) manu(m) n(on) laues (et) sup(er) lu(m)bos ei(us) t(er)tio p(er)cutias.

Unguentu(m) podagricu(m) p(ri)mu(m) qui obstet in peto (et) soluat condolomata.

Adipes anseris porci (et) tauri si(n)e sale. regela cu(m) resina frixa. (et) cera u(ir)gine p(on)d(e)rib(us)
equis (et) (con)miscis simul p(er)sa facis ueluti panne (et) c(um) doluit quis unguie manus tuas
coacte facis (et) (con)fricas loca. q(ue) dolet h(oc) p(ri)mu(m) e(st) (et) satis felicite(r).

Confectio absenti diatesaron ad demolliendu(m) albeum.

Folium ʒ x. spica indica ʒ viii. costu ʒ v. mastice ℥ i. uini boni ſſ xii. mell(is) lib(ras) vi.

Spica indica s(cri)p(u)la iii. folio ʒ iii. costu ʒ iii. cassia ʒ iii. amoni ʒ iii. rosa sicca ʒ iii.
mastice semuncia una. mell(is) lib(ras) iii. semis uini optimi ſſ vii. ad q(ua)rtanas.

Herbe uettonice h(erbe) plantaginis s(ic)ce h(erbe) lingua bouis. Sparagi agreste. coriandri

De acitita. de lepore. de capra nuta. gallas alexandrinas ei(us) p(er)tuse n(on) sunt. xlvi.
mittis in olla noua c(um) oleo q(uan)tu(m) sufficiat. (et) lento igni [illegible] dec(oqu)es diu p(er)frixe sunt
su(n)t decoctas lauas (et) i(n) sauano (con)stringis (et) oleu(m) p(ar)a [illegible] fiant ad solo ponis aca
tias ℥ iiii. (et) iptenas ℥ ii. calcuce comenon [illegible] s(pe)c(ies) p(er) u(n)dis acacia a(u)t
mittis i(n) alia olla noua (et) [illegible] alteras sp(eci)es. tusa
a(d)mittis simul (et) agitas q(uo)diu fiet [illegible] a(u)t diu tu
dis q(uo)d in te inueni(s) [illegible] una cap(it)is u(e)l
capillos [illegible] nigrescat. ne du
bites (et) t(er)tio punge diu a(u)t [illegible] de olo gallaru(m)
modice sup(er)unge h(oc) p(er) singl(u)as tunsuras fac [illegible] i. semis. nde. su
sui uncia. i. zinziber ℥ i. semis. n. ccc. apii semiu(n)cia [illegible] ℥ i. pip(eris) ℥ i. acdiri
optima ℥ i. iii [illegible]

Ad sciaticos certum probatum conficias iterum sic:

Picis liquide una libra nitri alexandrini uncias iii. Cere libra i. galbani uncias iii. polline fenugreci uncias ii. Laurus [illegible] uncias iii. solues cera cum pice liquida et mittis nitrum et polline fenugreci et coques postea tolles gemma a foco et mittis galbanum cum cera et sub in attas mittes cinerem [illegible] cum aluta inducis et utens:-

Explicit feliciter scutinarii carminibus lege [illegible]

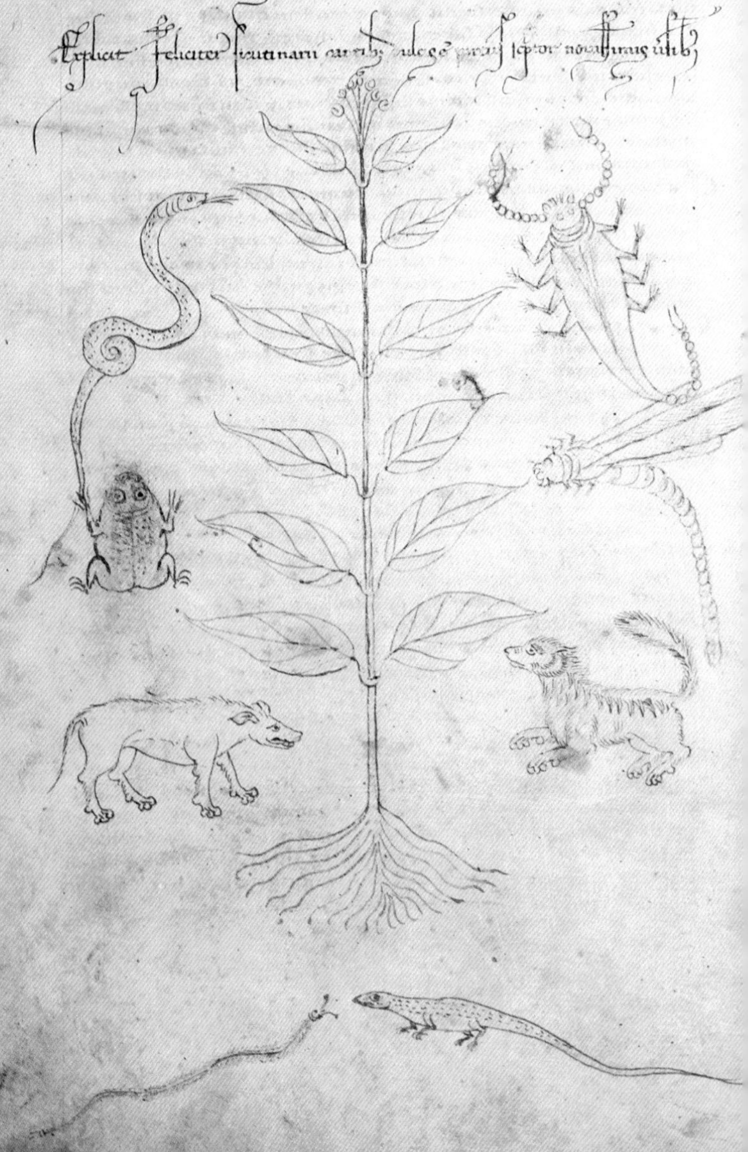

160

157

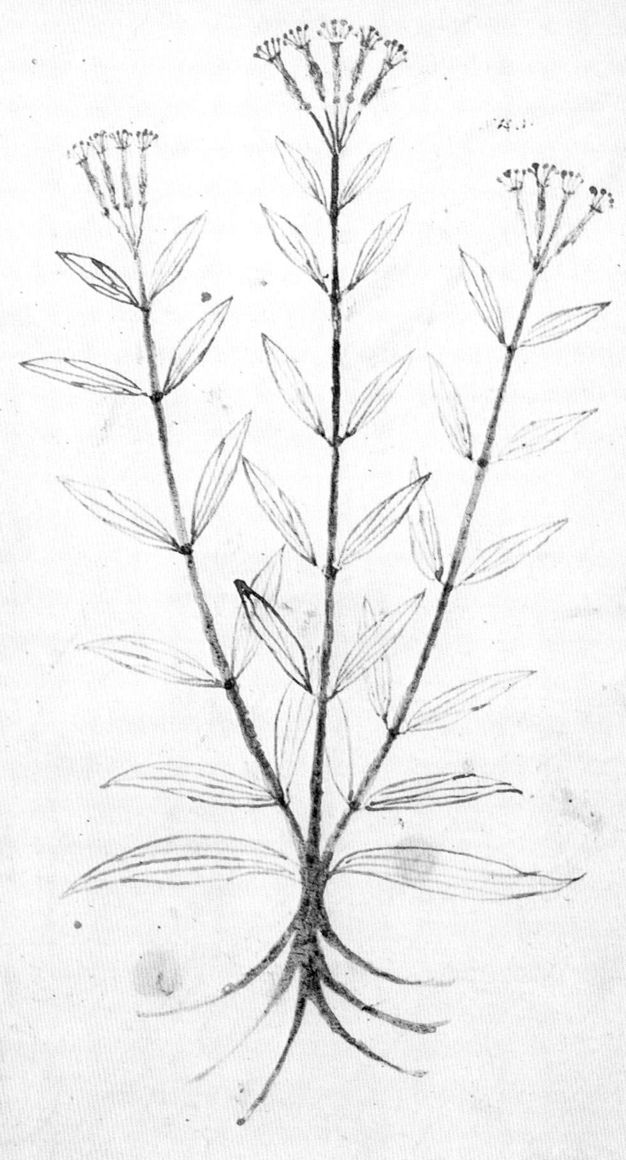

156

Nomen Ћhe. Saponaria.

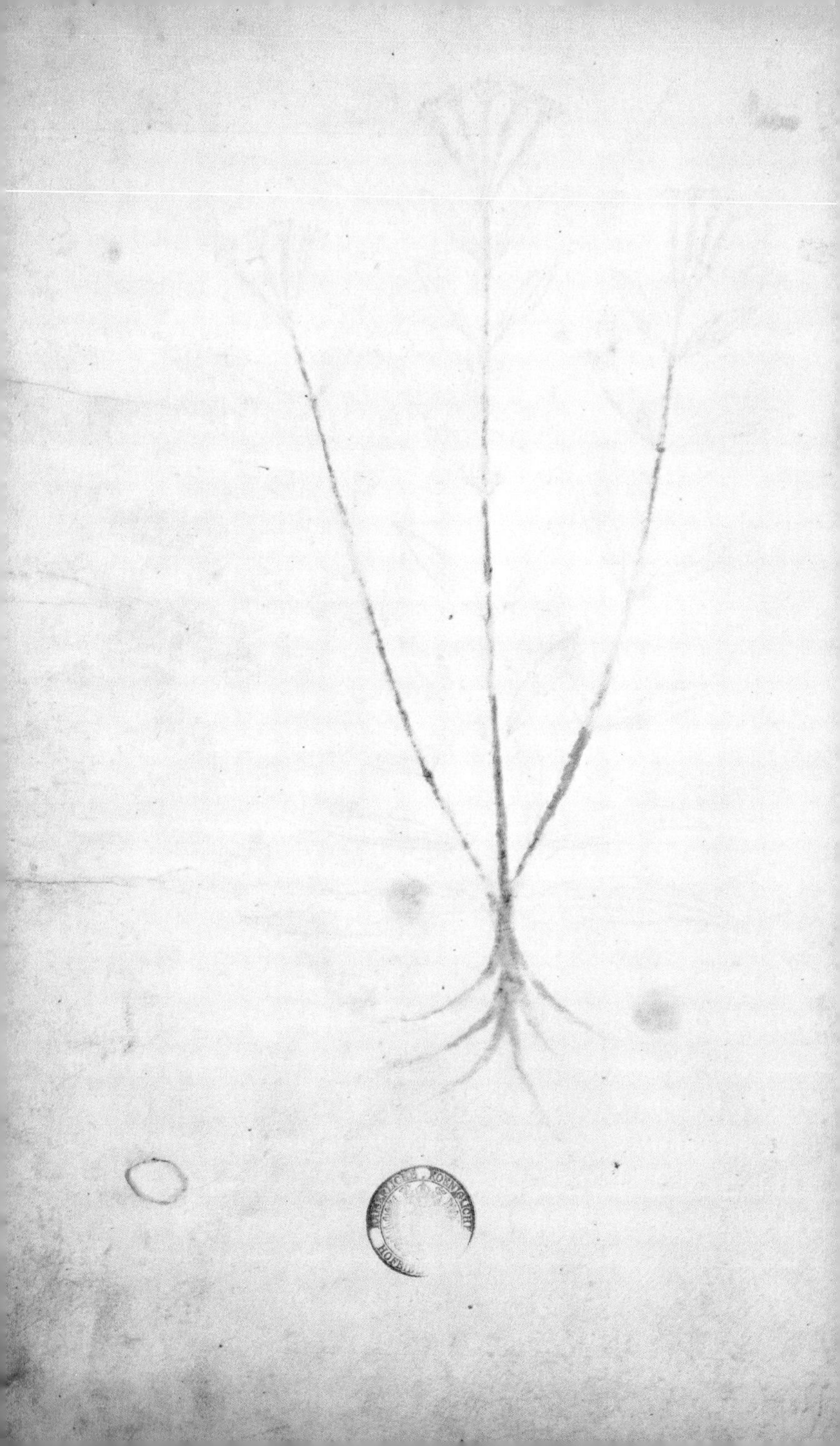

Medicina Antiqua

Introduction and Commentary

Introduction

by Peter Murray Jones

CODEX VINDOBONENSIS 93 of the Austrian National Library was written and illustrated in South Italy in the early years of the thirteenth century, as best can be judged from its script and illustrations. The first impression on opening the book is of the vivid coloured images that crowd every opening. Some of the images are full page and are richly illuminated and decorated with gold, but most are scattered across the pages of the texts which they illustrate; in some cases, even, sentences or phrases are divided in two by pictures. Indeed the images seem to float on the space of the page. The effect is dramatic, even playful, as the irregular pattern of images and texts is enhanced by the generous allowance of blank space on each leaf. Fifty years later another illustrator or illustrators seized on these spaces to add a new series of line drawings washed lightly with colour. Human figures now crowd the pages together with plants, animals, buildings and landscapes. Yet it is clear that this riot of illustration is not purely decorative but is meant to enhance and comment on the texts in the manuscript, often in the most direct way, so that sentences or phrases in the text have a visual counterpart right alongside them.

The codex contains a group of texts which enjoyed great popularity, first perhaps in North Africa, but more importantly for our purposes in Christian Europe, from Late Antiquity to the high Middle Ages. Most of the surviving manuscripts with this group of texts date from the ninth to the thirteenth centuries AD. They represent the most popular anthology of writing on *materia medica*, the substances used to protect and to heal fallen humanity (before the Fall mankind had no need of such help). As many as forty-seven of these codices or fragments now survive, some illustrated, many not.

Cod. Vind. 93 (or 'Medicina Antiqua' as it is popularly known) is the most spectacular example of the surviving illustrated copies, and represents a visual culmination of this tradition. Although what is sometimes called the *Herbarius* corpus (because its longest text is the pseudo-Apuleius *Herbarius*) continued to be copied throughout the Middle Ages, and was twice printed before 1501, with nine more editions in the sixteenth century, its influence was most keenly felt in the early medieval period. By the end of the thirteenth century new texts on *materia medica* were in circulation thanks to translations from Greek and Arabic, and medical schools in Italy and France were developing a new scholastic approach to medicine. There were new sources of illustration too, and those deriving from Late Antiquity were gradually eclipsed. The production of Cod. Vind. 93 and its sister manuscript, now in the Biblioteca Laurenziana in Florence (MS Plut. 73/16), represented a final flourish of the older tradition, yet occurred in the very area of Europe which was most open to the new trends (the first medieval medical school was that of Salerno, near Naples, flourishing in the eleventh and twelfth centuries).

Some authors have speculated that the present manuscript was somehow associated with the court of Emperor Frederick II, the *Stupor mundi*, who was King of Sicily in the first half of the thirteenth century. However there is nothing to connect Cod. Vind. 93 to Frederick or to associate it with the renowned cultural activities of his court. Frederick's own work, the *De arte venandi cum avibus*, which describes in great detail the different kinds of hawk, their habits, health and training, shows that he drew on Aristotelian and other earlier sources, as well as his own experience and that of his contemporaries, but not that he was likely to have taken a personal interest in *materia medica*. Some of the most important figures of learning and science at Frederick's court had spent time in Toledo where so many of the new medical and scientific texts were translated from Arabic. This was true of Michael Scot, astrologer, alchemist and practical magician to Frederick II. Yet the world of the illustrated *Herbarius* does not have much in common with these new influences, whatever the temptation to link Cod. Vind. 93 to a court of such reputation, where fine illuminated manuscripts were undoubtedly commissioned and produced. The texts and illustrations contained in the present manuscript are of an older tradition, and the learning and mythology represented there might have seemed a touch old-fashioned to the enthusiasts of the rediscovery of classical and Hellenistic texts.

That leaves Cod. Vind. 93 as more of a mystery than ever. We have no information about its production save for what we can infer from the script and illustrations as we see them today. No close stylistic parallels have been found for its art, and there are no clues as to who commissioned the work. Nor are we better off in trying to tease out the book's subsequent history. There are no ownership inscriptions, and the first we know of the manuscript is its appearance in a catalogue of additions to the Vienna collections after 1723 drawn up by Nicolaus Forlosia. In that catalogue we find the name 'Montecucoli', which may be the name of a previous owner. There is no indication as to how it made its way from Italy to Austria, or whether it had belonged at some period to a monastic house or to a private owner.

The mysteries do not end there. After the first impression made by the book, questions start to form in the reader's mind. The text and illustrations are ambiguous in a number of respects: there is a surprising amount of pagan mythology of gods and heroes in both text and image, and attempts have been made by later owners of the manuscript to erase heathen texts or to Christianize them. And some of the architectural features depicted, the furnishings and clothes (or lack of them) are more reminiscent of late classical art than of thirteenth-century work. Were the artists scrupulously following an ancient tradition or reinterpreting it to reflect contemporary interests? Were the plants and animals depicted copied from earlier models or observed from nature? The texts contain much information about *materia medica* and its therapeutic uses, of what seems to be an eminently practical kind, yet they also contain incantations, prayers to pagan deities, amulets and prognostications.

Does the codex belong to the world of science or to that of magic and myth? Scholars have differed over these questions, and some of the issues raised cannot easily be settled. As well as exploring the text and illustrations in Cod. Vind. 93 itself, we need to look at the development of the tradition to which it belongs.

The Tradition of Writing on Materia Medica

Healers in every society and at every period need substances for curative purposes. These instruments of healing may be animal, vegetable or mineral, and may be prepared by beating, cooking, refining, or any number of other processes. They may be applied to the sick in as many different ways, by ingesting, smelling, rubbing, injecting, etc. The activities of finding, preparing and administering these substances (termed *materia medica)* may be accompanied by prayers and rituals intended to make them really effective, and knowledge of them must be passed from healer to healer. Since humans developed writing as a means of communicating knowledge, information about *materia medica* has been written down, although it has of course been spread by other means, as it still is today. Modern pharmacology makes use of its pharmacopoeias or databases of information about the properties of drugs just as the ancient Greek doctor did of his rolls or books made of papyrus or parchment.

For western societies the story of *materia medica* begins with these documents from the ancient past. They are our evidence for what previous generations used to combat sickness or to prevent it. Of course we also have the testimony of literature for the use of substances to treat wounds or illness: pain-removing drugs are applied to battle wounds in the *Iliad,* and in a famous passage in the *Odyssey* (X, 287), Hermes gives Odysseus a *pharmakon* or drug as an antidote to that used by Circe to turn men into beasts (Homeric 'Moly' is on fol. 61v). There are also today non-western societies which do not rely on a pharmaceutical industry for their herbs, animal products and mineral deposits used in healing, and are thus closer than we are to the Homeric world. However, present practice can only give us glimpses into the past use of *materia medica*, and tells us little of the range and variety employed at different times and places, and the social practices and rituals that sustained them. For a better understanding we must turn to the documents used by people at the time.

Such was the importance of *materia medica* in the ancient world that the sources of information were often attributed not to humans but to gods. Individual gods were credited with the discovery of healing powers in things. In the ancient Greek pantheon the god Apollo, his son Aesculapius and Chiron the centaur were praised not just for their wisdom in discovering such powers, but for their generosity in spreading knowledge of them amongst humans. They were regarded as sources of authority as much as healers. As late as the fifteenth century in England we find a curiously garbled story in cartoon-strip style of Apollo, his son Aesculapius, and Aesculapius' own son Asclepios, who in turn passed on their knowledge of *materia medica* to the great Greek medical authors Hippocrates and Galen (see Jones, *Medieval Medicine*, pp. 73–4). Such pagan stories of the gods and their role in the transmission of knowledge of *materia medica* were important even to the Christian Middle Ages because they gave authority to the texts they accompanied. A fifteenth-century English reader of a work recommending the use of particular herbs to treat disease was reassured that knowledge of those herbs' properties had been passed down from generation to generation from the highest authority. This knowledge had originated with Apollo, and if Apollo could not be worshipped as a god, he could be venerated as an ancient healer whose important discoveries explained why he had been deified. The stories of gods, heroes and centaurs with healing powers also reminded men that such knowledge was put on earth for man's use and benefit.

One of the heroes and authors depicted in Cod. Vind. 93 is Dioscorides ('Dioscorus' in the text, fol. 133r). It is not surprising that Dioscorides was better known by the early Middle Ages as a semi-legendary hero than as a first-century AD Roman author. Although Dioscorides' influence on the study of *materia medica* was enormous both in classical and Renaissance Europe, his *De materia medica* was little known and used only indirectly in the Middle Ages. Where Dioscorides' name was known to medieval Europe it was as the supposed author of a short herbal tract, *Ex herbis femininis* ('Of the Female Plants'), which is actually a product of the fifth century AD, three hundred years after his death. This text is the only one attributed to Dioscorides in Cod. Vind. 93.

Dioscorides came from Anazarbus in Cilicia, then part of the Roman world, but he wrote in Greek. As a young man he studied as a physician at Tarsus, showed great interest in botany and *materia medica*, and may have accompanied the Roman legions in the reign of the Emperor Claudius. He used his travels, perhaps with the army, to broaden his knowledge of the plant and animal kingdoms, and to learn medicinal uses. We learn from *De materia medica* about the places of origin, appearance and stages of development of substances, though the greater part of a very lengthy text is taken up with indications of the diseases against which particular substances are effective, side effects, quantities and dosages, preparation and storage. The work is in five books dealing with (1) aromatics, oils, salves, trees and shrubs; (2) animals, animal parts and products, cereals, pot herbs, and sharp herbs; (3) roots, juices, herbs, and seeds; (4) herbs and roots not previously discussed; and (5) wines and minerals. It is worth noting that Dioscorides explicitly rejected an alphabetical order of *materia medica*, though the Middle Ages knew his book only in alphabetical and excerpted form. Dioscorides' own system of classification recognizes the animal, vegetable, and mineral distinction as well as classes within them based on structure and habitat. Yet in the final analysis his system is based not on the substances themselves but on their effects on the human body. In all Dioscorides dealt with more than a thousand different items of *materia medica*, more than any of his successors before the Renaissance.

Despite his low profile in the Middle Ages, Dioscorides and the Greek tradition of *materia medica* have extra significance, because it is with the Greeks that illustration of works of *materia medica* starts (and Dioscorides got the credit for this innovation in medieval times). The elder Pliny, a Roman author writing in Italy in the first century AD, mentioned the illustration of species of plants in his *Historia naturalis* ('Natural History'), though with some scepticism as to its usefulness :

> ... the subject has been treated by Greek writers, whom we have mentioned in their proper place; of these, Crateuas, Dionysius, and Metrodorus adopted a most attractive method, though one which makes clear little else except the difficulty of employing it. For they painted likenesses of the plants, and then wrote under them their properties. But not only is a picture misleading when the colours are so many, particularly as the aim is to copy nature, but beside this, much imperfection arises from the manifold hazards in the accuracy of copyists ... (*Nat. Hist.*, XXV, 4)

We live in an age when the photomechanical reproduction of images is relatively easy, and endlessly repeatable without deterioration of quality. Pliny's words are a valuable reminder of how difficult it was to depict plants and then copy them by hand without sacrificing accuracy in an age before our modern methods of reprography were available. Evidently these named Greek authors whose works are now lost to us made the attempt, with variable success. Though Pliny mentions these authors as herbalists, it is likely that similar attempts were made to depict animals and other substances used as *materia medica*.

While the direct influence of the text of Dioscorides on the Latin West was limited, the concept of an encyclopedic written treatment of *materia medica* was not lost sight of. As we shall see, the Late Antique complex of texts associated with the pseudo-Apuleius *Herbarius* brought together plants, animals and minerals in what was probably a deliberate attempt to provide as complete a coverage of medicinally active substances as possible. Dioscorides' medical orientation in discussing *materia medica* proved highly influential too. For this reason it is misleading to think of Dioscorides as solely a writer on plants, or the author of a herbal. His concern was with *materia medica* in general, and with the medicinal uses of things, to which the identification of plants was an incidental issue. Lovers of the illustrated herbals of the late Middle Ages, or their successors in woodcut, have tended to look back on the late classical and medieval tradition of writings on *materia medica* as a steady process of textual and illustrative distortion of the ancient heritage of naturalistic plant description. This is to misunderstand both Dioscorides as the apex of classical work on *materia medica,* as well as the intentions and achievements of his medieval successors.

A century after Dioscorides, the Greek author Galen chose uncharacteristically to pay him tribute as the author of the most perfect of all treatises on *materia medica*. Usually Galen was more critical of earlier writers, yet he was content to draw on Dioscorides for his description of drugs, sometimes acknowledging his debt, sometimes not. Nevertheless Galen rejected Dioscorides' system of classification, replacing the key descriptions of the active properties of *materia medica* by a system of primary qualities, which specified drugs as being in varying degrees hot, cold, wet or dry. Galen's system was to dominate western medicine for nearly a millennium and a half, and although he carried over many of the Dioscoridean links between particular illnesses and the substances used to treat them, Galen's influence directed attention towards the compounding of medicines rather than the unique medicinal properties of simples (i.e. medicinal substances taken directly from nature).

Those who copied and illustrated Dioscorides work in some ways did even more than Galen to obscure his real influence. His compendious writings were abstracted and rearranged, the best known arrangement being the very alphabetical ordering of chapters which he had rejected. It made substances easier to find in the work, though it destroyed his scheme of classification by medicinal properties. We do not know for sure if Dioscorides had intended his work to be illustrated, but we can be certain that in the centuries after his death artists were providing illustrations to the margins of papyrus rolls and eventually in codices. The best known surviving example is the manuscript produced around 512 AD for Anicia Juliana, daughter of the Emperor of the West (Vienna, Österreichische Nationalbibliothek, Cod. med. gr. 1). It presents Dioscorides' information in alphabetical order, and omits all but the plants from his *De materia medica*. The illustrations of plants are rightly revered, as are the frontispiece paintings which depict Anicia Juliana herself, famous physicians and portraits of Dioscorides. Though the plant portraits are praised for their naturalism, it seems that they were in fact copied from various sources (including the work of Crateuas the root-cutter, mentioned both by Dioscorides and Pliny) and certainly did not descend directly from Dioscorides' original work. Other Greek illustrated copies of Dioscorides use human figures to point up the medicinal uses of the plants depicted, showing for example a man holding his eye, alongside the text which prescribes 'mouse-ear' for ulcers in the eye (Riddle, *Dioscorides*, p. 199). This practice of adding human figures was carried over to both Arabic and Latin versions of Dioscorides. There were also drawings of animals in some manuscripts of Dioscorides that continued to include the non-herbal medicines.

The illustrated tradition of Dioscorides in the Late Antique and early medieval periods was Greek rather than Latin. In the Latin world the direct line of descent of the pseudo-Apuleius complex of texts goes back to Pliny rather than Dioscorides. The elder Pliny compiled his *Natural History* in the first century AD as an encyclopedic literary work, boasting of more than two thousand named sources. He included a considerable range of *materia medica*, drawing on Greek (Dioscorides was not used, but Theophrastus was) and Latin authors. Pliny also claimed to have had the learned help of Antonius Castor, the highest authority on plants in his time, in whose little garden Pliny was able to examine all but a very few plants (*Nat. Hist.*, XXV, 5). This claim was no doubt extravagant, but it does show that Pliny recognized the need to supplement book learning with experience in the field, at least in the case of plants. Pliny was also convinced of nature's providence, in yielding so many substances that could be used to counteract illness, a theme which Christian commentators were happy to elaborate. He argued also that by collecting his 'histories' of *materia medica* he could help his countrymen wean themselves off their addiction to Greek doctors, and get back to drawing directly on this natural providence.

Pliny's *Natural History* was enormously influential in the Latin West, particularly in respect of his treatment of *materia medica*. The so-called *Medicina Plinii* was a digest from the *Natural History* and achieved wide circulation in the West in the early Middle Ages. Other authors like Gargilius Martialis, who wrote a *Medicinae ex oleribus et pomis* ('Medicines from Oils and Fruits'), quarried from Pliny, sometimes without acknowledgement. Later this work of Gargilius Martialis was to become itself the basis of the best known medieval herbal of Macer Floridus, written at the end of the eleventh century. Crucially for our purposes Pliny was also the main source of the pseudo-Apuleius herbal, part of the most significant group of early medieval texts on *materia medica*.

Usually historians have deplored Pliny's influence over the *materia medica* tradition in the West. He has been accused of excessive credulity, reliance on old wives' tales or those of fanciful authors, and an interest in magic and superstition (despite his professed opposition to *magi* as well as Greek doctors). However, the supposed contrast between the naturalism and rationality of Dioscorides and the Greek authorities on the one hand, and the uncritical reliance on magic and the supernatural of Pliny on the other, is a distortion of both. The Greeks certainly made the first explicit attacks on magic, trying to separate magical practices, as part of the supernatural, from medicine, which dealt with the natural world. However, even Dioscorides, who often gets the credit for fathering 'scientific' botany, did not exclude magic from his observations on *materia medica*. He wrote at a time when both popular magic and the esoteric work of the Hermetic philosophers were important elements in Greco-Roman culture. After dealing with medical usages and preparing substances for use, Dioscorides ended each chapter of his *De materia medica* with magical and non-medical usages. Often his reports on the magical uses of substances are prefaced with 'it is said ... ' or an equivalent, so that he certainly put more distance between himself and magical beliefs than many of his contemporaries. Thus 'they say that aconite put on a scorpion kills it and hellebore brings it back to life' (*De mat. med.*, IV, 76). Dioscorides sometimes vouches for the use of a substance in an amulet, or describes the use of rituals essential to the collection of particular *materia medica* (for instance black hellebore, whose gatherers pray to Apollo and Aesculapius).

Dioscorides' successors were a lot readier to endorse magical rituals and practices than he had been. Indeed his near contemporary Pliny has no hesitation in including a far greater quotient of magic when describing *materia medica* than does Dioscorides, despite Pliny's professed dislike for the *magi*. As well as recording astrological beliefs and magical practices, Pliny endorses many of them himself. Where his source Theophrastus is critical in his description of how mandragora is collected, Pliny repeats the famous story of the dog which pulls it from the ground with the aid of a chain, and perishes in the task, without reservation or comment (fols. 117v–118r, 141r). Pliny often endorses the use of amulets, for instance in cases of quartan fever: 'ordinary medicines are practically useless; for which reason I shall include several of the remedies of the *magi*, and in the first place, the amulets they recommend: the dust in which a hawk has rolled himself tied in a linen cloth by a red thread, or the longest tooth of a black dog ... ' (*Nat. Hist.*, XXX, 30). Colours, or taste, or consistency, or other qualities we can experience through the senses, are crucial to the employment of these amulets, which make use of the principles of sympathetic magic.

Even more significant than sympathetic magic in its influence over ancient *materia medica* was a preoccupation with poisons and antidotes. At its most straightforward this involved specifying antidotes to the bites or stings of snakes, spiders, scorpions, mad dogs and even rabid humans. These loomed much larger in ancient medicine than they do today. Of course vulnerability to such accidents in everyday life was greater then than now. It was important that remedies be at hand to counteract the swift effects of poison. Nicander's *Theriaca* ('Venomous Beasts') and *Alexipharmaka* ('Antidotes') were the best known classical texts on the subject. Very often a drug coming from a poisonous animal was used as an antidote to its own toxin. Dioscorides said that the shrew mouse had to be chopped up and applied to a bite made by the mouse. Yet the idea of an invasive poison which must be counteracted by *materia medica*, with or without magic rituals, was not a simple branch of therapeutics, but central to its very rationale.

It is significant that the very word *pharmakon* in Greek meant both drug and poison, an ambiguity which helps to explain this preoccupation with poison and antidote. Hence Pliny tells us that the head of a viper placed on the bite, even though the same viper did not inflict it, is extraordinarily beneficial, and that those who have once swallowed the boiled liver of a viper are never afterwards bitten by a serpent (*Nat. Hist*, XXIX, 21–2). Viper is the crucial ingredient in theriac, where, compounded with many other rich and strange ingredients, it won great renown as a panacea for diseases. Antidotes for poisons of all kinds make up by far the largest category of remedies in Cod. Vind. 93, as judged both by textual and visual evidence.

The Texts of Cod. Vind. 93

By the early medieval period certain groups of medical texts were already in circulation in Europe. One of those which survives today in many manuscripts is often referred to as the *Herbarius* complex, although the compilation is better described as consisting of *materia medica*. Its principal components were: the Letter of Hippocrates to Maecenas; Antonius Musa, *De herba vettonica liber*; Apuleius Platonicus, *Herbarius*; Sextus Placitus, *Liber medicinae ex animalibus*; pseudo-Dioscorides, *Liber medicinae ex herbis femininis*. This complex was introduced by canons, or tables of contents, which set out the structure of the longer texts. By the twelfth century the group often also included short texts given the title of *Precatio terrae* and *Precatio omnium herbarum*, and the anonymous *De taxone liber*. So often is the miscellany found in surviving manuscripts, or the catalogues of medieval libraries, that there can be no doubt that it was thought of as the great anthology of *materia medica*. Only with the introduction of new texts on *materia medica* translated in the twelfth and thirteenth centuries from Arabic and Greek was there a challenge to the dominance of the *Herbarius* complex. By the fourteenth century the tide had turned against the *Herbarius* complex, though it still had a considerable future as a printed work in front of it.

At the time of the making of Cod. Vind. 93 there was no doubt that the *Herbarius* complex reigned supreme amongst texts on *materia medica*. We need to look closely at the make-up of the complex, examining each text in turn.

1. *Precationes*

The *Precatio terrae* and *Precatio omnium herbarum* seem to have been first committed to writing in the third century AD, certainly in Late Antiquity. They testify to the importance of prayers to the gods in late Roman popular medicine, and are no doubt but two amongst what must once have been a considerable corpus of such prayers. There is no reason to suppose that the attribution to Antonius Musa (physician to Augustus), sometimes made in manuscripts, is correct; it is far more likely that these short texts simply came to draw authority from his name. They are incantations to be recited at the moment of picking or preparation of medicinal simples. The *Precatio terrae* addresses the goddess Earth, invoking her powers to release the virtues in the medicines to be prepared (fol. 9v). Invocations of the goddess are also found in the pseudo-Apuleius *Herbarius* (fol. 116v). A *precatio* for the herb Erifion on fol. 114v invokes Aesculapius and Chiron the centaur (both are illustrated, and the *precatio* is preceded by a picture of '*mons siracti*', supposed site of the herb's discovery). The *Precatio omnium herbarum* returns to the goddess as source of all herbal remedies, and beseeches that the plants should retain their powers after they have been picked (fol. 13r).

The *Precationes* were to draw the attention of a later Christian user of the manuscript, who took offence at the directness of the appeal to a heathen goddess, and even at the use of the term *precatio*, which he no doubt thought should be reserved for Christian prayer. Against the invocation of the goddess on fol. 116v a later hand has added *tu mentiris est enim contra fidem christianam* ('you are lying for it is against the Christian faith'). Nevertheless the *Precationes* were not eradicated altogether; a little judicious erasure and the supplying of some less controversial terms (e.g. *Deo sancto* for *Dea sancta*) were enough to satisfy the corrector. They are a valuable reminder that the collection and preparation of medicinal simples was not a matter of secular science, either in Late Antiquity or in the thirteenth century. Both activities were ritualized, and the ritual was held to be vital to the success of medicines for treating disease, and of amulets that would ward it off.

2. Letter of Hippocrates to Maecenas

This text is a pseudo-Hippocratic adaptation, by an unknown author, of a letter supposedly written by the famous physician Diocles to King Antigonus (no doubt Antigone Gonatas, King of Macedon), at least according to the seventh-century author Paul of Aegina. There is no similarity between the views expressed in the letter and those known to have been espoused by the historical Diocles. The fact that the text has the letter addressed to Maecenas, friend and councillor of the Emperor Augustus, has sometimes led to an attribution to that same Antonius Musa, doctor to Augustus. In any case the original was certainly written in Greek. The first part of the text deals with ailments of the head, chest, stomach and bladder; the second is dietetic, and gives advice on health matters. Clearly the letter as presented here is a hybrid of two different texts, and should not be thought of as the original work. In fact this version may not have been created before the beginning of the ninth century AD. The text is short, and unillustrated in the Vienna manuscript.

3. Antonius Musa, *De herba vettonica*

Antonius Musa was doctor to Augustus, and cured him of a serious illness in 23 BC. He was the author of works on *materia medica*, probably written in Greek, which are now lost to us, save for a few fragments. The only complete text attributed to him is in Latin, and deals with the therapeutic uses of the herb betony. It is nearly always found in association with the *Herbarius* of pseudo-Apuleius. By the fifth century it was already attributed to Antonius Musa by Marcellus Empiricus, but the attribution is almost certainly false (and as usual grew out of the prestige which attached to the name of the famous physician). The text lists 46 uses of the herb, and professes to draw on the experience of the author. Interestingly the text pays a good deal of attention to the measures and preparation of betony, not just to the illnesses for which it is prescribed.

4. Pseudo-Apuleius, *Herbarius*

This is the longest and best-known of the texts in the Vienna codex, and lends its name to the entire complex of texts found therein. The earliest known version of the text, dating from the sixth or seventh century AD, gives it the title *Herbarius Apulei Platonici quem accepit a Chirone Centauro, magistro Achillis*. Later the words *et ab Aesculapio* were added in some copies. The attribution to Apuleius has given rise to a good deal of speculation, but it seems certain, as Linda Voigts has shown, that the name was attached to the text because of an association between the supposed author Apuleius, a philosopher and rhetorician of the second century AD, and the cult of Aesculapius. It was only too easy to assume that because this famous author was known to have praised the healing cult, then the work must be his. The rest of the title refers to the famous myth (*Iliad*, IV, 29) that Apollo brought his son Aesculapius to Chiron the Centaur to be educated in the secrets of medicine.

The text may well have been composed in North Africa in the fourth century AD, and was written in Latin rather than Greek. Its author was certainly familiar with Pliny's *Natural History*, from whom a number of recipes were taken. The author makes it clear that he is not a physician, but acquired his knowledge from books and public authorities. He also borrows from Pliny the latter's contemptuous dismissal of doctors (*Nat. Hist.*, XXIX).

The original author's work may well have been illustrated, although there is compelling evidence to suggest that the illustrations we now have are not those originally conceived for the work. Their sources are eclectic, and most do not seem to have come from a work on *materia medica* in the first place. At some later stage in the development of the text synonyms for each plant name were added, starting always with Greek, but including also the names of particular authorities (Pythagoras, Zoroaster, 'Prophetae') as well as different tongues (e.g. Egyptian, Dacian). Some descriptions of places where plants were to be found are also probably later additions to the text.

A variety of different indications for ailments are supplied for each plant, ranging from one or two to as many as twenty-four (for Plantago). By comparison with the treatise on betony scant attention is paid to measures and preparation of the plant. On the other hand considerable attention is paid to ritual in the collection and preparation of a plant, on its use in charms or amulets, and to non-medical uses of a plant (e.g. Peonia calms storms at sea, Heraclea warns travellers, as illustrated on fols. 73r, 75v). There is abundant mention of mythological heroes or gods, not edited out by later users of the manuscript.

5. *De taxone liber*

This text was sometimes attributed to Sextus Placitus, no doubt because it seemed to belong with that author's work *Liber medicinae ex animalibus*. It deals with the medicinal uses of the badger, and purports to be a letter to Octavian Augustus from a king of Egypt. It is short, taking less than a page in the manuscript, and is followed immediately by *Liber medicinae ex animalibus*. It is full of incantations and references to the usefulness of amulets, and was probably written in the fourth or fifth century AD.

6. Sextus Placitus, *Liber medicinae ex animalibus et avibus*

This text on the medicinal uses of animals and birds was quoted by Marcellus Empiricus in the first decades of the fifth century AD, and is always found as part of the *Herbarius* complex. Its author, unlike the other authors to whom works in the complex are attributed, is not famous — in fact nothing is known of him save the attachment of his name to this work. As with the *Herbarius*, the main thrust of the work is to list indications for the various medicinal simples, in this case animal parts. No attention is paid to the identification of the animals, or to precise quantities and preparation. The text seems to have been illustrated from early times.

7. Pseudo-Dioscorides, *Ex herbis femininis*

This work is not by Dioscorides himself, though it is certainly based on his writings. The herbs treated are supposed to be 'female' according to the title. However, of the seventy-one herbs named five are mentioned as having both male and female varieties, and only two entries definitely identify the herb as female. Most plausibly a later copyist decided to distinguish this work from the pseudo-Apuleius *Herbarius* by designating one as dealing with male herbs, the other with female. Writing no later than 562 AD Cassiodorus advised his monks: 'if you have not sufficient facility in reading Greek, then you can turn to the herbal of Dioscorides, which describes and draws the herbs of the field with wonderful faithfulness'. He probably meant the *Ex herbis femininis* rather than Dioscorides' *De materia medica*. *Ex herbis femininis* seems to have been illustrated from the beginning, whereas *De materia medica* was rarely illustrated, and *Ex herbis femininis* dealt only with herbs, while *De materia medica* dealt with the entire range of medicinal simples. There is very little overlap with the pseudo-Apuleius *Herbarius*; even where the same plants are discussed the medical indications are different.

The text of *Ex herbis femininis* was written in Latin, probably around the fifth century. Some parts are translations from the Greek of Dioscorides. As well as describing the plants and their medicinal uses the author added details about how to prepare and compound the herbs as medicines, and their administration (going well beyond Dioscorides). In the Vienna manuscript the text is also preceded by an epitome, set out in canon table form, which seems to date from as late as the ninth century.

8. *Epistola Apollonis de implastris podagrico*

This short text brings together a number of recipes (some of which specify remarkably precise quantities) for the making of plasters and other medicines for various illnesses. Despite its name, only two of the remedies have to do with gout. It seems that this is yet another fictitious letter circulating under a famous name, whose origins probably go back earlier than the sixth century. However it is known so far through Cod. Vind. 93 and its sister manuscript in Florence only.

The Illustrations

Some parts of the *Herbarius* complex are illustrated in Cod. Vind. 93; others are not. There are also illustrations and decorative motifs that are not directly related to any individual text. Some texts were presumably intended by the authors to be illustrated; this applies to both the herbal texts, pseudo-Apuleius and the *Ex herbis femininis,* though the illustrations we find in Cod. Vind. 93 may have no relation to those originally intended. This is almost certainly the case with the pseudo-Apuleius illustrations. On the other hand it seems extremely unlikely that the *Precatio terrae* text was originally illustrated at all, though there is a full page miniature in Cod. Vind. 93.

It would be wrong to assume that the *Herbarius* complex of texts could not serve its purpose without illustrations. In many manuscripts the same texts are found unillustrated; the more illustrations, the less good the text, as a rule of thumb. The family of manuscripts that includes Cod. Vind. 93 and its sister manuscript, Florence, Laurenziana MS Plut. 73/16, is certainly the one with the least claims to textual coherence and accuracy, whatever its other merits. It is not even clear that an illustrated manuscript serves its purpose better than an unillustrated one. After all it is not likely that a user of this manuscript carried it with him into the field to identify medical simples, and only slightly more likely that he brought specimens to compare with the illustrations in the text for identification purposes. Many of the illustrations are clearly not aimed at identification of *materia medica,* but address the indications and uses of the substances illustrated. None of the herbal texts in the *Herbarius* complex are very good at describing the physical appearance of plants, and many of the illustrations take as their subject matter scenes or objects which are not going to help with identifications.

So the illustrations in the present codex are not essential to the business of identifying medicinal simples. The commissioner or owner of this manuscript may have prized the illustrations highly, but not primarily for their properties as visual aids to exploring the world of *materia medica*. On close examination the illustrations turn out to have many different sources, and to fall into various genres. Of these genres Franz Unterkircher distinguished the following :

(i) Author portraits (fol. 3v, Plato, Hippocrates, Dioscorides; fol. 10v Hippocrates; fol. 119r Plato; fol. 133r Dioscorus)
(ii) Mythological scenes (*Precationes*)
(iii) Cityscapes (some named, e.g.. *Urbs apolia*, fol. 18r)
(iv) Medical consultations and scenes of operations
(v) Plants and animal portraits
(vi) Architectural canon tables
(vii) Red and blue initials
(viii) Added medical scenes
(ix) Added pointing figures

(i) **Author portraits**. There are three portraits of individual authors that most closely resemble Carolingian evangelist portraits. The prototypes of such portraits are Late Antique, as we might guess from the architectural settings of the pictures, even though the convention of having an author seated at a lectern with an open book (inscribed with his name) before him is so familiar from ecclesiastical art. 'Dioscorus' on fol. 133r dispenses with the lectern, though he does dip his pen into an inkwell. The group portrait of Plato, Hippocrates and Dioscorides (fol. 3v) is really a kind of frontispiece to the book as a whole. The three authors still resemble conventional authors, and they are sitting beneath rounded arches springing from decorated pillars. Beneath them is a teacher with a papyrus roll passing on his secrets to a pupil holding a mandragora root. Beneath the description of the legendary Moly plant (fol. 61v) we see a portrait of *omerus auctor* seated on a chair with footstool. On the other side of the page is *mercurius*, naked but for a flying cloak at his shoulders, proffering the plant to an *archiater* (doctor) in between them. Clearly this is another case where Homer's authority is invoked, while Mercury's role in the discovery of Moly yields an added mythological weight.

(ii) **Mythological scenes**. The *Precatio terrae* scene (fol. 9r) is the most spectacular. The heavens, earth and sea are represented as three zones. The original earth-goddess of the invocation is transformed to a male figure holding a horn of plenty, and triumphing over the dragon who represents death and chaos, now subdued into serving as his seat and footstool. In the sea realm below is the god Neptune. The iconography of this scene may go back to late Roman art; similar representations of the *Terra Italia* figure are found on the Ara Pacis Augustae. Other illustrations show such heroes as Hector and Achilles. The text for Millefollium describes how Achilles was healed of a wound; the illustration shows a near-naked Hector piercing Achilles in the back with a spear (fol. 90v). An illustration for Artemisia (fol. 32v) has transformed the amazon-like Artemis, who found the plant and its virtues, and gave them to Chiron, into a male figure with a beard. Probably the short *peplos* worn by Artemis was the origin of this mistake.

(iii) **Cityscapes**. These are sometimes identified as particular historic or mythical cities (Crete and Sicilia are the names given on fol. 72r; *urbs oct[a]viani*, fol. 120r), but they are not properly speaking topographical illustrations, even when they depict named cities. The cities are represented emblematically as a collection of walls, crenellated towers, flat-roofed houses, and windows either arched or rectangular. In two illustrations (fol. 18r and 119v) we see two figures peering out over the top of the city gate, under an arcade. These may well represent citizens who are paying homage not to an earthly lord but to the divine Aesculapius, discoverer of the remedies in the texts of Apuleius and Sextus Placitus that these pictures preface (Aesculapius himself is portrayed as the discoverer of betony on fol. 13v).

The first illustration in the book is of the *urbs platonis medicis Ipocratis et diascoris medicis*. It shows a single building within a larger arched frame. It may well be a recollection of the temple of

Aesculapius which Pliny had described on Cos (*Nat. Hist.*, XX, 100). Overall the cities appear to be Byzantine, with perhaps a suggestion of the South-Italian origins of the manuscript.

(iv) **Medical scenes and scenes of operations**. There are many of these, and the subjects usually correspond to the indications for the *materia medica* named above the illustration. Thus the first operation scene on fol. 14v deals with wounds to the head which may be treated with betony. We see a standing physician with his hands to the top of the seated patient's skull, while behind the physician we see a mortar and pestle. The text tells us that one of the virtues of betony is that it can help to extract broken pieces of bone. There is an instruction to the artist in small guide letters : *oportet facere ii figuras* ('you should make two figures').

Other scenes are interesting to us because they concentrate on the depiction of illnesses and symptoms, or the medicinal ingredients required for their treatment. A scene on fol. 29r shows a physician holding what may be a book in roll form in his left hand while gesturing towards a naked seated patient. The patient is covered entirely in spots and grimaces at the physician. The text for the herb Botracion tells us that it can be used to treat all kinds of swelling, boils or abscesses (*strumis, furunculis, apostimis*), once it is ground up with pig droppings. Accordingly the picture also shows a pig in the act of defecation and the mortar and pestle used to mix the ingredients. This range of reference to the text is not unusual. The scenes are not so much concerned with story-telling or with visual coherence (here the pig appears in mid-air between physician and patient) as with juxtaposing in the same visual plane images inspired by references in the text.

Yet there is also a great deal of repetition of certain favourite themes. The most common of all is the physician proffering a cup to his patient. Whatever the ailment, or the herbal remedy, wherever the medicine is to be taken orally we may expect to find the same basic scene, with a limited range of variations. The only other scene to challenge this one for repetition is that of a man fighting a snake or other poisonous beast. He is often armed with a very slender spear. We find this picture whenever the pseudo-Apuleius text mentions remedies for venomous bites. As we have seen these are very common. The fights between snakes and men also serve to remind us of the ambiguity of venom, which is both a source of injury to man but also of remedies for many types of ailment.

Scenes depicting the ailments of women, or the problems associated with childbirth, have a rich iconography in this manuscript. They often depict women inside a house or lying on a bed, or sitting on a birth-stool. There is no question of squeamishness in representing these ailments, for instance showing spots of blood running down the legs of a woman being treated with Poligonos to induce menstrual flow. A particularly interesting scene on fol. 102 shows a woman induced to labour. She is sitting on a birth-stool while one assistant supports her under the arms and another inserts her finger beneath the woman's clothing. Some of these scenes may have originated in illustrations to a work on gynaecology, possibly a member of the Trotula family of texts. The woman patient in this scene faces the viewer directly, an unusual feature for this manuscript. A mention of the bath in the entry for Puleium (fol. 95r) calls forth from the artist a scene of two naked men bathing which seems to draw on the illustrations of the Baths at Pozzuoli near Naples.

(v) **Plant and animal portraits**. Cod. Vind. 93 is often described, misleadingly, as a herbal. When its illustrations are considered as witnesses to scientific knowledge and observation, it is the plant portraits that usually come in for examination. They are often compared to those in the famous illustrated Dioscorides of 512 AD now in the Austrian National Library (Cod. med. gr. 1): the plants depicted in Medicina Antiqua appear less lifelike and too stylized to compare well with the best of the Dioscorides pictures (though it needs to be remembered that many of the illustrations in Cod med. gr. 1 are stylized too). It does seem likely that a programme of illustrations was intended both by the author of the pseudo-Apuleius herbal and by Sextus Placitus, though the illustrations in Cod. Vind. 93 certainly do not descend from these original series. In fact the sources of the plant portraits in this manuscript are more various than is often assumed, and some are much closer to pictures of plants from nature than others. The plants are often placed centrally on the page, if necessary with the text on either side of the illustration. There is a strong element of symmetry around the central vertical axis of the plant picture which adds to the decorative effect while tending to squeeze out observations based on unique specimens of a plant.

The animal portraits often include portraits of a pair of each animal described. This is more evident in the case of small animals than in that of large animals. It is likely that this feature derives from the placing of the pictures in Late Antique book-rolls which preceded the codex form. In a book-roll an animal might appear in both margins of the roll outside the text. In a codex this is more difficult, and indeed redundant. However such seems to have been the force of earlier tradition that the habit of including paired pictures of a particular animal was carried over. A comparison of Cod. Vind. 93 with its sister manuscript in Florence shows that such traditions did not prevent radical divergence of approach to the portrayal of animals. A comparison of the single elephant in each manuscript shows that the artist of the Vienna manuscript (fol. 125v) was a lot closer to observation from nature than was his fellow artist: whereas in the Florence manuscript the artist has depicted the elephant covered in spots, the Vienna artist has used hatching to obtain a much more naturalistic view of the skin, and has shaped the ears far more realistically. Similarly the modelling of the goose and hen feathers in Cod. Vind. 93 is naturalistic in feeling, and can compare with similar animal figures in Cod. med. gr. 1. The artist of Cod. Vind. 93 also favours the use of plants to supply an indication of habitat for the animals. The style is more Antique than Romanesque, as the artist uses variation of light and shade to achieve modelling, rather than the use of strong contour lines.

(vi) **Architectural canon tables**. The major texts in the manuscript are introduced by tables of their contents that facilitate the search for individual substances. These are clearly closely related to the canon tables that introduce gospel books, and the architectural framework of these tables is common to both. The arcaded tables in Cod. Vind. 93 and other illustrated members of this family may not be directly derived from the Eusebian canon tables but rather reflect a late classical use of architectural frames for written materials that also lies behind the iconography of canon table frames.

(vii) **Red and blue initials**. These are found up to fol. 118v, at the end of the pseudo-Apuleius *Herbarius*. There are many red three-line initials for the letter 'h' in *herbe*. At a few places the scribe has left indications for the rubricator to supply initials. The rubricator has alternated red and blue letters where the synonyms for plant names are listed.

(viii) **Added medical scenes**. These were placed at the foot of the page or sometimes in the outer margins. They appear to date from about fifty years after the original series of illustrations was executed. Stylistically they are closely related to the illustrations found in Cambridge, Trinity College, MS O.1.20, the Anglo-Norman translation of the *Surgery* of Roger of Parma, where the illustrations are at the foot of the page, as are most of those in Cod. Vind. 93. Both sets of illustrations favour a double subject to each page. Many of the details of clothing, furniture and medical equipment are the same (and seem to be derived from Late Antique models, judging by the thrones, beds and decorative detail), although the subjects of the scenes of medical consultations and therapy are different.

The subjects of the illustrations in Cod. Vind. 93 are based on the texts of the *De herba vettonica* and pseudo-Apuleius *Herbarius*. The only exceptions are some illustrations of men fighting snakes (e.g. fols. 115v–116) which seem to be inspired by the original series of illustrations. Otherwise the added scenes are remarkable for their faithfulness to the medical indications given in the text. Though there are a number of scenes which show physicians proffering drinks to patients standing or in bed, there are many others which represent symptoms of illnesses much more graphically than do the original series of illustrations. Blood pours from a patient's nose, another holds up a leg with a visible cancer on the foot, eyedrops are administered, a physician points to a rash on the patient's hand.

This last illustration on fol. 62 is a good example of the way in which the added illustrations comment not on the original scribal text of the manuscript but on the cures added by a later thirteenth-century cursive hand. It is clear that they are close in date to those added scribal cures, and that the added illustrations are an explicit commentary on the expanded text (rather than borrowed from another source). Although some of the modelling of human figures is crude, the illustrations do succeed in exploiting the drama inherent in these scenes of medical consultations. There are also some pictures that suggest the illustrator knew a good deal about medicine, or was drawing on a very well-informed source. Opposite the herb Camedris on fol. 43 we see the figure of a hernia patient wearing a truss suspended by a belt around the waist. The text tells us simply that the herb can be used to heal those with hernias — the truss is the inspiration of the illustrator alone.

(ix) **Added pointing figures**. Even later than the added series of illustrations are many pointing figures, some of whom also represent graphically ailments mentioned in the text. As well as capped or hooded heads pointing one hand towards sections of the text, presumably meant simply as 'nota bene' signs, we see more detailed images. On fol. 123, for instance, there is a complete figure with a crutch (injured feet), a falling half figure (epilepsy), and two women with prominent breasts (one for conception, one for pain and swelling in the breast), together with another pointing man with a clover-leaf filled with five small circles over his head, which may represent bladder stones. These figures are no later in date than the fifteenth century, but were most likely added by a fourteenth-century owner of the book who used them to help him find his way round the text.

Not all of the questions raised about Cod. Vind. 93 can yet be answered. There is no doubt that further research on the text and illustrations will reveal more about the sources on which it is based. The work will need to be painstaking because of the eclectic tastes that have informed text and illustrations, particularly the illustrations. Individual images will be found to have derived from ancient prototypes in mythology or science, disguised more or less effectively by their re-use in this work on *materia medica*. Yet even in our present imperfect state of knowledge, it is apparent that this manuscript tells us more about the curious mixture of fantasy and pragmatism that determined early medieval approaches to the world of *materia medica,* and its visualization, than any other manuscript.

Codicological Analysis and Commentary

by Franz Unterkircher

translated by Reinhild Weiss

Text and Textual Corrections

The script is a carefully executed Italian gothic book minuscule. The alternately red or blue initials opening each paragraph are decorated with pen-work in contrasting colour. The simple red and blue text majuscules (for example fol. 16r–16v and 19r) were initially drafted by the copyist in black miniscules, indicating that both a copyist and a 'rubricator' worked on the book. Both must have co-operated closely with the illuminator, since word and image are well-balanced, suggesting that the spatial disposition of the page was planned in advance.

On some pages the instruction of the copyist to the illuminator survives:

fol. 14v: *oportet facere II figuras*
fol. 44v: *efficiantur III figure. superius II*
fol. 67r: *efficiantur duo porci comedentes herbas*

Subsequent hands made repeated additions, none of these being later in date than the fifteenth century. Most additions were made in the thirteenth and fourteenth centuries. A hand frequently in evidence has added a remedy against cancer at the base of fol. 21v. As the accompanying ink drawing depicts a crab, it may be assumed that both were produced at the same time. The main text does not mention cancer.

There are also erasures of the original text. These were made by someone who sought to eliminate all signs of paganism from the manuscript. It was probably the same owner who erased the private parts of the figures in the miniatures. The most extensive corrections were made to the *Precatio terrae* on fol. 9v, which does not only consist of erasures but also improvements and additions. The text may be reconstructed by reference to the manuscript in Florence.[1]

The word *precatio* was erased in the red heading on fol. 13r. A fourteenth- or fifteenth-century hand added the word at the margin in black ink. The numerous erased parts of this *precatio omnium herbarum* were written over, also by an early hand. The *precatio eiusdem herbe* (i.e. *herba vetonica*) on fol. 14v has numerous erasures. In the list of uses of the *herba vetonica* in the table on fol. 4v the text of no. XXXVII has been erased. And further erasures in the description of these remedies on fol. 16v make the text incomprehensible.

In the list of the uses of the *herba siciden agria* on fol. 8r, the first word of no. V is erased; it was probably *precatio*. On fol. 107v this text is also incomprehensible; the surviving parts suggest that it was also a *precatio*.

Further erasures of text in a *precatio* are to be found on fol. 110r concerning the plant *ocymum*; on fol. 111r featuring *apium* on fol. 112r in the opening lines on the plant *anethum*; above the miniature referring to the plant *erifion* on fol. 114v, the word *Precatio* in the first line was deleted, only to be reinstated later in red ink (part of the text remains erased).

On fol. 116v the text on how to produce the *herba basilisca* survives except for the word *dea* before *sancta tellus* in the last line. The offended user added the words *tu mentiris, est enim contra fidem christianam*.

The Christian corrector did not object to various magic remedies and left mythological explanations unchanged, such as, for instance, the account on fol. 32v about Diana's discovery of three species of Artemisia, which she gave to the centaur Chiron. On fol. 38v there is a magic formula *ad profluuium mulieris*. The *herba aristolochia* (fol. 39r) has the power to expel demons and to prevent *incursiones* (attacks by the devil). Homer's account of Mercury's discovery of the *herba immolum* on fol. 61v was also allowed to remain.

The last erasure in the text appears on fol. 122v: in the list of medicines derived from the stag; the contraceptive, no. XVII, is deleted:

ut mulier non concipiat. However, numerous similar remedies and methods of treatment on the following pages remain.[2]

The additions and corrections made to the book are evidence of its use over many years; they also demonstrate that its owners not only consulted its medical contents but also pondered over its pagan world-outlook.

1. *Precatio terrae,* Florence Bibl. Med Laur., MS Plut. 73/16, fol. 13v.
2. See K. A. Nowotny (ed.), *Heinricus Cornelius Agrippa ab Nettesheym, De Occulta Philosophia,* Graz 1967, appendix III., p. 424 ff.

Contents of the Manuscript

In the following description the names of the plants depicted are transcribed as written in the manuscript. The other miniatures are briefly identified and sometimes explained further by reference to the text.

(**fol. 2r**): Decorated gateway, civic architecture behind curtains tied back onto the frame, described in the text as the city of Plato, Hippocrates and Dioscorides.

(**fol. 2v**): Summary of the four books of medicine: Hippocrates, Plato apoliensis, Sextus Papirius Placitus, Dioscorides.

(**fol. 3r**): Pen-and-ink drawing of a city: *Urbs coa ypocratis.*

(**fol. 3v**): Miniature of the three doctors: Plato, Hippocrates, Dioscorides. Below, two men in disputation, one holding a plant.

(**fol. 4r**): *Pondera medicinalia* within an orange circle with green bow (the three dark arches above the circle are off-sets from the three gilt arches on the opposite page).

(**fol. 4v–8v**): List of contents —132 medicinal plants from the book of Apuleius. The text columns are set within painted columns connected by arches within an enclosing arch. On the enclosing arches, pairs of variously coloured birds. The capitals and bases of columns on fols. 4v–8v have similar designs.

(**fol. 9r**): Incantation to the 'holy goddess Earth': the goddess with a cornucopia is enthroned upon a serpent, the man before her bends his knee. In the sea beneath, Neptune with trident and oar; behind him a dragon-like fish. According to the text in the upper margin (possibly an instruction to the artist) 'air, earth, water and an abyss' are depicted here. (Not visible in facsimile.)

(**fol. 9v**): Text of the *precatio terrae,* with corrections and erasures.

(**fol. 10r**): Portrait of the author Hippocrates in an elaborate architectural setting.

(**fol. 10v-11v**): Letter of Hippocrates to Maecenas.

(**fol. 12r**): Incantation to the plants: the man stretches his hands in prayer towards the plants surrounding him.

(**fol. 12v**): Miniature of a city with palm trees above the towers, and palm branches before the closed gate. (Miniature inverted.)

(**fol. 13r**): Text of the *precatio omnium herbarum.*

(**fol. 13v**): Man with the branch of a plant, a basket and a sickle-shaped axe on his shoulder standing before the same plant. According to the rubric at the top, he is Scolapius (i.e. Aesculapius?) who found and picked the *herba vettonica.*

(**fol. 14r**): Man cutting the *herba vettonica.*

(**fol. 14v**): Doctor putting a compress with a herbal extract on a man's head. Behind the doctor is a vessel for making the medicine. Such vessels appear in most miniatures of medical treatments. At the end of the text, instructions to the illuminator to paint two figures.

(**fol. 15r**): A doctor brings an infusion of the *herba vettonica* to a man with an eye-disease.

(**fol. 15v**): A doctor ties a compress to the head of a patient. Bas-de-page: ink drawing of a doctor administering eye drops to a patient.

(**fol. 16r**): A doctor administers medicine to a sick man. Bas-de-page, ink drawings of doctors administering medicine: left, to a man suffering from calculi; right, to a woman with childbed fever.

(**fol. 16v**): Swordsman bitten by a snake. Ink drawings: to the left a richly dressed man offering potion (against snake bite); in upper margin 'nota bene' figures showing nosebleed and vomiting.

(**fol. 17r**): Spearman fighting a rabid dog. Bas-de-page, ink drawings: left, a patient lifts a foot which has been bitten by the dog; right, an enthroned woman with crown and regal clothing, preparing medicine.

(**fol. 17v**): Doctor putting compresses on a man suffering from gout; building in the background.

(**fol. 18r**): Full page miniature of a city; above the gate, heads of two men in conversation. Name of city at the upper margin: *Urbs Apolia Platonis*.

(**fol. 18v**): NOMEN HERBE PLANTAGO.

(**fol. 19r**): Doctor tying leaves of the herb around the chin of a man kneeling before him.

(**fol. 19v**): Doctor administering a potion to a sick man. Bas-de-page: ink drawing of a doctor administering a potion against diarrhoea to a man seated on a close stool. In lower left margin a nota bene figure suffering from the same malady.

(**fol. 20r**): Serpent and scorpion with a swordsman.

(**fol. 20v**): Doctor administers the extract of the herb to a child suffering from worms, who is held by its mother.

(**fol. 21r**): Doctor holding a plant administers potion to a lady, who is seated before her maid. Bas-de-page, ink drawings: left, treating a foot ailment; right, administering a potion to induce afterbirth, with several women in attendance.

(**fol. 21v**): Man striking a rabid dog with a club. Bas-de-page, ink drawings: left, a doctor preparing medicine in a mortar, above a crab or 'cancer'; right, a man comes to receive medicine against cancer of the penis. At upper left a nota bene figure with a swollen foot (the text refers to medicine for feet swollen after a long walk).

(**fol. 22r**): NOMEN HERBE PENTAFILLOS.
Bas-de-page: ink drawing of a doctor administering potion against a nosebleed. In right margin, nota bene figures with a nosebleed and a mortar.

(**fol. 22v**): A doctor laying on hands against snake bite. Below, a man with a spear and sword fighting a serpent. Bas-de-page: an ink drawing of a patient lifting his right leg with his left hand, as a doctor prepares a remedy; both figures seated on high chairs. At lower left a crab or 'cancer'.

(**fol. 23r**): NOMEN HERBE COLUMBARIS.

(**fol. 23v**): Man with a medicinal plant and a spear fighting a serpent. Bas-de-page, ink drawings: left, a naked man receives medicine for calculi; right, a doctor brings medicine to a noble lady in bed, with servants in attendance. At upper left nota bene figure with a rash on face and neck.

(**fol. 24r**): Doctor with naked patient; behind the latter a cock, below a beheaded dog and bloody sword. The text explains: after a bite from a rabid dog, the wound should be dressed with a medicinal herb together with thirteen or fifteen pieces of wheat soaked with blood. The wheat is then given to a chicken: if it eats it, the sick person will soon recover; if it does not, the wound is fatal. In the top margin are three frogs a misinterpretation of the text, which mentions *araneorum* (spiders); the illuminator confused this word with *rana* (frog). Bas-de-page: an ink drawing of a doctor administering a medicinal draught and a patient turning away in disgust.

(**fol. 24v**): Swordsman fighting a serpent. Bas-de-page: ink drawing of a doctor wearing a hooded gown administering medicine.

(**fol. 25r**): NOMEN HERBE SYMFONIACA.

(**fol. 25v**): Doctor putting extract of a plant into a patient's ear. Bas-de-page: ink drawing of a doctor holding the plant and administering medicine to a patient with earache. In left margin above, nota bene figure a leg with swollen knee (for which the medicinal plant, mixed with sheep droppings, is a cure).

(**fol. 26r**): NOMEN HERBE UIPERINE.
Doctor holding a scroll administering medicine to a lady with a distaff sitting on a cushioned seat, with a servant in attendance.

(**fol. 26v**): NOMEN HERBE ACHORUM. Man fighting a serpent.

(fol. 27r): Miniature of the same plant bearing fruit. Bas-de-page: ink drawing of a girl standing before a cauldron offering the medicine to a man suffering from retention of urine (he lifts his garment at the front, the penis is erased). In the right margin, bees (mentioned in the text).

(**fol. 27v**): NOMEN HERBE LEONTUPODION.

(**fol. 28r**): The miniature is explained in the text: when a bewitched man becomes impotent, the doctor rubs an extract of the plant into his skin; a branch of the plant is burnt over a fire and his wife inhales the smoke. This takes place before the house. Husband and wife then enter the house without looking back and the curse is broken.

(**fol. 28v**): NOMEN HERBE BOTRACION.

(**fol. 29r**): Left, seated patient covered in boils; right, doctor with scroll. Between them a pig excreting dung into the vessel which contains the medicine to make it potent. Below, miniature of a plant with script by a later hand: NOMEN HERBE BOTRACION STATICEN.

(**fol. 29v**): Doctor tying compress around patient's lower right arm; his empty sleeve dangles by his side. Top left, ink drawing of a lunatic falling.

(**fol. 30r**): NOMEN HERBE ARTEMISIA MONOCLONOS.
Bas-de-page: drawing of two treatments for diseased legs.

(**fol. 30v**): Doctor administering medicine. Top left, nota bene figure and a caricature of the devil (bearing this plant banishes demons); upper right, a leg with a swelling (for which this plant is a cure).

(**fol. 31r**): NOMEN HERBE ARTEMISIA TAGANTES.
Bas-de-page: ink drawing of a doctor administering medicine against the retention of urine.

(**fol. 31v**): Lady, wearing a crown, with servant in attendance, holds a sick child over a brazier under the instructions of a doctor with a medicinal plant. Bas-de-page: left, ink drawing of a sick man with servant and a doctor wearing a phrygian cap; right, a patient shows his diseased foot to a doctor holding a plant.

(**fol. 32r**): NOMEN HERBE ARTEMISIA LEPTAFILLOS.
Below, miniature of a doctor administering a stomach compress.

(**fol. 32v**): Man holding two plants before the centaur Chiron (with fluttering drapery). The text explains that Diana gave Chiron the three species of Artemisia, from which the names of the plants are derived.

fol. 33r: NOMEN HERBE LAPATIUM.
Bas-de-page: ink drawing of medicine being prepared on a fire. A patient standing to the left passes a cloth to the doctor who is seated on the right.

fol. 33v: Naked patient (with penis erased) seated before a doctor holding a cloth for a compress.

fol. 34r: NOMEN HERBE DRACONTEA.
Man with a scimitar fighting two serpents; one bites his ankle as the other escapes.

fol. 34v: NOMEN HERBE SATIRION.
Bas-de-page: ink drawing of a man with eye disease before a doctor preparing a remedy.

fol. 35r: Extract of the medicinal plant cures impotence and bewitchment. The woman in the bed waits for the medicine to take effect.

fol. 35v: NOMEN HERBE GENTIANA.
Below, fight between a serpent and a dog with bristling fur. Bas-de-page: drawing of medicine being administered.

fol. 36r: NOMEN HERBE CYCLAMINOS.

fol. 36v: Doctor holding the head of a patient. Bas-de-page: ink drawing of a doctor with a fluttering cloak and hood administering medicine to a patient who has one hand on his aching side.

fol. 37r: NOMEN HERBE PROSERPINATIA.

fol. 37v: Patient with a nosebleed and a doctor holding a medicinal draught. Bas-de-page: ink drawing of a doctor administering medicine against nosebleed. In the lower left margin nota bene figures with nosebleeds.

fol. 38r: Top, doctor examining the breast of a nursing mother with the child and a wet-nurse in attendance. Below, miniature of a doctor administering medicine against diarrhoea to a patient standing in a small bath. In the right margin, female nota bene figure holding the branch of a plant.

fol. 38v: Vaulted interior with a black background; a bleeding woman with two servants, one of whom administers medicine (which is only effective when the magic spell given above the picture is spoken at the same time). Bas-de-page: ink drawing of a messenger bringing medicine to a patient in bed.

fol. 39r: NOMEN HERBE ARISTOLOCHIE.
Bas-de-page: ink drawing of a doctor administering medicine. In the right margin a mad woman, with a chain on her left wrist, holds a branch in her right hand; the devil flees through her mouth. According to the text, the plant drives away all demons and prevents diabolical temptation. The nota bene figure with a cross at bottom right provides a Christian element to the scene.

fol. 39v: Female patient on a bed with two servants in attendance, one of them holding a flag-shaped fan. Below, a swordsman fights a serpent. In the left hand margin a nota bene figure suffering from diarrhoea gestures to a mortar containing medicine.

fol. 40r: Top, the illustration of the *herba nasturtium* is missing. A doctor lays on hands against a head disease. The goose next to the patient signifies that the remedy must be mixed with goose fat. Bottom, a doctor stands before a patient suffering from boils.

fol. 40v: NOMEN HERBE IERIBULBUM.
A seated doctor examining an aching wrist. Right, a billy-goat, whose fat is mixed with the remedy.

fol. 41r: A cure for face freckles.

fol. 41v: NOMEN HERBE APOLINARIS.
Bas-de-page: ink drawing of a patient pointing to a large ulcer, while a doctor holding the medicinal plant prepares the medicine.

fol. 42r: NOMEN HERBE CHAMEMELUM.
Bas-de-page: ink drawing of a doctor holding a book, while a patient (or his assistant) holds a plant.

fol. 42v: A doctor administering medicine to a bed-ridden female patient attended by a servant holding a bottle.

fol. 43r: NOMEN HERBE CAMEDRIS.
Bas-de-page: ink drawing of a doctor administering medicine to a bed-ridden patient while several visitors watch. In the right margin a figure with a hernial truss holds a branch of the plant.

fol. 43v: A man with a spear fighting a serpent. Bas-de-page: ink drawing of a cure for gout.

fol. 44r: NOMEN HERBE CAMELLEAM.
Bas-de-page: ink drawing of a doctor administering medicine to a man suffering from a pain in his side.

fol. 44v: Top, a doctor with a medicinal draught before a seated old man. Below, a doctor holding a filter in his left hand administers medicine to a man suffering from dropsy; next to him his grieving wife.

fol. 45r: NOMEN HERBE CAMEPITIUM.
Bas-de-page: ink drawing of a doctor administering medicine to a reclining female patient with a servant in attendance.

fol. 45v: NOMEN HERBE CAMEDAFNE.
The ink drawing at the base of the page has been traced from the recto of the leaf.

fol. 46r: NOMEN HERBE OSTRIAGO.
Bas-de-page: ink drawing of a patient with a wound before a doctor preparing a remedy with two pestles in a mortar.

fol. 46v: NOMEN HERBE BRITTANICA.
Bas-de-page: ink drawing of a doctor administering medicine; the figure of the patient is partly traced from the recto of the leaf.

fol. 47r: NOMEN HERBE LACTUCA SILUATICA
Bas-de-page: ink drawing of a doctor preparing a remedy against weak eyesight. Next to the patient is an eagle whose proverbial vision is attributed to eating this herb.

fol. 47v: Doctor administering ointment to the eyes of a patient; above him is an eagle with spread wings. Bas-de-page: ink drawing of a doctor holding a flask and a sceptre decorated with the fleur-de-lis; before him the vessel in which the remedy is prepared; above, a vulture, whose gall bladder is used in the medicine. The patient holds his hands to his face.

fol. 48r: NOMEN HERBE ARGIMONIA (corrected to 'Agrimonia').
On either side of the plant the bird of prey and jug refer to the remedy on the previous page. Bas-de-page: ink drawing of a doctor administering medicine to a man with an eye disease.

fol. 48v: Top, doctor with a bed-ridden patient. Below, a swordsman fighting a serpent.

fol. 49r: Naked spearmen with shields and fluttering drapery, fighting. (The medicine cures wounds inflicted by iron weapons.) Bas-de-page: ink drawing of a doctor administering medicine against a diseased spleen while another prepares a remedy. Nota bene head top right.

fol. 49v: NOMEN HERBE ASPODILOS.
Bas-de-page: ink drawing of a doctor holding the plant and administering medicine. Nota bene figures in left margin.

fol. 50r: NOMEN HERBE OXILAPATIUM.
Below, a doctor examines a patient's knee.

fol. 50v: NOMEN HERBE CENTAURIA MAIOR.
Below, a doctor administers medicine to a seated woman.

fol. 51r: A doctor examines the leg of a patient, behind him a woman holds the medicinal plant and a cloth for a dressing. Above the nota bene figure at top right, a drawing of a crab, as this plant is a remedy for cancer.

fol. 51v: NOMEN HERBE CENTAURIA MINOR.

fol. 52r: Centaur with medicinal plant. The text states that this plant was discovered by the centaur Chiron, from whom it takes its name. Below, a man with a club fighting a serpent, which bites his ankle. Bas-de-page: ink drawing of a doctor administering a remedy to a patient's eye.

fol. 52v: NOMEN HERBE PERSONATIE.
A man with spear and fluttering cloak fighting a dog.

fol. 53r: A patient with a dangling empty sleeve extends his arm to a doctor to receive a compress. Top margin, ink drawing of a doctor administering medicine to a bed-ridden patient and a nota bene figure holding a branch of the plant on the right.

fol. 53v: NOMEN HERBE FRAGE.
Bas-de-page: ink drawing of a doctor administering medicine to a patient suffering from pain inn the spleen.

fol. 54r: NOMEN HERBE ALTEA.

fol. 54v: A doctor treating a man in pain suffering from gout; next to him a man holding the medicinal plant. Below, doctor before patient holding a dressing.

fol. 55r: NOMEN HERBE IPPIRUM.
Bas-de-page, ink drawing of doctors administering medicine: left, to a man suffering from diarrhoea; right, to a patient with a nosebleed. Nota bene figure with a nosebleed.

fol. 55v: NOMEN HERBE MALBA SILUATICA.
Nota bene figure bottom left.

fol. 56r: Old doctor administering draught to a man holding a flower. Below, NOMEN HERBE LINGUA BOUIS.

fol. 56v: NOMEN HERBE BULBI SCILLECIDI.
Doctor administering medicine to a bed-ridden patient suffering from dropsy with his wife seated beside him.

fol. 57r: Within a vaulted building suggestive of a Turkish bath, a seated patient suffering from dropsy receives a thirst-quenching fruit from a doctor. The patient's wife is seated under the left arcade. Upper right, ink drawing of nota bene figure above a brazier pointing to the thirst-quenching fruit.

fol. 57v: NOMEN HERBE CONTULIDON.
The text explains that this plant grows on roofs and monuments, as depicted in the miniature.

fol. 58r: Doctor holding a plant administering medicine to a man with scrofulous sores. Bas-de-page: ink drawing of doctor applying a compress to the foot of a patient.

fol. 58v: NOMEN HERBE GALLIGRUS.

fol. 59r: Top, man with spear fighting a dog. Below, a patient with a nose bleed before a woman holding a medicinal plant with a servant in attendance holding a jug and bowl.

fol. 59v: NOMEN HERBE MARRUBIUM.
Bas-de-page: ink drawing of doctor administering cough medicine.

fol. 60r: A draught being administered in an ornate interior. Left, the diseased lady; centre, two servants; right, the doctor holding the medicinal plant and a pestle and mortar. Bas-de-page: ink drawing of doctor dressed as a messenger hurrying to a patient with a medicine against poison.

fol. 60v: Above, a doctor facing a woman holding a draught and another with a branch of the medicinal plant. Below, the same doctor holding a branch and giving medicine to a bed-ridden man, with a woman in attendance. Nota bene figures in left margin indicate scabies and hard stools.

fol. 61r: NOMEN HERBE EXIFION.
Bas-de-page: ink drawing of doctor sitting on a high throne prepar-

ing a remedy, the patient before him pointing to his fractured skull; a nota bene figure bottom right.

fol. 61v: NOMEN HERBE IMMOLUM.
Left, Homer with an open book inscribed with the name H/OM/ER/US and the Greek word μωλυ; in the middle the doctor (*archiater*); right, a nude figure of Mercury (with fluttering drapery) bringing the medicinal plant. The illustration refers to the following passage in Homer's *Odyssey*, X, 302–306: 'Then the Giant-killer [Hermes] handed me a herb he had plucked from the ground, and showed me what it was like. It had a black root and a milk-white flower. The gods call it Moly, and it is an awkward plant to dig up, at any rate for a mere man. But the gods, after all, can do anything'.

fol. 62r: NOMEN HERBE ELIOTROPION.
Bas-de-page: ink drawing of doctors applying ointment to a patient's wounded leg, and examining a patient with warts on hands and feet.

fol. 62v: A female servant conducting a patient to a doctor, seated with a pestle and mortar; massive coloured architecture in the background. Nota bene figure top left.

fol. 63r: NOMEN HERBE GRIAS.
A doctor applying ointment to a naked patient and a woman administering medicine; a cure for sciatica.

fol. 63v: NOMEN HERBE POLYTRICHUM.

fol. 64r: Two naked patients entering a bath house, the one on the right passing to the other a medicinal draught, whose composition is described in the text.

fol. 64v: NOMEN HERBE ASTULIA REGIA.
Top, a doctor preparing medicine which a woman administers to a seated patient. Below, a patient standing in a small bath receiving medicine against diarrhoea.

fol. 65r: NOMEN HERBE PAPAUER SILUATICUM.
Bas-de-page: ink drawing of doctor administering a remedy to a patient's ear; nota bene figure at lower right.

fol. 65v: A woman binding a compress soaked in a mixture of poppy-seed and oil to a patient's head. Servant holding a flag-shaped fan. Bas-de-page: ink drawing of patient on a decorated bed with servant in attendance; the doctor is seated on a throne holding a pestle and mortar.

fol. 66r: NOMEN HERBE YNANTHES.
Bas-de-page: ink drawing of doctor administering a medicinal draught against a cough.

fol. 66v: NOMEN HERBE NARCISSUM.
Above, a woman administering medicine as an old doctor prepares a remedy.

fol. 67r: NOMEN HERBE SPLENION.
Two pigs eating the roots of the plant Splenion. The text states that the pigs which eat these roots do not have spleens, therefore the plant is a good remedy against complaints of the spleen. At the end of the text instructions to the illuminator to paint two pigs eating these plants. At the top of the page ink drawing of a doctor administering a medicinal draught to a patient.

fol. 67v: NOMEN HERBE POLION.
Top left, an ink drawing of a falling lunatic; the juice of the plant is a remedy for this condition. NOMEN HERBE UICTORIOLA.

fol. 68r: NOMEN HERBE ASTERION.
Top right, ink drawings of small figures, one of them administering a draught. Nota bene figures, one with a nosebleed, letting blood from the arm.

fol. 68v: Shepherds holding flowers which glow in the night (this plant is mainly found by shepherds); below, animals from their flock. In left margin an ink drawing of an epileptic. This condition can be cured by eating the branches of the plant and wearing it round the neck during the new moon and under the sign of Virgo.

fol. 69r: NOMEN HERBE LEPORIS PES.
Bas-de-page: ink drawing of doctors administering medicine against heavy menstruation (left) and diarrhoea.

fol. 69v: NOMEN HERBE DIPTANUM.
Bas-de-page: ink drawing of doctors preparing and administering medicine.

fol. 70r: Mounted hunters with lance and bow and arrow, hunting a stag; below, a dog chasing a hare. The text relates that if a stag wounded by a hunter's weapon eats the plant Diptanum, the arrow will fall out and the wound will heal.

fol. 70v: NOMEN HERBE SOLAGO MAIOR.
Bas-de-page: ink drawing of man fighting a serpent.

fol. 71r: NOMEN HERBE SOLAGO MINOR.
Above, a serpent, dog and scorpion; the plant is a remedy against their bites. Bas-de-page: ink drawing of a doctor administering medicine to a vomiting patient.

fol. 71v: NOMEN HERBE PEONIA.
Female servant administering a remedy prepared by a doctor.

fol. 72r: Top, landscape with houses, trees and a mountain representing Crete and Sicily (inscribed 'Crete', 'Sicilia'). Below, Homer (*homerus auctor*) and two shepherds (*pastores*) bearing the plant Peonia, which is found in the mountains of Crete and Sicily according to Homer. Bottom right, animals from the shepherd's flock.

fol. 72v: Lunatic, restrained, his legs in the stocks and his hands tied, with the plant Peonia round his neck as a remedy for his condition. Upper left, ink drawing of lunatic falling; bas-de-page: a patient showing his aching foot to a doctor.

fol. 73r: NOMEN HERBE PERESTEREON HYPTRUM.
Sailing ship with four people in a storm, which Peonia was believed to quell.

fol. 73v: The same plant but without its name. According to the text, the birds depicted on both sides should be pigeons, but they resemble birds of prey. Below, a serpent confronting a dog. Bas-de-page: ink drawing of doctor administering medicine to a naked boy bitten by a snake.

fol. 74r: NOMEN HERBE BRIONIA.
Bas-de-page: ink drawing of doctor pointing to a plant and a patient holding his hands to his aching spleen.

fol. 74v: Man with two spears and tendrils of the plant Brionia. According to the text, no harm can come to a person carrying this plant round his head or waist.

fol. 75r: NOMEN HERBE DENIFEA (corrected to 'Nimphea').
Bas-de-page: ink drawing of doctor sitting on a throne and holding a sceptre with the fleur-de-lis administering a medicinal draught against dysentery to a patient sitting on a stone-built privy. Bottom right, nota bene figure with diarrhoea.

fol. 75v: NOMEN HERBE CHRYSION.
Bas-de-page: ink drawing of a doctor holding a sceptre with the fleur-de-lis and a patient holding the medicinal plant.

fol. 76r: NOMEN HERBE ISATIS.
A woman administering medicine to another, with a third in attendance. Above the three figures are arches, faintly drawn in pencil.

fol. 76v: NOMEN HERBE SCORDEON.
A swordsman fighting a serpent which bites him on the ankle.

fol. 77r: A woman administering medicine to a seated man. Next to this scene the medicinal plant: NOMEN HERBE UERBASCUM. Top right, ink drawing of a woman applying ointment to a man's foot; a nota bene figure.

fol. 77v: Top, seated doctor with servant, and a naked patient holding a medicinal plant (drawn faintly in pencil) which will cure him from all complaints. Below, seated doctor explaining the healing action of the plant to a male and a female patient.

fol. 78r: NOMEN HERBE HERACLEA.
A man seated before the plant. Bas-de-page: ink drawing of an arcade and a doctor administering a pill to a bed-ridden patient.

fol. 78v: A group of seven men with lances, one of them holding a branch of the plant Heraclea; above, the words *viator transit* ('the traveller goes past'). On the right, behind trees and hills, the heads of three figures; above, the word *latrones* (the robbers). According to the text on fol. 78r a traveller should carry a branch of Heraclea, which has the illusion of making one person appear duplicated several times, with the result that robbers will be frightened and hide from this apparently superior force. NOMEN HERBE STRIGNOS. Bas-de-page: ink drawing of doctor administering medicine to a patient suffering from a nosebleed.

fol. 79r: NOMEN HERBE CHELEDONIA.
Bas-de-page: ink drawing of doctor sitting on a high throne and preparing a remedy for a patient who is pointing to his eyes. Nota bene figures top right: the upper with erysipelas ('St. Anthony's Fire'), the lower with a nosebleed.

fol. 79v: NOMEN HERBE SENETION.
Bas-de-page: ink drawing of doctor preparing a remedy for a patient holding his aching stomach.

fol. 80r: Top, doctor treating a naked patient who has been injured with an iron weapon; a sword and lance in the background. Below, a sick boy being held by a seated man and a standing woman over a basin (a brazier or bath) as his aching stomach is rubbed with ointment.

fol. 80v: NOMEN HERBE FELICEM.
Bas-de-page: ink drawing of a doctor administering medicine to a patient pointing to his injured arm. Nota bene figures: top, a diseased foot with compress; bottom, patient with diarrhoea standing in a small bath and drinking medicine.

fol. 81r: A woman with a naked boy on her lap sits against an architectural background; before her, two servants, one holding branches. On the floor a smoking vessel; further up, a pestle and mortar (erased). According to the text this illustrates a cure by rising smoke. Nota bene figures: these refer to the added text and illustrate an ulcer of the neck (upper) and a swollen testicle (lower).

fol. 81v: NOMEN HERBE GRAMEN.
Bas-de-page, two ink drawings: left, a doctor administering medi-

cine to a patient suffering from a disease of the spleen; right, a doctor with fantastic headgear and a sceptre with the fleur-de-lis administering medicine to a patient with an eye complaint holding a plant.

fol. 82r: NOMEN HERBE GLADIOLUM.
Bas-de-page, two ink drawings: left, preparation of a remedy; right, a doctor administering medicine. Upper right margin, nota bene figure before a vessel for eye drops.

fol. 82v: Preparation of diuretic medicine: a doctor in an architectural setting and a female servant administering medicine to a patient entering a privy. Above the servant a faint pencil drawing of an arch, linking the other two structures, slightly tinted in yellow. Upper left, nota bene figure of a pregnant woman (the plant reduces labour pains).

fol. 83r: A woman holding a jug administers medicine to a naked patient holding his stomach. A female servant holds a milk-can and a male servant with a branch gestures to a goat and its kid. Below, a she-ass suckles a baby donkey. (Pulverized branches of the *herba gladiolus* mixed with goat milk or, preferably, the milk of an ass, is a remedy for pain of the gall bladder.) In the background, an elaborate architectural setting.

fol. 83v: NOMEN HERBE ROSMARINUM.
Bas-de-page, two ink drawings: left, lady seated on a chair with leaf ornament before doctor wearing a monk's habit; right, doctor administering medicine with a spoon. Nota bene figures on left and right edge of page.

fol. 84r: NOMEN HERBE PASTINACA SILUATICA.
Two midwives administering medicine to a woman to induce afterbirth. On right, pregnant nota bene figure.

fol. 84v: NOMEN HERBE PERDICALIS.
A doctor treating a patient suffering from gout.

fol. 85r: NOMEN HERBE MERCURIALIS.
Bas-de-page, ink drawing of doctors wearing phrygian hats: left,

administering a laxative which has already taken effect; right, showing the healing plant to a woman suffering from period pains.

fol. 85v: NOMEN HERBE RADIOLUM.
Two women preparing and administering medicine to a third. Above the three figures are arches faintly drawn in pencil with columns on both sides. Nota bene figure with vessel for ear drops.

fol. 86r: NOMEN HERBE ASPARGI EGRESTIS.
Doctor applying ointment to a patient's head.

fol. 86v: Two men in a bath house, one handing some medicine against bladder trouble to the other. Bas-de-page: ink drawing of monk and a woman administering medicine to two patients.

fol. 87r: NOMEN HERBE SABINE.
Bas-de-page: ink drawing of a 'doctor' in rich garments holding a sceptre decorated with the fleur-de-lis and sitting on a lion throne, administering medicine.

fol. 87v: Doctor administering a remedy to a patient having a foot bath. Bas-de-page: ink drawing of lady wearing a crown tying a compress to a patient's head and a doctor administering medicine to a man with crown.

fol. 88r: NOMEN HERBE CANISCAPUD.
Bas-de-page: ink drawing of a doctor wearing rich garments (similar to the one in fol. 87r) administering medicine against an eye disease. Lower right, nota bene figure with a glass for eye drops.

fol. 88v: NOMEN HERBE ERUSCI.

fol. 89r: Upper register, a remedy against haemorrhoids: a naked patient puts his hand into a jar containing ointment, attended by a woman holding a branch and a jug and a seated doctor (with the head of a Jupiter figure). Below, a woman suffering from a haemorrhage is held by a female servant while two women administer medicine.

fol. 89v: Swordsman fighting a serpent.
Upper left margin, ink drawing of a doctor administering medicine against pains in the mouth. Nota bene figure top left edge of page.

fol. 90r: NOMEN HERBE MILLEFOLLIUM.
Bas-de-page: ink drawing of seated doctor administering a remedy against toothache.

fol. 90v: Hector (with spear and fluttering drapery) and Achilles (with cloak and sword) on either side of the plant Millefolium. The text (fol. 90r) states that Achilles discovered this plant which healed the wounds he had received from weapons made of steel. Bas-de-page: ink drawing of two doctors administering medicine to patients (figures elongated).

fol. 91r: NOMEN HERBE RUTE.
Bas-de-page: ink drawing of two doctors, one administering medicine, the other one holding a glass with eye drops. At right nota bene figure with a glass for eye drops and another figure with a nosebleed.

fol. 91v: NOMEN HERBE MENTASTRI.
A doctor and patient in conversation. Above, ink drawing of monk wearing a cowl with a rope round his waist; he is treating a patient with an ear complaint and following instructions in a book.

fol. 92r: NOMEN HERBE EBULUM.
Bas-de-page: left, doctor (wearing magnificent head gear and holding a branch of the plant and a wicker-bottle) administering medicine to a patient suffering from stones, which drop down to the ground; right, doctor administering medicine to a patient leaning on a stick, with one hand at his aching side.

fol. 92v: A dog fighting a serpent. Lower left: ink drawing of man holding his hand to his side. Bas-de-page: doctor administering medicine to an emaciated patient supported by a girl, and a man wearing a crown passing medicine to a patient.

fol. 93r: NOMEN HERBE PULEIUM.
Bas-de-page, ink drawings: left, a doctor holding a branch preparing a remedy before a patient who is lying on a bed and wearing boots; right, a crowned doctor using a pestle and a decorated mortar, and a young man flinching from the rays of the sun. (The text mentions a cure for headaches caused by the sun.)

fol. 93v: Above, a woman with a naked boy suffering from stomach pain, attended by two servants, one carrying a flat bowl and the other a cloth for a compress. Above the figures, arches are very faintly sketched in pencil. Below left, a woman receiving medicine from a female servant, while another holding a branch (right) turns to the doctor with pestle and mortar. Very faint arches also appear above these figures. Nota bene figure at lower left edge of the page (the text mentions a cure *ad ueretri pruriginem,* 'for itching of the penis').

fol. 94r: Sailing boat with five figures: the *herba puleium* cures sea sickness. Bas-de-page, two ink drawings: left, doctor administering medicine against period pains; right, doctor wearing a fantastic hat administers a remedy to induce afterbirth to a woman attended by three servants. Pregnant nota bene figure at upper right margin refers to the medical case described in the text: a dead child in a mother's womb.

fol. 94v: Above, a patient supported by a servant receives medicine from a woman entering through a doorway. Faint arches in pencil appear above the two figures on the left. Below, a woman administers medicine to a patient while a doctor prepares a remedy. Faint arches in pencil appear above the figures.

fol. 95r: A plunge bath within a vaulted building. A naked man applies embrocation to another.

fol. 95v: NOMEN HERBE NEPITA.
A doctor administers medicine against fever to a patient on a bed with his wife in attendance.

fol. 96r: NOMEN HERBE PEUCEDANUM
A red serpent confronted by an ink drawing of a swordsman. Bas-de-page, two ink drawings: left, woman bends over a chair as liquid is poured over her head (according to the text, a cure for madness); right, woman before a cooking pot.

fol. 96v: NOMEN HERBE CAMPANE INNULE.
Serpent and dog.

fol. 97r: A woman administering medicine against bladder trouble to a man, while another woman talks to a doctor. Both male figures are seated against architectural settings, connected by a yellow arch. Bas-de-page: ink drawing of doctor passing the medicinal plant to a patient as a remedy for toothache.

fol. 97v: NOMEN HERBE CYNOGLOSSE.
Bas-de-page: ink drawing of a patient lying on a bed that has tall spindly legs; a woman holds a basin above him to cool his head and a doctor passes medicine to a servant.

fol. 98r: NOMEN HERBE SAXIFRAGE.
Ink drawing of two men fighting a green serpent. Below the men, ink drawing of a doctor administering medicine against hearing loss.

fol. 98v: NOMEN HERBE HEDERA NIGRA.
A woman, attending to a patient, holds a cloth for a compress, while another talks to a doctor. (The remedy is against kidney stones.)

fol. 99r: Women holding branches administer medicine to two men. Below, a remedy against the bite of *spalangiones* (a species of spider), depicted as bird-like creatures with four feet. Bas-de-page: ink drawing of two scenes showing the preparation of medicine.

fol. 99v: NOMEN HERBE SERPULLI.
A stag and a bear (the fat of both animals is used in the preparation of a remedy against burns).

fol. 100r: NOMEN HERBE ABSENTIUM.
A doctor administering medicine.

fol. 100v: A doctor applying a dressing against bruises.
Bas-de-page: ink drawing of doctor in a monk's habit preparing a remedy and listening to a young man who tells of his wife's complaint — pain between her legs. She stands behind him, lifting her dress.

fol. 101r: NOMEN HERBE SALUIE.
Bas-de-page: ink drawing of doctor in a monk's habit instructing a

young man with fluttering drapery who puts his hand into a sage potion to heal his itching penis (erased). Nota bene figures on right, the upper with erased penis, the lower having a hip-bath to soothe an itching anus.

fol. 101v: NOMEN HERBE CORIANDRI.
A doctor holding a book gives instructions for washing the anus to a naked patient.

fol. 102r: Scene before a birth: within a massive vaulted structure, the woman in labour sits on a high chair with servants in attendance. She has pulled up her garment, showing her legs. The midwife kneels beside her, ready to receive the child. At top of page, ink drawing of a doctor (or servant) presenting a long-handled ladle to a mother and child. (The text refers to a cure for worms.) Pregnant nota bene figure at top right edge of page.

fol. 102v: NOMEN HERBE PORTULACE.
Top left margin, pen and ink drawing (within an irregular frame) of a doctor administering medicine to a patient. Bas-de-page: doctors attending to a woman with a haemorrhage (left) and a man with stomach pain (right).

fol. 103r: NOMEN HERBE CEREFOLIUM.
Bas-de-page: ink drawing of a doctor wearing a fur hat and a hooded gown administering medicine to a patient lying on a richly decorated bed with servants in attendance.

fol. 103v: NOMEN HERBE SISIMBRUM.
Bas-de-page, ink drawing: left, a bed-ridden patient with two servants in attendance and a doctor with mitre-like headgear; right, a doctor administering medicine to a man holding a branch of the plant.

fol. 104r: NOMEN HERBE OLISATRUM.
Bas-de-page: ink drawing of a young man seated before a doctor administering medicine to a patient suffering from stones in the bladder (seen falling).

fol. 104v: NOMEN HERBE LILIUM.
A swordsman fighting a serpent. In left margin, ink drawing of doc-

tor administering a remedy to a seated patient who points to his right eye.

fol. 105r: NOMEN HERBE TYTYMALLOS GALLASTICES.
Bas-de-page, ink drawings: left, a doctor (with fluttering cloak) treating ulcers on a patient's leg; right, treatment of a patient with facial warts.

fol. 105v: NOMEN HERBE CARDUM SILUATICUM.
Doctor, holding a medicinal plant, in conversation with a leper. Lower left margin, ink drawing of a man pointing to the medicinal plant.

fol. 106r: NOMEN HERBE LUPINUM MONTANUM.
Bas-de-page, ink drawings: left, a doctor administers medicine against worms while another prepares a remedy; right, a patient with a skin rash sits in a hip-bath with a jar of water beside him.

fol. 106v: NOMEN HERBE LATIRIDEM.
A miniature similar to that on fol. 93v, with one additional figure: a naked boy is treated against worms. Faint arches in pencil appear above the figures. Bas-de-page: ink drawing of man drinking a laxative, which has immediate effect, a doctor with a jug hurries towards him.

fol. 107r: NOMEN HERBE LACTUCA LEPORINA.
Two hares at the roots of the plant. Bas-de-page, ink drawings: left, preparation of a remedy against inward-growing eye lashes; right, a patient lying on a luxurious bed with a canopy. (To reduce his fever the nurse has hidden a branch of the *lactuca leporina* under the patient's pillow.)

fol. 107v: NOMEN HERBE SICIDEN AGRIA.
Bas-de-page, ink drawings: left, a doctor applying a dressing to a foot while the patient lists his ailments; right, a patient puts his right foot into a tub following the doctor's instructions.

fol. 108r: NOMEN HERBE CANAPE SILUATICE.
Bas-de-page, ink drawing of woman suffering from milk retention seated on a wide bed with her breasts exposed: left, a doctor gives

her instructions and prepares a remedy; right, a wet-nurse with baby (similar to the miniature on fol. 38r).

fol. 108v: NOMEN HERBE RUTA MONTANA.
Miniature of the same subject as fol. 108r.

fol. 109r: Upper register, a doctor administering medicine to a patient. (The glass held by the doctor is outlined in red with a previous pencil draft of a taller glass visible.) Below, a woman administering medicine against cancer (see ink drawing in the centre) to a seated woman attended by a maid, as a doctor prepares a remedy. Upper right, ink drawing of doctor with a hood administering eye drops.

fol. 109v: NOMEN HERBE EPTAFYLLOS.
Bas-de-page, ink drawings: left, a man suffering from halitosis visiting a doctor; right, a patient having a foot bath under the instructions of a girl wearing a garland on her head.

fol. 110r: NOMEN HERBE OCYMUM.
Bas-de-page, ink drawings: left, a doctor wearing a mitre before a patient suffering from headache; right, a doctor administering a remedy to empty the stomach, which has immediate effect.

fol. 110v: NOMEN HERBE APIUM.
Doctor and attendant administering medicine to a bed-ridden patient. (Instructions written in a slightly later script explain how the *herba ocymum* can be used as a love charm.)

fol. 111r: NOMEN HERBE CHRYSOCANTIS.
Top of page, ink drawing of doctors administering and preparing medicine.

fol. 111v: NOMEN HERBE MENTA.
Doctor administering medicine to a bed-ridden patient suffering from dropsy, a woman in attendance. Bas-de-page, ink drawings: left, doctor administering medicine against erysipelas ('St. Anthony's Fire'); right, doctor administering medicine against a head rash.

fol. 112r: NOMEN HERBE ANETHUM.
Bas-de-page: ink drawing of doctors administering medicine against headache.

fol. 112v: NOMEN HERBE ORIGANUM.
Bas-de-page: ink drawing of patient visiting a doctor who holds a medicinal draught.

fol. 113r: NOMEN HERBE SEMPERUIUUM.
A woman administering medicine to a patient, and a doctor preparing a remedy.

fol. 113v: NOMEN HERBE FENUCULI.
Bas-de-page, ink drawing: left, a man with a cough; centre, a man suffering from bladder stones; right, a doctor wearing a turban and holding a plant, administering medicine.

fol. 114r: NOMEN HERBE ERIFION.
The plant is depicted — as related in the text (fol. 114v) — growing out of a mountain named *siracti* next to a city named *gallias*.

fol. 114v: The centaur Chiron (with fluttering drapery) hands the plant Erifion to a man identified in the text as Scolapius (i.e. Aesculapius).

fol. 115r: NOMEN HERBE SYNFITUM ALBUM.
A woman preparing medicine against haemorrhage which another woman administers to a female patient. Top right, ink drawing of doctor administering medicine to a woman.

fol. 115v: NOMEN HERBE PETROSELINUM.
Bas-de-page: ink drawing of swordsman (with flowing cloak) fighting a serpent.

fol. 116r: NOMEN HERBE BRASSICA SILUATICA.
Bas-de-page: ink drawing of swordsman (with flowing cloak) fighting a serpent.

fol. 116v: NOMEN HERBE BASILISCA.
Three serpents appear under the plant. The miniature below illustrates the instructions for magic given in the text on fol. 117r : whoso-

ever picks the plant must first sprinkle himself, using the branch of an oak, with the water of a threefold spring as soon as the sun has set.

fol. 117v: NOMEN HERBE MANDRAGORAS.
The root of this plant, in the shape of a man, is being pulled out by a dog chained to it. Bottom of page, a miniature of a man with a spear leaving a house, and a man with a dog on a chain and a halberd-like weapon. (The narrative continues on the facing page.)

fol. 118r: The (female) Mandragora root is struck by two men with halberds. On the right a man offers food to a dog to make him snatch it and so pull out the root to which he is chained (a chain is not visible in this miniature but it is depicted on the previous page). The successful outcome is depicted at the bottom of the page: the extracted root lies on the ground, next to the dead dog. According to ancient beliefs, the magic of this root is so powerful that its scream kills whoever extracts it from the earth. Therefore this task is left to the dog. Top right, nota bene figure: the Mandragora helps against rash on the body, amongst other things.

fol. 118v: Miniature and ink drawing of a badger.

fol. 119r: Author portrait of Plato, named in the open book (PLAT/O) and above the cupola (Pla/to). He is in fact Sextus Placitus Papiriensis.

fol. 119v: Cityscape with two bust-length figures. The text identifies the city as 'Papiron', the city of Placitus (*Urbe placiti*).

fol. 120r: Cityscape. The text identifies the city as that of Octavian (*Urbe octuiani*, a slip for *octaviani*).

fol. 120v–122r: *Canones*, i.e. the list of contents of the book by Sextus Placitus. The text columns are set within painted columns which are connected by arches below an enclosing arch. On the enclosing arches are pairs of variously coloured birds.

fol. 122v: Stags and hares. On this and the following pages numerous nota bene figures pointing to the text that mentions a cure for a particular disease (sometimes with a relevant pose).

fol. 123v: Foxes and a mountain goat. Nota bene figure with a small vessel for ear drops.

fol. 124r: A wild boar. Nota bene figures: one with a small vessel for ear drops; another pointing at a penis (carbuncles of the penis may be cured with a remedy consisting of wild boar's brains and honey); a third figure falls forward, and is probably an epileptic.

fol. 124v: Bears and wolves

fol. 125r: Lion and lioness.

fol. 125v: Bull and elephant. Nota bene figure in the hip-bath refers to a cure for women haemorrhaging.

fol. 126r: Dogs.

fol. 126v: Donkey.

fol. 127r: Mule and horse. Nota bene figures refer to a cure for a woman with too much milk in her breasts.

fol. 127v: Ram. Nota bene figure with a nosebleed.

fol. 128r: Billy goat. Nota bene figures: from top, an epileptic figure with vessel containing sheep's milk; figure with snake (burnt horn of goat drives away snakes); figure with a nosebleed.

fol. 128v: Nota bene figures: top left, remedy against snake bite; bottom left, remedy against carbuncle of the penis (almost completely erased); lower right, a figure wearing a vessel suspended from a ribbon round its neck (children may be cured from nightmares by wearing goat dung wrapped in cloth round their necks).

fol. 129r: Young man urinating into a vessel before a girl with spindle (the urine of a young man or virgin is a versatile cure; 26 different uses are listed in the text).

fol. 129v: Cat and two dormice. At left nota bene figure with fish (a fishbone stuck in the throat may easily be removed if the pharynx is coated with cat dung).

fol. 130r: Two weasels, two mice and an eagle.

fol. 130v: Vulture and hawk. Left, falling nota bene figure (a cure for epilepsy).

fol. 131r: Two cranes, a partridge and two ravens.

fol. 131v: Cock and hen.

fol. 132r: Pigeon. Right, nota bene figures (cures for scorpion and snake bites)

fol. 132v: A goose and two swallows.

fol. 133r: Author portrait of Dioscorides, named in the open book DIO/SCO/RVS.

fol. 134r–135v: *Canones*: contents pages of the *De herbis femininis* (similar to fols. 120v–122r).

fol. 137r: NOMEN HERBE HECINUM. NOMEN HERBE BUGLOSSOS.

fol. 137v: NOMEN HERBE ACANTUM. NOMEN HERBE HELILISFACOS SIVE SALUIA.

fol. 138r: NOMEN HERBE CYMINUM. NOMEN HERBE CAMELLEON.
Right, nota bene figures: from top, figure in steam bath against itching genitals, figure with penis and one with nosebleed.

fol. 138v: NOMEN HERBE HERPULLOS. NOMEN HERBE CAMEDRUM SIUE CAMEROBS.

fol. 139r: NOMEN HERBE POLIGONOS.
Three nota bene figures, one with haemorrhage.

fol. 139v: NOMEN HERBE SAMSUCON. NOMEN HERBE CESTROS.

fol. 140r: NOMEN HERBE ARISTOLOCHIUM.

fol. 140v: NOMEN HERBE STICAS. NOMEN HERBE ADIANTHOS SIUE POLLITRICHOS UEL GALLITRICHOS.

fol. 141r: NOMEN HERBE MANDRAGORA FEMINA.

fol. 141v: NOMEN HERBE THLAPIS SIVE MIA.
Nota bene figure: among other things, the plant is also used to induce vomiting and abortion.

fol. 142r: NOMEN HERBE SISIMBRION. NOMEN HERBE CELEDONIE.

fol. 142v: NOMEN HERBE CAMEMELOS.

fol. 143r: NOMEN HERBE SIDERITIS. NOMEN HERBE FLOMMOS.

fol. 143v: NOMEN HERBE LINOZOSTITIS.

fol. 144r: NOMEN HERBE ANTIRENON. NOMEN HERBE BRITTANICA.

fol. 144v: NOMEN HERBE PSYLLIOS. NOMEN HERBE MELENA.
Top left, ink drawing of cancer healed with *herba britannica*.

fol. 145r: NOMEN HERBE TRIBULOSA.
Nota bene figures: from top, epileptic; figure with swollen wrist; figure with a snake (since this plant is a remedy against snake bite).

fol. 145v: NOMEN HERBE CONIZAE. NOMEN HERBE STRIGNOS.
Pregnant nota bene figure: the text mentions medicine for an abortion.

fol. 146r: NOMEN HERBE BUSTALMON. NOMEN HERBE IFFIERITIS.

fol. 146v: NOMEN HERBE HYPPIRIS. NOMEN HERBE AIZOS.
Nota bene figure with nosebleed.

fol. 147r: NOMEN HERBE TYTYMALLOS.

fol. 147v: NOMEN HERBE ELITROPIOS. NOMEN HERBE SCOLIMBOS.

fol. 148r: NOMEN HERBE ACHILLEA (because Achilles discovered the plant). NOMEN HERBE STAFIS AGRIA.
Right, nota bene figure referring to the plant which is a remedy against diarrhoea; bottom right, figure pointing to a plant used to induce vomiting.

fol. 148v: NOMEN HERBE CAMELLEA SIUE TURBISCON. NOMEN HERBE HECIOS SIUE ALCIBIADIOS.
Nota bene figure: remedy against vomiting and scabies.

fol. 149r: NOMEN HERBE SPLENIOS. NOMEN HERBE TYTYMALLOS.

fol. 149v: NOMEN HERBE GLICIRIZA.

fol. 150r: NOMEN HERBE BULBUS RUFUS. NOMEN HERBE DRACONTEA FEMINA.
Nota bene figure: the plant's stalk is spotted like a snake.

fol. 150v: NOMEN HERBE MOECON.
Nota bene figure top left and snake top right (if one uses the pulverized root of the *herba dracontea,* one can attack snakes with impunity).

fol. 151r: NOMEN HERBE COLOCINTHIOS AGRIA.
Nota bene figures: top, a remedy is mentioned in which women's milk is used. Bottom right, a pregnant woman (medicine used for abortions).

fol. 151v: NOMEN HERBE YPERICON SIUE CORION. NOMEN HERBE LAPATIUM.

fol. 152r: NOMEN HERBE HELITROPIUM.
Nota bene figures: top right, pregnant woman (remedy for women's complaints); below, madman with broken chains, holding a plant, with an exorcised demon (similar to 39r); lower right, figure covered with scabies in hip-bath.

fol. 152v: NOMEN HERBE ARNOGLOSSOS.
Nota bene figure with with nosebleed.

fol. 153r: NOMEN HERBE CAMELEUCE. NOMEN HERBE SCYLLE.

fol. 153v: NOMEN HERBE ERIGION.

fol. 154r: NOMEN HERBE HIERA.

fol. 154v: NOMEN HERBE STRICTIOS.

fol. 155r: NOMEN HERBE DELFION. NOMEN HERBE CENTIMORBIA.

fol. 155v: NOMEN HERBE UIOLA.

fol. 156r: NOMEN HERBE CAPPARE. NOMEN HERBE ANCUSA.

fol. 156v: NOMEN HERBE CINOSBATOS. NOMEN HERBE ANAGALLIS.
Nota bene figure bottom left, a 'tumbling person' (epileptic).

fol. 157r: NOMEN HERBE PANATIA. NOMEN HERBE PURPUREA.

fol. 157v: NOMEN HERBE ZAMALENTION. NOMEN HERBE ZAMALENNON MASCULUS.

fol. 158r: NOMEN HERBE SION. NOMEN HERBE LICANIS.
Nota bene figure (remedy for kidney stones).

fol. 158v: NOMEN HERBE ABROTANUM. NOMEN HERBE APANNE SIUE FILANTROPUS.

fol. 159r: Apollo, *Epistola de implastris* (explicit fol. 159v).

fol. 159v: Ink drawing: centre, a foliate plant; to the left, a snake, frog and pig; to the right, a scorpion, dragonfly and dog; below, a snake and a lizard.

fol. 160r: NOMEN HERBE SAPONARIA.
Ink drawing of flowering plant.

BIBLIOGRAPHY

DIOSCORIDES. *Codex Vind. Med. Gr. 1 der Österreichischen Nationalbibliothek*, facsimile edition with commentary volume by Hans Gerstinger. Graz, Akademische Druck- u. Verlagsanstalt 1970. (*Codices selecti* XII.XII).

GRAPE-ALBERS, Heide: *Spätantike Bilder aus der Welt des Artztes. Medizinische Bilderhandschriften der Spätantike und ihre mittelalterliche Überlieferung*. Wiesbaden: Guido Presseler 1977.

HAUCK, Karl: 'Zur Ikonologie der Goldbrakteaten. XIV: Die Spannung zwischen Zauber- und Erfahrungsmedizin, erhellt an Rezepten aus zwei Jahrtausenden', *Frühmittelalterliche Studien. Jahrbuch des Instituts für Frühmittelalterforschung der Universität Münster*, 11, pp. 414–510. Berlin, New York: de Gruyter 1977.

HUNT, Tony: *The Medieval Surgery*. Woodbridge: Boydell Press 1992.

JONES, Peter Murray: *Medieval Medicine in Illuminated Manuscripts*. London: British Library 1998.

HOWALD, E. and SIGERIST, Henry E.: *Antonii Musae De Herba Vettonica liber. Pseudo-Apulei Herbarius. Anonymi De Taxone liber. Sexti Placiti Liber De Medicinae ex animalibus* etc. Leipzig 1927 (*Corpus Medicorum latinorum* I).

HUNGER, F. W. T.: *The Herbal of Pseudo-Apulei*. From the ninth-century manuscript in the abbey of Monte Cassino (Codex Casinensis 97) together with the first printed edition of John Phil. de Lignamine (Editio princeps Romae 1481), both in facsimile. Leiden: Brill 1935.

KAUFFMANN, C. M.: *The Baths of Pozzuoli*. Oxford: Bruno Cassirer 1959.

MEDICINA ANTIQUA. *Codex Vindobonensis 93 der Österreichischen Nationalbibliothek*, facsimile edition with commentary volume by Charles H. Talbot and Franz Unterkircher. Graz: Akademische Druck- u. Verlagsanstalt 1972. (*Codices Selecti* XXVII.XXVII).

NORDENFALK, C.: Die spätantiken Kanontafeln, 2 vols. Göteborg 1938.

RIDDLE, John M.: 'Pseudo-Dioscorides' *Ex herbis femininis* and Early Medieval Medical Botany', *Journal of the History of Biology*, Vol. 14 (1981), pp. 43–81.

RIDDLE, John M.: *Dioscorides on Pharmacy and Medicine*. Austin: Texas University Press, 1985 (History of Science Series, 3).

SALMI, M.: *La Miniatura Italiana*. Milan: Electa 1965.

STANNARD, Jerry: 'Medieval Herbals and their Development', *Clio Medica* 9 (1974), pp. 23–33.

SUDHOFF, Karl: 'Scenen aus der Sprechstunde und bei Krankenbesuchen in Mittelalterlichen Handschriften', *Archiv für Geschichte der Medizin*, X, pp. 71–90, 105–123. Leipzig: Barth 1915.

SWARZENSKI, G.: 'Mittelalterliche Kopien einer antiken medizinischen Bilderhandschrift', *Jahrbuch des kaiserl. Deutschen Archäologischen Instituts*, XVII (1902), pp. 45–53.

VOIGTS, Linda E.: 'The Significance of the Name Apuleius to the *Herbarium Apulei*', *Bulletin of the History of Medicine*, 52 (1978), pp. 214–227.

VRIEND, Hubert Jan de: *The Old English 'Medicina de quadrupedibus'*. Tilburg: D. U. H. Gianotten 1972.

WELLMANN, Max: *Pedaniis Dioscuridis Anazarbei De materia medica libri quinque*, vols. 1–3. Berlin: Weidmann 1907.

ZOTTER, Hans: *Antike Medizin. Die medizinische Sammelhandschrift Cod. Vindobonensis 93 in lateinischer und deutscher Sprache*. Graz: Akademische Druck- u. Verlagsanstalt 1980.